안전한 예방접종을 위하여

인권에 길을 묻다

"백신은 안전한가?"라는 질문은 계속 되지만, 대답은 들리지 않는다. 백신접종에 대한 다양한 일정과 용량에 대해 집단 연구가 필요하며, 부작용의 민감성에 대해서도 연구돼야 한다. 누구도 이런 연구를 한다는 이유로 위협받아서는 안 된다. 백신정책은 희생양을 만드는 일 없이 건전하고 공개된 토론으로 정해져야 하며, 우리 아이들의 건강을 위한 길에 편을 가를 이유는 없다.

- 버나딘 힐리, 전 미국 국립보건원장

이 책은 월스트리트가 중산층과 노동자계층을 희생시켜서 자기 뱃속을 채운 일을 떠올리게 한다. 정부는 월스트리트와 한패였다. 보건의료산업도 돈을 위해 정부를 자기편으로 만들었다.

- 마크 파버 박사, 국제투자전략가, 『Gloom, Boom and Doom』 저자

이 순간에도 백신접종으로 우리 아이들은 엄청난 피해를 입고 있다. 우리 정부는 이런 사실을 계속 무시하고 있다. 모든 역사를 넘어 우리 모두가 동의하는 것이 하나 있다. 우리 아이들에게 살만한 사회를 물려주는 일은 우리 부모들의 선택에 달렸다는 것이다.

- 제니퍼 키프,
자폐증 법률지원을 위한 엘리자베스 버트 센터 공동설립자

백신접종은 과학보다 근본주의 종교에 가깝다는 것을 알게 될 것이다. 왜 미국인들이 지금 같은 '황금시대'에 점점 더 건강이 나빠지는지도 알 수 있을 것이다.

- 킴 스탈리아노, *Age of Autism* 편집장

놀라운 책이다! 마치 워터게이트 사건을 파헤치고 있는 것 같다. "백신이 위험하다는 증거가 어디 있느냐?"는 사람들에게 이 책을 보여주자. 책은 논쟁의 모든 부분을 꼼꼼하게 해부하고 있다. 증거는 너무 믿기 어려울 만큼 충격적이다.

- 케이티 라이트, 미국자폐증협회 임원

심각한 백신 부작용을 단 한 건이라도 눈 앞에서 보게 된다면 가장 열렬한 백신접종 지지자라도 백신접종 선택의 자유에 대해 완벽하게 이해하고 긍정할 수 있을 것이다.

- 에드워드 야즈벡, 소아과 전문의

Vaccine Epidemic

How Corporate Greed, Biased Science, and Coercive Government Threaten Our Human Rights, Our Health, and Our Children edited by Louise Kuo Habakus and Mary Holland

이 책의 한국어판 저작권은 KCC(Korea Copyright Center)를 통해 저작권자와 계약한 바람출판사에 있습니다.

안전한 예방접종을 위하여

인권에 길을 묻다

미국 개인인권센터 엮음 | 안전한 예방접종을 위한 한의사 모임 옮김

| 차례 |

3장 백신의 진실

❖ 일러두기

· 본문의 정부기관, 단체 등은 특별한 언급이 없는 한 미국의 기관과 단체이다.

· 본문의 도서, 영화, 잡지 등의 제목은 한글로 번역하는 것을 원칙으로 했으나, 문맥상 번역하지 않기도 했다.

· 국내에 번역 출간된 도서는 한글 도서명을 따랐다.

· 본문의 도서, 논문, 인용문 등의 제목은 참고문헌에 원어가 소개되지 않은 경우에 병기했다. 단, 저자 소개에는 원어만 표기했다.

· 참고문헌의 논문 제목과 책 제목은 한글과 원문 병기를 원칙으로 했지만, 본문과 겹치지 않도록 했다.

· 백신과 관련한 추가적인 정보는 우리나라 시민단체 〈안전한 예방접종을 위한 모임〉의 홈페이지 www.selfcare.or.kr에서 찾아볼 수 있다.

【 초대의 글 】

백신접종은 강한 의견과 감정을 떠올리게 한다. 어떤 사람들은 백신접
종이 있다는 것에 감사하고 안도한다. 반면 어떤 사람들은 의무 백신
접종에 불만과 분노를 표현한다. 또 많은 사람들은 중립 지대에 있다.
두렵고 혼란스러워서 누구라도 알기 쉽게 직접 해결책을 제시해 주길
바란다. 백신 논쟁의 핵심을 알고 싶다면 이 책에 초대한다. 학생, 직
장인, 군인, 아이가 있는 부모 누구든 상관없이 이 논쟁의 당사자들이
다. 누구든 언젠가는 이런 질문을 할 것이기 때문이다.

"백신접종을 해야 할까?"
"선택권은 있나?"
"누가 결정하지?"

백신접종 논쟁에는 두 가지 관점이 존재한다. 한쪽은 백신접종 의무
화를, 다른 한쪽은 선택권을 주장한다. 양측은 서로 상대방이 '무책
임하고, 위험하며, 왜곡을 일삼고, 부패하고, 비과학적'이라고 말한다.
이 책은 백신접종의 선택권을 지지하고 왜 그런지 이유를 설명한다.

하지만 그러기 전에 서로 무엇을 비판하고 있는지 객관적으로 양측의 관점을 정리해보고자 한다.

백신접종 의무화를 주장하는 견해

백신접종 의무화를 찬성하는 진영은 미국의 백신접종 정책을 강력하게 지지한다. 2011년 초에 폴 오피츠의 『죽음의 선택 *Deadly Choices*』과 세스 누킨의 『패닉 바이러스 *The Panic virus*』가 발간됐다. 이 책들은 아서 앨런의 『백신 *Vaccine*』과 수전 자코비의 『미국 불합리의 시대 *The Age of American Unreason*』, 마이클 스펙터의 『거부 *Denialism*』과 마찬가지로, 백신 안전성에 의문을 제기하는 사람들의 주장을 비판한다. 이 책들에서 내세우는 주된 관점은 다음과 같다.

(1) 백신접종 정책을 결정하는 관료들은 최고의 자격을 갖추고 있다. 오직 정부만이 효율적으로 높은 비율로 백신접종을 시켜서, 사회적 집단면역을 유지하는 것을 보장할 수 있다.

(2) 백신접종은 놀라울 정도로 효과적이며 안전하다. 백신접종의 효과는 위험성을 넘어선다. 백신접종으로 발생하는 부작용은 극히 드물다.

(3) 백신접종의 효과는 과학적으로 의문의 여지가 없을 정도로 증명됐다. 과학은 백신접종이 자폐증을 포함한 아이들의 일반적인 건강 문제 증가에 책임이 없음을 증명했다. 백신접종은 안전하며 효과적이다.

(4) 백신접종을 거부하는 사람들은 위험하며 이기적이다. 백신을 맞지 않는 사람들은 기생충이다. 그들은 이기적이며, 비논리적이고, 치명적인 질병으로 다른 이들을 위협한다.

(5) '거짓 선지자'들은 백신이 자폐증과 같은 장애를 일으킨다고 주장한다. 돌팔이 의사들은 지푸라기라도 잡으려는 자폐아 부모들을 이상한 치료법의 희생양으로 삼는다. 이런 사람들은 무시하고 피해야 한다.

(6) 백신접종 면제는 폐지되어야 한다. 철학적, 종교적 면제도 폐지되어야 한다. 이런 제도가 악용되어 타인의 건강을 위협한다. 백신은 안전하고 효과적인 것으로 증명되었으므로 백신접종은 공동체 구성원의 사회적 책임이다.

백신접종 선택권을 주장하는 견해

이 책은 백신접종 선택권을 법, 종교, 과학, 윤리, 철학, 개인 경험 등의 관점에서 설명한다. 주요 논점은 아래와 같다.

(1) 백신접종 선택권은 인권이다. 백신접종이 생명, 자유, 안전에 위협을 가할 수 있기 때문에 당사자와 보호자만이 접종 여부를 결정할 수 있고, 언제 어떻게 할 것인지 결정할 수 있다.

(2) 개개인이 설명을 듣고 자유롭게 의료 선택을 하는 것은 결국에는 사회에도 유익하다. 집단면역 이론은 국가가 의무적으로 백신접종을 하는 합리적인 근거가 아니다.

(3) 백신의 안전성 주장은 과학적으로 결함이 있으며 불완전하다. 의학협회, 과학자들, 의사들, 관료들은 백신 안전에 대한 기본적인 의문이 해결되지 않았다고 반복적으로 인정해왔다.

(4) 미국의 백신 프로그램은 이해관계로 넘친다. 백신은 거대한 산업이다. 제약회사, 정부, 의학, 과학이 모두 자기 몫을 챙긴다. 백신 프로그램에서 아이들의 안전은 뒷전이다.

(5) 생의학 치료는 효과적이다. 생의학 치료가 자폐스펙트럼장애와 만성질환에 효과적이라는 많은 과학적, 경험적 증거들이 있다. 생의학 치료에는 식이요법, 비타민과 미네랄 보충제, 킬레이션, 위장관 치료 등이 있다. 사람들은 이런 치료법을 선택할 권리가 있다.

(6) 백신접종 면제는 확대되어야 한다. 개인은 백신접종을 포함한 모든 의료에서 사전 정보제공 후 동의할 자유가 있다. 이론이 아니라 실질적으로 선택의 권리가 주어져야 한다.

백신접종에 관한 의견이 나뉘기는 하지만 사실 우리가 원하는 것은 같다. 우리는 모두 건강하고 활력 있는 사회를 원한다. 양측은 윤리와 과학에 근거를 둔 책임 있는 보건의료 정책이 수립되길 바라고, 백신접종이 아주 중요한 문제라는 것에 의견을 같이하여 대중에게 호소한다. 양측은 상대방을 이해하고, 분석하기 위해 노력한다. 진보는 자기 관점에서 자기 주장만 되풀이한다고 저절로 이뤄지는 것이 아니라, 공개적인 대화와 토론을 통해 이뤄진다. 이 책은 백신접종 의무화 찬성 진영을 이끄는 정부, 산업계, 의료계에 보내는 공개토론 초청장이다. 독자들도 이 토론에 함께 참여하길 바란다.

백신접종이 유행병이다

이 책은 부모뿐만 아니라 시민 모두와 관련된 중요한 사회 이슈를 다룬다. 백신접종을 결정할 권리는 정부가 아니라 스스로에게 있다는 것이다. 어떤 의료 행위를 불문하고, 오직 자기 자신만이 의료인에게 이득과 위험성에 대해 충분히 설명을 듣고, 선택할 권리가 있다. 백신접종을 포함한 모든 의료는 사전에 정보를 제공한 뒤에 자유로운 동의가 보장되어야 한다. 이 권리를 제한하는 것은 생명에 대한 기본권을 침해하는 것이다.

　미국에서 의료 행위에 대한 사전 정보제공 후 자유로운 동의 절차는 현실적으로 거부되고 있다. 미국 백신 정책은 기본권을 침해하고 있다. 이 책은 백신접종 선택에 관해 윤리적, 법적, 과학적으로 처음으로 심도 있게 논의해 보고자 한다.

현대의 유행병을 파헤친다

태어나는 날부터 거의 모든 신생아들이 백신접종을 한다. 미국 질병관리본부는 태어나서 18세까지 모두 16종 70회의 백신접종을 권장한다. 연방정부는 성인에게도 백신접종을 권장한다. 주와 민간사업장들은 백신 의무화 정책을 더욱 강화하고 있다. 현재 미국 50개 주에서 보육이나 학교 입학을 위해 12종 45회의 백신접종이 의무화되어 있다.

공중보건관료들은 백신접종이 안전하고 효과적이라고 주장하지만, 진실은 좀 더 멀리 있다. 백신접종은 생길 수도 있고, 생기지 않을 수도 있는 병에 대한 매우 중대한 의료 개입이다. 백신접종은 인생을 바꿀 수 있을 만큼 중요하다. 백신은 어떤 사람은 보호하지만 어떤 사람에게는 상처를 입히고, 또 어떤 사람의 목숨은 앗아갈 수도 있다. 정부는 생명을 위협할 수 있는 이 제품을 다른 의료와는 다르게 접근한다. 보건관료들은 부작용 피해자가 거의 없다고 말하지만 근거가 빈약하다.

백신에 대한 안전성은 과학적으로도 불충분하다. 접종군과 비접종군의 전체적인 건강 상태를 무작위로 비교한 대조군 연구는 없다. 과학자들도 소아 백신접종의 누적 영향에 대해 알지 못한다. 백신은 개별 제품으로 안전성이 승인되지만, 질병관리본부는 의사들에게 한 번에 여러 개 백신을 접종하도록 권장한다. 심지어 질병관리본부는 임신부에 대한 독감 접종처럼 안전성 자료가 전혀 없는 백신을 권장하기도 한다. 의사들이 백신 부작용을 보고하는 비율은 10% 미만이라고 밝혀졌다. 이런 상황에서도 1988년부터 2,500가족에게 20억 달러(2조 1천억 원)가 넘는 금액이 보상금으로 지급됐다.

백신접종은 유행병이다. 빠른 속도로 확산되고 미국을 비롯하여 세계 많은 나라들에서 거의 모든 어린이와 많은 성인들에게 전파되고 있다. 1800년대와 1900년대 초의 백신접종은 유행병 확산이 있을 때

마지막 방법으로 선택했던 제한적인 의료 조치였는데, 지난 50년간 정부는 소위 공공의 이익을 위해 모든 어린이와 많은 성인들에게 많은 백신접종을 의무화했다. 오늘날 백신 광고는 병원, 약국, 인터넷 등 어디서나 볼 수 있다. 유행병은 "감염성 질병이 집단적으로 빠르게 확산되는 병"이라고 정의한다. 개인인권센터(Center for Personal Rights)는 백신이야말로 유행병이라고 말하고 싶다. 이 책은 인간 역사상 최근에, 광범위하게, 전례 없이 확산되는 백신접종이라는 현대의 유행병을 파헤친다.

선택권 없는 선택

정부, 학교, 사업주, 의사들은 시민의 백신접종 선택권을 인정한다. 하지만 실제 백신접종 선택은 거의 불가능하게 만들어 놓았다. 태어나는 순간부터 백신접종을 받으라는 압력이 시작된다. 공식적으로는 미국의 모든 주 정부가 법적으로 백신접종 면제권을 존중한다. 48개 주 정부는 종교적인 면제권을, 20개 주는 철학적 면제권을 인정한다. 혈액검사에서 충분한 항체가 있을 경우, 면역 증명 서류에 따라 면제를 해 주기도 한다.

하지만 '너무 많은' 의학적 면제를 해 주는 의사들은 처벌되며, 학교는 부모들에게 면제가 가능하다는 사실을 알려 주지 않고, 백신접종을 하지 않는 아이들의 입학 제한 조치를 통해 사실상 이런 선택권도 거부된다.

학생, 군인, 의료계 종사자에게 요구되는 의무적 백신접종은 그런 압력의 절정을 보여 준다. 이런 제도는 백신접종을 받지 않는 사람들을 낙인찍는 도구로도 사용된다. 정부와 의료 전문인들은 금전적, 법적, 사회적인 장치들을 이용해 사람들로 하여금 '옳은 결정'을 내리도록 강요한다. 만약 '잘못된 결정'을 내리면 어떻게 될까? 보육원에 아이를 맡기지도 못하고, 공립학교 입학을 금지당하고, 종종 사립학교에도 가지 못하며, 진료를 거부당하기도 한다. 심지어 아이를 방치했다고 고소당하거나 아이를 빼앗아가겠다는 위협을 당하기도 한다.

이론상으로 국가는 백신접종 선택권을 인정하지만, 실제로는 강제 의료를 실시하고 있다. 미국 백신접종 프로그램은 위선적인 빈말이나 다름없으며, 의료에 있어 '사전 정보제공 후 자유로운 동의'라는 기본 원칙을 위반하고 있다.

백신접종 선택과 관련한 기본 질문

이 책은 "접종 선택권이 있을까?"라는 기본 질문을 탐색하고 있다. 첫 질문은 단순하지만, 이어지는 질문은 좀 복잡하다.

· 정부가 상해를 입거나 죽음을 일으킬 수 있는 의료를 사전에 정보도 제공하지 않고, 자유롭게 동의할 수도 없는 상황에서 개인에게 강요하는 것이 윤리적인가?
· 백신접종을 위해 정부가 학교 입학 같은 기본권을 법적으로 제한할 수 있는가?
· 백신접종의 안전성과 유효성을 증명하는 과학적 증거는 무엇인가?

· 사람들이 선택권이 있다는 사실을 모른다면, 의무 백신접종은 윤리적인가?
· 백신 부작용에 취약한 사람들을 보호할 법적 의무는 없는가?
· 사회는 백신 부작용을 겪는 사람들에게 어떤 법적, 윤리적 책임을 져야 하는가?
· 의사와 백신 제조사가 법적 책임을 면제받아야 할까?

이 책에서는 해당 분야 전문가들과 부모들로 구성된 31명의 저자들이 전문성과 경험을 통하여 이 질문들에 대한 답을 모색한다.

1장 백신접종 선택권

01. 백신접종 선택은 기본 인권이다에서는 모든 사람들에게 백신접종 선택권이 있는 이유에 대해 전반적으로 알아본다. 인권, 시민권, 종교, 과학, 역사, 윤리, 철학적인 이유가 이 권리를 뒷받침한다. 이 글에서 개인인권센터 공동 설립자인 변호사 메리 홀랜드는 백신접종 선택권이 왜 생명, 자유, 개인의 안전과 관련이 있는지 설명한다. **02. 생명 윤리와 의학에 관한 국제 인권 기준**에서 송수경은 모든 의료에 있어 사전 정보제공 후 자유로운 동의는 현 시대의 보편적인 국제 인권이라는 것을 설명한다.

　03. 인권 원칙에서 개인인권센터 공동 설립자이자 사무국장인 루이스 쿠오 하버쿠스는 미국 백신 정책이 건강과 인권적 관점에서 부적절하다고 평가한다. **04. 헌법과 적법 절차**에서 변호사이자 보건 시민운

동가인 제임스 터너는 사형에 요구되는 헌법과 적법 절차를 통해 국가 백신 프로그램을 시민권의 관점에서 알아본다.

05. 백신 부작용에 대한 법적 보상에서 홀랜드와 장애 인권 운동가 로버트 크라코 변호사는 백신 부작용이 생겼을 때 어떤 일이 일어나는지 이야기한다. 제약업계와 의학계는 로비를 통해 엄청난 법적 책임 면제를 규정한 1986년 국가 소아백신 상해법을 만들었다. 이 법을 통해 백신 부작용 피해자와 가족이 얼마나 보상받기 어려워졌는지 설명한다.

06. 부모의 권리와 국가의 권리에서 법대 교수인 윌리엄 와그너는 백신접종 선택권을 헌법과 종교법으로 보장된 부모의 권리로 해석한다.

07. 백신 안전성 연구, 더 이상 미룰 수 없다에서 유행병 학자인 캐롤 스토트와 의사이자 과학자인 앤드류 웨이크필드는 우리가 알고 있는 과학, 모르는 과학, 알고 싶지 않은 과학을 설명한다. 전문적인 과학 자료를 통해, 백신과 자폐증, 다른 소아기 건강 문제의 연관성을 살펴보고, 추가 연구를 강력히 촉구한다. 유행병학의 기초에 대해 설명하면서 자폐증과 백신 사이의 인과관계를 살펴보기 위한 유행병학의 가이드라인을 설명한다. 이 글의 부록에는 현재 백신접종 정책에 용기 있게 의문을 제기하는 20개가 넘는 전문적인 연구 요약이 수록되어 있다.

08. 오랜 저항의 역사를 기억하자에서 역사학자인 로버트 존스톤은 민주주의에서 반대의견이 가지는 주요 역할에 대해 이야기한다. **09. 홀로코스트의 교훈**에서 인권운동가 베라 샤라브는 역사의 고통스런 경험에서 배워야 한다고 말한다. "먼저 해를 끼치지 말라!"는 인도주의적 의료에서 조금이라도 멀어지면 위험해진다는 사실을 강조한다. '공

공의 이익'이라는 미명 아래 과거 나치 의사들처럼 현재 의사들도 치명적인 해를 끼치는 대가로 부유해지고 있다. 현재 의료는 기본 인권을 침해하고 있다. 다른 모든 의료처럼 사전 정보제공 후 자유로운 동의만이 백신접종에서 히포크라테스 원칙이 지켜지는 길이다.

10. **의무 백신접종은 철학적으로 정당한가?**에서 알렌 테이트는 의무 백신접종의 근간이 되고 있는 공리주의에 대해 논의한다. 공공의 이익을 부르짖을 때, 우리는 더 많은 사람들을 구하고, 더 많은 사람에게 이익이 되기 때문에 윤리적으로 옳다고 생각한다. 하지만 이런 주장은 다수를 살리기 위해서는 소수는 희생해도 된다는 의미가 내포되어 있다. 열 명, 다섯 명, 아니면 여섯 명? 몇 명을 살리기 위해 한 명을 희생할 수 있을까?

2장 백신 부작용, 침묵을 깨다

2장에서는 일곱 명이 백신 부작용 경험담을 이야기한다. 괴롭고 가슴 아픈 이야기지만, 한편 우리에게 용기와 희망을 제시한다. 루스 브루스위츠, 게이 테이트, 주디 콘버스와 소냐 힌츠는 아이가 심각한 백신 부작용을 당해 말할 수 없는 고통을 겪었다. 하지만 그들은 전문가와 부모 지원 단체의 도움을 받으며 아이들을 치유하고, 아이들을 대신해 용감히 싸웠으며 같은 처지의 사람들을 도왔다.

11. **15년의 소송, 정의의 부활을 기다리며**에서 브루스위츠는 딸 하나를 위해 가족들이 감내했던 15년간의 길고 긴 법정 투쟁을 서술한다. 아이가 정부로부터 승인받은 백신접종을 받고 2시간 만에 고통스럽고

지속적인 간질 발작을 일으키기 시작했다고 상상해 보라. 몇 년이 지나 그 백신이 부적절한 안전성 문제로 폐기되었다고 생각해보자. 이 사건은 대법원까지 갔다. 하지만 거기에서 세상 어디에도 이 사건을 받아주는 '정식법원은 없다'라는 이야기밖에 들을 수 없었다. 브루스위츠는 백신 부작용 보상 프로그램이 거부한 수천 가족을 대변한다.

12. 두 자폐 아이를 키우며와 **13. 아픈 것이 당연해진 아이들**에서 테이트와 콘버스는 아이들에게 일어나고 있는 일에 경종을 울린다. 유아 사망률, 주의력 결핍증, 자폐증, 학습장애, 천식에 걸리는 아이들이 폭발적으로 늘고 있는데, 왜 항의하지 못할까? 백신접종 부작용으로 고통을 당하는 사람들이 의사를 찾아가면 왜 '사기를 친다'며 오히려 추궁을 당해야 할까? 정부는 시민에게 집단면역을 유지해야 할 의무는 말하면서 왜 백신 부작용의 존재는 부정하는 걸까? 부작용 피해자들은 감사는커녕 거짓말쟁이라는 비아냥을 받는다. 이런 일들이 의미하는 것은 무엇일까?

늘어나는 권장 백신과 의무 접종은 청소년과 어른들도 위험에 빠뜨린다. **14. 딸에게 일어난 자궁경부암 백신의 비극**에서 에이미 핀젤은 십대 딸이 자궁경부암 백신 가다실 접종 후 치명적 신경 손상을 입은 이야기를 한다.

15. 백신으로 생긴 자폐증, 생의학으로 치료에서 힌츠는 놀랍게도 자폐증에서 회복한 아들 알렉스의 사례를 소개한다. 알렉스는 생의학 치료로 자폐증을 치료했고, 현재는 평범한 십대로 살아가고 있다. 현재 자폐증에 걸린 수십만 아이들에게 희망을 심어주는 이야기이다. 알렉스는 혼자가 아니다. 수천 명의 자폐스펙트럼장애 아이들이 생의학 치료법으로 효과를 보고 있다. 주류의학은 이 효과를 부정하며, 생의

학 치료를 하는 의사들을 배척한다. 오늘날 의학계는 마치 권력자들이 혁명적인 사상가에게 그랬던 것처럼, 불편한 진실을 파헤치고 치료법을 찾아낸 웨이크필드와 같은 의사들을 박해한다.

16. **백신에 희생되는 군인들**에서는 간호사이며, 미 공군 예비역 대위 리차드 로벳이 실험용 탄저균 백신에 희생된 수백 명의 군인에 대해 이야기한다. 상관이었던 그리더 대령의 증언이 힘을 실어 주고 있다. 17. **죽음의 문턱으로 데려간 독감 백신**에서는 48세의 평범한 엄마였던 리사가 약국에서 일반적인 독감 백신접종을 받은 후 죽을 뻔했던 이야기를 들려준다.

이 이야기들은 일부에게 백신접종이 엄청난 희생을 강요하는 현실을 생생하게 묘사하고 있다.

3장 백신의 진실

3장에는 선택권을 강력하게 주장하는 사람들의 관점에서 백신접종의 가장 주요한 쟁점들을 살펴본다. 18. **백신은 제약산업의 생존 전략**을 쓴 마이클 벨킨은 유명한 투자 자문가이자 백신접종으로 아기를 잃은 아버지이기도 하다. 그는 부패한 시장경제가 백신접종 정책을 어떻게 만들어왔는지 설명한다. 모든 투자 거품이 언젠가는 터졌듯이 백신 거품도 예외는 아니라고 말한다.

마크 블랙실과 단 옴스테드는 19. **백신 허가과정의 민관유착**에서 미국 정부와 머크가 '민관 협력' 사업파트너가 되어 출시한 자궁경부암 백신의 놀라운 이해관계를 파헤친다. 20. **정부의 눈속임과 언론의 받**

아쓰기에서 진저 테일러는 정부의 백신과 자폐증에 관련된 거짓 발표와, 그것을 제대로 보도하지 않는 언론을 분석한다. 정부와 언론이 시민사회를 오도할 때 진정한 민주주의는 사라진다. 정부와 의료계가 입을 틀어막아도 진실이 없어지지는 않는다.

21. **수은의 독성과 백신 부작용**에서 켄터키 대학의 화학부문 학장이었던 보이드 헤일리는 수은방부제인 티메로살이 자폐증 유행에 큰 역할을 했다고 주장한다. 22. **의료인에 대한 이유 없는 독감 백신접종**에서 의사인 토니 바크는 의료 종사자들에게 새롭게 의무화되고 있는 독감 접종에 대해 다룬다. 23. **강제적인 아동 격리**에서 개인인권센터 공동 설립자인 킴 맥 로젠버그는 백신접종을 거부하는 부모에게 '의학적 방치' 책임을 물어 양육권을 빼앗아가는 사례에 대해 말한다. 그녀는 당연히 가져야 할 가족의 권리에 대해 설명한다.

24. **미국에 다가오는 엄청난 위협, 백신**에서 의사 줄리안 휘테커는 백신과 자폐증의 연관성에 대해 설명하고, 자궁경부암 백신의 과학적 근거가 턱없이 부족하다는 이야기를 한다. 제약회사와 정부가 공모하여 의무적 백신 프로그램을 만들어 어린이의 복지와 이 나라의 미래에 큰 위협을 가하고 있다고 말한다. 법률적 면책을 받고 있는 제약회사의 책임을 원상태로 되돌려야 한다고 주장한다.

25. **공중보건과 백신에 대한 의사의 견해**에서 쉐리 테페니는 건강이 주사바늘을 통해 얻어질 수 있다는 신념의 허구성을 지적한다. 26. **건강을 바라보는 전인적인 관점**에서 유명한 건강 강사이자 저자인 안네 마리 콜빈은 전체론적 의학 관점에서 백신접종을 바라본다. 오늘날 어린이들은 그 어느 때보다도 불건강하며, 여러 가지 만성질환과 영양장애로 고통받고 있다. 주류의학에서는 이것이 백신과 관련되어 있다는

의문조차 제기하지 못하게 하고 있다.

27. 부모는 무엇을 할 것인가?에서 하바쿠스는 "부모가 할 일은 무엇인가?"라는 질문에 도움이 될 책을 소개한다. 정부 입장과 주요 의사들이 쓴 8권의 책이 소개된다. 8권의 책에는 백신접종에 대한 다양한 의학적 조언과 권장사항, 부모들의 선택권에 대해 이야기된다. 이 글에서는 의학적 관점의 넓은 스펙트럼을 볼 수 있고, 선택권의 필요성도 강조된다.

3장은 웨이크필드 박사에 대한 이야기 분석으로 끝을 맺는다. **28. 현대의학의 갈릴레이, 앤드류 웨이크필드**에서 홀랜드는 웨이크필드 사건을 분석하여, 의학단체와 저널이 웨이크필드를 희생양으로 삼았다고 결론 짓는다. 부모의 선택권을 지지하여 주류의학에 도전했다는 이유로 보복을 당했다는 것이다.

29. 영국 법원이 인정한 『란셋』 백신−자폐증 논문의 진실에서 데이비드 루이스는 존 워커스미스 교수의 무죄 판결은 엄청난 잘못의 일부를 제자리에 돌려놓았다고 평가한다. 영국의학협회는 1998년 MMR 백신과 자폐증의 상관관계에 대한 연구인 '란셋 논문'에 참가한 12명 중 8명 아이에게 중대한 의료 윤리 침해가 있었다고 결론 내렸다. 2012년 3월 영국 고등법원은 이 논문의 공동 저자인 워커스미스 교수가 무죄라고 판결했다. 루이스는 웨이크필드의 무죄를 완벽하게 입증할 수 있는 미발표 자료를 분석하여, 사건을 고발했던 브라이언 디어 기자가 일부러 이 자료를 숨겼다는 사실을 폭로한다.

30. 과학을 탄압하는 의료 권력에서 웨이크필드는 백신과 자폐증이 연관될 가능성에 대해 연구했다는 이유로 직업, 의사 면허, 조국까지 잃어버린 이야기를 통해, 백신 안전성 연구의 억압을 설명한다.

백신접종 선택을 위한 도구

개인인권센터는 백신접종을 선택하거나 거부할 개인의 권리를 위해 '도구'를 나누고 있다. 여기에는 입증 서류를 위한 과학자료, 해리스 인터렉티브 여론조사, 개인인권센터 원칙과 요구사항 등이 있다. 개인인권센터 웹사이트(http://www.centerforpersonalrights.org)에는 백신접종에 관한 프리젠테이션 자료를 다운로드할 수 있고, 심각한 질병, 백신 안전성, 백신접종 윤리 등 자주하는 질문에 대한 답변이 있다.

다른 모든 의료와 마찬가지로 백신접종도 의료전문가의 조언을 받아서 오직 스스로 이익과 위험을 평가하고 결정할 자격이 있다. 정부는 어떤 일률적인 의료 프로그램도 강제로 받게 할 수 없다. 이 이유 하나만으로도 정부의 정당성은 용납될 수 없다. 백신이 늘어가는 소아 면역장애와 신경발달장애의 원인이라는 과학적 증거는 커지고 있다. 사전 경고의 원칙에 따라 선택권은 반드시 보장되어야 한다.

백신을 선택하는 사람들을 위해 정부는 반드시 안전성을 증명해야 한다. 접종으로 인해 짊어지게 되는 짐을 백신 부작용을 겪는 사람에게 전가해서는 안 된다. 오늘날 정부는 안전성과 효과는 보여주려 하지 않고, 부작용 희생자들만 무거운 짐을 지게 하고 있다. 당연히 이 짐은 정부가 져야 한다. 정부는 백신접종의 영향을 연구하는 공정한 과학을 지원해야 한다.

이 책은 백신접종 선택권에 대한 합리적인 이유를 찾아간다. 하지만 이 책이 합리적이라고 하여 이성만 존재하는 것은 아니다. 여기에는 사람의 감정이 강력히 표현된다. 아이들에 대한 부모의 사랑, 전우애, 희생자를 배신하는 사람들에 대한 너무나 당연한 분노가 드러난다.

백신의 안전성에 대해 부모는 의사를 믿었고, 군인은 상관을 믿었고, 시민은 정부를 믿었다. 하지만 결국 그들은 배신당했다는 것을 알고, 끓어오르는 분노를 삼켜야 했다. 백신은 불가피하게 수많은 사람들에게 상처를 입혔다. 개인인권센터는 백신접종에 대한 정당한 질문이 전달될 수 있도록 노력하고 있다.

합리적인 대화를 위하여

우리의 우려는 정당하다. 안전한 백신은 없고, 선택을 어렵게 만든 선택권만 있다. 우리는 백신접종에 대해 정확하고 신중하며, 책임 있는 전면적인 대화를 원한다. 백신의 선택, 안전성, 투명성을 지지하고, 모두에게 오는 피해를 막으려는 사람들을 주류의학에서는 '안티 백신'이라고 일축한다. 백신 논쟁은 선택과 강요, 투명함과 은폐, 배려와 무모함, 책임과 무책임 사이의 싸움이다. 이것이 백신 찬성과 반대 사이의 시끄러운 싸움처럼 묘사되는 것은 이 중요하고 엄청난 주제를 폄하하는 일이다.

현재 백신접종은 광범위한 실험이다. 우리는 이렇게 광범위하게 퍼져 있고 의무적으로 접종하는 백신이 결국 우리에게 득이 되는지 해가 되는지 알지 못한다. 또한, 과학 문제를 넘어 개인의 인권 문제가 남아 있다. 원하지 않는 개인에게 백신접종을 실행할 권리가 국가에게 있는가? 더구나 백신이 안전하다는 과학 연구도 없고, 질병이 유행하지도 않는 민주주의 국가에서 말이다. 이 나라를 세운 건국자들이 가장 중요하게 마음에 새긴 것은 시민들의 빼앗을 수 없는 권리를 보호하는 것이었다. 현재 정부는 명백히 시민 개인이 스스로 최선의 권리를 갖는 것에 동의하지 않는다.

주류 언론은 의무 백신접종에 대한 우려에 '안티 백신'이라는 딱지를 붙인다. 이것은 매우 잘못된 것이다. 미국 부모의 주류는 백신접종 선택권을 지지한다. 2010년 5월 개인인권센터가 의뢰해 해리스 인터렉티브가 조사한 여론조사를 보면 자녀의 백신접종에 대해 52%의 부모들이 정부의 의무화가 아니라 부모의 선택을 지지했다. 17세 이하 자녀를 둔 부모 중에서 집단을 대표하는 1,114개 표본을 추출해서 얻은 결과이다. 또한 과반 이상의 부모들이 제약회사가 의무 백신접종에 부당한 영향을 끼친다고 우려하고 있었다.

게다가 정부가 접종군과 비접종군에 대한 장기적인 건강 상태를 평가하는 독립 연구를 지원해야 한다고 했다. 사회 경제적 계층이나 교육 수준, 다른 기준에 상관없이 미국 부모들은 전반적으로 이러한 우려를 하고 있었다.

백신 선택권, 부모의 권리, 백신 안전성, 부당한 기업의 영향을 깊이 우려하는 것이 '주류'였다. 백신접종 선택권은 국민들에 기초를 둔 운동인 것이다. 백신 선택권은 단지 백신만의 문제가 아니다. 이것은 윤리, 인권, 과학, 자유, 존엄성과 민주주의에 관한 문제이다. 이것은 미국인이 존중하는 평범한 이상향이다. 이것은 우리가 누구이며, 어디에 서 있는지에 관한 문제이다. 이것은 말 그대로 다음 세대에 우리가 온전한 몸을 물려줄 수 있느냐에 관한 문제이다.

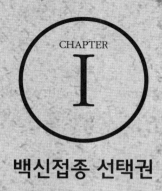

CHAPTER

I

백신접종 선택권

01. 백신접종 선택은
기본 인권이다

　　　　　　　　'기본 인권'이란 말의 의미를 생각해보
자. '기본'이란 필수적이고 기초적이며 양도할 수 없다는 뜻이다. 인권
이란 우리가 인간이기 때문에 갖게 되는 것이다. 인간으로 태어나면
자연스럽게 부여되는 것이다. 나이, 국적, 성별, 사회 계층과는 상관
없는 것이다. '권리'는 우리가 당연히 정부나 타인에게 요구할 수 있다.
우리가 인간이라는 이유 하나로, 남에게 양도할 수 없는 권리가 있는
것이다. 우리가 자신과 아이들을 위해 백신접종을 할지 말지, 언제 할
지 결정하는 것은 인간의 기본 권리이다.

　백신접종 선택은 기본적인 권리이다. 왜냐하면 우리의 가장 존엄한
권리인 생존, 자유, 안전과 관련되기 때문이다. 세계인권선언이나 미국
헌법, 모든 국가들이 준수해야 할 국제법 등은 인류의 전 구성원들에

게 내재된 존엄성과 다른 사람에게 양도할 수 없는 동등한 권리를 보호하기 위해 존재한다. 2차 세계대전 동안 행해진 전쟁 범죄, 인종 학살 등의 반인류 범죄를 목격하고 나서, 세계의 국가들은 유엔 헌장에 인간의 권리를 분명하게 포함시켰다.[1]

모든 사람과 국가들이 지켜야 할 보편적인 기준인 세계인권선언 없이는 평화롭고 정의로운 세상을 유지하기 불가능하다는 것을 알게 된 것이다.[2] 2차 대전이 끝난 후, 세계 각국은 뉘른베르크 강령을 채택했다. 이 강령은 인체 실험에 대한 정보가 제공된 후, 각자의 자유로운 의지에 따라 참여에 동의할 때만 실험이 허용된다는 윤리적인 원칙이다.[3]

오늘날 인권법들은 노예 제도, 약탈, 인종 학살, 고문, 비인간적 인종 차별, 성차별 등을 거부한다. 이런 법들은 노예 제도 금지와 같이 특정 국가에서만 효력을 발휘하는 조약이나 특정 법에 서명하는 것과는 상관없이 국제법화되었다. 오늘날, 많은 국가들이 실험에 대한 정보를 제공한 후에 피험자에게 사전 동의를 받지 못하면 인체 실험을 하지 않고 있다. 보건 정책을 위한 중재에 있어서도 이 원칙에 기반을 두는 나라들이 점차 많아지고 있다.[4]

백신접종이 부작용에 취약한 사람들에게 상해를 입히고 사망을 일으킬 수 있다는 사실은 과학적인 사실이며 논쟁의 여지가 없다. 미국 법에 의하면 백신은 '불가피하게 불안전한 것'으로 여겨진다.[5]

백신접종 의무화는 다수의 안전을 추구한다는 가정 하에, 백신 정보를 알 수 있는 능력도 없고, 정보에 대해 듣지도 못하는, 태어날 때부터 취약할 수밖에 없는 소수를 희생하는 것이다. 이런 공리주의적 접근 방법은 사전에 정보가 제공되고 자유로운 선택을 할 수 있을 때에만 정당화될 수 있다.

본인이나 부모, 법적 보호자들은 백신접종의 득실을 철저히 이해하고 나서, 걸릴 가능성이 있는 질병에 대비하여 백신접종을 선택해야 한다. 보건 담당자들과 맞대고 앉아 백신접종의 득실을 따져보고 나서, 자신이 선택한 결과를 받아들이는 데에도 자유로워야 한다.

국가가 정확한 정보를 제공하지도 않은 채 개인에게 잠재적으로 생명을 위협할 수 있는 의학적 개입을 인정하라고 협박하는 것은 있을 수 없다. 백신접종을 국가 정책으로 의무화하면 개인의 자유와 안전에 대한 권리를 침해하는 것이며, 만약 백신접종으로 사망하면 이는 생존권까지도 위협하는 정책이 되는 것이다. 전염병이 창궐하고 있는 상황에서도 접종 의무화보다는 자가 격리나 강제 격리와 같이 백신보다 덜 공격적인 방법이 먼저 고려되어야 한다.

미국 내에서 몇 개의 취약한 집단들(어린이, 군인, 이민자)은 백신접종을 받을지에 대해 선택의 여지가 없다. 백신접종 규정에 맞지 않으면 어린이들은 학교에 입학할 수 없고, 어른들은 직장에 취직할 수 없다. 각 주마다 법으로 시행하는 백신접종에 대해서 보건 담당자들이 공문으로 공지하도록 되어있는데, 그 접종에 관한 공문들은 너무 불완전하거나 아예 공지가 되지 않는 경우도 자주 있다.[6]

다른 공산품 제조업자들과는 다르게, 백신 제조업자들은 자신들이 생산한 '불가피하게 불안전한 제품'으로 인해 일상에서 야기될 수 있는 불법 행위에 관한 책임을 법적으로 면제받았다.[7] 위험한 제품을 사용할지 말지에 대한 자유로운 선택을 할 수 없는 상황은, 특히 그것을 만든 제조업자가 의무적으로 그 제품에 대한 책임을 지지 않는 상황에서는, 우리의 기본적인 권리를 침해하는 것이다.

미국에서 백신을 의무화할 수 있게 된 것은 1905년 대법원에서 결정한 제이콥슨 판례로부터 기원한다.[8] 이 판례에서 대법원은 천연두가 창궐했을 때, 성인들에게 의무적으로 백신을 맞게 했던 매사추세츠의 권리를 옹호했다. 매사추세츠는 성인들이 백신 정책을 따르지 않을 시에는 그들에게 5달러의 벌금을 부과했다. 대법원은 매사추세츠의 규제가 공중보건을 위해 합리적이라 여겼지만, 동시에 그 결정으로 인해 너무 자의적이고 강압적인 규제가 '잔인하고도 비인간적일 정도'까지 되는 것은 정당화할 수 없다고 분명히 했다. 제이콥슨 판례에 근거하여, 모든 주는 최소한 백신접종에 대해 의료적으로 면제될 수 있는 형식적 권리를 제공하고 있다.

제이콥슨 판례는 이제까지 광범위하게 해석되어 왔다. 공권력을 합리적으로 사용하는 것을 정당화했던 제이콥슨 판례는 이제 전염병이 돌고 있지도 않는 상황인데도, 아이가 공립학교에 다니기 위해 약 12가지 백신을 최대 45회까지 의무 접종하는 기반이 되고 있다. 부적절한 영향력을 미치는 제약회사와 불완전한 과학이 이런 정책에 확실한 버팀목이 되고 있다.

성 접촉에 의해 감염될 수 있는 B형간염이나 파상풍 같은 비전염성 질병에 대한 강제 접종 등의 예에서 볼 수 있는 것처럼 백신접종 의무화는 공중보건 필요성을 놓고 볼 때도 비합리적이고 적절하지 않다. 제이콥슨 판례를 든다고 해도 오늘날의 강제적 백신접종 프로그램은 정당화될 수 없다.

제이콥슨 판례는 1905년의 일이다. 그 이후 세계의 인권 인식에는 많은 변화가 있었다. 여성 투표권, 뉘른베르크 강령, 사전 정보제공 후 자유로운 동의, 의료 자율성, 인권 혁명, 청결, 위생과 항생제 등의 보건적 혁명 등의 변화가 그것이다.

제이콥슨 판례에서도 법정은 강압적이고 비합리적인 백신접종 의무화를 끝낼 수 있다고 명문화되어 있다. 하지만 강제적인 백신접종 의무화에 대해서 철저하게 다시 생각해 봐야 할 시점이 너무나 오래 미루어졌다. 제이콥슨 판례를 통해 대법원은 적절한 대비만 한다면, 징집될 때에도 시민이 양심적으로 접종을 거부할 수 있다고 결정했다. 우리는 진정으로 사전 정보제공 후 자유로운 백신접종 선택을 위한 첫 단계로서 모든 주의 백신접종 의무 규정에 대해 명확히 면제받을 수 있는 권리를 요구해야 한다. 마틴 루터 킹 목사는 1850년대부터 노예제 폐지론을 옹호했던 시어도어 파커 목사의 말을 여러 번 인용했다. "우주의 진리는 더디 보여도 정의를 향해 나아간다."[9]

백신접종 의무화를 끝내는 것은 그 자체가 인권을 쟁취하기 위한 투쟁이다. 백신접종 선택권이라는 정의가 구현되어야 할 때가 바로 지금이다.[10]

✎ 이 글을 쓴 메리 홀랜드(Mary Holland)는 뉴욕대학 로스쿨 법률 실무 프로그램 책임자이자 강사이다. 하버드 대학에서 러시아인과 소비에트 연구로 학사를, 컬럼비아 대학에서 법학 석사와 박사 학위를 받았다. 공공 부문과 민간 부문에 대한 국제법 문제를 다룬다. 로펌, 인권변호사 위원회, Aspen Instituted Justice and Society Program 등에 몸담고 있다. 개인인권센터와 자폐증 법률 지원을 위한 엘리자베스 버트 센터(EBCALA)의 창립 임원이다. The Autism File의 법률 부문 편집자이다. 백신 설계 결함에 대한 민사소송 권한을 다룬 대법원 부르스위츠 대 와이어스 소송에서 공동으로 전문가 의견서(amicus brief)를 작성했다.

02. 생명윤리와 의학에 관한
국제 인권 기준

국제법은 생명, 자유, 개인의 안전에 관한 기본 인권을 강력하게 지지한다. 각국 정부는 보편적인 기준에 따라 이런 기본 인권을 보호하고 지지해야 한다. 국제 인권법은 미국을 포함한 모든 국가에서 점점 더 중요한 역할을 수행하고 있다. 대부분 국가들이 국제 인권 협약에 서명했으며 지킬 의무가 있다. 이것은 보편적인 목적과 기준으로 작동한다. 국제법은 오래 전부터 부적절한 인체 실험의 금지를 규정하고 있다. 하지만 인류의 이익을 위한다는 명분하에 희생자가 확실히 발생하는 의학적 인체 실험이라는 위험한 모험은 계속되어 왔다. 나치 시절의 실험부터 미국의 터스키기 매독 연구, 최근 나이지리아에서 화이자가 저지른 트로바플록사신 실험까지 현대에 들어와서도 이런 실험은 이어지고 있다.[1]

개개인의 이해관계가 과학 진보를 생각하는 과학자나 공공선을 추구하는 사회와 꼭 맞을 필요는 없다. 이렇게 충돌하는 이해관계를 위해 국제법은 수십 년간 사전에 정보가 제공되지 않거나 선택의 자유가 없는 인체 실험으로부터 피험자들을 보호하기 위한 조항을 포함하고 있다.

국제사회는 2차 세계대전 이후 기본 인권을 처음으로 정립했다. 말로 표현할 수 없는 인권 폭력을 목격하고 인류 역사상 최악의 전쟁을 경험한 후, 루스벨트 대통령 주도로 세계 지도자들은 기본 인권을 세계인권선언으로 성문화했다. 이 선언을 기반으로 국가들은 〈시민적 및 정치적 권리에 관한 국제 규약〉과 〈경제적 및 사회적 문화적 권리에 관한 국제 규약〉을 채택했다. 국제사회는 이런 문서들을 '국제 인권 장전'이라고 부른다.

신체 보전 권리에 대한 현대 국제 인권은 백신접종과 모든 의학적 중재들에 대해 사전 정보제공 후 자유로운 동의를 개인의 권리로 보장한다. 실험의 위험에 노출된 사람들이 실험의 목적, 위험, 이익에 대해 알게 된 후에, 자신의 참여 여부를 최종적으로 결정해야 한다는 것이다.

국제법에서 이런 선택의 권리는 뉘른베르크 강령에서부터 시작됐다. 사전 정보제공 후 자유로운 동의는 현재 모든 의학적 의사 결정에 해당되는 국제적 권리이다.

이 글에서는 신체 보전 권리와 사전 정보제공 후 자유로운 동의라는 인권의 발전 과정을 개괄적으로 살펴본 후, 왜 이런 권리들이 백신접종에 적용되는지 밝히려 한다.

2차 세계대전 후 인권규범

현대 생명윤리는 1947년 나치 의사들의 전범 재판에서 시작됐다. 이들은 과학적 발견이라는 미명하에 의도적으로 사람들을 상처 입히고 죽이는 의학 실험을 자행했다. 이 재판에서 판사들은 후에 뉘른베르크 강령이라 불리는 의학 연구에 대한 윤리 기준인 10가지 원칙들을 세웠다.[2] 뉘른베르크 강령에서 가장 중요한 원칙은 '인간 피험자의 자발적인 동의가 절대적으로 중요하다'이다. 뉘른베르크 강령은 좀 더 세부적으로 피험자들의 동의는 자기 결정권이 필수적이어야 한다고 설명한다. 또한 사전에 제공된 정보에 기반을 두어, 어떤 강제적 방법이나 유인책으로부터 자유로운 환경에서 결정권이 행사되어야 한다고 말한다.

1년 후, 1948년 유엔 총회는 모든 인간에게 주어진 권리를 나타내기 위한 국제적 노력의 결과물로 세계인권선언을 채택했다.[3] 뉘른베르크 재판의 영향으로 만들어진 세계인권선언은 '잔인하고 비인도적인 모욕, 형벌'을 금지했다.[4] 이 표현은 인체 실험을 광범위하게 포괄한다.

시민적 및 정치적 권리에 관한 국제 규약은 세계인권선언에서 나아가 인체 실험을 구체적으로 규정했다.[5] 이 규약 7조에는 "어느 누구도 고문 또는 잔혹한, 비인도적이거나 굴욕적인 취급 또는 형벌을 받지 아니한다. 특히 누구든지 자신의 자유로운 동의 없이 의학적 또는 과학적 실험을 받지 아니한다."라고 명확하게 표현하고 있다(대한민국은 1990년에 발효되었다-옮긴이). 7조는 자유로운 동의가 없는 의학 실험이 때때로 고문이나 비인간적 처치로 발전할 수 있다는 것을 시사한다.

시민적 및 정치적 권리에 관한 국제 규약 입안자들은 세계인권선언에서 더 나아가 특정한 종류의 처치에 대한 금지를 확실히 했다. 7조는 의학 연구의 사전 정보제공 후 자유로운 동의라는 개인적인 권리를 명기했다. 7조 조문은 두 번째 문장이 첫 번째 문장을 보완하는 형식이다. 이것은 신체 보전 권리를 침해하는 고문 수준의 의료 행위가 일어나지 않게 하기 위한 노력이 반영된 것이다. 7조의 입안 과정은 입안자들이 동의의 원칙을 얼마나 중요하게 고려했는지 보여 준다.

초기 입안 과정에서 각 정부 대표들 사이에 두 번째 문장에 대한 논쟁이 있었다. 이미 첫 문장에서 금지에 초점이 맞춰 표현됐기 때문에, 다음 문장을 추가하는 것이 불필요하다는 사람들이 있었던 것이다. 입안 과정에서 주목할 것은 두 번째 문장을 반대했던 이 사람들의 이유이다. 그들은 두 번째 문장 자체를 반대한 것이 아니라, 이미 '고문 또는 잔혹한, 비인도적인 또는 굴욕적인 취급 또는 형벌'을 금지한다는 앞 문장에 그 내용이 포함됐기 때문이었다. 하지만 입안자들은 너무나 이 특별한 문장의 중요성을 알았기 때문에 같은 문장이 반복되는 것을 무릅쓰고 이 문장을 추가하는 데 최종 동의했다.[6]

유럽연합의 1997 '유럽 생명윤리 협약'

의학의 발전에 따라 국제사회는 이 중심 원칙을 좀 더 정교하게 발전시켰다. 유럽연합은 이런 움직임의 선두주자이다. 1997년, 유럽 의회는 유럽 생명 윤리 협약(오비에도 협약)을 채택했다.[7] 이 문서는 여기에 서명한 유럽 국가들만 대상으로 하지만, 이 협약은 가장 최신의 생명 의학 법률의 발달상을 보여 준다. 현재의 의학적 상황은 연구 단체들이 과학 지식을 추구하는 방식이 공격적으로 변화하고 있고, 과학과 의학의 경계가 점차 모호해지며, 의학이 환자들이 이해하기에 점점 복잡하고 어려워지고, 의학 연구가 초국가적으로 실행되고 있다. 오비에도 협약은 이런 사회를 반영하여 최소한의 윤리 조건을 제시한다.

생명윤리 협약은 모든 의학 중재에 대한 자유로운 동의를 보장함으로써 더욱 개인의 인권을 보호하고 있다. 세계인권선언과 시민적 및 정치적 권리에 관한 국제 규약과는 달리, 이 협약은 인체 실험에만 한정하지 않는다. 연구와 치료의 경계를 없애서 연구든, 치료든 모든 의학적 중재에 대한 충분한 정보가 제공되어야 한다. 이 협약에 의하면 그것이 심리적이든 육체적이든 예방, 진단, 처방, 재활, 연구를 포함한 어떤 의학적 개입에도 자발적 동의가 요구된다.[8]

오늘날 치료와 의학 연구가 빠르게 통합되고 있기 때문에 이런 포괄적인 접근이 필요한 것이다. 역사적으로 치료와 의학연구 사이의 구분이 있었던 것과 상관없이 사전 정보제공 후 자유로운 동의는 적절한 보호를 위해서라도 반드시 가져야 하는 개인 권리이다.

2005 유네스코 선언

2005년, 국제사회는 유럽 생명윤리 협약의 흐름을 따라 많은 포괄적인 원칙들을 채택했다. 유엔 산하의 유네스코는 생명윤리와 인권 선언을 채택했다.[9] 유네스코 선언은 개인의 이익이 과학이나 사회를 위한 이익을 위해 버려질 수 없다고 밝히고 있다.[10] 6조는 예방, 진단, 치료를 위한 의료 행위와 과학 연구는 사전에 충분한 정보를 바탕으로 이해하고, 자유롭게 동의할 경우에만 행할 수 있다고 명시하고 있다. 특히 사

람에 대한 연구는 치료보다 훨씬 더 까다로운 절차적 조건들을 충족
해야 한다. 이 모두를 고려할 때 메시지는 분명하다. 현재 국제 생명윤
리 규범들은 치료, 연구 구분 없이, 모든 의학적 개입에 대한 사전 정
보제공 후 자유로운 동의를 요구한다.

사전 정보제공 후 자유로운 동의는 국제 기준

유럽 생명윤리 협약과 유네스코 선언 모두가 미국에서 법적 효력은 없
다. 하지만 이 선언들은 사회적, 과학적 변화가 빠르게 일어나는 현실
을 따라가지 못하는 법률 체계가 있는 지역에서 글로벌 트렌드를 강조
할 수 있다는 데 특별한 의의가 있다. 유네스코 회원국은 193개국이
다. 유네스코 선언이 강제적인 권한을 갖고 있지는 않지만, 사전 정보
제공 후 자유로운 동의가 국제 기준이라는 것은 확실하다.

  유네스코 선언의 입안자들은 50년 전 세계인권선언 입안자들과 같은
이유로 조약보다는 선언문을 작성하는 전략적인 선택을 했다. 두 번
모두 입안자들은 기존 법을 시급하게 개혁할 필요성을 느꼈지만, 조약
과정이 매우 느리고 힘들다는 것을 알고 있었다. 조약은 협상과 협의
에 많은 시간이 필요하고, 여러 나라들이 서명에 주저했을 것이다.

  비록 선언 형식이지만 그 정당성이나 영향력에 있어서 약해진 것은
아니다. 구속력이 없지만, 세계인권선언은 차후의 많은 인권 조약들과
모든 국가들이 따라야 하는 관례적인 국제법에 대한 기본 문서가 됐
을 뿐만 아니라, 많은 국가의 헌법과 법에 영향을 미쳤다. 유네스코 선
언도 법으로 가는 중간 단계로 봐야 한다. 유럽 생명윤리 협약에 의거

한 유네스코 선언의 원칙들이 가까운 미래의 국제 인권 기준을 이끌 것이다.

최근 글로벌 트렌드는 모든 의료에 있어 사전 정보제공 후 자유로운 동의를 더 높은 수준으로 요구하고 있다. 의권주의(medical paternalism-전문가가 의료적 결정을 해야 한다는 주의)를 주장하는 사람들은 점점 더 초조해지고 있는 상황이다. 이 트렌드는 당연히 백신접종에 적용된다. 또한 알려졌든 안 알려졌든 이익과 위험을 동반한 침습적 의료 행위에도 적용된다. 다른 의학 중재보다 백신접종의 경우 이 원칙이 더욱더 강력하게 적용된다. 왜냐하면 사전 정보제공 후 자유로운 동의가 역사적으로 존재하지 않았다는 이유가 지금도 그 권리가 없다는 것을 뜻하지 않기 때문이다.

백신의 효과와 안전을 결정하는 데 의료계의 역할은 미미하다. 대신 백신 안전성 증명과 그 결과에 따라 재정적인 성패가 달려 있는 백신 산업이 주요한 역할을 하고 있다. 특히 사회의 가장 취약 계층인 유아와 어린이들과 그 보호자에게 자유로운 동의라는 보호가 주어지지 않는 것은 국제법 기준으로 볼 때 터무니없는 일이다.

의료인들은 우선적으로 백신접종의 목적과 처치 방법, 접종과 관련된 위험과 이익에 대해 알려야 하고, 반드시 동의를 얻어야 한다. 이것이 새로운 국제법 기준과 뉘른베르크 강령이 요구하는 것이다.

이 글을 쓴 송수경은 뉴욕 로스쿨을 졸업했다. 자발적인 백신접종 시스템에 대한 확고한 믿음을 갖고, 개인인권센터 인턴 기간 동안 사전 정보제공 후 동의와 인권에 관한 법률 연구를 했다. 서울대학교 건축학과를 졸업했다.

03. 인권 원칙

        백신 의무접종은 인권에 대한 제약을 의미한다. 개인의 자유와 안전에 대한 권리와 같은 기본권 제한은 이와 관련된 공공이익과 상관없이 심각한 것이다. 의사이자 저명한 보건인권 교수인 조나단 만은 정부가 공중보건이라는 이름으로 인권에 대한 제약을 정당화한다고 말한다. 그는 다음과 같이 기술했다.

> 불행하게도 인권을 제약하는 보건정책은 종종 맹목적이고, 비체계적이며 비과학적인 방법으로 결정되어왔다. 따라서 보건정책은 순수하게 공익을 위한 것으로써 인권 기준을 고려할 필요가 없다는 일방적인 가정은 문제가 있다. 증명이 되기 전까지는 보건정책이 인권에 차별적이고 장애가 된다는 주장을 받아들여야 한다.[1]

인권 원칙은 공중보건 정책 평가에 있어 널리 수용될 수 있는 강력한 기준이 된다. 인권학자들은 국제적인 인권 문서들의 핵심에 근거하여 공중보건 정책을 평가하는 도구들을 개발해왔다. 조나단 만 교수는 다음과 같이 언급하고 있다.

> 인권법의 본체를 이루는 구체적인 권리는 여러 중요 문서들에 실려 있다. 가장 먼저 세계인권선언이 있었고, 다음으로 유엔 헌장과 시민적 및 정치적 권리에 관한 국제규약, 이것의 선택적 의정서로서 경제적·사회적·문화적 권리에 관한 국제규약 등 '국제인권장전'이라고 불리는 문서가 있다. 세계인권선언은 유엔 헌장에 언급된 권리와 자유에 대해 정확하게 정의하기 위해 제정됐다. 시민적 및 정치적 권리에 관한 국제규약과 경제적·사회적·문화적 권리에 관한 국제규약은 국가가 권리를 제한할 수 있는 조건들을 명확하게 하고, 세계인권선언을 더욱 자세히 설명했다.[2]

백신접종 의무 정책과 인권 기준

하버드 공중보건교실 학자들은 정부가 공중보건을 이유로 개인 권리를 제한할 때 발생할 수 있는 인권침해를 예방하기 위해 공중보건 정책-인권영향 평가도구를 개발했다.[3] 이들은 그런 결정은 마지막 수단이어야 하며, 특정하고 엄중한 다음의 8가지 인권 조건을 충족할 때에만 가능하다고 주장한다.

1. 권리를 제한하려는 목적이 유엔 헌장의 목적과 원칙에 반해서는 안 된다.
2. 제한은 국가안보, 공공안전, 공중보건, 공공질서의 보호 등과 같은 합법적 목적에 의해 정당화되어야 한다.
3. 제한은 오직 민주적 결정과정과 배상에 대한 수용능력이 있다고 추정되는 민주사회에서만 허용될 수 있다.
4. 권리는 오직 그 제한이 법에 의해서 이루어질 때에만 침해될 수 있다.
5. 권리 제한은 공공이익 달성을 위한 것으로 엄격히 한정되어야 하며, 각각의 사례에 기초하여 조심스럽게 평가해야 한다.
6. 개인 권리의 제한은 공공이익 및 목표와 비례적으로 균형이 맞아야 한다(이른바 비례의 원칙).
7. 공중보건 목적을 달성하기 위한 인권제한은 최소의 강제성과 구속성이 요구된다.
8. 권리 제한은 차별적인 방식으로 적용되어서는 안 된다.

위의 8개 인권 기준을 의무적 백신접종 정책에 적용해보자.

1. 권리를 제한하려는 목적이 유엔 헌장의 목적과 원칙에 반해서는 안 된다.

유엔 헌장은 평화, 국제안전, 인권에 대한 존중을 요구하고 있다. 유엔 헌장 전문은 다음과 같다.

우리 유엔의 회원국 국민들은 우리 일생 중에 두 번이나 말할 수 없는 슬픔을 인류에 가져왔던 전쟁의 참화로부터 다음 세대를 구할 것을, 기본적인 인권과 사람의 존엄과 가치에 대한 신념을 재확립할 것을… 결의했다.[4]

유엔 헌장은 인권 보호의 핵심적인 역할을 역설하고 있다. 모든 인간은 존엄과 가치를 가지고 있다. 백신 의무접종은 권리의 제한을 의미하므로 유엔 헌장은 공중보건 정책의 적절성에 대한 주의 깊고 철저한 평가를 요구할 것이다.

2. 제한은 국가안보, 공공안전, 공중보건, 공공질서의 보호 등과 같은 합법적 목적에 의해 정당화되어야 한다.

1905년 대법원 판결(제이콥슨 대 매사추세츠)은 의무 백신접종에 대한 미국의 법적 토대이며 의무 백신접종이 공중보건과 안전을 위해서 필요하다고 결정하고 있다. 이 소송이 비록 천연두에 대한 의무 백신접종을 지지했지만, 정부의 공중보건 법규 남용 가능성에 대해서도 경고했다. 이 판결은 천연두 강제 접종이 전체 주민들을 위태롭게 하는 긴급한 보건 위험요소가 있었기 때문에 정당화된다고 지적했다.[5] 그러나 대법원은 그런 강제 접종은 임의적, 강압적, 비합리적이거나 공공안전을 위해 합당하게 요구되는 것 이상으로 진행되어서는 안 된다고 경고했다.[6] 전염병으로부터 사회를 보호하는 것은 합법적인 목표지만, 현재 연방정부와 주정부가 사용하는 수단이 과도하다는 중요한 문제가 남아 있다.

3. 제한은 오직 민주적 결정과정과 배상에 대한 수용능력이 있다고 추정되는 민주사회에서만 허용될 수 있다.

표면상 의무 백신접종은 이런 기준을 충족하는 것처럼 보인다. 미국은 민주국가이고, 주정부는 입법 절차를 거쳐서 의무 백신접종을 한다. 그러나 의사결정 과정의 진실은 보기보다 민주적이지 못하다. 백신 제조사들은 로비와 선거운동 후원금 모집을 통하여 법률 제정에 영향력을 행사하고 있다. 최근 선거 자금법의 변화는 많은 회사들이 선거운동에 더욱 영향력을 행사할 수 있도록 만들었다. 많은 정부 자문위원회 고문들이 백신정책에 깊은 직업적, 재정적 이해관계를 가지고 있다. 일반 대중이 그런 위원회에 참여하는 것은 아주 드문 일이다.

결정권을 가지는 구성원들은 주식, 특허권, 허가, 산업계로부터의 보수 등을 포함한 이해관계에 얽혀 있다.[7] 공중보건관료들은 종종 공무를 사적인 일로 바꿔버리는 '돈벌이 회전문'으로 이득을 본다.[8] 1986년 국가 소아백신 상해법을 통과시켜서, 의회는 백신 상해로부터 받을 수 있는 배상의 범위를 매우 제한시켰다. 최종 결론은 백신에 대한 공중보건 결정들이 보이는 것처럼 정말로 민주적이지 않을 수 있다는 것이다.

4. 권리는 오직 그 제한이 법에 의해서 이루어질 때에만 침해될 수 있다.

주정부들은 의무 백신접종의 합법성을 제이콥슨 판례에 근거한다. 그러나 1905년의 성인 의무 백신접종이 오늘날 어린이 의무 백신접종에 적용되지 않는 이유들이 있다. 제이콥슨 판례는 유행병 기간 동안 천연두 백신접종을 강제하는 케임브리지(매사추세츠의 도시)의 법규를 확정했다. 그 도시는 백신접종에 동의하지 않는 성인에게 비교적 작은 벌금을 부과했으며, 그 법규는 어린이들에게는 예외조항을 가지고 있었다.

몇몇 사람들은 오늘날 국가가 제이콥슨 판례에 의지하는 것은 잘못이라고 주장한다. 1905년 이래로 많은 것들이 변했기 때문이다. 미국에는 이제 전염병 유행이 없고, 주정부들은 '오직' 아이들에게만 의무 백신접종을 강요하고 있다.

5. 권리 제한은 공공이익 달성으로 엄격히 한정되어야 하며, 각각의 사례에 기초하여 조심스럽게 평가해야 한다.

의무 백신접종이 공공이익을 위해 반드시 필요하다는 가정을 다시 생각해봐야 한다. 이런 정책은 실험과 관찰을 통해 제대로 연구되지 않았다. 전염병 사망률은 20세기 동안 급격하고도 지속적으로 감소했다. 연방정부의 백신접종 정책이 등장하기 이전에는, 보건관료들이 이런 성과들을 국가에서 했던 현대적인 하수구 설비와 위생 기반시설의 많은 투자 덕택으로 여겼다.

지난 세기 동안 가정과 사회의 공중보건은 혁명적이고 극적으로 발전했다.[9] 손 씻기, 수세식 화장실, 훌륭한 상하수도 위생공사, 하수도 덮개, 하수 처리 등과 함께 수술 도구의 소독과 같은 새로운 의료 절차도 도입됐다. 냉장 기술은 식품 안전을 가능하게 했다. 도로와 철도는 신선한 농산물을 도시로 배송할 수 있게 했다. 주택 건설법의 발전과 감소된 인구밀도는 호흡기 전염병으로 인한 사망을 낮추었다. 효과적인 항생제가 개발되어 전염병으로 인한 사망자 수가 급격하게 감소했다. 이 모든 변화는 백신이 보편화되기 전에 일어난 일이다.

소아과 학회지인 『소아과학 *pediatrics*』은 2000년도에 "백신접종이 20세기 전반부의 사망률 감소의 이유가 되지 못한다."고 인정했다.[10] 전염병들은 백신접종이 일반화되기 이전에 없어지는 중이었다. 백신이 전혀 개발되지 않았거나 일상적으로만 관리되는 질병들, 예를 들면 장티푸스, 성홍열, 림프절 페스트 등은 거의 모두 사라졌다. 공중보건관료들은 일반화된 백신접종이 없을 때 무슨 일이 있었는지 모를 뿐이다. 그들은 백신이 질병 퇴치에 필요하다거나, 백신이 집단면역을 유지하기 위해 필요하다고 확신을 가지고 주장할 수 없다.

각각의 사례에 기초하여 조심스럽게 평가해야 한다는 두 번째 문장은 개인의 권리 제한뿐만 아니라, 공중보건 정책의 제한과 평가를 의미한다. 오늘날 의무 백신접종에 있어 충족되지 않는 조건인 사례별 접근이 중요한 이유는 3가지가 있다.

첫째, 오늘날 존재하는 모든 의무 백신접종은 꼭 필요한 것이 아니다. 많은 주정부의 의무 백신접종들은 어린이들이 흔히 죽지 않는 질병에 대한 것이다. 수두, 로타바이러스 같은 질병들은 한 번도 의미 있는 수의 소아 사망을 일으킨 적이 없다. 백일해와 같은 다른 질병들은 덜 위험해졌고, 현대 의학기술과 항생제로 더 쉽게 치료되고 있다. 더군다나 어린이들은 일반적으로 그들을 괴롭히지 않는 질병에 대해 백신접종을 요구받고 있다. 이런 의무접종은 '꼭 필요한 것'이 아니다. 정부의 의무 백신접종은 B형간염과 인유두종 바이러스와 같이 주로 정맥주사나 성 접촉을 통해 전염되는 질병들에 대한 것들도 있다.

어린이들에 있어 가벼운 질병인 풍진 백신은 주로 임산부의 태아를 보호하기 위해서 유아들에게 접종되고 있다. 백신접종 후 면역은 평생 지속되지 않으며, 풍진 백신의 소아기 접종은 풍진이 더 큰 피해를 유발할 수 있는 연령대에 풍진에 쉽게 걸리게 할 가능성이 있다.[11]

둘째, 몇몇 주정부는 다른 주보다 더 많은 의무 백신접종을 부과하고 있다. 그 주에 살고 있는 아이들은 백신에 대한 위험을 더 크게 강요당하고 있는 셈이다. 예를 들어 뉴저지는 어린이집과 학교 입학에 대부분의 의무 백신접종을 요구하고 있다. 2008년에 뉴저지는 미국에서 아이들에게 매년 독감 백신을 접종하도록 요구하는 유일한 주가 됐다. 20개의 주에서 부모들에게 윤리적·철학적 신념에 의해 의무 백신접종의 선택 권리를 허용하는 철학적인 예외를 인정하고 있고, 48개의 주들은 종교적인 예외를 허용하고 있지만, 웨스트버지니아와 미시시피는 오직 의학적 예외만을 인정하고 있다.[12] 각 주에서 요구하는 내용의 다양성은 기본 인권을 보호하기 위해 사례별 연구에 대한 필요성을 두드러지게 하고 있다.

셋째, 백신 부작용에 가장 위험하게 노출될 수 있는 아이들에 대해 확인하는 과정이 없다면 의무 백신접종은 이로움보다는 해로움이 클 수 있다. 사례별로 접근하는 것은 백신이 해로울 수 있는 사람들을 찾아내기 위해 중요한 일이다.

의료 전문가들은 유아를 포함해서 백신 성분에 심각한 알레르기가 있거나 면역 부전인 사람들은 특정 혹은 모든 백신의 접종을 할 수 없다고 인정한다. 의사들은 민감한 아이들이 특정 항원이나, 복합적이고 동시에 일어나는 백신의 누적적인 충격에 어떻게 반응할지 알지 못한다. 충분하게 백신 안전성 연구를 하지 않았기 때문에, 대안적인 백신 접종 일정을 선택하거나 백신 전부를 접종하지 않을 사람을 정밀하게 규명하는 것은 불가능하다. 사례별 접근은 개개인의 취약점에 대한 고려를 가능하게 할 것이다.

6. 개인권리의 제한은 공공이익 및 목표와 비례적으로 균형이 맞아야 한다(이른바 비례의 원칙).

비례는 다른 것과 질적, 양적으로 조화롭고 균형적이라는 뜻이다. 현재 미국에서는 단일 질병이 광범위하게 전염병을 일으키지 않고 있는데도, 주정부들은 의무 백신접종을 열 개 이상 명령하고 있다. 질병으로 인한 괴로움은 의무 백신접종의 숫자와 비례해서 줄어들지 않는다. 지금까지 공중보건관료들은 백신 접종군과 비접종군의 장기간 건강상태를 평가하기 위한 무작위 대조군 임상시험을 요구하지 않았다. 게다가 정부는 만약 소아기 의무 백신접종이 중단된다면 질병이 창궐할 것임을 증명하는 연구도 위탁하지 않았다. 과학적 근거가 없기 때문에 정부는 소아기 의무 백신접종의 비례성을 증명할 수 없다.

7. 공중보건 목적을 달성하기 위한 인권제한은 최소의 강제성과 구속성이 요구된다.

공중보건의 위급함도 없고, 설득력 있는 과학적 뒷받침도 없는 소아기 의무 백신접종들은 부당하게 강제하고 구속하는 것이다. 대부분 가정은 어린이집이나 공공교육이 없으면 안 되기 때문에 승낙 여부를 선택할 수 없다. 정부는 말로는 백신접종을 강요하지 않는다고 말하지만, 그 수단은 구속적이고 강제적이다. 더욱이 공중보건에 백신이 필요한

지 평가하기 위한 연구도 진행 중인 것이 없다. 학교 입학에 의무 백신 접종이 시행된 뒤로, 주정부들은 단지 접종스케줄에 백신들을 추가할 뿐이며, 한번 의무가 된 백신이 의무백신 목록에서 빠지는 일은 거의 없다.

8. 권리 제한은 차별적인 방식으로 적용되어서는 안 된다.

현재의 소아기 의무 백신접종 정책은 어린이들에게 차별적이다. 만약 집단면역 이론이 맞다면, 성인 인구의 백신접종과 재접종은 집단을 보호할 수 있을 만큼의 집단면역을 달성하기 위해 꼭 필요하다. 백신으로부터 얻을 수 있는 면역성은 전 인구의 일부에서는 실패하고 항상 감퇴하기 때문에, 어른들에게도 반복 접종이 필요한 것이다. 의무 백신접종을 오직 아이들에게 적용하는 것은 차별적이며, 소아기 의무 백신접종 필요성의 기초가 되는 집단면역 이론에 모순되는 것이다. 의무 백신접종 정책들은 국제 인권 기준을 따르지도 않는다. 정부는 아이들의 자유와 공공교육을 받을 수 있는 명확한 권리를 백신접종 상태에 따라 제한해 왔다. 인권 평가 체계에 따르면, 명확하고 엄중한 조건들이 충족되지 않았기 때문에 백신접종 프로그램을 개혁해야 한다. 현재 의무 백신접종은 차별적이며, 공중보건 목표에 어울리지 않는다.

집단면역

집단면역의 정당성은 모든 강제적인 백신접종 정책들을 뒷받침한다.

집단면역 이론은 사회구성원 중 충분히 높은 비율의 사람들이 전염병에 대해 면역력이 있으면 그 질병의 확산을 저지할 수 있다고 단정한다. 집단면역은 백신접종을 받은 사람들이 질병 확산을 방어하는 방역선 역할을 하고, 그 결과로 백신접종을 할 수 없는 약한 사람들이나, 백신접종이 실패한 사람들을 보호할 때 달성된다. 공중보건관료들은 의무 백신접종을 정당화하기 위해서 집단면역의 당위성에 의지한다. 당연히 집단면역을 획득하기 위해서 많은 수의 사람들이 백신접종을 받아야 한다.

집단면역은 의심스러운 이론이다. 연구자들은 유행병학 연구와 그것을 뒷받침하는 것처럼 보이는 일화들을 지적하겠지만, 집단면역의 유효성은 의심스럽다. 공중보건 역사학자인 제임스 콜그로브는 이른바 '매직 넘버'라는 70~80%의 목표 면역 수준이 믿음에 의해서 받아들여졌을 뿐, 증명된 것이 아니라고 기록하고 있다.[13] 그는 "우리는 집단면역에 대한 가정을 부득이 받아들여야 한다. 장래에 통제된 연구가 명확한 답을 주기 전까지는"이라고 시인한 어느 도시 보건국장의 말을 인용하고 있다.[14] 집단면역 이론에 대한 가장 두드러진 논란 거리는 그 유효성에 대한 기본 원리가 백신과는 상관없다는 것이다. 자연적으로 질병에 감염되어서 평생 면역을 획득한 사람들이 충분히 많을 때, 사람들은 공동체가 보호되는 효과를 알게 됐다. 이런 질병에 대한 자연면역 획득으로 인한 지속적이고 누적적인 보호가 공중보건관료들이 부르는 '집단면역'이다.

1930~1940년대에 보건관료들은 '집단 설득기술'[15]과 '공격적 설득'[16]을 대중의 백신접종에 대한 동의를 높이기 위해서 사용하기 시작했다. 그들은 백신접종을 승인하고 목표 면역 비율을 달성하기 위해서, 문헌

을 불충분하게 검토했고 실험 관찰 데이터를 제한했으며 유행병학 이론의 도움을 얻었다.[17] 백신 면역이 자연 면역의 보호 기능과 비슷하게 보였기 때문에 관료들은 백신도 집단면역을 만들 수 있다고 추정했다. 그러나 백신 면역은 자연 면역과 같지 않다. 어린 시절 홍역에 걸린 사람은 결코 그 병에 다시 걸리지 않지만, 백신 면역을 가진 사람은 정기적으로 추가 접종을 하거나 항체 수준을 평가해야 한다. 백신면역은 질적으로도 다르다. 백신은 항상 효과가 있지 않으며, 효과가 있어도 보호 능력은 시간이 흐를수록 약해진다.

집단면역의 유효성에 대한 의문을 가지게 하는 사례들은 많다. 다른 것들보다 특히 홍역, 볼거리, 수두 등의 유행은 완벽하게 백신접종을 한 공동체에서도 일상적으로 발생한다.[18] 백일해는 또 하나의 적절한 예이다. 연방정부의 백신접종 지침은 디프테리아, 백일해, 파상풍 복합 백신으로 백일해 백신을 6세까지 5회, 11세까지 6회 접종할 것을 추천하고 있다. 반복되는 추가 접종과 높은 접종률에도 불구하고,[19] 현재 공중보건관료들은 백신접종을 한 어린이들과 백신접종을 하지 않은 어린이들 사이에서 발생하는 산발적인 백일해 유행[20] 때문에 더 많은 추가접종의 필요성에 대해서 고민하고 있다.

이 병은 어린 유아들에게 가장 위험하고, 아기들은 일반적으로 학교의 아이들이 아닌 그들의 부모들로부터 감염된다.[21] 백신주의자들은 또 다른 추가접종을 최선의 답으로 여기지만, 아마도 더 나은 접근법은 백신의 효과와 집단면역의 유효성을 재고하는 것일 것이다.

결론적으로 의무 백신접종은 '합법적인 방법으로' 기본 인권을 강제적으로 제한하는 공중보건 정책이다. 인권이라는 체계를 의무 백신접종에 적용하는 것은 중요한 가치가 있다. 오늘날 소아기 의무 백신접종의 필요성은 인권 원칙상으로는 정당화될 수 없다. 따라서 공중보건 정책들이 엄정한 인권 기준을 통과하기 전까지 모든 시민들은 백신접종 선택권을 가져야 한다.

🖊 이 글을 쓴 루이스 쿠오 하바쿠스(Louise Kuo Hababkus)는 개인인권센터의 공동 설립자이자 사무국장이다. 다수의 집회를 조직했고, 이런 일은 ABC 월드 뉴스 투나잇, 폭스 앤 프렌즈, 뉴욕타임즈 등 여러 언론에 보도됐다. 스탠포드 대학에서 국제관계학과 프랑스학을 전공했으며 국제정책학으로 석사 학위를 받았다. 미국 대학 우수 졸업생 모임인 '파이 베타 카파Phi Beta Kappa' 멤버이다. 푸트남 인베스트먼트 임원, 푸르덴셜 금융사의 공동 부사장, 베인 앤 컴퍼니에서 경영 컨설턴트로 일했다.

04. 헌법과 적법 절차

지난 20년간 미국 정부는 백신접종으로 죽거나 장애가 된 아이들의 가족들에게 20억 달러(2조 1천억 원) 이상을 지불해왔다.[1] 정부는 개인들, 특히 아이들이 백신접종으로 죽거나 혹은 영구적인 장애가 될 수 있고, 결과적으로 정부의 모든 도덕적 권위가 실추될 위험이 있다는 것을 알면서도 백신접종을 명령한다.

만약 국가, 지방 정부, 학교, 병원, 교도소, 정부 자금을 받는 기업체 등이 이 도덕적인 권위를 유지하고자 한다면, 백신에 대해서 새로운 조치들을 받아들이고 논란이 된 문제들에 대해 해답을 제시해야만 한다. 나는 1970년에 처음으로 이 공공정책의 논쟁에 대해 주의 깊게 살펴보기 시작했다. 사실을 알아가며 나는 심하게 당황스러웠다.

1965년부터 1968년까지 존슨 대통령 당시 의료교육복지부(HEW) 장관이었던 존 가드너가 1970년 여름에 나를 불렀다. 그는 부서를 떠나면서 장관으로 근무하는 동안 계속 진행되어 온 백신과 관련한 잘못된, 사실은 위험한 활동들을 조사해 왔다고 말했다. 그는 내가 그런 사실들에 대해 알아봐 줄 수 있는지 물었다.

그 당시 나는 랄프 네이더와 일하고 있었고 내 저서인 『화학물 잔치 Chemical Feast』를 막 출간했을 때였다. 우리는 가시적인 성과들을 이루었다. 식품의약국은 시장에서 사이클러메이트 감미료의 판매를 금지했고, 식품 산업계는 자발적으로 MSG를 유아식에서 제거했으며, 대통령은 일반적으로 안전하게 인식되도록 표기된 모든 식품첨가물에 대한 재검토를 식품의약국에 지시했다.

가드너 전 장관은 우리가 음식에서 발견한 것과 같은 종류의 문제점들이 백신에서도 일어날 수 있는지를 알고자 했다. 백신은 1970년에 식품의약국이 아닌 국립보건원(NIH)의 생물학제제 표준부에서 관련 내용을 규정했다. 이 부서는 백신의 안전과 효과보다는 백신의 효과적인 활용을 연구하는 부서였다. 약물규제 업무보다는 조사 업무가 주 업무였다.

가드너는 의학박사이며 미생물학자인 안소니 모리스를 소개시켜 주었다. 안소니 모리스는 백신 관리 선임연구원이었고, 국립보건원에서 독감 백신 관리자였다. 그는 다른 백신들을 감독하는 관리자들을 차례로 나에게 소개했다. 그들은 내가 만나본 공무원 중 가장 헌신적이고 양심적인 사람들이었다. 그들은 백신의 문제점들에 대해 이야기를 이어가면서 또박또박 설명해주었다. 디프테리아·백일해·파상풍(DPT) 백신 관리자는 그 당시 사용되던 DPT주사를 "가장 불결한 물질을 사람에게 투입하는 것"이라고 말했다. 콜레라 백신 관리자는 콜레라 백신이 증상들이 드러나는 것을 차단하고 심지어 질병을 더 유발하기 때문에 "좋은 미네랄 물 한잔이 콜레라 주사보다 더 유익한 작용을 할 것이다."라고 했다. 품질 관리자는 백신에 들어있는 수은의 양에 대해 걱정했다. 1971년, 모리스 박사는 독감 백신의 안전과 효과들에 대해 의혹을 던지는 연구를 다년간 축적했다.

다른 이야기들도 들을 수 있었다. '슬로우 바이러스(체내에 오래 잠복하여 만성병의 원인이 되는 바이러스-옮긴이)'를 발견하여 노벨상을 받은 과학자는 광우병처럼 문제를 일으키는 이런 병원체들이 황열 백신 같은 특정 백신들을 오염시킬 수 있다고 염려했다.

질병관리본부 창립에 중요한 역할을 했던 과학계 사람은 1960년대 초반에 미국인들이 독감 주사를 맞아야 한다고 주장하는 연구 발표를 거절했다는 이유로 해고됐다. 우리는 이런 사실들을 상원 국정운영위원회의 국정연구 소위원회에 전달했다. 그곳에는 전에 의료교육복지부 장관으로 있었던 코네티컷의 에이브러함 리비코프가 의장으로 있었다. 그는 청문회를 열었고, 그 당시 장관이던 엘리엇 리차드슨은 이런 이해관계 때문에 백신 관리를 국립보건원에서 식품의약국으로 이관한다고 발표했다. 이전에는 국립보건원 관할이었으나, 식품의약국 생물제제 평가연구센터(CBER)로 변경된 것이다.[2]

모리스 박사는 2차 세계대전 중에 워싱턴DC에 위치한 월터 리드 육군병원 내에 있는 최정예 백신 그룹에서 직업적인 경력을 시작했다. 세계의 선도적인 백신 연구가들과 주창자들의 대다수가 이 그룹에서 경력을 시작했고, 유명한 조셉 스매델 박사의 지도 아래, 1953년에 월터 리드 육군연구소가 됐다.[3]

1956년 스매델 박사는 월터 리드를 떠나 국립보건원 부원장으로 합류했다. 그는 약 200명을 마비시키고 10명을 사망시킨 소크 소아마비 백신의 문제를 해결하는 일을 맡았다. 국립보건원 과학자들은 소크 백신이 출시되기 전 부작용으로 마비현상이 올 수 있음을 발견했다. 소크와 연관된 과학자들과 백신 제조업자는 잠재된 해로운 부작용을 없앨 때까지 이 프로그램을 중단하고자 했던 반대 입장의 동료들을 위협했다. 사람들이 죽자, 문제는 30일 만에 알려지게 됐다.

국립보건원에 도착하고 얼마 되지 않아 스매델은 그의 동료로 모리스를 합류시켰다. 모리스와 스매델은 독감 백신의 안전과 효능에 대해 의문을 제기하는 자료들에 대해서 특히 관심을 가졌다. 예를 들어 그들은 길랭바레증후군의 증가와 독감 백신접종 간 연관성을 암시하는 군인들의 자료에 대해 정통했다.

1963년에 스매델은 백신의 안전과 효과를 더 자세히 연구하기 위해 바이러스 리케차학 연구실장이 됐다. 그는 과거에 암 유발 병원체인 'SV-40'이 있는 원숭이의 신장세포 배양조직에서 자라는 소아마비 백신을 발견했기 때문에 이 직책을 받아들였다. 그는 모리스 박사와 다른 백신 연구자들과 함께 과학위원을 했다. 좌천된 것이지만, 이 직책은 그가 백신의 관리 활동에 더 제대로 접근할 수 있도록 해주었다.

불행히도 스매델 박사는 같은 해에 세상을 떠났고, 남겨진 모리스 박사는 혼자서 백신안전에 관한 조사를 계속 해나갔다. 모리스 박사는 주로 호흡기계 백신과 바이러스에 대해 연구를 해나갔고, 우선적으로는 독감의 많은 변종들에 대해 연구했다. 이게 바로 존 가드너가 1970년에 우리를 소개할 때 그가 하고 있던 작업이었다.

그 당시 그의 상사들은 연이어 백신의 안전과 효과에 대해 당혹스런 의문을 제기하자 그를 해고하려 하고 있었다. 백신 관리권한이 옮겨지면서 모리스 박사는 해고되지 않았고, 오히려 그의 상사 몇 명이 해고됐다.

백신 관리권한이 식품의약국으로 옮겨지고 나서도 그 싸움은 이어져 갔다. 모리스 박사는 그 기관을 운영할 수 있는 고위급 정예요원의 일부가 될 수 있는 기회를 거절하고, 연구원으로서 계속 진행되고 있던 잘못된 백신 과정에 대해 비판을 지속했다. 그 비판 때문에 직장에서 대가를 치르게 됐다. 그는 비록 퇴직에 대한 권리는 유지됐지만, 1980년에 해고됐다. 공무원으로서 모리스의 마지막 전투는 1976년에 모든 미국인들에게 돼지독감 백신을 접종하려는 잘못된 계획에 따른 정책 입안, 철회, 후유증 처리 과정이었다.

의회는 필라델피아에서 '재향군인병(폐렴의 일종. 1976년 필라델피아에서 개최된 재향군인회에 참석한 사람들 가운데 182명이 이 병에 걸렸으며, 이들 중 29명이 사망했다-옮긴이)'이 발병하기 전에는 이 프로그램에 대한 자금 조달을 꺼렸다. 질병관리본부는 이 병의 발병 원인으로 돼지독감을 지목했다. 의회가 돼지독감 백신을 모든 미국인에게 접종하려는 프로그램에 자금을 승인한 바로 그 날, 질병관리본부는 재향군인병이 돼지독감과는 상관없는 병이라고 발표했다. 정부는 백신으로 일부 사람들에게 부작용이 일어나고 사망자가 발생하자 돼지독감 백신 프로그램을 폐기했다. 백신은 맞추려던 2억 명 중 약 25%에게만 접종됐다.

희생자를 위한 돈이 토론에 들어가다

1976년의 돼지독감 파동은 분노와 소송들로 이어졌고, 1986년 의회에서 '국가 소아백신 상해법(이하 1986법)'이 통과되고 나서야 마무리 됐다. 모리스 박사는 이 법률에 대항해서 강경하게 싸웠다. 그는 정부가 안전하고 효과적인 백신을 제공할 법적 책임을 보상금으로 대신하면, 그의 소원이던 안전한 백신을 보장할 최소한의 가능성마저 없어질 것이라고 믿었다. 시간이 흘러 그가 옳았다는 것이 입증됐다. 시민단체인 '미국백신정보센터'의 창립자인 바바라 로 피셔는 2002년에 캘리포니아 보건사회복지에 대한 상원 청문회에서 다음과 같이 증언했다.

나는 1980년대에 의회에서 '백신보상' 법률을 만들 때 관여했습니다. 그런데, 백신 부작용이 발생한 아이 3명 중 2명이 엄청난 부작용에도 불구하고 연방정부 보상에서 거절되는 것을 목격해 왔습니다. 보상법이 '보상'을 거부하는 잔인한 상황이 이어지고 있습니다. 이렇게 된 이유는 보건복지부와 법무부의 공무원들이 백신 부작용이 인정된 아이들에게 주는 보상액을 모두 재검토하고, 사안마다 모두 싸우기 때문입니다.[4]

1986법이 만들어지고 첨삭되는 과정에 대한 피셔의 증언은 용두사미 사례의 끝을 보여 준다. 백신 업계는 소송에 대해 보호막을 제공하기 때문에 보상을 보장하는 법률을 통과시키려 노력했다. 사망하고 다친 아이들의 부모의 주장에 따라, 보상 법률 계획은 백신 상해 아이들의 가족들에게 재정적인 원조뿐 아니라 백신의 안전성에 대한 규정을 포함하는 것으로 확대됐다. 그러나 시간이 지나면서 그런 추가 규정은 이빨이 빠진 것이란 게 드러났다.

1986법은 의사들이 백신접종의 장점과 위험에 대한 정보를 제공하도록 규정했다. 그에 따라 의사들은 백신 생산자의 이름과 백신 품목 번호를 아이의 영속적인 의료기록지에 기록하고, 연방정부에 중앙집권화된 백신 부작용 신고 시스템에 백신접종 후 발생하는 입원, 상해, 사망들에 대해 문서로 보고하도록 규정했다. 하지만 오늘날, 이 절차마저 최소한으로 지켜지고 있다.

1986법에서는 백신이 면역과 뇌의 기능장애를 일으킬 수 있다는 증거에 관해서 의학 문헌들을 재검토하도록 과학학술원에 있는 미국 의학회에 요구했다. 이는 불필요한 백신 유발 상해와 사망을 감소시키는 데 도움이 되도록 계획된 것으로 보였다. 그러나 실제적으로 그 법안의 가결은 백신 유발 장애와 사망에 대한 책임이 생산자에서 납세자로 이동하게 만들었다.

1986법은 백신 상해 아이들의 부모들이 소송에 대한 대안으로써 신속하고, 과실 없고, 공정한 기반에서 연방정부 보상을 받을 수 있게 하고자 했다. 이 법은 백신 생산자들에게 백신 상해와 사망자들에 대해 더 이상 책임질 필요가 없다는 것을 약속했다. 이 법에는 보상이 가능한 백신 부작용 목록이 포함되어 있다. 부작용 목록에 있는 부작용을 당한 아이는 정부에서 부작용이 아니라는 강력한 증거를 제시하지 않는 한 보상받을 수 있었다. 보건복지부와 법무부는 끝까지 그 법안을 반대했다. 법은 통과됐지만, 그들은 법과 규칙을 바꿀 수 있는 거의 모든 권한을 갖고 있었다. 1999년에 피셔는 10년간 보상 제도를 이용하려고 노력했던 부모들의 경험을 이렇게 요약했다.

사랑하는 사람이 백신 부작용으로 피해를 입은 약 1,000명의 가족들에게 10억 달러(1조 1천억 원)의 돈이 지불됐습니다. 하지만 오늘날 씁쓸한 진실은 백신 희생자의 4분의 3은 보상이 거부된다는 것입니다. 부모들은 아이가 받는 개개의 백신마다 부과되는 보상금을 지불하고 그 보상금으로 모인 돈은 백신 상해 보상기금으로 들어갑니다(미국은 판매되는 백신 가격에 보상금이 포함되어 있다–옮긴이). 정작 그 자금은 보건복지부와 법무부가 백신 부작용을 입은 부모들과 싸우기 위해 전문적인 증인과 변호사들을 구하기 위해 들어갑니다. 증인과 변호사들에게 들어간 돈이 10억 달러 이상이었습니다. 법률을 바꿀 수 있는 권한을 이용하여 연방정부 기관들은 부작용 목록을 1995년에 법에서 제거했습니다. 또한 지난 수십 년간 의학계에서 받아들여지던 뇌장애의 정의를 임의로 고치기도 했습니다. 이것은 모두 백신 부작용 피해 아이들에 대한 보상을 거부하기 쉽게 하기 위해서였습니다.[5]

오늘날 정부는 백신이 일부에게는 사망이나 영구적인 상해를 줄 수 있다는 것을 알면서도 아이들에게 백신접종을 강요함으로써 도덕적인 권위를 포기하고 있다. 백신은 안전하게 사용할 수 있는 사람들에게는 가치가 있을 수 있다. 그러나 정부가 백신이 일으킨 사망과 장애를 변호하고, 가족에게 자녀들을 위험으로 밀어 넣도록 계속 강요한다면, 백신에 대한 신뢰는 추락하고, 백신 사용에 대한 반발은 커질 것이며, 백신이 가질 수 있는 유용성마저 잃을 것이다.

간단히 말해서, 지금 의무적으로 시행되는 백신접종 방식은 아이들에게 사망과 장애를 야기하고 있을 뿐만 아니라, 옹호자들이 위대한 축복이라고 주장하고 있는 바로 그 프로그램을 서서히 손상시키고 있다. 최소한 일률적인 백신접종 강제는 끝나야 한다. 백신이 유발할 수 있는 모든 피해들을 확인할 수 있는 안전한 시스템을 만들어야 한다. 또한 백신접종 전후에 아이들은 적절한 보살핌을 받아야 하고, 백신 부작용으로부터 보호받아야 한다.

강제적인 백신접종이 합헌일까?

아칸소 주 정부는 백신접종에 대해, "만일 아이 부모나 법적 보호자의 종교적·철학적 신념이 백신접종과 대립하여 반대한다면 접종하지 않을 수 있다."고 규정한다.[6] 면제를 받기 위해서는 부모가 아칸소 주 보건부로부터 종교적, 의학적, 철학적으로 면제를 요청하는 진술서에 서명해야 한다. 부모는 준비된 교육 항목을 충족해야 하고, 백신접종 거절에 동의하는 진술서에 서명하고, 질병이 발생하는 동안 비접종 아이는 학교 수업에서 격리될 수 있음을 이해한다는 진술서에 서명해야 한다. 이 규정에는 백일해 백신이 아이의 형제에게 해로운 반응이 있었다면 그 아이는 면제한다고 되어 있다. 아칸소 주법에는 철학적 면제를 담고 있어서 강제적인 백신접종을 무효화한다. 최근 철학적 면제는 20개 주에 존재하고 있다. 모든 주에서 이 법이 시행되어야 한다.[7]

아칸소의 철학적 면제를 이끌어 낸 캠페인은 2003년 4월 1일에 서명된 면제의 정당성을 인정하는 법률로 그 빛을 봤다. 이전 법은 부모가 백신접종 반대로 유명한 종교의 교인이라는 증명을 요구했다. 종교적 면제를 가졌던 123명 아이들의 가족들은 이 법의 무효소송을 제기했다. 법원은 '유명한 종교'가 아니더라도 개인이 종교적으로 백신접종을 거부할 수 있다고 밝혔다. 이 소송이 진행되는 기간에 주 의회는 철학적 면제 법률을 통과시켰다.

항소법원에 특별히 제출된 헌법소원은 강제적 백신접종이 헌법에 위배된다는 평결을 내릴 것을 법원에 주장했다. 그 사건은 아이들의 학교 등교를 결정하는 현재의 강제적인 소아백신접종 프로그램의 합법성에 대해 의문을 불러일으켰다.

보건당국은 불특정하고 의미 있는 수의 아이들이 매년 권장된 주사를 맞음으로써 죽거나 장애가 될 수 있다는 것을 인정한다. 하지만 모든 5세 아동은 거의 16가지의 바이러스성 또는 세균성 병원체를 접종받아야만 한다. 이런 백신 유발 상해는 1986년 이래 연방정부가 죽거나 장애가 된 아이들의 가족들에게 2억 달러 이상의 금액을 지불한 것으로 뒷받침된다. 수정 헌법 제5조에는 "어떤 사람도…합당한 법 절차 없이 생명이나 자유, 재산을 박탈당할 수 없다."고 되어 있다. 수정 헌법 제14조는 각 주의 개인에 대해서도 이 보호를 확대하여, "어떤 주에서도…합당한 법 절차 없이 개인의 생명이나 자유, 재산을 박탈할 수 있는…어떤 법률도 제정하거나 집행할 수 없다."고 되어 있다.

의무 백신접종 프로그램은 개인에게 적법 절차를 제공하지 못한다. 의무 백신접종을 정당하게 바꾼 이 판례는 백신접종을 강요하는 주정부의 권력에 대한 제한을 포함하고 있다. 이 법은 비상사태에 대비한 필요성을 언급하고(예를 들면 위협적이거나 현실적인 전염병), 백신으로 위험에 빠진 개인들에게 백신을 거부할 수 있는 선택권을 주고, 양심적인 반대를 인정한다. 현재 백신접종 정책이 공식적으로 이런 요소를 인정한다고는 하지만, 실제로 이 절차들은 생명 보호에 필요한 합당한 절차의 필요조건에 부합되지 못한다.

사형과의 비교

백신 부작용으로 비극적 사건이 일어난 이후에 조사, 청문회, 협상, 소송 등 보상을 받기 위한 절차와 백신접종 이전의 절차 사이에는 큰 차이가 있다. 이것은 강제적인 백신접종 프로그램의 절차상 허점을 두드러지게 한다.

사형제도의 절차상 변천사는 강제적 백신접종의 구조적인 문제에 관한 통찰을 보여 준다. 2002년 뉴욕 지방법원은 합당한 절차가 결여되어 있기 때문에 사형제도는 헌법에 위배된다고 밝혔다. 아칸소 백신접종 면제권 사건이 공판을 앞두고 심리 중에 있던 그 시간에 두 개의 연방 지방법원(뉴욕, 코네티컷)에서 사형제도가 헌법에 위배된다고 상급 법원에 제소했다. 그들의 결정은 전국적으로 200명 이상이 사형 선고가 뒤집어져서 죽음의 행렬에서 해방됐다는 사실에 기초했다.

법원은 배심원들의 실수에 대해서는 배심원들이 명백한 실수를 저질러서 유죄가 선고됐더라도 배심원의 존재는 적법 절차가 충족된 것이라고 밝혔다. 사형제도의 희생자들이 배심원 제도 같은 것도 전혀 없는 강제 백신접종 희생자들보다 훨씬 더 적법 절차를 밟은 것이다.

미국 헌법에 따라 백신을 받는 사람들에게 사전 정보제공 후 동의와 비접종 권리를 포함한 적법 절차를 요구하는 것은 올바른 것이다. 백신 부작용은 소수에게 일어나지만 늘 예견할 수 있는 사건이다. 하지만 누가 죽고 누가 평생토록 장애를 갖게 될지는 알 수 없다. 이 때문에 점점 많은 수의 부모들이 백신접종을 피할 방도를 찾고 있다.

아칸소 연방법원은 아칸소의 백신 면제가 오직 인정된 교회의 회원들에게만 적용되기 때문에 헌법에 위배된다고 선언했다. 이 법원은 개

개인들이 비록 공인된 주류 교회에 속하지 않더라도 백신 면제의 정당함을 주장할 수 있는 종교적인 신념을 가질 수 있다고 판결했다. 이 법원의 말은 폭넓게 종교 면제를 확대함으로써 위헌성이 바로 잡힐 것이라는 제안으로 해석될 수 있다. 남겨진 질문이 하나 있다. 일부 시민들에게 사망이나 평생의 장애를 확실하게 유발하는 의무적 의료 행위를 정부가 실시할 수 있느냐는 것이다.

오늘날 강제적인 백신 규정은 1972년에 있었던 대법원의 사형제도에 대한 판결인 퍼먼 판결과 비교된다.[8] 윤리적, 의학적인 면제에 대한 권한을 부여하는 주정부 절차들의 효과가 너무 부족해서 위헌적으로 생명을 위협하고 있다. 퍼먼 판결은 주정부들의 사형 절차가 연방대법원의 적법 절차를 충족할 때까지 4년 동안 일시적으로 사형을 중단하게 했다.

현재의 강제적인 백신접종은 중요한 절차적 결점을 가지고 있다. 이 결점에는 면제 기준에 대한 명확성 부족과 가족들에게 면제 권리를 알리지 않는 것이 포함된다. 또한 삶과 죽음의 결정과 위험성과 단점에 대한 평가가 관료의 손에만 달려 있다는 결점도 있다. 관료들은 아이들의 운명에 가장 많은 영향을 입는 가족들은 배제하고 아이들의 운명을 결정한다. 이런 절차에서는, 퍼먼 판결 이전의 사형수들이 그랬던 것처럼 백신접종으로 장애가 되거나 사망한 아이들이 수정헌법 제5조와 제14조에서 요구하는 적법 절차를 받지 못하고 있다.

지금 상황에서 적절한 방침은 각 주정부에서 아이들의 불필요한 사망과 장애를 막을 수 있는 절차들을 채택하기 전까지는, 그리고 채택하지 않는다면 강제적인 백신접종 프로그램을 중지하는 것이다. 효과적인 백신접종의 적법 절차는 백신 비접종의 권리를 포함해야 한다.

적법 절차를 충족하는 과정

먼저 모든 주는 철학적 면제 권리를 채택해야 한다.[9] 백신접종을 강제하기 전에 주정부들이 수용해야 하는 몇 가지 단계들이 있다. 정부는 비접종자들로 인해 접종자들이 해를 받는다는 것을 증명해야 한다. 또한 전염병의 위험과 그 위험에 대처하는 백신이 얼마나 효과적인지에 대해서도 공개된 공공절차를 반드시 밟아야 한다. 이 과정에서는 이 효과가 백신의 위험성과 비교되어야 한다. 일반적인 상황에서 꼭 받아야 하는 백신의 이점이 피해보다 가치가 있다는 것을 증명해야만 한다.

  주정부 명령으로 피해를 입을 수 있는 관계자인 가족들은 결정 과정에 개입할 수 있어야 한다. 주정부들은 공정하게 이점과 위험을 견주어볼 수 있고, 적합한 비접종 권리를 보장하는 절차를 확립해야 한다. 이와 연관된 절차상 개혁이 배제된다면, 강제적인 백신프로그램은 헌법과 양립할 수 없다.

  수정헌법 제14조의 적법 절차에 따르면 어떤 주정부도 적법 절차 없이 개인의 생명과 자유, 재산을 빼앗을 수 없다고 되어 있다. 법원은 수정헌법 제14조의 보호가 정당한 사람은 원하지 않는 의학적 치료를 거절할 수 있는 자유 권리를 합헌적으로 보호 받는다는 원칙을 포함하며, 원하지 않는 의학적인 간섭을 거절할 수 있는 합헌적으로 보호 받는 권리를 포함한다고 판결했다.[10] 법원은 일관되게 부모는 적합한 건강관리에 관한 결정을 포함하여 아이의 최선의 권익을 위해 움직일 자격을 가지고 있다는 입장을 고수해 왔다. 아이는 주정부의 '단순한 소유물'이 아니다.[11]

  아칸소 사례는 원하지 않는 의료 행위를 거절할 권리와 관계된 것이

다. 즉, 강제적 백신접종이 사망이나 심각한 신체적인 손상을 일으키는 원인이 된다는 것이다.[12]

백신 부작용에 누가 취약한지에 대한 논쟁은 계속 되어왔다. 강제적인 백신접종 아이들의 숫자는 1950년대 4%에서 점차 증가하여 오늘날 거의 30~45%까지 증가하여 왔다. 보건복지부는 1986법의 효력이 발생한 이후로 보상대상이 되는 상해의 수를 축소시켜 왔다. 결과적으로 부작용에는 더 많이 노출되고, 공식적으로 인정되는 상해의 수는 더 적어졌다. 정부는 확대된 의무 백신접종에 맞춰 보상체계를 조정하기 위한 시민의 참여가 보장되는 효과적인 절차는 외면하고 있다.

이와 대조적으로 가족들이 백신유발 사망이나 상해를 의심하고 보상을 요구하면 1986법의 상세하고 엄밀한 절차들이 작용한다. 이 법은 죽거나 상해를 입은 아이의 가족들을 대표하는 변호사에게 비용을 지불한다. 변호사는 연방청구법원의 백신상해 보상법원에 보상에 관한 청원서를 제출해야 한다. 만일 법무부가 그 청원서에 이의를 제기하면, 행정판사나 특별심사관이 심리 과정에서 보상여부를 결정한다. 가족은 또한 이 보상청구를 민사법원으로 옮길 수 있다.[13] 백신접종을 강요하는 정부 결정에는 예측가능한 수의 아이들이 죽거나 장애가 될 수 있다는 인식에도 불구하고 비슷한 수준의 절차적인 보장조항을 포함하고 있지 않다.

기본적인 적법 절차의 무시

제이콥슨 소송은 백신접종을 강제하는 주정부에게 권위를 전달하는 씨앗과 같은 연방대법원 사건이다.[14] 최근 아칸소 법원의 면제에 대한 판결에서도 아칸소 주정부의 의무 백신접종에 대한 근거로서 제이콥슨 소송을 언급했다.[15] 아칸소 법원이 충분히 제이콥슨 소송을 검토하지 않은 것은 불행이다. 왜냐하면 대법원은 '그 사건의 인과관계들' 즉, 전염병이 유행하고 점점 증가하기 때문에 매사추세츠 법을 지지한다고 강조했기 때문이다. 사실 매사추세츠는 백신접종을 어떤 어른들에게도 강제하지 않았다. 만일 백신접종을 받지 않겠다고 선택하는 사람에게는 비교적 적은 과태료가 부과됐다.

연방대법원은 매사추세츠 의회에서 보건국이 공중보건이나 공공안전에 필요하다는 의견이 있을 때만 도시나 읍의 거주자들이 백신접종을 받을 수 있도록 규정한 것을 주목했다.[16] 공중보건에 비상상황이더라도, 대법원은 전염병이 도는 동안 주정부의 공권력이 특수한 상황에 익숙하고, 독단적이고 비합리적인 태도의 의료인에게 기대어서 행동할 수 있다고 우려했다. 또, 공공안전에 합리적으로 요구되는 정도를 훨씬 지나치게 간섭하거나 강제하는 것을 경계했다. 대법원은 명백하게 공중보건 위험상황이 아닌 경우에는 강제적 예방접종을 고려하지 않았다.[17] 마찬가지로 제이콥슨 판결이 나온 후 바로 뒤에 나온 아칸소 판결에서는 단지 공중보건의 비상사태가 존재한다고 결정된 후에만, 천연두 백신접종 명령을 실시하는 보건부 규정을 지지했다.[18]

학교나 주변사회에서 천연두가 더 이상 문제가 되지 않았기 때문에 법정은 합리적이고 필수적으로 그 규정을 유지할 기준을 찾기 위해 주 전체의 위협에 눈을 돌렸다. 한 법정은 "일반적으로 천연두가 전염성이 있다고 알려져 있고, 만약 예방적인 조치들이 취해지지 않는다면 천연두 전염병이 일어날 것이라고 알려진"이라는 문구에 주목했다.[19]

법정에서 그 규정이 "비합리적이거나 불필요하지" 않다고 평결을 내릴 수 있었던 것은 오로지 이런 확대된 변수들이 있을 때뿐이다.[20] 마찬가지로 다른 판례들도 주정부가 아이들에게 강제하는 백신접종이 합리적이고 필수적이기 위해서는 전염병 발발 같은 위급한 상황들이 요구된다는 것을 지지하여 왔다.[21] 20세기 초반의 법정들은 질병으로부터 절박한 위험이 없을 때는 백신접종 명령을 무효로 했다.[22]

법적 판례가 강제적 백신접종에는 긴급 상황을 필요로 하고, 어떤 아이들은 죽고 어떤 아이들은 영원히 장애를 가질 수 있다는 사실에도 불구하고, 주정부는 수업에 참여하기 위해서는 강제적인 백신접종을 틀에 박힌 필요조건으로 만들어 왔다. 그들은 사회구성원들이 강제적 백신접종에 대한 의사결정 과정에 어떤 참여도 허용하지 않을 정도로 관료적으로 일을 해왔다. 이 백신접종 프로그램의 결과로 기본적인 적법 절차도 충족시키지 못한 채 아이들은 상처 입고, 죽어가고 있다.

사형수보다 불평등한 백신 희생자

2002년, 지방판사 제드 라코프는 연방 사형법이 너무 큰 위험을 만들어서 무고한 사람들이 목숨을 잃을 수 있기 때문에 위헌이라고 생각했다.[23] 새로운 과학은 무고한 사람들이 사형수가 될 수도 있다는 사실을 반박할 수 없을 정도로 증명했기 때문에 사형제도는 헌법에 위배된다는 것이다. 2002년 4월 25일 라코프 판사는 이 의견을 재차 확인했다.[24] 라코프 판사의 사형에 대한 위헌 의견은 무고한 사람들이 목숨을 잃을 수 있다는 사법 당국의 당황스러움을 뒷받침했다. 그는 이렇게 기록했다.

사형집행으로 의미 있는 숫자의 무고한 사람들이 목숨을 잃을 것을 충분히 예견할 수 있다. 그들이 목숨을 잃지 않는다면 결국에는 무고함이 증명될 수 있었을 것이다. 연방 사형법의 이행은 무고한 사람들이 그들의 무고함을 증명할 중대한 기회를 박탈하고 그로 인해 적법 절차를 침해할 뿐 아니라, 무고한 사람들의 목숨을 앗아가는 부당한 위험을 만들기 때문에 실재적으로 적법 절차를 침해한다.[25]

공정한 재판과 면밀한 조사가 행해졌는데도 무고한 개인이 사형을 당한다면 공정성 자체의 실패를 의미하는 것이기 때문에 사형이 위헌이라고 라코프 판사는 말했다.

만일 죄 없는 사람들을 정부의 손으로 죽인다는 사실을 우리가 정확하게 알고 있다면 '적법'하게 그들의 권리를 박탈하지는 않았을 것이다. 만일 우리가 무고한 사람들의 사형집행을 헌법적으로 정당화하지 않을 생각이라면, 연방사형법이 위헌이라는 것은 틀림없다.[26]

사형과 강제적인 백신접종을 지시하는 정부의 행동은 명백하게 다르다. 이 차이가 강제적인 백신접종으로 생기는 사망과 장애를 양심에 가책이 있을 정도로 증가시키고 있다.

강제적 백신접종은 무고한 아이들을 자신의 생명을 위해 싸울 기회도 없이 죽이거나 장애로 만든다. 이것은 공중보건을 증진시킨다는 정부의 정책적 이유도 증명할 수 없게 한다. 그런 적법 절차 부재 속에서 발생한 생명의 파괴는 실질적으로 적법 절차를 어지럽히고, 도덕관념에도 충격을 준다.

연방항소법정이 라코프 판사의 위헌의견을 기각한 이유는 사형희생자들이 배심재판을 받았다는 이유 때문이었다. 이 사실은 백신을 접종받도록 규정된 사람들을 위한 적법 절차가 결여되어 있다는 것을 뒷받침한다.[27] 죽고 장애가 된 아이들은 발언의 기회가 전혀 없었다. 샌드라데이 오코너 판사는 사형제도에 대해 이렇게 말했다.

> 무고한 사람들에 대한 사형이 위헌이라는 기본 법원칙에 동의한다. "동시대의 기준이 되는 품위에 반하는"이라 표현하든, "양심에 가책"이라고 쓰든, 좀 더 공격적으로 "인간으로서 기초적인 전통과 의식에 깊이 뿌리박힌 정의에 대한 원칙" 등의 표현을 쓰든, 무고한 사람들의 사형집행은 헌법적으로 용납할 수 없는 일이다.[28]

강제적인 백신접종으로 죽어간 무고한 아이들의 일은 충격적이다. 이는 동시대의 기준이 되는 품위에 반하고 전통에 깊이 뿌리박힌 정의의 원칙을 침해한다. 즉 당사자들은 그들의 생명과 재산, 자유를 침범하는 결정들에 참여할 수 있어야 한다.

부모와 국민들은 백신접종의 '위험-이익의 평가'에 참여해야 한다. 그들은 강제화할 백신들이 어떤 것인지, 어느 나이에서 백신을 투여해야 하는지, 어느 정도 분량을 투여해야 하는지, 어떻게 면제를 결정할지 등에 대해 결정할 수 있어야 한다. 무고한 사형수의 사형 집행과 똑같이 강제적 백신접종 프로그램으로 인한 무고한 아이들의 사망은 미국 헌법을 침해한다.

결론

도덕적인 사회에서는 어떤 강제적인 백신접종도 있을 수 없다. 도덕적인 사회에서는 국민들이 그들과 그들의 아이들이 어떤 백신들을 받을지, 언제 받을지 선택할 수 있어야 한다. 백신접종 선택권이 없다면 사회는 공공과 개인 모두의 건강이 위험하게 된다. 백신접종 선택권은 기본적인 인간의 권리이다.

　내가 백신접종 정책에 대해 알기 시작할 때 만났던 안소니 모리스 박사는 현재 92세이고, 그가 2차 세계대전 동안 미 정부를 위해 일하기 시작한 이후 거주했던 그 집에서 똑같이 살고 있다. 안소니는 과학을 부주의하게 사용하여 사람들, 특히 아이들의 생명과 양질의 삶에 불필요한 위험을 발생시키는 백신접종 정책에 대해 날카로운 비판을 계속하면서, 도움을 주고자 한다. 그의 장수는 백신찬성자들에게 최고의 복수가 되고 있다. 나는 안소니 박사에게 "사람들에게 전하고 싶은 말이 있느냐?"고 물었다. 박사는 이렇게 대답했다.

　"나는 독감 백신을 맞지 않는다고 전해주세요."

이 글을 쓴 제임스 터너(James Turner)는 1973년에 설립된 워싱턴DC의 로펌인 Swankin & Turner의 파트너 변호사이고, 음식, 약물, 건강, 환경법을 전문으로 한다. 오하이오 주립대학에서 역사, 정치학 학사, 법학박사 학위를 받았다. 미 해군에서 포병장교로 근무했다. 침술에 사용되는 침을 재분류하여 합법적으로 수입하고 판매할 수 있도록 식품의약국과의 소송에 승소하기도 했다. 음식, 영양, 건강에 관한 상원특별위원회와 정부 연구에 대한 상원정부 운영 소위원회의 특별 자문 변호사였다. 터너가 저술한 미국 식품의약국의 식품 보호에 대한 네이더 보고서를 다룬 『화학물 잔치 Chemical Feast』에 대해 『타임 Time』은 "정부 기관에 대한 비평 중 가장 강력한 것"이라고 평했다. 『민중의 목소리 Voice of the People』을 썼다. 보건 결정에 대한 선택, 정보, 안전성, 개선을 지원하는 단체인 Foundation for Health Choice의 설립을 주도했다. Citizens for Health 대표이고, Voice for HOPE(Healer of Planet Earth)를 만들었다.

05. 백신 부작용에 대한 법적 보상

　　　　　　　　　　　　　백신은 다른 모든 약들과 마찬가지로 위험을 수반한다. 법적으로는 '불가피하게 불안전'하다고 표현된다.[1] 정부와 의학계는 높은 백신접종률을 유지하기 위해 이 법적 사실을 공표하지 않고, 오히려 대중에게 "백신은 안전하고 효과적"이라고 말한다.[2] 결국 대중은 백신이 위험으로부터 완벽하게 안전하다고 믿는 지경에 이르렀다. 하지만 이는 PR일 뿐이다.

　의회는 '백신관련 상해 또는 사망사례' 보상을 위해 1986법을 통과시켰다.[3] 이 법은 뇌 손상, 마비질환, 과민증, 발작, 사망과 같은 백신 부작용 목록을 포함하고 있는데, 이 증상이 특정 기간 내에 발생하면 보상해야 한다.[4] 법은 탄원자들이 발병원인을 증명할 수 있도록 보상 대상이 되는, 혹은 보상 고려대상이 되지 않는 아이들을 보상하기 위해 백신상해 보상법원(National Vaccine Injury Compensation Program, 미국에서 백신 부작용 보상을 전담하는 기관이다. 모든 미국 소송에는 배심원의 판단이 절대적이지만, 이 기관은 배심원이 없는 간이법정 형식이다—옮긴이)을 설립했다.

어린이의 건강을 보호한다는 명목으로, 법은 법률적 환경을 근본적으로 바꿨다. 의사들과 백신산업에게 직접 백신 부작용에 대한 법적 책임을 지우는 대신, 법은 재정적 보상 프로그램을 만든 것이다.

이 법은 전례가 없는 일이었다. '불가피하게 불안전한' 상품에 대해 기업 대신 국민들이 대가를 치르게 했기 때문에 사실상 제약산업에 대한 기업구제금융에 지나지 않았다. 따라서 이 법은 안전보장과 치료 보상을 받아야 하는 아이들로부터 '정보 동의'와 '직접 제조업체를 고소할 수 있는 권리'라는 가장 중요한 2가지 법적 보호를 박탈한 것이다. 백신유발 상해, 사망 손해배상에 대해 법무부는 연방청구법원에서 보건복지부를 대변한다. 의사와 백신산업 둘 중 어느 측도 백신상해 보상법원(이하 VCIP)의 피고가 아니다.

지금까지 보건복지부는 약 2,500건의 백신 부작용을 보상했고 20억 달러 이상의 보상금과 법적 비용이 들어갔다.[5] VCIP를 만든 이유는 간단했다. 만약 아이들이 '전염병과의 전쟁'으로 인해 피해를 입게 된다면 사회는 그들을 돌보아야 할 윤리적 의무가 있다는 것이다. 이는 사회가 부상당한 군인들을 돌봐야 할 의무가 있는 것과 같은 맥락이다. 의회는 초당파적 지원과 함께 빠르고, 쉽고, 확실하고, 넉넉한 보상을 목적으로 법을 만들었다. 원칙적으로 '백신 부작용 아이들을 돌보는 일이 옳다'는 것에 의회와 대중의 의견일치가 있었다.[6]

하지만 원칙은 현실에서 지켜지지 않았다. '백신이 안전하고 효과적'이라는 메시지는 백신이 상해와 죽음을 일으킨다는 현실을 인정하지 않는다. 정부는 보상사례를 최소화하기 위해 무슨 일이든 하려는 태세이다. 백신 부작용이 매우 드물게 일어나는 것으로 보이게 하기 위함이다. 가령 어떤 부모나 보호자가 자녀가 백신 상해를 입었다고 주장하면 아래와 같은 일을 겪게 된다.

정부는 당신이 겪은 일을 부정할 겁니다. 그들은 당신의 말을 무시할 겁니다. 그들은 당신이 거짓말을 하고 있다고 할 겁니다. 그들은 이 시스템에서 어떻게 이 게임이 진행될지 잘 알고 있을 것이라고 할 겁니다. 그리고는 엄청난 권력과 맞서게 됩니다. 무한자금을 지원받는 전문가 증인들은 당신 아이의 질병이 "유전이다, 유전이다, 유전이다."라고 말할 것입니다. 정부는 당신 앞을 막아서고, 당신은 사무치는 경멸을 느끼게 될 겁니다.[7]

VCIP는 비참하게 실패했다. 피해자에게 친화적이었던 처음 의도와는 달리 거의 다섯 중 네 명의 탄원자들은 소송에서 진다. VCIP 취지는 의회의 의도와 정반대로 적대적이고 비우호적이다.[8] 거의 모든 탄원자들은 소송을 거쳐야 한다. 행정소송에 있던 배심원도 없다. 의회는 사건들이 1년 안에 해결되도록 했지만, 이제 이 소송을 위해서는 수년이 걸린다.

VCIP의 문제 목록은 꽤나 길다. 제일 중요한 문제가 이것이 재판처럼 여겨지는 것이다. 이것은 재판이라고 볼 수 없다. 판사도 없고, 배심원도 없고, 상대에게 정보를 제공해야 될 권리도 없고, 증거와 시민절차에 대한 선례도 없다. 이것은 단지 특정 상황에서 발생한 간단한 부상 사건을 다루기 위한 행정심판이다. 하지만, 오늘날 VCIP는 자폐증 집

단소송과 같이 복잡한 의학소송의 장으로 매우 부적절하게 이용되고 있다.[9]

VCIP는 이런 소송을 다루기에는 애처로울 만큼 부적합하다. 다음 목록은 VCIP의 주요 문제목록 중 일부이다.

1. 사법부의 독립성 부족

연방청구법원은 판사 대신 특별심사관에게 VCIP를 감독하고 사실 문제와 법률 문제를 다루도록 했다. 연방청구법원, 순회법원, 항소법원은 재량권 남용이 있는지, 법적 사실에 문제가 있는지만 검토한다. 특별심사관은 논쟁의 여지가 많고, 심각한 사건을 결정할 사법 독립성이 없다. 그들은 4년 임기로 임명되며, 의학분야의 전문훈련을 받지도 않는다. 이 사람들은 주로 정부에서 법률관련 일을 하던 사람들이며, 때때로 법무부와 보건복지부의 의견을 따른다.[10] 자폐증 집단소송 같은 사건의 결정은 국가 백신접종 정책에 잠재적으로 영향을 준다. 특별심사관들은 판사나 장기계약직과 같은 임기가 아니기 때문에 연방 정책에 영향을 미치는 결정을 내리기에 적합하지 않다.

2. 정부와 탄원자 간의 불평등

법무부와 탄원자 사이에는 어마어마한 재정적 불평등이 존재한다. 법무부는 말 그대로 거의 무제한의 예산을 보유하고 있으며, 전문가 증인들을 고용하고 이에 대한 비용을 지불할 능력을 가지고 있다. 탄원자측 전문가, 변호사 비용은 VCIP가 부담하지만, 여기에는 주의할 것이 있다. VCIP는 대개 소송이 진행된 수년 후 지원을 한다. 게다가 법무부와 연방청구법원은 탄원자들의 법적 비용을 검토하고, 이를 삭감할 수 있는 권리가 있다. 반면, 탄원자측 변호사에게는 법무부에 대한 법적 비용을 검토하고, 삭감할 수 있는 권리가 없다. 즉 법무부, 보건복지부에는 탄원자들의 변호사와 전문가들을 제어할 힘이 있다. 따라서 금전적으로 정부가 우위에 설 수밖에 없는 것이다.

3. 기존 과학에 대한 접근성 부족

백신 안전성에 대한 가장 중요한 정보는 납세자들의 세금으로 운영되는 백신프로그램의 유행병학 자료 정부저장소인 백신안전 데이터링크이다.[11] 5000건 이상의 탄원이 있었던 자폐증 집단소송의 경우, 법무부는 원활하게 정보에 접근했지만, 탄원자들은 초기 티메로살 연구에 대한 백신안전 데이터링크 정보로의 적절한 접근성을 보장받지 못했다.[12]

이 데이터 없이, 탄원자측 변호사들은 티메로살 자폐증 링크를 만드는 데에 있어 혹독한 어려움을 당해야만 했다. 일반적인 경우였다면, 판사가 중요한 정보에 대한 접근성 확보를 위해 증거개시를 명령했을 것이고, 중요 정보가 공유됐을 것이다(미국 민사소송절차에는 소송이 제기되면 공판이 이루어지기 전에 당사자들이 소송에 관련된 정보와 증거를 소송 상대방으로부터 요구해서 얻을 수 있도록 하는 증거개시제도가 있다. 이는 공판 전에 당사자들이 서로 소송에 관련된 정보와 증거를 공유함으로써 사건의 쟁점을 명확히 하여 소송의 효율성을 높이고 올바른 판결을 내리고자 하는 것이다- 옮긴이).

VCIP는 발병에 대한 복잡한 원인을 다루기 위해 만들어진 것이 아니고, 단순히 예측되는 상해에 대한 보상 목적으로 만들어졌다. 이런 이유로 백신과 자폐증 발생의 핵심적인 문제를 규명하는 데 실패했다.

4. 기초과학의 부족

VCIP에서 이기기 위해 탄원자는 타당성 있는 과학적 근거를 내세워야 한다.[13] 백신접종과 상해 간 시간차와 인과관계 등에 대한 논리적인 타당성이 있어야 한다는 것이다. 백신상해의 원인을 증명할 때, 부담을 가지는 측은 당연히 탄원자이다. 백신의 안전성에 대한 과학은 너무나 빈약하다. 이는 탄원자들로 하여금 자신들의 사례를 절대적 근거로 증명하기 힘들게 한다. 심지어 백신 부작용 외에는 다른 이유가 전혀 없는 아이들의 경우에도 증명이 힘들다.

5. 투명성 부족과 자의성

가족의 개인정보를 보호하기 위해 VCIP의 의료기록은 일반적으로 봉인되며 접근성을 제한 받는다. 법무부는 사건을 소송보다는 잠재울 가능성이 있고, 대부분의 민사소송에서와 같이 이 규정을 적용한다. 보상 받은 사건과 보상이 거부된 사건의 판단은 제멋대로이다. 그래서 탄원자들은 사실기록에 대한 VCIP와 법무부의 결정을 전체적으로 비교하고 대조할 수 없게 한다.

예를 들어, 법무부는 개별 전문가 보고서를 기반으로 자폐스펙트럼 장애로 진단 받은 한 아이를 보상하기로 합의했다.[14] 아이 가족은 큰 상해를 당한 아이를 돌보는 데에 필요한 거대한 비용을 충당할 만큼 상당한 금액을 받은 것으로 보인다.[15] 이 전문가 보고서는 봉인되어 있다. 똑같은 전문가가 다른 자폐 아이에게 다른 전문가 보고서를 작성했는데, 이 아이는 거부됐다.[16]

두 개의 보고서는 경우에 따라 완전히 달랐던 것으로 보인다. 보상을 받은 전문가 보고서의 경우, 뇌 병증에 의한 퇴행성 자폐증으로 기록하여 보상됐다. 보상 받지 못한 보고서의 경우에도 똑같은 뇌 병증에 의한 퇴행성 자폐증이었는데 보상이 거부된 것으로 기록됐다. 의사결정 과정의 투명성 부족은 결과의 불규칙과 불평등을 야기한다.

이는 탄원 가족들과 대중들에게 보건복지부가 왜 하나의 백신유발 자폐증 사례는 인정하면서, 현저하게 유사한 5,000개의 다른 백신유발 자폐증 사례는 반대하는지 설명할 수 없는 이유이다.

VCIP의 자의성 문제는 법률전문지인 『PELR저널』 'VCIP에서 해결되지 않은 의문점: 백신유발 뇌 손상에 대한 보상사례 검토'에서 본격적으로 제기됐다.[17] 저자들은 백신유발 뇌 병증과 발작에 대한 보상사례를 연구했다. 이 연구는 법원 판례 중 자폐증을 포함한 백신유발 뇌 손상 83가지를 분석했다.

21개 사례는 탄원자가 자폐증을 가졌거나 분명하게 자폐증상을 묘사하고 있다. 62개는 보건복지부가 자폐증이나 자폐스펙트럼장애뿐만 아니라 백신유발 뇌 손상 아이들도 보상한 것으로 나타났다.

이 연구는 공적으로 사용가능한 정보를 이용하여 VCIP가 자폐증과 관련된 백신유발 뇌 손상 사례를 20년 넘게 보상해왔음을 증명했다. 이것은 보건복지부와 법무부 관료들 모두가 이 사실을 알고 있었지만, 대중에게 공개하지 않은 것이라는 의문을 제기하게 한다.

정부대변인은 10년 이상 백신과 자폐증이 상관없다고 주장해왔기 때문에 VCIP에서 자폐증 보상사례를 찾은 것은 중요한 일이다. 수천 명의 부모들이 자녀가 백신 부작용으로 인해 자폐증을 얻었다고 주장하고 있는 중이다. 이 논문은 2009년과 2010년에 있었던 자폐증 집단소송에 대한 법원의 판결과 보건복지부 홈페이지 문구 "미국 보건복지부는 어떤 경우에도 자폐증이 백신접종으로 인한 결과라고 결론 지은 적이 없다."에 의문을 제기한다.[18] 저자들은 의회로 하여금 상해를 보상한 의료조사를 포함해서 VCIP를 철저하게 조사할 것을 요청했다. 저자들은 의회에 매우 중요하지만 해결되지 않은 이 의문에 대한 답변을 달라고 요청하고 있다.

6. 증거개시 부재

VCIP에서 증거개시가 이론적으로는 가능하더라도 이것을 강제할 의무가 없다. 문서나 증인의 소환을 요구하는 것이 거의 받아들여지지 않는다. 증거개시에 따라 이기고 지는 다른 일반법정의 민사소송과 달리 VCIP에서 이런 권한을 행사하기는 힘들다.

7. 부적절한 절차

VCIP에는 증거나 민사소송에 대한 일반적 규칙이 없다. 의회는 탄원자 이익을 위한 비공식적 방편으로 이를 만들었지만, 규칙 부족은 탄원자들을 심각하게 방해한다. 예를 들어, 자폐증 집단소송 절차에서 법무부는 증거자료가 불충분한 전문가 보고서[19]와 재판과 상관없는 자료[20]를 제출했다.

이런 자료는 일반법정에서는 모두 제외된다. 민사절차와 증거규칙의 부재는 탄원자에게 해를 입힌다. 절차상의 미비에도 불구하고 VCIP는 과학적 증거를 제한하는 다보트 규칙(제출된 과학적 증거가 증거능력이 있는지에 대한 기준−옮긴이)과 같이 증거허용 기준을 적용하기 시작했다.[21] 탄원자들은 이런 허용규칙에 따라서 부작용을 증명해야 하는 큰 짐을 지게 된 것이다. 결국 탄원자들은 자료도 없고, 법적 체계도 없이 이런 불가능해 보이는 도전을 준비해야 한다.

8. 원인 증명 부담의 불평등

법원은 식품의약국 및 질병관리본부가 백신을 승인하면, 이것이 안전하다고 가정한다. 따라서 정부는 백신의 안전성을 증명할 의무가 없다. 반면 탄원자는 법원에서 "백신이 인체에 어떤 영향을 미치는가에 대한 완벽하고 직접적인 증명은 없다."[22]는 것을 과학이 인정했음에도 불구하고 백신 유해성을 증명해야 한다.

탄원자가 아주 강력한 증거를 내놓을 때만 정부는 발병 원인에 대한 대체이론을 제출한다. 증명 부담은 부모들의 피해를 책임지려했던 의회의 의도와 일치하지 않는다. 의회는 부모가 모든 사건을 책임지도록 의도하지 않았다. 반대로 의회는 백신 부작용 목록이 가족들의 회복 노력에 도움이 될 것으로 예상했고, 전체 법 절차를 간소화할 것으로 예상했다. 의회는 백신접종 후 특정 시간 내의 특정 상해가 거의 자동적 보상으로 이어지리라 예상했다.

9. 배심원 부재

VCIP는 어떤 배심원도 허용하지 않는다. VCIP을 이용한 부작용 피해자들의 대다수는 보다 많은 시민의 참여만이 더 많은 공정성을 보장한다고 믿는다. 지금까지 법원이 VCIP의 합헌성을 지지하지만, 직접 VCIP를 겪은 탄원자들은 이것이 근본적으로 불공평하다고 여긴다. 자폐증 집단소송 자녀를 둔 한 부모는 이렇게 말했다.

"백신법원(VCIP)은 피해 가족들을 철통방어하고 있다. 정부의 변호사는 정부의 판사 앞에서 정부의 돈으로 만든 과학을 이용해, 정부의 프로그램을 방어한다."[23]

10. **부적절한 시간 제한**

부작용 보상을 신청할 수 있는 시간은 백신 부작용 발생시점부터 3년뿐이다. 백신상해목록은 모든 백신유발 상해가 즉각적으로 일어났다고 여겨졌을 당시 만들어졌다. 백신 상해의 이 같은 개념은 오늘날의 탄원자들이 주장하는 자폐증, 경련, 학습장애, 관절염과 같이 백신 접종 수년 후에 일어날 수 있는, 시작점이 분명치 않고 점진적으로 발생하는 장애들이 반영되어 있지 않다.

또한, 많은 의사들은 백신과 연관된 새로운 질병에 대한 과학적 증거에 익숙하지 않다.[24] 많은 의회 의원들이 제한시간을 늘리자는 제안을 해왔음에도 불구하고 3년은 유지되고 있고, 이는 자녀의 상해가 백신 때문이라고 생각하는 많은 가족을 제외시킨다. 가족들이 상해의 원인이 백신 때문인지 모르다가 나중에 알게 되는 경우에도 3년 제한은 엄격하게 적용된다.

국가 소아백신 상해법의 진정한 의미

의회는 1986년에 국가 소아백신 상해법을 만들며 상반된 이해관계를 조정했다. 법은 백신상해 피해자들이 처한 위험에 대한 보상 지연과 소송비용의 부담을 덜기 위해 만들어졌다. VCIP는 백신상해 어린이들에게 신속하고 관대한 보상을 보장할 것이다. 전통적인 불법 행위 시스템을 뛰어넘는 방식으로 정의가 전달될 것이다. 백신 제조업체는 큰 금전적 대가를 치르게 하는 비용이 많이 드는 소송으로부터 보호받을 것이다. 이런 방식으로 백신 제조업체는 백신과 백신 프로그램의 개발과 생산을 계속하도록 권장 받게 되고, 미국 공중 보건기초는 안정화 될 것이다. 이것이 의회가 의도했던 것이다.

1986법의 초석은 백신 피해자들의 권리를 보존하는 것이었다. 그들은 뜻에 따라 백신 제조업자에 대항하여 전통적인 법체계를 이용할 수 있다. 아이들은 새로운 보상체계를 통해 보상 받을 수 있지만, 이것이 제대로 작동하지 않는다면, 그 백신을 만든 회사를 고소할 수 있어야 한다. 부작용 피해 어린이들의 편에서 싸우는 사람들은 전통적인 법 권리를 지키기 위해 열심히 일했다. 그들은 의무적인 백신으로 피해를 입은 아이들을 적절히 보상하려는 법의 기본 목적을 제대로 고려한 것이다.

브루스위츠와 와이어스의 소송에서 피해자를 대변하는 아미쿠스 쿠리아이 소견은 1986법은 기존 법 체계를 보완한 것이지, 대체한 것이 아니라는 의견을 피력했다(Amicus curiae, 사건 당사자가 아닌 제3자로서 소송에 이해관계가 있는 사람이나 단체이다. 자발적으로 소견을 제출해 재판부가 판단하는 데 도움이 되도록 하며, 당사자 가운데 어느 쪽을 지지하기도 한다. '법정의 친구'로 번역할 수 있지만 뜻이 명확하지 않아 원문 그대로 썼다-옮긴이).

아이들의 법적 권리를 보존하기 위해 싸운 사람들은 1986법의 직접적 의미가 백신 제조업체의 불완전하게 설계된 백신의 제조 및 판매에 대해 소송을 제기할 수 있는 권리를 제거하도록 고려한 적이 없었다는 입장이다.

불행하게도 대법원 판사의 과반수는 이를 다른 시각으로 보았다. 스칼리아 대법관 주재로 열린 2011년 2월 22일 재판에서 대법원은 6대2로 와이어스의 손을 들어줬다.[25] 대법원은 백신에 대한 모든 설계 결함에 대해 백신 제조업자를 보호하는 것이 이 법의 가장 중요한 목적이라고 결정했다. 법원은 특별한 경우를 제외한 모든 상황에서 피해아동은 제조업체에 대한 보상청구권이 없다고 판시했다. 다행히 법원은 반대의견을 정확히 명시했다. 루스 바더 긴스버그와 소니아 소토메이어 대법관은 피해 어린이의 권리를 제한하는 결정에 반대의견을 냈다. 소토메이어 판사의 의견은 한나 브루스위츠와 모든 아이들의 의견을 강력히 지지한다. 소토메이어 판사는 법이 백신 제조업체를 지지하기 위한 것이라는 결정에 대해 다음과 같은 이유로 반대했다.

백신 제조업체는 오랫동안 제조물 책임법의 원칙에 기초한 법적 의무에 충실하기 위해 과학적·기술적으로 그들의 백신을 개선해왔다. 오늘날까지도 그 의무는 전통적인 불법 행위에 관한 법률을 통해 이행되어야 한다.

백신법이 질병을 일으키는 백신의 모든 결함에 대해 면책특권을 준다고 판단하는 것은, 의회가 신중하게 판단한 법 중에 법원이 자신의 기호에 맞는 정책만 선택하는 것이다. 이것은 법에 명시된 13개 단어를 배제하고, 입법 역사를 왜곡하며, 백신업계의 안정과 백신 부작용 피해 어린이의 보상 사이의 간격을 조정하려는 의회의 세심한 노력을 어지럽히는 것이다.

이런 결정은 제품을 설계하고 배포할 때 과학기술의 발전을 적절히 이용하는지 누구도 보장하지 않는 규제의 진공상태를 만든다. 백신법의 구조와 내용, 입법 역사 어디에도 의회가 이런 결과를 조금이라도 의도했다고 보이지 않기 때문에 나는 이런 해석을 반대한다.[26]

이 반대 의견은 백신 제조업체가 책임을 이행할 법적 장치가 제거된다는 것을 강조했다. 또, 1986법 제정 당시 치열하게 따졌던 법의 원칙에 대해서도 강하게 언급했다. 백신법의 구조와 내용을 보면, 백신 제조업체에게 법적 보호를 제공할 때는 오직 이것이 특정 백신의 피할 수 없는 설계에 의하여 일어날 때만으로 한정된다. 제조업체가 백신을 제대로 만들었음에도 불구하고 '불가피하게' 상해를 유발했다면, 그 책임에서 자유롭다. 법조계의 입장으로 이것은 합법적이다. 만약 사회가 백신을 공중보건에 너무 중요하게 생각하면, 백신 제조업체는 백신 생산에 대한 결함을 방지하지 못했다는 것에 대해 처벌받지 않아야 한다.

하지만 찬성의견 판사들은 법보다 더 나아가서 정부 사양에 따라 제조될 경우 모든 백신은 사실상 자연적으로 '불가피하게 불안전'하다고 결정했다. 그들은 특정 백신의 설계 결함은 법적으로 검사되지 않아야 한다고 판단했다.

백신법은 각각의 사건에 대해 특별한 조사를 요구한다. 백신이 현재의 인간 지식과 기술력으로 안전하게 만들 수 없는지에 대한 조사를 요구하는 것이다.[27] 반대의견은 의회에서 의도한 합리적인 접근에 기초하고 있다. 의회는 효과와 비용이 같으면서 백신 부작용을 없애기 위한 접근가능한 대안적 제품설계가 존재하는지에 대해 법원이 판단하도록 요구했다. 소토메이어 판사는 재판에서 '아미쿠스 쿠리아이'로 나온 케네스 스타의 유명한 소견의 일부를 인용했다.

만약 어떤 원고가 접근 가능한 대안적 백신의 사용으로 특정백신에 대한 상해를 피할 수 있었다는 것을 보여줬다면, 이것은

법 문구에 적합하기 때문에, 원고는 부작용을 피할 수 있다는 것을 증명한 것이다.[28]

반대의견은 1986법의 명백한 의도는 법원이 한나가 접종한 백신의 제조업체가 위험을 피할 수 있었는지 판단하는 것이라고 했다. 법원은 백신이 불가피하게 불안전한지를 판단하는 것이 아니라, 적용 가능한 법에 따라 결정해야 한다는 것이 의회의 뜻이라고 강조했다.[29]

반대의견은 백신법이 부작용을 입은 사람의 보상과 백신의 발전에 모두 기여한다는 찬성의견을 비판했다. 소토메이어 판사는 백신법이 제조업체로 하여금 과학적 진보를 바탕으로 백신을 개선하도록 하는 어떤 법적 의무도 주지 않는다는 점을 지적했다. 이 때문에 제품결함에 대한 피해를 다루는 전통적인 법적 기능을 이용해야 한다는 것이다.

다른 제품시장에서는 기존 제품라인에 대한 혁신과 개선에 대해 일반적인 압력으로 작동하는 것이 백신시장에서는 작동하지 않기 때문에 전통적 법 기능이 백신 안전성을 위해 특별히 중요하다.[30] 반대의견은 의회가 전통적인 장려기능과 억제기능을 백신법에서 제외한 것은 불법 행위에 대한 연방규제 정책에 의하여 이미 그 기능이 이뤄지고 있기 때문이라고 밝혔다. 소토메이어 판사의 반대 의견은 다음과 같이 결론 지었다.[31]

오늘 판결은 백신 설계에 대한 복잡한 유행병학 판단을 배심원보다 식품의약국과 국가백신프로그램에 맡기는 것이 낫다고 생각하는 정책적 선호에 기초한 것으로 세밀하게 균형이 잡히지 못했다.[32] 배심원이 특정 백신 설계의 상대적 비용과 효과를 저울질하는 것에 동의하지 않는 것이 확실히 합리적일 수 있다. 정책적 선호의 장점이 있더라도 백신 제조업체의 모든 제품결함에 대한 소송을 제한하는 결정은 법원이 아닌 의회가 해야 한다. 제조업체의 모든 제품결함에 대해 청구권이 없다고 백신법을 해석하는 것은 규제의 진공상태를 만든다. 식품의약국도, 다른 정부기관도, 주정부도, 배심원도 제조업체가 과학기술의 발전을 적절히 이용했는지를 보장할 수 없게 된다.

이 문제는 이미 출시되고 판매되는 백신과 관련해 더욱 시급하다. 백신시장은 경쟁체제가 아니기 때문에 제조업체는 이미 상당한 수익이 발생하는 기존 백신을 개선하기 위한 동기가 적거나 전혀 없을 것이다. 법의 구조와 내용, 입법 역사 어디에도 의회가 이런 결과를 조금이라도 의도했었다고 보이지 않는다.[33]

소토메이어 판사는 의회의 의도에 대한 강력한 충심과 논리력으로 우리 아이들을 위해 말했다. 그녀의 말은 모든 백신 부작용 피해 어린이들에게 의회의 지혜가 실행될 날까지 잊히지 않을 것이다. 의회는 빠른 시일 내에 VCIP를 근본적으로 개혁하거나 폐지해야 한다. 백신법은 백신 상해를 보상하고 백신을 보다 안전하게 만들겠다는 주요 목표를 달성하는 데에 실패했다. VCIP는 백신 부작용에 대한 책임으로부터 산업과 의료전문가들을 보호하는 세 번째 목표만 달성했다. 백신 상해 어린이들이 치러야 할 중대한 비용에 비례하여 업계는 성공가도를 달리고 있다. 법은 이 분야에서만 성공했다.

이 글을 쓴 로버트 크라코(Robert Krakow)는 뉴욕시 개업 변호사이다. 환경 독소와 백신으로 인한 상해를 포함하는 다양한 법적 문제를 다루고 있다. 1980년에 워싱턴 대학교 로스쿨에서 법학박사 학위를 받고 공공서비스 분야에서 처음 일을 시작했다. 소비자 지원 단체인 뉴욕 공익 연구그룹(NYPIRG)의 변호사를 시작으로, 1981~1989년에는 뉴욕 지방검찰청 검사로 있었으며, 특별마약 기소국장을 역임했다. 1989년에는 형사소송과 민사 문제 전문 로펌을 설립했다. 그는 오랫동안 자폐증과 장애를 가진 어린이의 권리를 활발하게 변호해왔다. 자폐증 법률 지원을 위한 엘리자베스 버트 센터(EBCALA)의 공동 설립자이다. 뉴욕 발달장애인을 위해 봉사하는 비영리법인인 Lifespire의 대표이다. 미국자폐증협회 창립 임원이었고, 신경발달장애 아이들을 위한 권리를 지원하는 단체인 A-CHAMP(현재 Autism Action Network)를 공동 설립했다. 신경발달장애의 환경적 원인에 초점을 맞추고 있는 Safeminds의 임원으로도 활동했다. 그는 주와 연방 입법위원회 등에서 자폐증과 관련된 문제들을 증언해왔다.

이 글을 쓴 메리 홀랜드(Mary Holland)는 뉴욕대학 로스쿨 법률 실무 프로그램 책임자이자 강사이다. 하버드 대학에서 러시아인과 소비에트 연구로 학사를, 컬럼비아 대학에서 법학 석사와 박사 학위를 받았다. 공공 부문과 민간 부문에 대한 국제법 문제를 다룬다. 로펌, 인권변호사 위원회, Aspen Instituted Justice and Society Program 등에 몸담고 있다. 개인인권센터와 자폐증 법률 지원을 위한 엘리자베스 버트 센터(EBCALA)의 창립 임원이다. The Autism File의 법률 부문 편집자이다. 백신 설계 결함에 대한 민사소송 권한을 다룬 대법원 부르스위츠 대 와이어스 소송에서 공동으로 전문가 의견서(amicus brief)를 작성했다.

06. 부모의 권리와
국가의 권리

1653년, 한 영국인은 교회를 세우면서 다음과 같은 명판을 붙였다.

> 나라 전체에 모든 신성한 것들이 다 파괴되고 모독당하는 이 시
> 기에 한 남자가 이곳을 세웠으니 최악의 시절에 가장 훌륭한 일
> 을 한 것은 크게 칭찬받을 일이다……

이 땅의 부모들이 가진 신성한 모든 것이 파괴당하거나 조롱 받는 상
황은 이 문구와 비슷하다. 자녀에 대해 최선의 결정을 내릴 수 있는
가장 완벽한 자격이 부모에게 있다는 빼앗길 수 없는 진리조차 위협받
고 있다. 부모의 빼앗길 수 없는 이 권리는 천부적·법적 근거를 가지고
있다. 이것은 자녀 양육에 관한 신법, 자연법, 관습법에 깊게 뿌리내려

있는 전통이다. 이 만고불변의 진리는 절대 침범할 수 없는 원칙이다. 즉 국가가 아니라, 부모들에게 자녀 양육에 관한 권한과 책임이 있다. 백신접종 선택권도 당연히 포함된다.

신법, 자연법, 관습법의 전통

미국이라는 나라가 만들어지기 오래 전에 쓰인 성경은 자녀 양육에 관한 부모의 권한과 책임에 대해 구체적으로 설명하고 있다. 종교적 양심에 기대어, 부모들은 아이를 위해 의료적이든 다른 것이든 최선의 선택을 해왔고, 지금도 그렇게 하고 있으며, 앞으로도 그럴 것이다.[1] 사실 부모들은 이런 선택이 천부적인 신성한 책임을 수행하는 것으로 여긴다.

예를 들어, 신법에서는 하나님이 국가가 아닌 부모를 자신의 대리자로서 두어 자녀양육을 관리하고 통제하도록 했다. 오래 전부터 이 권리는 종교적 양심에 따른 것이었다. 그렇게 함으로써, 부모들은 평온하면서 단호하게 다음과 같은 고대의 신성한 교리를 증언해왔다.

"오직 나와 내 집은 여호와를 섬기겠노라."[2]

미국 건국자들에게 영향을 미쳤던 많은 자연법은 처음에 신법에 드러나 있는 이 부모 권리를 반영하고 있다.[3] 영국 철학자인 존 로크는 『시민정부의 두 번째 논문』이라는 책에서 부모가 자녀 양육 전반을 관장할 수 있는 권리와 국가가 사회 안전을 위해 행사하는 정치권력과 독재자가 자신의 이익을 위해 갖는 전제적 힘을 구분하는 것이 중요하다고 인식했다.[4] 로크는 부모의 권리를 없애려는 국가를 자유에 가해지는 위협으로 여기고 경고했다. 돌아보면 그의 경고는 거의 예언에 가까웠다. 영국 법학자인 윌리엄 블랙스톤의 글에서는 관습법 전통도 자연법과 신법의 원칙을 반영하여, 자녀양육에 대한 방향성을 정하는 권한과 책임이 부모에게 있음을 확실하게 보여준다.[5] 이 양도할 수 없는 부모의 권리를 정부가 보장한다는 생각은 미국 전통을 이루는 한 부분이다.

미국의 전통: 독립선언, 헌법, 대법원

미국 건국자들은 신법, 자연법, 관습법의 전통에서 나타난 자유를 독립선언과 헌법에 성문화했다. 이런 전통에서 근거하여 우리 건국자들은 1776년에 단호히 선언했다.

> 우리는 이 진리를 따로 증명할 필요가 없다는 것을 알고 있다…
> 창조주께서 양도할 수 없는 권리, 무엇보다 생존, 자유, 행복을
> 추구할 수 있는 권리를 우리에게 주셨음을 안다.… 그런 권리를
> 지키기 위해서 정부는 다스림을 받는 사람들의 동의로 공정한
> 권력을 얻어… 정부를 구성한다.

우리는 독립 선언의 약속들이 헌법의 구조와 언어에서도 나타나는 것을 볼 수 있다. 국민들은 권력을 정부에 부여하여 우리의 자유를 수호하게 하면서도 개인의 권리를 뺏는 정부의 권리는 명백히 제한해야 한다. 그러므로 대법원이 전통적으로 부모가 자녀양육에 관해 결정을 내릴 수 있는 기본적이고 헌법적인 권리를 갖도록 한 것은 당연한 일

이다. 헌법 제1조에 있는 종교적 양심을 자유롭게 행사할 수 있는 권리, 제4조의 자유를 추구할 수 있는 권리로서 말이다. 예를 들어 1925년에 대법원은 피어스 대 부인협회 소송에서 다음과 같이 판결했다.[6]

아이는 단순한 국가의 소유물이 아니다. 아이를 양육하고 운명을 움직일 수 있는 사람들은 아이가 앞으로 가질 의무에 대해 인식하게 하고 준비시켜야 하는 고귀한 의무를 가진다.

약 50년 뒤에 위스콘신 대 요더 소송에서 대법원은 "부모가 자녀 양육에 대해 일차적인 역할을 맡는다는 사실은 유구한 미국 전통으로 정립된 것으로 논쟁을 넘어선다."라고 판결했다.[7]

입법자들은 부모와 자녀 관련법을 만들면서 이 객관적인 기준을 준거로 삼아서 성문법에 반영했다. 입법자들이 간과하는 경우에는, 대법원 차원에서 헌법상 나타난 부모 권리와 종교적 양심의 자유를 위반하는 법령을 정기적으로 무효화하는 방식으로 기본적 자유권을 수호했다.

여기서 잠깐 멈춰 생각해볼 필요가 있다. 부모들이 자연적으로나 천부적으로 본래부터 가지고 있던 자녀 양육 권한에 대해 대법원에 호소하는 것 자체가 모순이다. 부모가 자녀를 보호하고 양육을 책임지는 것은 천부적으로 너무나 자명한 진실이다.[8] 그러나 정부는 점점 더 신을 대신하여 우리의 자유에 대한 기준이 되고자 한다.

이런 법철학의 변화는 패러다임의 변화로 이어지고 있다. 부모 결정에 영향을 미치는 공권력은 기존의 자명하고 양도할 수 없는 절대 준거를 상대적인 도덕과 실용적인 평가로 대신한다. 그리하여 부모가 자녀 양육을 위해 결정을 내릴 수 있는 근거가 되는 양심의 자유와 신성함은 정부의 백신접종법이 옳은지 틀린지, 좋은지 나쁜지, 정당한지 부당한지를 측정하기 위한 도덕 척도로 더 이상 작용할 수가 없는 것이다. 대신에 부모들은 백신접종에 관한 문제들은 정부가 결정해야 할 공중보건 정책의 일환이란 얘기를 듣는다. 더구나 종교적 세계관이 있다면 토론에 참석할 필요도 없다. 어떤 신성도 없고, 양심도, 도덕적인 생각에도 기대지 않는 세속 규범을 바탕으로 한 공공정책을 받아들여야만 하기 때문이다.

조심해야 한다. 정부가 법에 담긴 자명한 도덕적 요소를 없애 버리면, 이는 법이 옳은지 틀린지, 좋은지 나쁜지, 공정한지 부당한지를 판단할 도덕적인 준거를 없애버린 것과 같기 때문이다. 이런 상황에서는 정부가 필연적으로 자가 생산한 공리주의적 정책으로 개인과 양심의 자유를 희생할 수밖에 없다.[9] 정부가 국민을 위해 최선을 다한다는 미명하에 공권력이 아무런 제한도 없이 행사됐을 때 많은 불행한 일들이 발생했다.

건강한 여성들에 대한 강제적인 불임수술, 아프리카계 미국인들에게 행해진 본인 동의 없는 과학실험, 노예제도 등은 일부 사례에 지나지 않는다. 이런 것들 모두는 자명하고 양도할 수 없는 자유를 제한할 수 없다는 것을 정부가 인식하지 못할 때 일어났다.

지금은 이와 같은 일들이 전 세계에 걸쳐서 일어나고 있다. 더 이상 양심의 자유와 부모에게 있는 양도할 수 없는 양육권은 공권력을 제한할 힘으로 작용하지 못한다. 그리하여 부모들은 점점 더 진지하게 자신의 종교나 양심의 자유를 지키기 위해 정부의 법 집행에 대응하는 것이다.

양심의 자유란 깨지기 쉽다. 나는 양심 때문에 죽어갔던 신앙심 깊은 부모와 아이들의 유골을 가슴에 묻어 두고 있다. 아프리카에서 외교관으로 활동하며, 수백 명의 어른과 아이들이 예배당을 찾았다는 이유로 학살당한 교회에 앉아서 기도했었다. 또한 양심의 자유와 법치를 지지하다가 잔인하게 고문당했던, 내 팀에 있던 한 아프리카 직원에 대해서도 증언할 수 있다.

이런 경험 후에 다시는 침묵하지 않으리라 맹세했다. 부모 권리를 인정하는 전통은 뿌리 깊다. 하지만, 자녀를 보호하기 위한 우리의 신성한 자유는 심각한 위험 앞에 서 있다. 이 엄청난 위험은 벌써 미국의 정치와 사법기관 안에 깊숙이 들어와 작동하고 있다. 현재 대법원 판사 대부분과 하위법원들이 더 이상 부모 권리를 헌법상 기본적 자유로 인정하지 않는다는 증거가 점점 불길하게 나타나고 있다. 현 상황에서 개인의 기본권과 자유에 대한 정의는 헌법에 대한 재판관의 해석에 의해서 다양하게 바뀔 수 있는 것이 됐다.

정부는 부모의 자유를 지키기 위한 존재

아이에 대한 의료처치를 결정할 수 있는 부모의 신성한 권리가 독재적이고 의무적인 정부 정책으로 바뀐다면 필연적으로 나라의 기반이 훼손된다. 우리 조상들은 신앙, 가족, 자유의 기반 위에 헌법을 준수하는 민주공화국을 세웠다. 모두가 공공정책에 자유롭게 참여할 수 있는 다원주의적 국가는 '종교적인 사람은 제외한 모두'가 참여하는 세속국가로 바꾸려는 사람들에 의해 위험한 상태이다.

자유정부라는 구조적 조직형태는 한동안 유지되겠지만, 그 정부가 준수해야 할 원칙들은 조만간 없어질 것이다. 정부가 어린이에 대한 백신접종을 의무화하려는 내용은 신성한 준거를 침해한다. 부모가 자녀에 대해 최선의 결정을 내릴 수 있다는 자명하고 천부적인 기준이, 정권의 변화에 따라 바뀌는 실용적인 도덕적 상대주의로 대체되어서는 안 된다. 정부는 부모의 자유를 수호하기 위해 존재하는 것이지 정부 스스로 그런 자유를 누리려고 해서는 안 된다.

1623년의 영국 교회 설립자의 말처럼, 이 책은 최악의 시대에 가장 최선의 일을 함으로써 믿음, 가족, 자유를 만들어갈 잠재력을 가지고 있다. 모든 부모들이 자신의 신성한 의무를 이행할 수 있도록 말이다. 우리들 모두 때가 되면 그렇게 되도록 하소서.

이 글을 쓴 윌리엄 와그너(William Wagner)는 Salt and Light Global 대표이다. 부모자녀 관계 보호를 위한 단체인 ParentalRights.org의 상임이사이다. 로스쿨에서 윤리학과 헌법을 가르치는 종신교수이다. 세계적 회의에서 자주 강연자로 나선다. 표현의 자유와 종교적 양심에 따른 행동의 자유에 특별한 관심을 가지고 있다. 미국 대법원의 주요 전문가 증인이며, 기독교 단체를 대변하여 의견서를 제출하기도 했다. 스웨덴 대법원에도 전문가 의견을 냈으며, 미국 의회에서 증언했고, 영국 의회에 증거를 제출하기도 했다. 그는 전 세계의 행정, 입법, 사법부와 제네바에서 열린 유엔 인권이사회를 포함한 외교 회의에서도 연설했다. 와그너는 연방판사, 상원 법률고문, 수석검사보, 외교관 등으로 근무했다. 1986년에 법학박사를 취득한 뒤에 박사 후 댄포드 장학금을 받았다.

07. 백신 안전성 연구,
더 이상 미룰 수 없다

            과학은 백신 논쟁의 중심에 놓여 있고, 이것을 대체할 수 있는 것은 없다. 완벽한 정보에 근거한 동의는 윤리적 의료에 필수요소이다. '사전 정보제공 후 동의'에서 '정보'는 과학 없이 불가능하다. 안전한 백신에 대한 과학이 부적절했으며, 현재도 부적절하다는 것은 논란의 여지가 없다.

  미국 과학학술원은 1970년에 의학회(IOM)를 설립했다.[1] 이는 공중보건에 영향을 주는 문제에 대해 정부에 조언을 하고, 증거에 기초한 정보를 분석하고 평가하며, 의학 연구와 교육 등에 독립적인 기관이 필요했기 때문이다. 의학회는 지난 수십 년간 백신정책의 길잡이로서 중요한 역할을 해왔다. 15년에 걸친 의학회의 연속간행물에서 발췌한 아래 내용들은 백신 안전성 연구가 계속적으로 부족했음을 증명한다.

백신 안전성에 관한 미국 의학회 보고서

① 1991년 보고서

재조사의 과정에서, 위원회는 백신 안전성에 대해 직간접적 가지고 있는 지식에 대해 많은 한계와 마주치게 됐다. 자연 감염과 백신접종에 따른 상해에 대한 생물학적 메커니즘에 대한 지식의 한계, 증례보고서나 증례집의 부족하고 모순된 정보, 많은 모집단에 기초한 유행병학 연구들의 부족한 규모와 기간, 원인에 대해 설득력 있는 증거를 제시할 수 있는 백신 부작용 감시체계의 제한된 능력 등과 부딪쳤다.

위원회는 출간된 유행병학 연구들 중에서 '실험적인 연구들이 거의 없다'는 것을 알아냈다. 확실한 것은 만일 이 분야의 연구 능력과 업적이 개선되지 않는다면 백신 안전성에 대한 미래 비평들은 불구가 되는 것과 같다.[2]

② 1994년 보고서

위원들은 증거 부족에 부딪혔다…상관관계가 평가된 약 2/3 정도가 인과관계에 대한 증거가 없거나, 인과관계를 확인할 증거가 부적절하거나 부족했다.[3] 백신효과를 평가하는 임상시험들은 일반적으로 부작용 위험을 충분히 평가할 수 있는 정도로 충분한 규모가 아니었다. 위원들은 출시 후 백신연구들이 일반적으로 무작위 비교대조시험이 아니라는 것에 크게 실망했다. 부작용 평가에 대한 임상시험의 역할은 제한되어 있었다.[4]

현재 진행 중인 연구들도 백신 비접종 대조군이 설정되지 않았다는 것에 대해 토론이 있었다. 일부 위원들은 백신과 그 부작용 연구의 진정한 대조군은 전혀 백신을 접종받지 않은 아이들로 구성해야 한다고 생각했다(현재는 최근에 백신을 접종받지 않았던 아이들로 종종 구성된다). 이렇게 되어야 접종군과 비접종군을 비교하여 질병과 부작용 발생빈도를 연구할 수 있을 것이다. 이것은 특히 잠복하다가 뒤늦게 나타난 백신 부작용 연구에 적합할 것이다.[5]

③ 1997년 보고서

몇 가지 요인들이 백신 부작용을 밝히는 데 어려움으로 작용한다.

(1) 다양한 백신과 그것에 따른 다양한 결과에 대한 연구의 필요성

(2) 개별 백신과 관련된 증후군의 부족으로 인과관계 확립이 어려움

(3) 큰 모집단의 필요성, 백신제품번호와 개인별 자료에 대한 면역 데이터베이스 결여

(4) 짧은 접종기간

(5) 높은 백신접종률로 인해 비접종자들이 대단히 특별한 사람이 된 상황[6]

시간이 많이 지난 뒤 나타나는 백신 부작용과 면역계를 혼란시키거나 악화시킬 수 있는 백신의 잠재적 해로움에 대해 더 많은 연구를 최대한 해야 한다. 이런 연구를 통해 백신 부작용이 잘 나타나는 나이가 있는지 밝혀야 하고, 특별히 부작용에 취약한 집단과 아이들이 있는지 알아내야 한다.[7]

④ **2001년 보고서**

메틸수은에 비하여 에틸수은(티메로살에 들어있는 성분)에 대해서는 거의 알려져 있지 않다.[8] 모든 종류의 수은에 있어 어느 정도의 노출이 자폐증, ADHD, 언어발달지연 발생에 영향을 미치는지 명료하게 설명할 자료가 전혀 없다.[9] 이전 의학회 보고서들(1994 a, b, 2001)에서 언급된 것처럼, 생태학적 정적 상관은 인과관계의 증거로는 약하다. 인과관계를 확립하기 위해서는 추가연구가 필요하다.[10]

인과관계의 관점에서 가치 있는 정보가 있는 증례보고서가 없다. 티메로살 함유 백신과 신경발달장애 사이의 잠재적인 연관성을 조사한 출간된 유행병학 연구들도 없다. 출간되지 않은 제한적인 유행병학 연구들은 빈약하며, 결론을 내릴 수 없는 증거만 있다.[11] 위원회는 티메로살을 함유한 백신과 신경발달장애 사이의 인과관계를 인정하거나 또는 부정할 충분한 증거를 발견하지 못했다. 비록 이용 가능한 증거는 간접적이고 미완성이며, 그 인과관계가 확증되지는 않았지만, 연관성은 생물학적으로 이유가 그럴 듯하다. 티메로살은 수십 년에 걸쳐 수백만의 백신에 사용되어 왔다. 이런 티메로살 노출에 대한 위험 가능성이 있다면, 이를 이해하기 위한 추가 연구는 중요하다.[12]

⑤ **2002년 보고서**

위원회는 복합 백신접종과 알레르기, 특히 천식 위험의 증가와 인과관계를 인정하거나 부정할 증거가 불충분하다고 결론 내린다.[13] 위원회는 민감하고 병에 걸리기 쉬운 아이들의 발달기간 동안 복합 백신들의 반복 접종이 심각한 장애나 죽음을 야기할 수 있는 비전형적이고 불특정한 신경계·면역계 손상을 일으킬 수 있는지의 여부도 설명할 수 없다. 그런 부작용은 고전적인 질병이 아니라 변형된 질병일 수도 있다… 접종과 그 결과에 대해 설명할 유행병학 연구는 없다. 즉 비접종군과 일정표에 따라 완벽하게 접종한 아이들에 대한 비교연구가 없다는 뜻이다. 알레르기, 감염, 당뇨병 등과 같은 건강 문제를 살펴본 연구도 없다. 이런 이유로 위원회는 이 보고서가 소아기 백신의 안전을 우려하는 사람들의 많은 걱정 중 일부에 대해서만 대답한다는 것에 대해 불편한 마음으로 인정할 수밖에 없다.[14] 인간 면역계 발달에 관한 연구, 특히 백신에 대한 연구는 한정적이다.[15]

의학회는 백신접종이 늘어남에 따라 백신 안전성 문제가 극적으로 증가하고 있다는 것을 인정했다.[16] 비록 의학회가 이 문제들의 부적절함을 인정하고 15년 이상의 추가 연구를 권고했지만, 백신 안전에 대한 민감한 문제는 대답하지 않고 있다. 더구나 백신 안전성 연구에 대한 자금조달 문제는 그 절박성에도 불구하고 여전히 불충분하고 대답이 없다. 1995년에 질병관리본부 백신안전부 개발담당부장인 의사 로버트 첸은 이렇게 말했다.

"내가 알기에 백신 안전성 연구에 배정된 예산은 연간 200만 달러가 되지 않는다. 이는 백신 부작용 신고시스템의 기본 운영자금 정도라고 볼 수 있다. 그 외에는 없다."[17]

오랜 시간이 지난 2008년에 백신발명자이고 소아과학회 전 회장인 루이스 쿠퍼는 백신 안전성에 대한 과학 연구의 총예산이 2,000만 달러이며, 이것은 백신의 구매, 광고, 유통 예산 40억 달러의 0.5%였다고 기록했다.[18] 불충분한 과학적 지식과 안전성 연구자금의 부족에도 불구하고 강제적 백신접종은 계속 확대되고 있다.

유행병학과 백신 안전

자폐증과 백신 간의 연관성이 없다고 주장한 연구의 유효성에 대해 우려를 표명해 온 사람들은 이런 연구의 대다수가 '유행병학'이기 때문에, 인과관계를 확증하거나 반박하는 데 이용될 수 없다고 종종 역설해왔다. 이것은 뭔가 오해가 있는 것으로 추가 설명이 필요하다.

유행병학은 인간집단에서 질병을 분류하고 결정하는 인자들에 대한 연구이다. 이것은 기초 과학이고 공중보건의 중요한 업무이다.[19] 그래서 유행병학은 일반적으로 알려진 것보다 백신 안전담론에 대한 훨씬 넓은 시야를 확실하게 제공해줄 수 있다. 유행병학 연구들은 설명적이거나 분석적이어야 할 것이다. 분석 연구들은 비교통제실험과 코호트 설계뿐 아니라, 무작위추출 임상시험과 동물실험도 포함된다. 이런 연구의 모든 유형들이 유행병학 범주에 포함된다.

백신과 자폐증 관계의 평가수단으로 유행병학이 부적당한 것처럼 말하는 것은, 논문 유효성에 대한 많은 논쟁이 갈팡질팡하고 있다는 것을 의미한다. 또한, 지금까지 자료에 의해 증명한 것과 증명하지 못한 것에 대해 정확히 표현할 수 없다는 것을 의미한다. 이렇게 되면 결론적으로 우리가 알고 있는 것과 그렇지 않은 것을 구분할 수 없게 된다. 유행병학 자료들은 다음과 같이 사용될 수 있다.

(1) 질병의 특징과 분류

(2) 인구집단 변인 사이의 연관성

(3) 관찰된 연관성에 대한 인과성 가설 도출

(4) 관찰이나 실험연구로 가설의 타당성 검증

(5) 확인된 질병에 대한 임상적·생물학적 특징 기술

(6) 처방된 치료법 평가

(7) 실험설계에 따른 백신의 효과에 대한 직접적 검증

백신과 자폐증이 관계가 없다는 증거로 자주 언급되는 연구들은 집단대상 분석과 관찰연구가 대부분이다. 이 연구들은 모두 '관계없다'고 보고했으나, 이것들은 결점이 많다. 이 결점들이 유행병학이기 때문은 아니다. 유행병학은 원인이 되는 가설을 시험할 능력이 없는 무딘 도구가 아니다. 또한 연구자 중에 가식적인 사람이 너무 많아서 유행병학에 기대할 것이 없는 것도 아니다. 연구의 결점은 처음부터 잘못 설계되거나, 정확한 가설을 세우지 못한 데서 생긴다.

이 연구들은 목적, 설계, 분석절차, 결론 모두가 부적당하거나 한두 개가 부적당하고, 어떤 경우에는 명백히 잘못됐다. 만약 이런 연구들이 올바르게 설계, 수행, 분석, 설명되어왔다면, 우리는 백신을 반박하거나 확증하는 인과관계를 좀 더 확실히 알 수 있었을 것이다.

유행병학의 기초

교과서로 잠깐 돌아가서 유행병학에 대해 알아보자. 유행병학 기초 교

재 정도면 충분할 것이다.[20] 유행병학 연구들은 설명적이거나 분석적일 수 있다. 설명적 유행병학은 사람, 장소, 시간과 관련된 질병분류의 일반적 특징을 기술하는 데 목적이 있다. 설명적인 연구는 가치가 있다. 이것은 건강관리 제공자와 재원할당 책임자에게 정보를 제공하고, 질병의 인과관계에 대한 가설을 도출하는 데 이용될 수 있다. 하지만 이 설계는 가설 검증에는 부적합하다. 설명적인 유행병학 연구는 아래와 같다.

- **생태학적이거나 상관관계 연구**: 특수한 인구집단이 어떤 요인으로 질병이 발생하는지 알아보는 연구이다. 개별 환자 자료에 대한 검증은 할 수 없다.
- **증례보고서와 증례군 보고서**: 단일 환자나 환자군의 경험 내용을 기술한다.
- **단면적 조사**: 특수하게 정의된 집단에 대해 질병과 질병요인을 동시에 조사한다. 이것들은 한 가지 상황에 대해 분석할 수 있게 한다. 요인은 출생 체중처럼 정적이고, 변하지 않으며, 지속적이다.

분석적인 유행병학에는 질병과 발생원인 관계에 대한 가설을 검증하기 위한 비교연구도 포함된다. 분석적 연구는 관찰이나 실험으로 진행된다. 관찰 분석 연구는 다음과 같다.

- **전향적 코호트 연구**: 연구하려는 질병 발생을 지금 시점부터 추적한다. 노출 후 실험군과 대조군을 비교한다(예: 백신 접종

집단과 비접종 집단에 대한 자폐증 발생의 추적조사—옮긴이).
- **후향적 코호트 연구**: 특정 질병의 증거를 조사하기 위해 질병요인으로 추정되는 기록을 조사하여 실험군, 대조군을 분석한다.
- **사례조절 연구**: 실험군(환자)과 대조군(비환자)을 관심 있는 질병요인과 비교한다.

실험적인 유행병학 연구는 다음과 같다.
- **임상시험**: 피험자들을 치료법에 따라 실험군, 대조군으로 나눈다.
- 실험동물 모델

실험연구는 설계에 있어 노출을 조작한다. 잠재적으로 해가 될 수 있는 노출의 조작은 확실하게 연구윤리와 관계가 있다. 실험동물 모델들에서 가장 빈번하게 실행된다. 백신접종 여부를 조작하는 것은 비윤리적이기 때문에 할 수 없다고 주장되어 왔다. 한쪽은 백신을 접종하지 않아야 하기 때문이다. 하지만 불충분하게 실험된 백신을 접종하는 것도 비윤리적이긴 마찬가지다.

많은 이유를 들어 사람에 대한 백신 안전성 실험 연구는 실현가능하지 않다고 묵살되어 왔다. 더 높은 기준의 과학 연구로 인과관계 문제를 다뤄야 한다는 긴급한 필요성이 있다. 이 중요한 문제에 대해 더 면밀한 조사와 연구가 요구된다. 접종군과 비접종군에 대한 동물실험이나 집단 간 분석 같은 다른 연구들은 연구윤리에 맞지만, 이들도 제대로 실행되어야 한다.

티메로살과 자폐증에 관한 2004년 보고서

의학회는 2004년 5월, 8차 최종보고서를 발표했다. 유행병학 연구들이 보통 빈약하고 부족한 연구설계로 인해 발달장애와 백신 간 상관관계를 규명하기 어렵다는 것을 아는 많은 사람들은 크게 놀랐다. 백신접종 안전성 검토위는 과학적으로 수준미달인 연구에 근거하여 자폐증과 백신 간 상관관계를 결론 내렸다. 이 연구가 빈약하다는 것에 대해 의학회 자신도 인정했다.[21] 다음은 보고서 중 일부이다.

> 위원회는 인체의 유행병학적 증거로 볼 때, MMR 백신과 자폐증 간 인과관계가 없다고 결론 내렸다. 또한 티메로살 함유 백신과 자폐증 사이의 인과관계도 없다고 결론 지었다. 더 나아가서 지금까지 제기됐던 백신유발 자폐증에 대한 잠재적이고 생물학적인 기전이 단지 이론일 뿐이라는 것을 알게 됐다(의학회에서는 '유행병학'이라는 단어를 집단을 대상으로 한 연구를 지칭할 때 사용한다).

이 연구는 정부가 아래를 추진하지 않은 근거가 됐다.

(1) 현재 백신접종 일정에 대한 정책 재검토
(2) MMR 백신 또는 티메로살 함유 백신들의 관리에 대한 정책 재검토
(3) 백신과 관련한 자폐증 연구에 대한 추가자금 지원

연구 결과가 두려운 것인가?

근거중심의학은 의학의 최고 기준이다.[22] 이것은 의료의 효과예측 정확도를 극대화하기 위해 전문가가 검토하여 출간하는 과학 연구에 이용된다. 근거중심의학은 임상 증거의 여러 유형을 분류한다. 또, 편견과 오차를 최소화하는 방법으로 정의를 내려서 연구결과의 진실성에 따라 등급을 매긴다. 무작위추출과 통제군 설정이 기본이지만, 이 방식은 앞에 제시된 이유 때문에 백신-자폐증 논쟁에는 적용이 쉽지 않다.[23] 하지만 이것이 우리의 과학 연구가 한계에 달했다는 것을 의미하지는 않는다. 도리어 할 수 있고 해야만 하는 절박한 근거중심연구가 있다.

백신 안전성의 근거중심연구는 전체적인 건강 상태를 적절하게 평가하는 방식으로 이뤄져야 한다. 인과관계에 대한 적절한 설명을 위해서는 실험군과 통제군을 두거나(사례조절설계), 접종군과 비접종군(코흐트 설계)을 두어야 한다. 물론 연구는 명백하고 빈틈없이 정의되어야 한다.

인과관계를 다루는 주류 연구는 적절하게 실험군을 정의하지도 못하고, 대조군에도 실험군과 크게 성격이 다르지 않은 유사실험군이 포함된다. 코흐트연구 관점에서 보면 접종에 대한 정의가 매우 부실하다. 접종시기와 여러 번 접종에 따른 누적영향에 대한 고려가 전혀 없다. 이런 것들이 연구설계 결함의 원인이 되어왔다. 또, 연구에서 수집된 자료에 대한 후향적 분석과 가설이 매우 빈약하다. 연구 초기부터 백신 안전성을 설명하도록 설계되지 않은 것이다.

적절하게 설계된 접종군과 비접종군 연구가 인과관계를 밝히는 데 가장 이상적이라는 문제제기는 의회의 움직임을 이끌어냈다. 캐롤린 맬로니 하원의원은 2007년 백신 접종군과 비접종군 간의 포괄적인 비교연구법안인 H.R. 2832를 제출했지만 법률로 제정되지 못했다. 법안은 2009년에 다시 제출됐다.[24] 이 법안이 통과되는 데 필요한 정치적 지지 세력은 아직 우세하지 않다. 작가이자 부모단체에서 일하는 마크 블랙실은 다음과 같이 말했다.

> 백신을 접종한 사람들과 접종하지 않은 사람들에 대한 종합적인 건강상태를 비교하는 연구가 단지 비싸다는 이유로 거절되는 것은 아니다. 사실 이것은 하면 안 되기 때문이다. 오웰적인 (조지 오웰이 쓴 소설 『1984』년에서 국민을 완전히 통제하는 정부를 묘사하는 데서 나온 표현-옮긴이) 질병관리본부는 사람에 대한 이런 연구가 전향적으로는 비윤리적이고, 후향적으로는 있을 수 없는 일이라는 논리를 펴고 있다. 직설적으로 말하면, 그들의 기본적인 인식구조를 의심할 수밖에 없는 논리이다. 우리는 그 '신성한' 프로그램의 안전에 대해 아주 기초적인 것도 모르고 있고, 알 수도 없고, 알려고 해서도 안 된다. 이런 입장은 가장 회의적인 과학자마저 화나게 하는 논리이다.[25]

결정적으로 유행병학 연구가 할 수 있고, 할 수 없는 것에 대한 잘못된 인식이 문제가 된다. 질병관리본부 입장은 접종군과 비접종군 간 무작위 대조실험을 할 수 없다는 것이다. 당연히 무작위 대조실험은 필요 없다. 필요한 것은 제대로 설계된 전향적 코호트 연구이다. 여기에는 의료윤리 문제도 없다. 접종군을 정확하게 정의하고, 임상적·생물의학적 현상을 비교하는 중요한 임상시험을 하면, 엄청나게 유용한 정보를 알아낼 수 있다. 백신접종을 통제할 필요도 없고, 어떤 윤리적 문제도 없다.

그러면 왜 이런 연구가 수행되지 않고 있을까? 게일 드롱 박사의 연구는 논쟁에 중요한 반향을 일으키고 있다. 최근 발간된 논문에서 드롱 박사는 객관적인 백신 부작용 연구를 지연시키는 이해관계에 대해 설명했다.[26] 백신업체, 보건관료, 의학저널 편집자가 재정적, 관료적으로 얽혀 있어서 백신접종과 관련된 위험성을 알아내기 힘들다는 것이다. 드롱은 백신위험성을 확인하는 연구를 지원할 입법적·재정적 방법을 찾는 사람들에게 방향을 제시한다. 그는 다수의 이해관계가 대립된 현실에서, 백신안전에 대한 연구가 신뢰를 가지려면, '관료개혁과 투명성 확보'가 이뤄져야 한다고 지적한다.

전 국립보건원 원장이며, 의학회 위원이던 고 버나딘 힐리는 어떤 통찰을 제시한다. 힐리는 2008년 5월, CBS기자 쉐릴 앳키슨에게 이렇게 말했다.

가설이 사람들을 겁먹게 하여 공중보건에 크게 해를 끼칠 수 있기 때문에 가설을 검증하지 않는다는 사람들이 있습니다. 먼저 하고 싶은 말은 나는 시민들이 그것보다는 똑똑하다고 생각합니다. 시민들은 백신을 가치 있게 생각합니다. 더 중요한 것은 입증될까봐 두려워서 어떤 과학가설에 등을 돌리면 안 된다는 겁니다. 내 생각엔 보건관료들이 너무 빨리 백신-자폐증 가설을 비합리적이라고 결론 내리는 것 같습니다.[27]

백신–자폐증의 연결고리가 없다는 주장에 대해, 힐리는 "그들은 그렇게 말할 수 없습니다."고 답했다. 의학회 위원으로서 그녀는 2001년 MMR 백신과 자폐증 관련 의학회 보고서를 알고 있었고, 이렇게 논평했다.

위원회는 '일부의 아이들에게' MMR 백신이 자폐스펙트럼장애를 일으킬 가능성을 배제하지 않았습니다. 그러고도 MMR 백신과 자폐증이 집단연구 증거에서 인과관계가 없다고 발표했습니다. 그렇게 결론 내리는 것이 속편한 듯 보였습니다.[28]

의학회는 MMR 백신의 허가, 접종일정, 관리에 관한 정책 재검토도 권고하지 않았다.[29] 의학회는 2004년에 다시 티메로살 함유 백신과 자폐증 사이의 인과관계를 인정하지 않았다.[30] 부모들은 믿지 않는다. 최근 조사를 보면, 넷 중 하나의 부모가 백신이 자폐증을 유발한다고 믿는다.[31] 다른 조사에서는 89%의 부모가 자녀건강에 관한 가장 급박한 연구가 백신 안전성 연구라고 답했다.[32] 하지만 놀랍게도 정부는 아직도 백신안전에 관한 아래와 같은 질문에 답할 능력이 없다.

· 백신은 자폐증을 유발하는가?
· 접종한 사람과 접종하지 않은 사람의 종합적인 건강상태를 어떻게 비교할 것인가?
· 질병관리본부가 추천한 백신접종 일정은 안전한가?

근거중심연구가 없는 상황에서 백신 정책은 실제적인 증거가 아니라

이론에 기초하고 있다. 과학의 부재라는 상황에서 더 터무니없는 일은 의사들이 부모들을 비난하는 것이다. 소아과 의사들의 협회인 소아과학회는 2010년 가을에 이런 보도자료를 냈다.

"치명적인 질병들이 부활하고 있다. 아이에게 백신접종을 하지 않은 부모들이 이것을 책임져야 한다."[33]

소아과학회는 "백신반대운동이 아이들을 위협한다."는 제약업체와 백신개발자의 문구를 홍보하고 있다.

백신은 해를 끼친다

정부와 의학회는 백신이 해를 끼칠 수 있다고 명확하게 얘기한다. 의학회는 "어떤 백신도 완벽하게 안전하거나 효과적이지 않고, 백신은 어떤 경우에 있어서는 심각한 부작용을 야기할 수도 있다."고 말한다.[34] 위원회는 백신과 부작용 사이의 인과관계를 입증할 증거가 확실하다고 결론 내렸다(표 참고).[35]

백신	부작용
DTP	뇌장애, 쇼크, 아나필락시스
풍진	급만성 관절염
Td	길랭바레증후군, 윗팔 신경염
홍역	백신유래 바이러스 감염으로 인한 아나필락시스 및 사망
경구용 소아마비	길랭바레증후군, 소아마비, 백신유래 바이러스 감염으로 인한 사망

Hib	뇌수막염에 취약해짐
MMR	혈소판 감소증, 아나필락시스
B형간염	아나필락시스

　정부는 공식적으로 백신 부작용 목록을 가지고 있다.[36] 백신접종 후 일정시간 안에 부작용으로 예상되는 증상이 이 목록에 따라 나타나면 보상을 받을 수 있다. 급성 합병증이나 사망을 포함해서 부작용에 대한 후유증도 보상된다. 정부는 백신 부작용으로 상해를 입는다는 것을 알고 있다. 그러나 이것이 백신 부작용인지에 대해서는 접종 받은 사람이 증명해야 한다.

백신 위험성과 피해를 입증하는 연구

최근 백신접종이 의학계에 알려진 것보다 더 광범위하게 피해를 입힌다는 과학 증거가 나오고 있다. 지난 3년간 동료전문가가 평가하여 출간된 연구들은 백신이 일반적으로 평가된 것보다 더 심한 신경발달장애와 면역장애를 일으킬 수 있다고 말한다(부록 참조). 동료전문가에 의한 평가는 출간을 위해 제출된 원고나 학술대회 발표를 위해 제출된 요약본을 같은 분야의 다른 전문가들이 과학적이고 기술적인 가치에 대해 평가하는 과정이다. 동료평가절차는 동료전문가들에게 받아들여진 내용이고, 공평성과 객관성이 인정된 것으로 볼 수 있다. 하지만 이런 정보는 백신을 홍보하는 사람들에 의해 무시되는 경향이 있다.

① 1994~1999년까지의 미국 백신접종 일정표에 따라 접종한 영장류 연구

케네디 등이 논의했던 것처럼, 인간집단에서의 백신 안전성 평가 연구는 인간과 가장 근접한 종을 이용해야 한다.[37] 유인원(침팬지, 오랑우탄, 고릴라, 긴팔원숭이)이 가장 근접한 종이지만, 이들은 지금 멸종위기에 처한 종들이다. 구세계 원숭이(짧은꼬리원숭이, 비비, 맨드릴, 망가베이)가 현재 전 임상 영장류 연구에서 빈번하게 이용된다. 영장류 연구는 인간의 노출 위험성을 추론할 수 있다. 이 연구는 전체 연구의 일부로서 현재까지 2개의 연구가 발표됐다.

「티메로살 함유 B형간염 백신을 받은 신생아 영장류에서 신생아기 반사의 습득 지연: 임신기간과 출생몸무게의 영향」이 첫 번째 보고서였다.[38] 저자들은 수은이 기초재료로 쓰인 방부제인 티메로살을 함유한 B형간염 백신을 접종한 후의 자료를 보고했다.

13마리는 티메로살을 몸무게에 따라 보정한 용량인 에틸수은 $2\mu g$ (사람 신생아가 접종하는 용량은 $12.5\mu g$ 함유하고 있다)을 함유하는 백신을 접종 받았다. 7마리 비접종군은 생리식염수를 위약으로 주사하거나 전혀 접종하지 않았다.

비접종군에 비해 접종군은 주요 생존반사들인 먹이찾기 반사, 입술 내밀기 반사, 빨기 반사 등의 발달에서 현저한 지체를 드러냈다. 전형적으로 이런 반사들은 유아기 두뇌발달을 측정하는 데 이용하고 야생에서 영장류 유아의 생존에 절대로 필요한 행동들이다. 하지만 이 반사들을 습득하는 기간이 접종군은 비접종군에 비해 두 배 이상 오래 걸렸다. 이 연구는 백신의 영향인지, 방부제인 수은의 영향인지, 두 개가 복합된 결과인지에 대해서는 다루지 않았다.

그러나 연구원들은 출생시 저체중과 임신기간이 짧은 영장류 유아들이 위험하다는 것을 입증했다. 이런 발견들을 아래 갈라허와 굿맨의 B형간염 연구와 결합하면, 신생아기 백신접종에 대해 심각한 문제제기가 불가피하고, 더 많은 연구가 긴급하게 요청된다.

두 번째 보고서는 「유아기 히말라야 원숭이의 편도체 성장과 오피오이드 수용체 결합에 대한 소아백신의 영향: 예비연구」이다.[39] 이 연구에서는 좌측 편도체의 부피에 대해 통계적으로 분석한 자료를 종단설계에 의한 다중비교로 보정했다. 최근 MMR 백신을 접종한 집단은 오피오이드 길항제 디프레놀핀의 결합이 접종 이후에 더 지속적으로 남아있었다. 그러나 비접종군은 통계적으로 유의하게 감소했다. 또한 더 일찍 여러 다른 백신들에 노출된 후에 추가로 MMR 백신에 노출된 동물의 총 두뇌 부피가 더 커진 증거도 있었다.

편도체와 편도체 내 오피오이드 길항제 결합 능력에 대한 이 연구는 더 광범위하게 추가적인 입증이 필요하다. 백신접종을 하지 않은 대조군은 시간이 지나면서 편도체 부피가 감소했지만, 백신을 접종한 유아기 짧은꼬리원숭이의 뇌가 유의성 있게 변화됐다. 접종군은 비접종군과 달리 전형적인 신경발달 궤도를 따르지 않았다.

② B형간염 백신과 발달장애

2008년에 「1~9세 미국 어린이들의 B형간염 백신과 발달장애」가 발표됐다.[40] 갈라허와 굿맨은 티메로살 함유 B형간염 백신을 접종 받은 소년들이 비접종 소년들보다 발달장애에 걸리기 쉽다는 증거를 발견했다 (소녀들의 위험성은 증가하지 않았다).

백신을 세 번 모두 접종한 소년들은 비접종 소년들보다 특수교육을 받을 확률이 2배 이상 높았다. 혼란을 줄 수 있는 변인을 보정하자, 접종 소년들은 비접종 소년들보다 특수교육을 받을 확률이 8.63배로 더 커졌다.

저자들은 1999년에서 2000년까지 국민건강영양조사(NHANES)에 참여한 1~9세 어린이 1,824명을 분석했다. 그들은 아이들의 B형간염 백신접종 여부와 특수교육 여부를 알아봤다. 출생시 투여량은 일정했기 때문에 특별히 문항에 넣지 않았다. 이후 저자들은 다른 논문에서 1999년 이전에 태어난 3~17세 남자 중에서 신생아기 B형간염 백신접종과 자폐증 진단의 연관성에 대해 이렇게 발표했다.[41]

"1999년 이전에 태어난 미국 남자 신생아의 B형간염 백신은 자폐증의 발생확률을 3배 이상 올린 것과 확실하게 관련되어 있다."

③ DTP(디프테리아–파상풍–백일해) 백신과 천식

유행병학 코호트 연구인 「DTP 백신접종의 연기와 유년기 천식 위험도 감소와의 연관성」이라는 연구가 캐나다 보건협회의 후원을 받아 이뤄졌다.[42] 맥도널드 등은 후향적 종단설계로 접종군과 비접종군을 비교하여 접종시기와 천식과의 관계를 평가했다. 백신접종 관련 기록이 이용 가능한 캐나다 매니토바에서 1995년에 태어난 약 14,000명 아이들이 대상이었다.

DTP를 최소 4회 접종 받은 11,531명 아이들 중에, 첫 DTP 접종이 2달 이상 지연된 아이들의 7세 나이 천식 위험도가 50%까지 감소됐다. 첫 3회 투여분의 DTP가 지연됐을 때는 그 위험은 더 많이 감소됐다. 이 연구는 유년기 백신접종과 천식발생의 생물학적 기전에 대한 흥미로운 가설을 낳는다.

저자들은 현재 사용되는 개량형 DTP 백신인 DTaP백신도 이 문제를 확인하기 전까지는 권장되지 않아야 한다고 주장한다. 전세포백일해 백신인 DTP의 부작용 때문에 현재 많은 나라에서는 DTaP백신을 사용한다. 하지만, 캐나다의 천식빈도는 다른 곳에서처럼 지속적으로 오르고 있고, 이는 DTaP가 부작용이 덜하지 않다는 것을 의미한다는 것이다.[43]

이 연구에서는 백신접종 일정이 나라마다 다르다는 점을 지적한다. 과학자들은 각각의 나라마다 다른 유행병으로부터 잠재적인 통찰을 찾아낼 수 있다. 예를 들면, 일본은 DTaP백신의 3회 투여를 생후 6개월에서 9개월까지로 권고한다. 첫 번째 접종은 생후 3개월 이전에 할 수 없다. 1975년에서 1988년까지 일본은 2세 이하의 아이들에게 백신접종을 하지 않았다. 1982년에 일본 아이들의 천식 유행비율은 약 3.2%였었고, 2002년에는 6.5%였다. 일본의 천식비율이 20년이 지나 두 배가 되긴 했지만, 이 비율은 북아메리카의 비율보다 현저히 낮다. 저자들은 2세 이후에 백일해 백신을 접종한 아이들이 더 어릴 때 백신을 접종한 아이들보다 백일해 비율이 더 높았던 것도 기록했다.

④ 메타분석

다수의 보고서들이 자폐증 진단의 증가를 설명하는 데 백신을 사용한다. 최근에 출간된 논문, 「겉도는 자폐증 분류: 중금속과 발병률 문제」에서 데소토와 히틀란은 실험연구를 검토하고, 자폐증 발병률과 환경독소 노출과의 관련 가능성을 메타분석했다.[44] 이들은 관련 연구의 중요성이 심각하게 다뤄지고 있기 때문에, '집합적 증거'를 통해 환경적 독소노출과 수많은 국가들에서 일어나는 자폐증의 빠른 증가 사이의 관계를 알아볼 수 있다고 말했다. 이들의 분석은 다음과 같이 결론 내린다.

· 독립연구소는 자폐증 비율을 독소 노출과 노출장소와의 거리로 예측할 수 있다고 밝혔다.[45]
· 임신 또는 영아기의 독소노출은 후에 자폐스펙트럼장애를 예측하는 한 요인이다.[46]
· 미국 여성의 8%에서 나타나는 혈중 수은 검출수준은 뇌세포 발달에 특정 손상을 일으키는 것으로 증명된다.[47]
· 태아의 혈중 수은과 중금속 수준은 엄마보다 70%까지 더 높을 수 있다.[48]

'자폐증과 중금속' 또는 '자폐증과 수은'으로 PubMed(미국 국립정보센터의 의학데이터베이스로 신뢰도 높은 논문만 실린다. 누구든 검색할 수 있다—옮긴이)검색을 하면 163개 목록이 나온다. 58개는 자폐증과 하나 이상의 독성 중금속과의 관계에 대한 실증적 자료가 있는 연구 목록이었다. 이 목록들 중 15개는 중금속 노출과 자폐증 사이의 연관성을 부정하는 증거, 43개는 긍정하는 증거가 사용됐다.

메타분석으로 이 가설의 반박에 이용됐던 연구들의 오류를 검토했다. 객관적 확정 진단이 없는 것(예: 임상적 판단), 연속적 변인을 이항분포로 처리한 것, 0이 아닌 수치를 0으로 규정한 것, 발견하기에 중금속 수준이 너무 낮아서 95%의 표본이 실험실에서 반송된 상태에서 결론 내린 것 등의 오류가 발견됐다.

연구자인 데세토와 히트란은 연구들이 자폐증과 높은 중금속 수준과의 관계를 지지한다는 것을 알게 됐다. 그들은 증거 가중치를 부여하기 전에 연구방법과 결과를 완벽하게 이해할 수 있도록 전문가들에게 원문을 언급했다.

「자폐장애의 누적 발병률 증가 시기」라는 논문에서, 환경보호국에서 근무하는 맥도날드와 폴은 자폐증 발병률이 증가한 시기를 조사했다.[49] 저자들은 여러 나라에 있어 '전환점'이 되는 연도를 정확히 알아보는 것이 환경적 요인을 탐구하는 데에 있어서 초점을 좁히는 데 도움이 될 것이라 제안한다.

전 세계적으로 출간된 자료에 근거하여 자폐장애의 누적 발병률(출생부터 특정 시기까지 모든 사례의 합)을 조사했다. 일본, 덴마크, 미국(캘리포니아)의 자료가 코흐트 연구 기준을 충족시켰다. 각 지역의 전환점 연도는 놀랍도록 일치했다. 이 자료는 1980년대 후반에 있었던 환경적 변화가 아이들에게 영향을 미쳤다는 것을 강력하게 보여준다. 또한 1987년 이후 미네소타에서 태어난 아이들, 1980년대 중후반에 스웨덴에서 태어난 아이들, 1987~1992년 미국 전역에 걸쳐 태어난 아이들의 자폐증 발병률에 관한 자료도 일치했다. 이 발견은 1980년대 후반에 태어난 아이들에게 주요하게 영향을 미친 환경적 변화가 있었다는 명확한 표시이다.[50]

백신접종은 아이들이 자궁 안에 있을 때(태아기), 태어난 날 가장 많이 노출되는 대표적인 환경요인이다. 다음과 같은 사건들은 자폐증에 대한 백신의 책임을 논할 때 주목할 만하다.

· 덴마크는 MMR 백신을 1987년에 받아들였다.
· 일본은 1989년에 MMR 백신을 받아들였다.

- 미국에서 MMR 백신접종 권고는 1980년대에 바뀌었다. 12개월이나 그 이전에 접종 받았던 사람들은 15개월에 재접종했다. 1991년에 4세에 추가접종이 이뤄졌다. 같은 해에 현재 권고안인 12개월 접종이 도입됐다.
- 1990년에 백신 제조업체인 머크는 미국 MMR 백신에 포함된 볼거리 바이러스의 양을 5,000에서 20,000단위로 4배 증가시켰다. MMR 백신에 담겨진 바이러스들은 서로 충돌하고 역반응의 위험을 증가시킬 수 있다. 1989년에 미국에서 출생한 아이들은 이 새 백신을 투여 받은 첫 집단이다.
- 백신접종 항목의 많은 변화 중에서 수은방부제인 티메로살을 함유하는 B형간염 백신은 1991년 권고안이었다.

  자폐증의 심각한 사회경제적 비용 때문에, 맥도날드와 폴은 환경요인의 노출을 예방하는 것이 발병률 증가와 관계되는지에 대해 알아보는 것이 중요하다고 역설한다. 그런 환경요인들은 발달초기 신경문제를 일으킬 수밖에 없다. 저자들은 앞으로 연구는 1988~1989년 출생집단 중 태아기부터 3세까지 노출된 새롭거나 증가한 환경요인에 초점을 맞춰야 한다고 제안한다. 환경요인으로 백신은 명백하게 제외할 수 없는 항목이다. 이 연구는 중요한 문제를 제기하고, 백신 과학을 포함하여 더 많은 과학적 지식에 대한 필요성을 강조한다.

  이런 연구들이 백신-자폐증 인과관계가 없다는 의학회와 질병관리본부의 증거들보다 더 우위에 있지는 않다. 하지만 이런 연구들은 백신의 안전을 최우선으로 두지 않는 사람들이 고의적으로 백신안전에 대한 과학을 거짓 설명해왔다는 것을 암시한다. 또한, 실질적이고 인과적으로 백신이 자폐증 유행에 책임이 있음을 보여주기도 한다. 사람들은 이런 가설들이 백신-자폐증 연구에 풍부한 자금지원으로 이어질 것이라 생각할 수도 있지만, 상황은 정반대이다.

이익을 위한 통계 조작?

자폐증 유행을 부정하는 사람들이 진실을 숨기기 위해 준비되어 있다는 것은 놀라운 일이다. 1997년 뉴저지의 한 마을인 브릭에서 집단자폐증 가능성에 대한 우려가 있었다. 질병관리본부는 가능성 있는 환경 원인들을 조사했고, 브릭에는 집단 자폐증이 없고 자폐증 비율이 증가하는 추세도 없다고 결론 내렸다.[51]

  브릭에서 자폐증 사례를 모두 조사한 후 질병관리본부는 이들을 두

〈그림1〉[52] 브릭에 대한 질병관리본부 조사

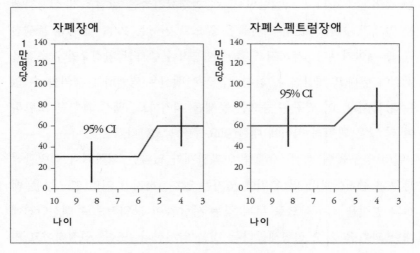

집단으로 나눴다. 3~5세의 취학 전 아동과 6~10세의 초등학생에 대한 자폐증과 자폐스펙트럼장애를 계산했다. 각 집단을 비교했을 때, 신뢰구간이 일부 겹쳤고, 이것은 자폐가 증가했다는 유의미한 증거가 되지 못한다고 평가했다. 그리고는 브릭에서 집단자폐증을 설명할 어떤 환경적 요인들도 확인하지 않았다. 이런 상태에서 질병관리본부는 조사를 종결했다.

이런 조사에 의문을 품은 부모측 조사자인 마크 블랙실과 샐리 버나드는 질병관리본부가 수집한 원본 자폐증 사례를 재분석했다. 이들은 독단적이고 부적절한 방법으로 집단을 나누는 대신 출생년도에 따른 자폐증 발병을 살펴봤다. 조사 결과는 극적인 차이가 있었다(그림2).

〈그림2〉[53] 브릭의 출생년도에 따른 자폐증 발병

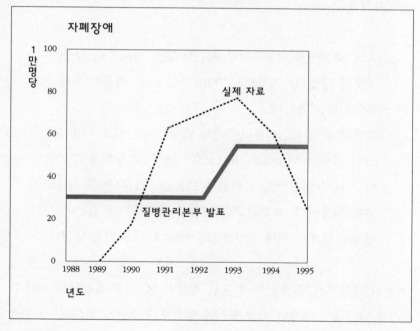

질병관리본부는 취학 전 아동의 평균 계산에 5살 아이들은 빼고 이제 겨우 3살짜리 아이들을 100명당 1명씩 포함시켰다. 초등연령 아이들의 평균 계산에는 100에 1건당 버려야 할 가장 높은 숫자가 포함됐다. 낮은 수치들은 아직 진단을 받지 않아서 분석에 포함되어서는 안되는 3세 아이들에 대한 분포로 측정됐다.

단순한 사실은 브릭에서는 자폐증 비율이 0에서 아주 짧은 시간에 거의 100명에 1명씩 아주 심각한 증가추세에 있었다는 것이다. 거짓보고는 유야무야 넘어가려는 계획적인 질병관리본부의 행태라고 할 수 있다. 만일 그들이 정직하게 자료를 분석했다면, 자폐증 유행의 원인이 지금쯤은 이미 확인됐을 것이다. 주류언론들은 기계적으로 백신 안전에는 문제가 없다고 해설하고 있다. 예를 들어, 우리는 아래와 같은 이야기를 듣는다.

A. 소아 백신에서 티메로살을 제거했지만, 자폐증의 발생은 감소하지 않았다. 그러므로, 티메로살 함유 백신이 자폐증을 유발하지는 않는다.

B. 10명의 유아가 캘리포니아에서 발생한 백일해로 사망했다.[54] CNN 기사는 백일해는 백신으로 예방이 가능하다고 말하면서 자녀의 비접종을 선택한 부모들을 비난하는 보건관료의 말을 인용한다. 보건관료는 질병과 접촉하는 사람은 누구나 신생아 보호를 위해 백신접종을 해야 한다고 결론 내린다.

A는 결론을 뒷받침할만한 충분한 정보가 없다. 티메로살을 대다수 소아과 백신에서 제거한 것과 동시에 임신부와 소아기 백신(일부는 티메

로살 함유)의 수가 극적으로 증가했다. 티메로살 노출은 감소했지만, 백신보조제로 사용하는 알루미늄처럼 다른 백신의 또 다른 노출로 누적되는 부담은 증가했다. 이렇게 잠재적으로 '뒤죽박죽을 만드는 요인들'의 영향을 별개로 생각할 수 없다.

B는 부적절하게 생태학적 자료를 근거로 질병 발생과 백신 비접종을 연관시키는 예이다. 생태학적 연구는 분석 단위가 개인이 아니라 집단이다. 사실 이 아이들의 사망원인이 백일해인지에 대한 증거도 없다. 보건관료들은 백신 부작용은 부작용이 아니라 우연하게 일어난 일이라고 발표하고, 이런 질병은 증거도 없이 백일해 때문이라고 확정한다. 백일해 백신이 광범위하게 대부분 아이에게 접종되고 있다는 사실을 살펴보면 이런 주장은 더욱 의아한 것이다. 실제로는 백일해에 걸린 많은 아이들이 백신을 접종했다고 조사된다. 그렇기 때문에 사망원인이 백일해 때문이라고 하더라도 이것이 백신 비접종이나 다른 사람에게 전염되어서 일어난 일이라고 단정할 수 없는 일이다.

생태학적 연구는 개인 간 인과관계를 평가할 수 없다. 이렇게 되면 술 소비가 많은 지역에서 교통사고가 적게 발생한다는 사실로 개인의 음주운전이 안전하다고 결론 내리는 황당한 일이 벌어진다. 이런 것을 '생태학적 오류'라고 부른다.

결론

그동안 백신안전에 대한 과학에는 큰 잘못이 있었다. 그러나 전에는 인정받지 못했던 백신의 위험과 상해를 연구하는 전문적인 과학의 몸집도 점차 커져나가고 있다. 위트슨의 영장류 연구, 굿맨과 갈라허의 B 형간염 연구, 데소토의 수은과 자폐증에 대한 메타분석, 환경보호국의 자폐증 유행의 전환점 연도 연구 등, 전에는 주목 받지 못했던 이런 연구들이 더 많은 연구의 필요성을 강력히 요구한다.

　개인인권센터는 증거에 기초한 백신 안전성 과학을 위한 자금지원을 강하게 지지한다. 이들 연구는 정부자금이 지원되어야 하지만, 결과에 대해 이해관계가 없는 독립연구가들에 의해 수행되어야 한다. 이 연구는 백신접종을 장려하고 백신에 대한 공공신뢰를 확보하는 직무를 가지고 있는 기관에 의해 수행될 수는 없다. 정부가 이런 의료상품에 대한 기초과학 연구에 자금지원은 하지 않는 채, 동시에 이를 권고하고 강제하는 것은 깊은 윤리적 문제를 일으킨다.

2010년 이후 동료 전문가가 검토한 연구들

이 책의 초판이 2010년 12월에 인쇄에 들어간 후로, 백신 안전성에 대한 관심을 불러일으키는 새로운 연구가 계속 축적됐다. 톰리자노빅과 쇼는 백신과 자폐증 유행사이의 잠재적 연관성에 대한 직접적인 증거를 『무기생화학 저널』에 발표했다.[55] 저자들은 다음을 지적했다.

(a) 가장 높은 자폐증 유행이 나타난 나라의 아이들이 백신 내 알루미늄 보조제에 가장 많이 노출됐다.[56]
(b) 알루미늄 보조제 노출 증가는 미국 내 자폐증 증가와 유의하게 관련이 있다($r=0.92$, $p<0.0001$).

(c) 취학 전 아동들에게 접종된 백신 내 알루미늄 용량(특히 생후 3~4
  개월)과 서방 7개국의 현재 자폐증 유행 사이에는 유의한 상관관
  계가 있다(r=0.89-0.94, p=0.002).

이런 자료를 기초로 저자들은 집단수준에서 모든 연령대에 대해 알
루미늄 보조제의 안전성에 관한 더 엄격한 평가를 요청했다.
  백신접종의 잠재적 손상에 대한 추가 증거는 유아사망률과 접종되는
백신 수의 관계에 대한 보고서에서도 나타났다.[57] 밀러와 골드만은 사
회경제적 복지와 공중보건상태의 중요지표가 유아사망률이라고 말한
다. 유아사망률과 백신접종 증가를 비가중 평균 선형회귀분석으로 분
석한 결과 통계적으로 유의하게 상관관계가 있었다(r=0.99, p=0.0009). 그
들은 이 결과에 대해 면밀한 추가 연구를 요청했다.
  『일반정신의학집』에는 스탠포드 대학 연구자들이 자폐증 유행의 주
요 환경적 요인에 대해 발표했다.[58] 이 쌍둥이 연구는 자폐증의 발생학
적 유전율(유전이 되는 확률)과 환경영향에 대한 엄격한 정량 평가가 사
용됐다. 저자들은 자폐증이 보통의 발생학적 유전율을 갖는다고 이야
기한다. 하지만 환경요소가 유전보다 훨씬 더 자폐증의 실질적인 요인
이라고 결론 짓는다. 이 발견의 특별한 의의는 예전에는 과소평가하던
가능성을 확인한 것이 아니라, 일란성과 이란성 쌍둥이를 비교하여 시
간이 지남에 따라 유전율이 일치하는지 그 변화를 살펴본 것이다.
  2006년에 레이드가 지적한 것처럼 유전율이 실제적으로 떨어지는
것(사전에 과대평가되지 않았다면)은 환경적인 영향이 증가한다는 증거이
다.[59] 이 기간에 어떤 환경독소들에 대한 노출이 증가했는지가 주요 관
심대상인 것이다.

2012년에 쉬비 등은 부모의 태생과 자폐스펙트럼장애 사이의 연관성을 발견했다.[60] 이 연구는 미국 태생 백인과 히스패닉계 아이들 사이의 자폐증 유행을 비교했고, 부모가 미국 태생인 히스패닉계 아이들에 비하여 부모가 외국 태생인 히스패닉계 아이들이 자폐증에 덜 걸린다는 것을 발견했다. 초기 백신접종 여부와 외국 태생 부모들의 아이들이 더 적은 접종을 했을 가능성에 대해 조사할 가치가 있다.

백신접종, 자폐증 유행, 단순언어장애의 연관성에 대한 연구가 미국의 한 주에서 2001~2007년에 이뤄졌다. 드롱은 회귀분석을 사용해서 가구 소득과 인종 등을 비교했다.[61] 이 연구에서는 통계적으로 유의하게 백신접종이 많을수록 자폐증이나 언어장애 진단이 높게 나왔다. 접종비율이 1% 증가할 때마다, 장애 진단이 1.7%(산술적으로는 680명)이 늘어났다. 부모의 태도나 보살핌 방식의 차이는 결과에 영향을 미치지 않았다. 백신접종 수는 다른 신체장애와 유의한 관련성을 보이지 않았다. 또한 소아과 의사의 수와 진단증가와도 관련이 없었다. 저자는 이 자료가 백신에서 티메로살을 제거했음에도 불구하고 발달장애가 계속 늘어나고 있는 것에 대해 백신의 책임을 나타낸다고 결론 내리며, 더 많은 조사를 요청했다.

이 자료들은 1990년 출생자 10,000명당 6.2명에서 2001년 출생자 10,000명당 42.5명으로 증가하는 자폐증 발병률에 대한 2009년 헤르츠와 피치오토의 연구를 지지한다.[62] 이 연구에서 저자들은 자폐증이 더 어린 나이에 진단되는 현실, 인구이동, 진단기준의 변화, 경미한 자폐증 포함 등과 같은 잠재적 요인에 의해 설명될 수 없다고 주장했다.

질병관리본부는 『2012년 질병 및 사망 주간보고서』에서 아동 88명에 1명(남자아이 54명에 1명)에게 자폐스펙트럼장애가 있다고 발표했다.[63] 위와 같은 연구들은 이런 현실에 강한 환경적 요인이 있다는 것을 말해 준다. 자폐와 발달장애 감시 네트워크에 따르면, 뉴저지에서 자폐증 발병률은 아동 49명에 1명(남자아이 29명에 1명)일 정도로 엄청나다. 미국에서 11번째로 사람이 많은 주인 뉴저지는 가장 오염된 주 가운데 하나이다.[64] 또한 뉴저지는 보육원과 학교 입학허가 조건으로 가장 많은 백신접종을 요구한다.[65]

✒ 이 글을 쓴 캐롤 스토트(Carol Stott)는 맨체스터 대학 심리학과를 졸업했다. 케임브리지 대학 특수언어장애 유행병학으로 박사 학위를 받았고, 런던 대학교 위생학 및 열대의학과에서 유행병학 석사를 받았다. 스토트는 13년간(1991~2004년)을 케임브리지 대학 정신의학과 및 자폐증 연구센터(ARC)에서 발달장애의 유전자형-표현형 연구와 자폐스펙트럼 장애가 빈번하게 나타나는 인구에 대한 유행병학 연구를 하는 연구원으로 보냈다. 최근 영국 과학회의 Chatered 과학자로 인증 받았다. 현재 영국과 미국의 많은 단체에게 방법론적 문제와 통계분석에 대해 자문하고 있다. 그녀는 유행병학의 경험을 살려, 어린이 발달장애에 있어서 환경적 원인을 연구하여 새로운 이론을 발전시키는 것을 목표로 삼고 있다. 영국의 훈련과 진단 컨설팅 회사인 BeginningwithA에서 훈련과 진단 컨설턴트를 이끌고 있다. The Autism File의 과학부문 편집자이다.

✒ 이 글을 쓴 앤드류 웨이크필드(Andrew Wakefield)는 영국의 소화기병 학자, 외과의사, 병리학자이다. 백신과 장 염증, 신경손상 사이의 관련성을 최초로 제기한 사례연구인 1998년 란셋 논문의 주저자이다. 런던 대학교 세인트 메리병원 메디컬스쿨에서 학위를 받았다. 염증성 장 질환에 특별한 관심을 가지고 있었고 위장수술 경력을 쌓았다. 수많은 상을 받았으며, 140편의 과학논문, 공저, 과학논평을 발표했다. 백신과 신경학적 손상에 대한 획기적인 연구를 한 결과 그는 직업, 조국, 경력, 의사면허를 잃었다. 그가 쓴 『Callous Disregard: Autism and Vaccine-The Truth Behind a Tragedy』는 베스트셀러가 되었다.

〈부록〉백신 안전에 대한 기초 연구

백신 안전성 연구의 이해관계

Account Res. 2012;19(2):65-88.

DeLong G. Department of Economics and Finance, Baruch College, New York, New York, 10010, USA. Gayle.delong@baruch.cuny.edu

이해관계는 백신 안전성 연구를 흐릿하게 한다. 연구후원자들은 백신 부작용의 객관적인 연구를 방해할만한 주요한 이해관계를 가지고 있다. 백신업체, 보건관료, 의료 저널은 백신의 위험성을 인정하길 꺼려하는 재정적이고 관료적인 이유가 있을 수 있다. 반대로 어떤 단체들은 백신의 위험을 발견하는 연구를 후원할만한 입법상, 재정상의 이유가 있을 수 있다. 백신-자폐증에 대한 논쟁을 실례로 들면서, 이 논문은 이들 단체들 면면의 이해관계를 열거하고, 백신 안전성 연구에 대한 현재 상태를 살펴보고, 이해관계를 개선하기 위한 해결책을 제시한다. 백신 안전성 연구에서 이해관

계를 최소화하는 것은 연구의 편견을 감소시켜, 백신 프로그램의
신뢰를 회복할 수 있게 한다.

PMID: 22375842 [PubMed-indexed for MEDLINE]

HEPA1-6세포 사멸을 유도하는 B형간염 백신

Apoptosis , 2012 May;17(5) 516-27. doi : 10.1007/s10495-011-0690-1.

Hamza H, Cao J, Li X, Li C, Zhu M, Zhao S. Key Lab of Agricultural Animal Genetics,
Breeding, and Reproduction of Ministry of Education, College of Animal Science and
Technology, Huazhong Agricultural University, Wuhan, People's Republic of China.
Heyam68_hamza@yahoo.com

백신은 해로운 부작용이 있을 수 있고, 이런 것들은 알루미늄 같
은 화학 첨가제의 함유와 유력한 관련이 있다. 이 연구는 B형간염
백신이 유발한 세포 독성을 기계론적으로 조사할 수 있는 시험관
모델 시스템을 만들고, 백신 유발 세포사의 기전을 조사했다.

생쥐의 간종양 세포 라인 Hepa1-6에 보조제(알루미늄 수산화물)가
첨가된 B형간염 백신(ml당 0.5와 1μg단백질) 2회 투여량을 처리한 후
에, 세포 보전 상태를 24, 48, 72시간 후에 측정했다.

유세포 분석기와 투넬 어세이(TUNEL assay)로 분석한 결과 B형간염
백신 투여는 세포 자살을 증가시켰다. 백신 투여는 활성화된 카스
파제3의 수준을 유의미하게 증가시켰다. 카스파제3은 세포 자살의
단계적 증폭 과정에 핵심적인 영향을 미친다. 초기 전사는 qRT-
PCR에 의해 조사됐다. B형간염 백신 투여는 유전자 부호화에 핵

심적인 카스파제7, 카스파제9, ICAD, ROCK-1, Apaf-1을 유의성
있게 높였다.

분열 카스파제 3,7의 상승은 웨스턴 브로트로 분석됐다. Apaf-1
과 카스파제9의 표현은 세포사가 미토콘드리아의 시토크롬c 방출
로 카스파제 활성 복합체의 조합을 유발하여 고유 세포 사멸 통로
에서 이뤄진다는 것을 알게 한다. 보조제가 첨가된 적은 분량의 B
형간염 백신을 Hepa1-6 세포에 투여해도 미토콘드리아의 보전성
을 약화시키고, 세포 자살 유발과 세포 사멸을 일으킨다. 세포 사
멸 효과는 적은 분량의 백신(0.3, 0.1, 0.05μg/ml)에 처리된 C2C12 생
쥐의 근육모세포 세포계에서도 관찰됐다. B형간염 백신의 세포 사
멸 효과는 생쥐의 간에서도 발견됐다.

PMID: 22249285 [PubMed-in process]

자폐스펙트럼장애의 유행

Centers for Disease Control and Prevention Morbidity and Mortality Weekly Report
(MMWR); Surveillance Summaries; March 30, 2012 / 61(SS03);1-19.

Autism and Developmental Disabilities Monitoring Network Surveillance Year 2008
Principal Investigators.
Corresponding author: Jon Baio, EdS, National Center on Birth Defects and
Developmental Disabilities, CDC, 1600 Clifton Road, MS E-86, Atlanta, GA 30333.
Telephone: 404-498-3873; Fax: 404-498-3550; Email: jbaio@cdc.gov

배경: 자폐스펙트럼장애(이하 ASD)는 사회적인 상호작용과 소통의
결함, 제한되고 반복되는 판에 박은 방식의 행동이 특징인 발달장

애이다. 증상은 일반적으로 3세 이전에 뚜렷이 나타난다. 생물학적으로 진단하기 어렵고, 임상 정의가 계속 바뀌어 왔고, 복잡한 특성을 가지고 있어서 ASD 유행을 관찰하는 데 어려움이 있다. 정확한 자료 보고는 인구 집단 내에서 ASD 유행을 이해하는 데에 필수적이고, 직접적인 연구를 도울 수 있다.

조사 방법: 자폐와 발달장애 감시(ADDM) 네트워크는 미국 내 14구역 안에서 거주하는 부모나 보호자를 가진 8세 아동의 ASD 유행을 조사하고, 다른 특징들은 관찰하는 활동적인 감시체계이다. ADDM은 의료인이나 가족의 ASD 진단 보고나 아이 상태를 분류하는데 의존하지 않는다. 대신 정보는 출생부터 8세까지 어느 시기에 ASD 증상이 보이기 시작했는지를 평가한 기록에서 얻는다. 질병관리본부가 실시한 기초 연구에서 8세가 최고 유행 기준점이기 때문에 ADDM은 8세 아이들에게 초점을 둔다. 진단 표준인 DSM-IV-TR에 일치하는 행동을 보이는 아이들은 자폐증, 전반적 발달장애(PDD-NOS, 비전형 자폐 포함), 아스퍼거 장애 등이 포함된다.

처음에 ADDM은 지역 내 전문가가 여러 자료를 종합하여 실시한 포괄적인 평가를 추출하고 선별한다. 자료는 일반 소아과, 발달장애 특수 프로그램 단체 등에서 수집된다. 또한 공립학교에서 특수교육을 받는 아이들의 기록도 검토된다. 다음 단계에서 훈련된 의사가 첫 단계에서 선별된 자료를 평가하여 ASD를 결정한다. 정의와 관찰법이 지금까지 달라지지 않았기 때문에 이전의 결과와 비교할 수 있다. 이 보고서는 미국 내 14 ADDM 구역에 대한 2008년도 ASD 유행 평가를 제공한다. 또한 ASD 아이들의 인구집단 특성을 기술하고, 2008년과 2002년, 2006년을 비교하고 있다.

결과: 전체 지역의 2008년 ASD 유병률은 8세 아이 1000명 당 11.3명(88명에 1명)이었다. ASD 유병률은 지역에 따라 다양했다(1000명당 4.8~21.2명). 또한 성별, 인종, 민족에 따라 다양하게 분포했다. 남아 약 54명당 1명, 여아 252명당 1명이 ASD를 가지고 있었다.

2006년과 비교했을 때 ASD는 23% 증가했다. 2006년, 2008년 모두 자료가 수집된 11개 지역에서 1000명당 9명에서 11명으로 늘었다. 2002년 자료와 비교하면 78% 증가했다. 2002년과 2008년 모두 자료를 제출한 13개 지역에서 6.4명에서 11.4명으로 늘었다. ADDM 네트워크 지역은 전국적인 표본을 대표하지 않기 때문에, 이런 평가가 미국 전체로 일반화되어서는 안 된다.

해석: 자료는 ADDM 지역에서 ASD가 지속적으로 증가하고 있음을 증명한다. 자폐증에 대한 자각이 늘어나서 서비스에 찾아오는 사례가 늘고 있는 것인지 실제로 자폐증이 늘고 있는 것인지 해석하긴 어렵다. ASD는 미국 공중보건의 중요한 관심사가 되고 있다. 잠재적인 위험 요소를 파악하고, ASD 환자와 가족들에게 필수적인 지원에 대한 요구가 지속되고 있다.

공중보건 활동: 상대적으로 짧은 기간 동안에, 전반적으로, 인구 집단의 다양한 하위 집단들에서 ASD가 실제적으로 증가 경향을 띠고 있다. 이것은 양적으로나 패턴을 파악해야 하는 필요성을

만들었다. 지난 10년간 격년으로 평가를 실시한 ADDM 네트워크
는 2010년에도 ASD와 다른 발달장애의 유행과 특징을 조사했다.
ASD가 증가하는 것에 대한 다양한 요인을 파악하기 위한 추가 연
구가 필요하다. ADDM 네트워크 조사자들은 이런 요인들을 지속
적으로 탐구하고 있다. 특정 하위집단 간에 ASD 특징의 불일치에
초점을 맞추어 이것이 ASD 유행을 바꿀 수 있는지 연구하고 있다.
질병관리본부는 다른 정부기관과 민간단체들과 협력하여 ASD의
위험 요인을 파악하여 ASD 환자들과 가족의 요구를 충족시키기
위해 노력하고 있다.

부모 출생지와 ASD의 관계: 미국 출생 비히스패닉계 백인과 히스패닉계 아이들

Disabil Health J. 2012 Jan;5(1) 18–25. Epub 2011 Nov 3.

2007, National Survey of Children's Health Schieve LA, Boulet SL, Blumberg SJ, Kogan
MD, Yeargin–Allsopp M, Boyle CA, Visser SN, Rice C. National Center on Birth Defects
and Developmental Disabilities, Centers for Disease Control and Prevention, Atlanta,
GA 30333, USA. LSchieve@cdc.gov

배경: 일부 연구에서 엄마와 아이의 출생 국가가 다르면 자폐스펙
트럼장애(ASD) 유행이 달라진다고 제안한다. 2007년 아동건강 통계
조사(NSCH)에서는 미국 태생 비히스패닉 백인(NHW, n=37,265)과 미
국 태생 히스패닉(n=4,690) 아이들 사이에 ASD와 부모 출생지 사이
의 연관성을 조사했다.

방법: 인종—민족과 부모 출생지 변인들로 ASD유행을 평가했다.

부모가 둘 다 미국 출생인 비히스패닉 백인 아이들에 대한 유병률은 아이의 나이, 성별, 치료 여부에 따라 조정됐다. 제도권 시설에 없었던 아이들에는 가중치를 뒀다. 표준 오차는 복잡한 표본 설계에 따라 조정됐다.

결과: 둘 다 미국 출생인 부모를 가진 비히스패닉 백인 아이들의 ASD 유병률은 1.19%였다. 외국 출생의 엄마나 아빠를 가진 비히스패닉 백인 아이들도 유사했다. 둘 다 미국 출생인 부모와 둘 다 외국 출생 부모를 둔 히스패닉 아이들에서는 현저한 차이가 있었다(2.39% vs 0.31%, p=.05). 보정 이후에도 비히스패닉 백인 아이들과 히스패닉 아이들의 유병률은 현저하게 달랐다. 부모가 모두 외국 출생인 히스패닉 아이들은 낮은 유병률(0.2%)을 보였고, 부모가 모두 미국 출생인 히스패닉 아이들은 높은 유병률(2.0%)을 보였다.

결론: 이전의 비히스패닉 백인과 히스패닉 아이들의 ASD 비교 연구는 인종, 민족 집단이라는 주요 차이점을 놓치고, 부모 출생지를 고려하지 않는 집단 구성에 근거했다. 히스패닉 아이들에 대한 초기 ASD 발견을 향상시키려는 지속적인 노력이 필요하다.

PMID: 22226294 [PubMed-indexed for MEDLINE]

미국에서 자폐증 유행과 소아 백신접종의 명확한 연관성

J Toxicol Environ Health A. 2011;74(14):903-16.

DeLong G. Department of Economics and Finance, Baruch College, New York, New York, 10010, USA. Gayle.delong@baruch.cuny.edu

1990년대에 시작한 미국 내 가파른 자폐증 발병의 상승 이유는 불가사의하다. 개개인이 자폐증에 대한 유전적인 소인이 있을지라도, 연구자들은 하나 이상의 환경적인 자극들을 의심한다. 이 자극 중에 소아 백신접종이 있다. 가정 소득과 민족을 통제 변인으로 하여 2001~2007년에 2살까지 권장 백신들을 받은 미국 아이들 비율과 자폐증이나 언어장애 비율 사이를 회귀분석을 이용해 분석했다. 관계는 통계적으로 명확하게, 유의미하게 나타났다.

백신접종이 많아질수록 자폐증과 언어장애 비율이 높아졌다. 백신접종 1% 증가에 따라 장애 아이들이 680명 늘어났다. 백신접종 비율이 어떤 다른 장애나 소아과 의사의 숫자와 통계적으로 유의미한 관련이 없었고, 부모의 태도나 보살핌 방식도 결과에 영향을 주지는 않았다. 결과는 많은 백신에서 수은 성분이 제거됐지만, 다른 문제들이 백신을 자폐증과 연결시킬 수 있다고 제안한다. 백신과 자폐증 간 연관성에 대한 더 많은 연구가 요구된다.

PMID: 21623535 [PubMed-indexed for MEDLINE]

알루미늄 백신 보조제가 자폐증 유행의 원인인가?

J Inorg Biochem. 2011 Nov;105(11):1489-99. Epub 2011 Aug 23.

Tomljenovic L, Shaw CA. Neural Dynamics Research Group, Department of Ophthalmology and Visual Sciences, University of British Columbia, 828 W. 10th Ave, Vancouver, BC, Canada V5Z 1L8. lucijat77@gmail.com

자폐스펙트럼장애(ASD)는 심각하고 다중적인 발달장애이고 전 세계적으로 긴급한 공중보건의 관심사이다. 면역기능 장애와 뇌기능 손상은 ASD의 핵심 증상이다. 백신 보조제로 가장 흔하게 사용되는 알루미늄은 증명된 신경 독성물질이고 강력한 면역 자극물이다. 알루미늄 보조제는 신경 면역질환을 일으킬 수 있는 가능성을 가지고 있다.

아이들에게 보조제 독성을 평가할 때 두 가지의 주안점을 고려해야 한다. 먼저 아이들의 독특한 생리 기능은 독성에 훨씬 더 취약하기 때문에 '작은 어른'으로 간주해서는 안 된다. 만약 극소수 백신의 알루미늄 노출만으로 어른들에게 인지 손상과 자가면역을 일으킬 수 있다면, 알루미늄이 들어 있는 18개 백신을 접종해야 하는 현재의 소아 백신 일정이 안전한지 질문하는 것은 합리적이다. 백신에 들어있는 알루미늄이 서방 세계의 ASD 유행을 일으켰는지 알아보기 위해 힐의 기준을 사용하여 상관관계를 연구했다. 결과는 다음과 같이 나타난다.

(1) 가장 높은 ASD 유행을 나타낸 나라의 아이들이 백신 속 알루미늄 노출이 가장 높다.

(2) 알루미늄 보조제 노출 증가와 20년 동안 관찰된 미국 내 ASD 증가와는 통계적으로 유의미하게 관련이 있다 ($r=0.92$, $p<0.0001$).

(3) 취학 전 아동에게 투여된 알루미늄의 양과 현재 서방 7개국의 ASD 유행과 유의미하게 상관관계가 있으며, 특

히 생후 3~4개월에 두드러진다(r=0.89−0.94, p=0.0018−
0.0248).

힐의 기준에 자료를 적용하면 백신의 알루미늄과 ASD 사이에는
인과관계가 있다. 아이들은 알루미늄 노출에 따른 합병증에 가장
취약한 인구 집단이기 때문에, 알루미늄 보조제의 안전성에 대한
엄정한 평가가 필요하다.
PMID: 22099159 [PubMed−indexed for MEDLINE]

자폐증을 가진 쌍둥이들의 유전과 환경적 영향

Arch Gen Psychiatry. 2011 Nov;68(11):1095−102. doi: 10.1001/archgenpsychiatry.
2011.76. Epub 2011 Jul 4.

Hallmayer J, Cleveland S, Torres A, Phillips J, Cohen B, Torigoe T, Miller J, Fedele A,
Collins J, Smith K, Lotspeich L, Croen LA, Ozonoff S, Lajonchere C, Grether JK, Risch
N. Department of Psychiatry, Stanford University School of Medicine, USA. joachimh@
stanford.edu

배경: 자폐증은 일란성과 이란성 쌍둥이 사이의 발생에 큰 차이가
있기 때문에, 유전성이 높은 신경발달장애로 여겨진다.
목표: 자폐증에 대한 발생학적 유전율의 엄밀한 정량 평가와 공유
된 환경 영향을 알아본다.
참가자: 1987년과 2004년 사이에 태어난 아이 중에 1명이라도 ASD
인 쌍둥이를 캘리포니아 발달국을 통해 확인했다.
측정: 개정된 자폐증 진단 인터뷰와 관찰 스케줄에 따른 구조화된

진단 평가를 192쌍의 쌍둥이에게 실시하였다. 일치율이 계산됐고 매개변수 모형은 두 가지로 한정했다. 1개는 좁은 의미의 자폐증(엄밀한 자폐증), 1개는 넓은 의미의 ASD였다.

결과: 엄밀한 자폐증은 남자 쌍둥이의 Probanwise일치는 40쌍의 일란성 쌍둥이에서 0.58(95% CI, 0.42-0.74)이었고, 31쌍의 이란성 쌍둥이에서 0.21(95% CI, 0.09-0.43)이었다. 여자 쌍둥이에서는 7쌍의 일란성 쌍둥이에서 0.60(95% CI, 0.28-0.90)이었고, 10쌍의 이란성 쌍둥이에서 0.27(95% CI, 0.09-0.69)이었다.

ASD는 남자 쌍둥이의 45쌍의 일란성 쌍둥이에서 0.77(95% CI, 0.65-0.86)이었고, 45쌍의 이란성 쌍둥이에서 0.31(95% CI, 0.16-0.46)이었다. 여자 쌍둥이에서는 9쌍의 일란성 쌍둥이에서 0.50(95% CI, 0.16-0.84)이었고 13쌍의 이란성 쌍둥이에서 0.36(95% CI, 0.11-0.60)이었다. 분산이 넓게 되어 있는 이유로는 환경적 영향을 공유하는 것(55%; 95% CI, 9~81% 자폐증, 58%; 95% CI, 30~80% ASD)과 일반적인 유전율(37%, 95% CI, 8~84% 자폐증, 38%; 95% CI, 14~67% ASD)이 제시됐다.

결론: 쌍둥이에 있어 ASD 민감도는 일반적인 발생학적 유전율과 공유된 환경적 영향에 영향을 받는다.

PMID: 21727249 [PubMed-indexed for MEDLINE]

유아사망률과 백신 투여량의 회귀 분석: 생화학적인 독성인가, 독성 간 상승 작용인가?

Hum Exp Toxicol. 2011 Sep;30(9):1420-8. Epub 2011 May 4.

Miller NZ, Goldman GS. Think Twice Global Vaccine Institute, USA. neilzmiller@gmail.com

유아사망률은 한 국가의 사회 경제적 복지와 공중보건 상태의 가장 중요한 지표 중 하나이다. 미국의 소아 백신일정은 1살 이하의 유아들에게 26회 백신을 투여하도록 되어 있다. 이것은 세계에서 가장 많은 것이다.

33개 국가들의 유아사망률은 미국보다 낮다. 선형회귀를 이용하여, 34개 국가의 백신접종 일정표를 조사했다. 유아사망률과 백신 투여량 간의 상관계수는 $r=0.70(p<0.0001)$로 나타났다.

국가들은 투여 백신의 수에 따라 12~14개, 15~17개, 18~20개, 21~23개, 24~26개 다섯 집단으로 나누었다. 집단별로 평균이 계산됐다. 산술 평균에 대한 선형 회귀분석에서 백신 투여량과 유아사망률 간에는 통계적으로 유의한 높은 상관관계가 나타났다 $(r=0.992, p=0.0009)$.

Tukey-Kramer검사로 분석한 결과 12~14개 집단과 21~23개, 24~26개 집단 간에는 유아사망률에 통계적으로 유의미한 차이가 있었다. 백신 투여량, 생화학적 독성, 상호 상승작용을 하는 독성과 유아사망률과의 상관관계에 대한 더욱 세밀한 연구가 필수적이다.

PMID: 21543527 [PubMed-indexed for MEDLINE] PMCID: PMC3170075

겉도는 자폐증 문제의 해결: 중금속과 발병률

Acta Neurobiol Exp (Wars). 2010;70(2):165-76.

DeSoto MC, Hitlan RT. Department of Psychology, University of Northern Iowa, Cedar Falls, Iowa, USA. cathy.desoto@uni.edu

자폐증 유행의 이유는 전문적인 논쟁의 주요 주제이다. 자폐증 상승이 환경적 독성 노출과 관련됐는지 알아봤던 일부 연구(Soden 외 2007, Barbaresi 외 2009, Thompson외 2007)를 비평하면서 우리가 가지고 있는 과학적 지식의 현실을 평가해 보고자 한다. 자폐증과 중금속 독성 간의 경험적 연구도 추가했다. 우리 의견으로는 경험적 연구에서 중금속 독성이 연결되어 있다는 증거가 발견된다. 자폐증 진단이 늘어나는 이유는 다면적이지만, 오늘날 건강 주제에 있어 이유를 찾아내는 것은 아주 중요한 문제이다. 과학적 연구는 자폐증과 독성노출 간 상관관계를 거부하지 않는다는 것이 우리 결론이다.

PMID: 20628440 [PubMed-indexed for MEDLINE]

자폐장애의 누적 발병률 증가 시기

Environ Sci Technol. 2010 Mar 15;44(6):2112-8.

McDonald ME, Paul JF. National Health and Environmental Effects Research Laboratory, U.S. Environmental Protection Agency, MD-B343-06, Research Triangle Park, North Carolina 27711, USA. mcdonald.michael@epa.gov

자폐장애는 유년기 초기에 확인되는 전형적으로 심각한 신경발달 장애이다. 유전과 환경 모두 병인으로 작용한다. 자폐 환자의 수는 근래 극적으로 증가하고 있다. 하지만 이 증가가 어디까지 사실인지는 잘 모른다. 만약 사실이라면, 병에 걸리기 쉬운 인구 집단들은 대조 가능한 외부 요인에 노출되고 있을 것이다. 약 10년 정도 장기간 연구들을 중심으로 자폐증 문헌을 확인하여, 각 코호트에 대한 자폐증의 누적 발병률을 측정하여, 처음으로 누적 발병률이 증가했던 변환점을 고찰했다.

덴마크, 캘리포니아, 일본, 세계적으로 여러 연구들을 활용해서 고찰한 결과, 대략 변환점은 1988~1989년으로 확인됐다. 일본 연구(1988~1996년)는 누적 발병률이 지속적으로 증가해서 변환점을 산정할 수 없었다. 증가하는 자폐증 원인에 대한 논쟁이 있긴 하지만, 증가는 사실이고 외부 환경 요인을 수반하고 있을 가능성은 존재한다. 자폐증 발병률 증가 시기 확인은 잠재적인 이유가 될 수 있는 환경 자극 요인을 걸러내는 데 도움을 줄 것이다.

PMID: 20158232 [PubMed-indexed for MEDLINE]

남자 신생아의 B형간염 백신접종과 자폐증 진단

J Toxicol Environ Health A. 2010;73(24):1665-77.

NHIS 1997-2002, Gallagher CM, Goodman MS. PhD Program in Population Health and Clinical Outcomes Research, Stony Brook University Medical Center, State University of New York at Stony Brook, Stony Brook, New York, USA. cmgallagher@notes.cc.sunysb.edu

B형간염 백신접종은 1991년 미국 신생아들에게 권고됐다. 안전성

조사 결과는 들쭉날쭉하다. 남자 신생아들의 B형간염 백신접종과 부모 자폐증 진단 보고 사이의 관련성을 측정했다. 이 교차 단면 연구는 국가 보건 면담조사(NHIS)의 1997~2002년 자료집에서 얻어진 가중 확률 표본을 이용했다. 백신접종은 백신접종 기록 문서로 측정했다.

1999년 이전에 태어난 3~17세 남자 아이들 사이에서 신생아기 B형간염 백신접종과 관련된 자폐증 진단 확률을 산정하기 위해 로지스틱 회귀분석을 이용했다. 인종, 어머니 학력, 부모 가족 변인에 대해 보정했다. 신생아 때 접종한 남아들은 접종을 받지 않거나 생후 1개월 이후에 접종한 남아들에 비하여 자폐증 진단이 3배 높았다. 백인 남아들은 백인이 아닌 남아들보다 자폐증 진단 비율이 64% 낮았다.

결론적으로 1999년 이전에 B형간염 백신을 신생아 때 맞은 남아들은 신생아 때 접종하지 않은 남아들에 비해 자폐증 비율이 3배 높았다. 1999년 이전(백신접종 기록 이후부터)에 B형간염 백신을 접종한 미국 남자 신생아들이, 같은 시기에 백신접종을 하지 않은 남아들에 비해서 부모들의 자폐증 진단 보고가 3배 높았다. 백인이 아닌 남아들이 더 큰 위험을 지니고 있었다.

PMID: 21058170 [PubMed-indexed for MEDLINE]

히말라야 원숭이 유아의 편도체 성장과 오피오이드 리간드 결합에 대한 소아 백신의 영향: 예비 연구

Acta Neurobiol Exp (Wars). 2010;70(2):147-64.

Hewitson L, Lopresti BJ, Stott C, Mason NS, Tomko J. Department of Obstetrics and Gynecology, University of Pittsburgh School of Medicine, Pittsburgh, PA, USA. lch1@ pitt.edu

이 장기적이고 대조군이 있는 예비 연구는 미국 소아 백신일정(1994~ 1999년)에 따라 모든 백신을 접종한 히말라야 원숭이 유아의 편도 체 성장을 조사했다. 장기적으로 구조적, 기능적 신경 영상을 촬영하여 뇌 발달에 있어 백신의 주요 영향을 알아봤다. 백신이 집중되는 두 시기인 4개월과 6개월에 백신 접종군과 식염수 접종군으로 나눠 MRI와 PET 촬영이 실시됐다. 부피측정 분석에서 비접종군은 시간이 지나면서 편도체 부피가 성숙해졌지만, 백신접종군은 그런 변화를 보이지 않았다.

좌측 편도체를 검사해 보면 접종군에서 오피오이드 길항제[11C]디프레놀핀(DPN)의 결합이 시간이 지나도 상대적으로 일정하게 유지됐다. 비접종군의 [(11)C]DPN 결합은 유의성 있게 감소했다. 이런 결과들은 편도체 부피가 성숙되는 변화와 편도체 [(11)C]DPN 결합 능력이 백신접종을 한 히말라야 원숭이 유아에서 유의성 있게 달라졌다는 것을 의미한다.

히말라야 원숭이 유아는 특별한 환경적 노출과 신경 발달에 대한 구조적/기능적 신경 영상촬영을 연구할 수 있는 적절한 동물 모델이다.

PMID: 20628439 [PubMed-indexed for MEDLINE]

티메로살이 포함된 B형간염 백신을 받은 신생아 영장류에서 신생아기 반사의 습득 지연: 임신 주기와 출생시 몸무게에 미치는 영향

J Toxicol Environ Health A. 2010 Jan;73(19):1298-313.

Hewitson L, Houser LA, Stott C, Sackett G, Tomko JL, Atwood D, Blue L, White ER.
Department of Obstetrics and Gynecology, University of Pittsburgh School of Medicine,
Pittsburgh, Pennsylvania, USA. lch1@pitt.edu

이 연구는 갓 출생한 히말라야 원숭이의 신생아기 반사 습득이 방부제인 티메로살이 들어있는 B형간염 백신 1회 투여로 영향을 받는지 조사했다. 티메로살은 몸무게에 맞춰 조정됐다. B형간염 백신은 생후 24시간 이내인 수컷 히말라야 원숭이에 투여됐다(n=13). 대조군은 생리식염수 위약 주사를 투여하거나(n=4), 아무 주사도 투여하지 않았다(n=3).

유아 원숭이들은 매일 9개의 생존, 운동신경, 지각 운동반사 등의 습득에 대해 검사됐다. 접종군에서 먹이찾기 반사, 입술내밀기 반사, 빨기 반사 습득이 비접종군에 비해 유의미하게 지체되었다. 비접종군은 신생아 반사들이 지체되지 않았다.

시불변 공변량과 독립변인으로 임신 주기와 출생 몸무게를 사용하여 접종과의 상호관계를 파악하기 위해 콕스 회귀분석을 사용했다. 임신주기와 출생 몸무게를 변인으로 사용했을 때, 접종군에서 먹이찾기 반사와 빨기 반사가 기준이 되는 시간보다 유의하게 발달이 지체됐다. 임신 주기, 출생 몸무게, 접종 간에는 여러 가지 상호작용이 있는데, 관련 작용을 포함하면 더 유의하게 알맞은 모델이 측정된다. 임신 주기가 짧거나 출생 몸무게가 낮을 경우 백신접종에 의한 역효과가 심화된다. 이 영장류 모델은 티메로살이 포함된 신생아기 B형간염 백신접종이 신경 발달상 해로운 결과들을 나타낸다는 것을 보여 준다. 특히 임신주기가 짧고 출생 몸무게가 낮은 원숭이 유아에서 그렇다. 티메로살의 영향과 조건들에게 대한 추가 연구가 필요하다.

PMID: 20711932 [PubMed—indexed for MEDLINE]

오컴의 면도날* 과 자폐증: 신경 발달 질환의 원인이 되는 신경 독성 증례

Neurotoxicology. 2009 May;30(3):331-7. Epub 2009 Mar 21.

DeSoto MC, Hitlan RT. Department of Psychology, University of Northern Iowa, Baker Hall, Cedar Falls, IA 50614-0505, United States. cathy.desoto@uni.edu

자폐 스펙트럼 장애(ASD)를 일으키는 환경적 유발 요인에 대한 많은 전문적 경고는 백신이라는 단일 노출 경로로 좁아지고 있다. 한편으로는 넓은 의미의 환경 독성에 대한 경험적 증거가 조용히 축적되고 있다. 최근 연구는 ASD 환자들에게 다양한 독성 수준이 비교적 높게 나타나고, 해독 능력도 떨어지는 것으로 나타난다. ASD 비율도 공해가 심한 지역에서 높을 수 있다. 이 보고서는 ASD 가 가장 높은 비율을 보여주는 지역은 미 환경보호국 공해방지자

---

*중세 영국의 철학자 오컴의 철학으로, 불필요하게 복잡하게 설명하지 말고 단순하게 하라는 뜻으로 쓰인다. - 옮긴이

금이 투입된 지역이라는 것을 보여준다(t=3.84, p=.0001). 과거보다 다양한 환경적 유발요인에 노출된 사람들이 유전적으로도 병에 걸리기 쉬워진 것도 자폐증이 늘어난 이유 중 하나이다.

PMID: 19442816 [PubMed—indexed for MEDLINE]

자폐증 유행의 예측 인자로서 환경적 수은 배출과의 근접성

Health Place, 2009 Mar;15(1):18–24. Epub 2008 Feb 12.

Palmer RF, Blanchard S, Wood R. University of Texas Health Science Center, San Antonio Department of Family and Community Medicine, 7703 Floyd Curl Drive, San Antonio, Texas Mail Code 7794, TX 78229–3900, USA. palmerr@uthscsa.edu

연구 목적은 1998년에 수은 오염 근원지에 가까운 것이 2002년 자폐증 유병률과 연관되는지 알아보고자 한다. 자료는 텍사스 교육청의 자폐증 집계 자료, 환경보호국의 환경에 수은을 배출한 자료를 이용했다. 산업적 배출 1000파운드(454kg)당 자폐증 비율은 2.6% 증가했고(p<.05), 발전소 배출에는 3.7%의 증가가 있었다(P<.05). 이들 근원지와의 거리는 적절한 공변량을 조정한 후 독립 변인으로 사용됐다. 근원지에서 16km가 멀어질수록 자폐증 발생 위험은 산업 시설 2.0%, 발전 시설 1.4%가 감소하는 관계가 있었다(p<.05). 연구 설계 제한으로 개인의 위험도를 예측할 수는 없었다. 아동 발달 문제의 환경적 위험을 증명하기 위해 추가 연구가 필요하다.

PMID: 18353703 [PubMed—indexed for MEDLINE]

자폐증 증가와 진단에서 나이의 역할

Epidemiology. 2009 Jan;20(1):84−90.

Hertz−Picciotto I, Delwiche L. Department of Public Health Sciences, University of California, Davis, California 95616, USA. ihp@ucdavis.edu

배경: 지원 서비스를 받는 개인에 근거한 캘리포니아의 자폐증 유병률을 보면 1990년대 동안 계속 상승했다. 이런 경향성은 진단 나이 변화에 의해서 설명되지만, 전에는 경증사례를 포함하지 않았다.

방법: 특수 발달장애 업무를 총괄하는 캘리포니아 발달장애서비스국의 데이터베이스에서 1990~2006년 자폐증 사례를 확인했다. 분기별 10세 이하 인구집단, 나이에 따른 누적 발병률, 출생년도에 따른 누적 발병률, 출생년도에 따라 분류된 특정 나이 발병률, 출생년도와 나이를 종합한 진단 비율을 알아봤다.

결과: 자폐증 발병률은 연구기간 동안 계속 상승했다. 신생아 1만 명당 5세까지 누적 발병률은 1990년 출생 6.2명에서 2001년 출생 42.5명으로 지속적으로 상승했다. 특정 나이 발병률은 2세와 3세에서 가장 가파르게 증가했다. 5세까지 진단된 비율은 1990년생 54%에서 1996년생 61%로 약간 증가했다. 진단나이가 변화한 이유 때문에 증가한 것으로 판단되는 비율은 12%였다. 경증사례를 포함하면 진단 나이가 빨라진 것이 증가의 56%를 설명한다.

결론: 캘리포니아에서의 자폐증 발병률은 계속 불안정한 상태이다. 어린 나이의 진단, 이주자 구별, 진단 기준의 변화, 경증 사례

포함 등도 관찰되는 유행을 완벽하게 설명하지 못한다. 다른 요인들도 계속 연구하여 자폐증 발생이 계속 증가하는 진짜 이유에 대해 설명해야 한다.

PMID: 19234401 [PubMed-indexed for MEDLINE]

B형간염 트리플 시리즈 백신과 미국 1~9세 아이들의 발달장애

Toxicological & Environmental Chemistry, 1029-0486, Volume 90, Issue 5, 2008, Pages 997-1008.

Gallagher CM, Goodman MS. Graduate Program in Public Health, Stony Brook University Medical Center, Health Sciences Center, State University of New York at Stony Brook, Stony Brook, New York, USA

이 연구는 2000년 이전 B형간염 백신접종과 부모들이 조기중재와 특수교육을 받았다고 보고한 1~9세 발달장애 아이들 사이의 관계를 조사했다. 국민건강 영양조사 1999~2000년 자료를 테일러 선형화 조사설계에 의해 SAS 9.0.1과 SAS 9.1로 분석했다. 백신접종을 한 소년이 비접종 소년에 비해, 교란변수를 보정한 이후 특수교육을 받을 확률이 약 9배가 높았다. 이 연구는 백신에 티메로살이 포함됐던 B형간염 백신접종을 받았던 미국 소년들이 비접종 소년들보다 발달장애에 더 걸리기 쉬웠다는 것을 통계적으로 유의미하게 증명했다.

DPT 백신접종 지연과 유년기 천식 위험 감소의 관계

J Allergy Clin Immunol. 2008 Mar;121(3):626-31. Epub 2008 Jan 18.

McDonald KL, Huq SI, Lix LM, Becker AB, Kozyrskyj AL. Faculty of Medicine,
Department of Community Health Sciences, University of Manitoba, Winnipeg,
Manitoba, Canada.

배경: 유아기 백신접종은 T(H)2형 면역반응이나 미생물 압력 감소
를 자극하여 T(H)1과 T(H)2 면역 사이의 균형을 변화시키는 천식
발병의 촉진인자로 간주되어 왔다.

목적: 유년기 백신접종 일정을 달리 하면, 천식과 접종과의 관계에
대한 기존 연구의 어긋난 결과를 설명할 수 있을 것이다. 이 연구
는 디프테리아, 백일해, 파상풍(DPT) 백신접종 시기가 7세 이하 유
년기 천식의 발병에 영향이 있는지를 측정하고자 한다.

방법: 1995년에 매니토바에서 태어난 아이들의 코호트에 대한 후
향적 장기 연구이다. 출생부터 7세까지 코호트 아이들의 백신접종
과 건강 기록을 분석했다. DPT 백신접종 시기에 따른 7세에서의
천식에 대한 보정된 확률은 다변수 로지스틱 회귀분석으로 분석
됐다.

결과: 적어도 DPT 4회를 접종한 11,531명의 아이들 중 천식 위험
은 DPT의 첫 접종이 2개월 이상 지연됐던 아이들에서 반으로 감
소했다. 3회분 모두 지연됐던 아이들의 천식 가능성은 0.39로 나타
났다(95% CI, 0.18-0.86).

결론: 유년기에 전세포 DPT 백신접종의 첫 투여분의 접종이 지연
되는 것과 천식의 발생 사이에는 유의미한 관계가 있다. 이 관계는
첫 3회 투여가 모두 지연된 경우에 더 크게 나타났다. 이 현상에
대한 기전은 더 많은 연구를 필요로 한다.

백신접종에 대한 대중의 신뢰 보호

Pediatrics. 2008 Jul;122(1):149-53.

Cooper LZ, Larson HJ, Katz SL. Department of Pediatrics, College of Physicians & Surgeons, Columbia University, New York, New York, USA. loucooper@att.net

백신의 안전과 효과에 대한 대중의 신뢰는 미국과 전 세계적인 백신접종 프로그램의 놀랄만한 성공에 있어 열쇠이다. 백신접종 피해에 대한 주장들은 적시에 아이들에게 모든 백신접종을 받게 하는 것을 위협할 수준으로 부모, 정치, 의료에 불안을 야기해 왔다. 다양한 요인들이 현재의 우려와 관련이 있다. 커뮤니케이션 환경의 발달과 백신접종 안전성에 대한 연구 부족이 상호작용하고 있다. 백신접종 안전성에 대한 증가하는 우려에 즉각적으로 대응하는 공중보건 리더십이 작용해야 백신접종에 대한 대중의 신뢰가 지켜질 것이다.

유기인산염 농약 노출과 멕시코계 미국인 유아의 신경 발달

Environ Health Perspect. 2007 May;115(5):792-8. Epub 2007 Jan 4.

Eskenazi B, Marks AR, Bradman A, Harley K, Barr DB, Johnson C, Morga N, Jewell NP. Center for Children's Environmental Health Research, School of

Public Health, University of California, Berkeley, California 94720-7380, USA. eskenazi@berkeley.edu

배경: 유기인산염(OP) 농약들은 농업과 가정에서 광범위하게 사용된다. 동물 연구에서는 알맞은 투여량에서도 신경발달 독성물질이 된다고 제시하는데, 사람 연구는 거의 없다.

방법: 태아와 유아의 OP소변 대사물 수준과 신경 발달과의 관계를 조사했다. 실험에 참가한 아이들은 주로 캘리포니아의 라틴 아메리카계 농장 근로 가구의 장기적 출생 코호트였다. 연구는 산모와 아이의 소변에서 6개의 DAP를 측정했다. 또한 산모 소변에서 MDA와 TCPy를 측정했다. 이것과 아동 발달과의 관계를 살펴봤다.

발달은 베일리 유아 발달척도(정신발달 MDI, 정신 운동성 발달 PDI)에 따라 생후 6개월(n=396), 12개월(n=395), 24개월(n=372) 아이들을 평가하고, 아동 행동 평가척도(CBCL)에 의한 어머니 보고서(n=356)를 받았다.

결과: 전반적으로 임신시 DAP수치는 MDI와 부적 관계가 있었고, 아이 DAP는 정적 관계가 있었다. 생후 24개월에서는 통계적으로 유의했다. 태아 DAP 수치가 10배 증가하면 beta= -3.5점(95%, $-6.6 \sim -0.5$)이었고, 아이는 beta=2.4점(95%, $0.5 \sim 4.2$)이었다.

태아나 유아의 DAP는 PDI나 CBCL의 주의력 문제와 관계가 없었지만, 태아와 출생 후의 DAP는 전반적 발달장애 위험과 관계가 있었다. 태아 DAP 10배 증가당 odds ratio=2.3, p=0.05; 유아는

odds ratio=1.7, p=0.04 였다. MDA와 TCPy는 어떤 결과와도 관계가 없었다.

결론: 생후 24개월에서 태아 DAP 수치가 정신발달 및 전반적 발달 문제들과 부적 관계임을 보고한다. 출생 후의 DAP 수치와 정적 관계로 나타난 것은 주의 깊게 해석되어야 한다.

PMID: 17520070 [PubMed-indexed for MEDLINE] PMCID: PMC1867968

메틸수은 독성에 대한 신경줄기세포의 높은 감수성: 세포 생존과 신경세포의 분화에 미치는 영향

J Neurochem. 2006 Apr;97(1):69-78. Epub 2006 Mar 8.

Tamm C, Duckworth J, Hermanson O, Ceccatelli S. Institute of Environmental Medicine, Division of Toxicology and Neurotoxicology, Karolinska Institutet, Stockholm, Sweden.

신경줄기세포는 배아 신경 시스템의 발달에서부터 성인시기 중추 신경계의 정상 기능(학습, 기억, 상처에 대한 반응)에 중요한 자기 복제 능력에 필수적인 역할을 한다. 손상되거나 죽은 신경세포를 대체하기 위해 내인성 전구체로서 신경줄기세포의 이식 가능성은 많은 흥미를 끌어왔다.

신경줄기세포의 잠재 능력을 완벽하게 이해하기 위해서는 이 과정에 대한 외부요인의 영향과 이들의 증식과 분화를 제어하는 생리적인 경로를 알아야 한다.

연구는 환경오염물질인 메틸수은이 신경줄기세포의 생존과 분화에 미치는 영향을 조사하기 위하여 신경줄기세포 라인 C17.2와 원시 배아피질 cNSCs를 이용했다. 연구 결과 신경줄기세포, 특히 cNSCs에서 메틸수은에 대한 감수성이 높은 것으로 나타난다. 메틸수은은 시토크롬C 전좌, Bax 활성화를 통한 모델과 카스파제와 칼페인 활성화를 통한 모델 모두에서 세포사를 유발했다. 놀랍게도 많은 나라의 일반적인 집단에서 제대혈을 통한 메틸수은 노출이 집중되어 신경줄기세포의 자발적인 신경세포 분화를 억제했다. 이 연구는 메틸수은 유발 세포사를 이끄는 세포 내 경로를 확인했다. 또한 신경줄기세포가 분화된 신경세포나 신경교보다 메틸수은이 유발한 독성에 민감하다는 것을 알아냈다. 신경줄기세포 분화에 영향을 미치는 메틸수은의 결과는 메틸수은 노출을 낮추는 것의 생물학적 중요성에 대해 새로운 시각을 제안한다.

PMID: 16524380 [PubMed-indexed for MEDLINE]

세인트 로렌스 강변 주민들의 생선 소비 이력과 임산부 혈액과 모발 수은 수치의 시간에 따른 변화

Environ Res. 2004 Jul;95(3):363-74.

Morrissette J, Takser L, St-Amour G, Smargiassi A, Lafond J, Mergler D. Centre des interactions entre la sante l'environnement (CINBIOSE), Universitedu Quebec a Montreal, C.P. 8888, Succ. Centre-ville, Montreal, Canada H3P 3P8

오대호와 세인트 로렌스 강의 생선 소비는 지난 몇 년에 걸친 몇몇 오염 물질의 출현에 대한 보고와 경계의 증가로 감소하고 있다. 낮은 수준의 노출에도 신경 독성물질로 잘 알려진 메틸수은은 다양한 어종에서 다른 정도차로 체내에 축적되고, 인간 중추신경계의 발달과 기능에 있어, 특히 태아기 노출에서 심각한 역효과가 날 수 있다.

수은은 시장에서 팔리는 일반생선, 냉동생선, 통조림에도 들어 있지만, 메틸수은 노출에 대한 대부분 연구는 산지에 가깝고 많은 생선을 소비하는 사람들에 초점이 맞춰져왔다. 특히 낮은 수은 수준을 가진 인구 집단의 임산부 혈액과 모발 속 수은의 시간에 따른 변화에 대한 정보는 거의 없다. 연구 목적은 임신 동안 수은의 시간적 변화 특성을 기술하고, 임신 전과 임신 동안의 여러 경로를 통한 생선 소비와 임신부 제대혈과 모발의 수은 수치 사이의 관계를 조사하는 것이다.

퀘벡 공중보건 시스템의 두 군데 태아 검진소를 통하여 퀘벡 남서부 출신의 임산부 159명을 모집했다. 모든 여성들은 임신 전과 임신 동안 생선 소비(종류와 빈도)에 대하여 상세한 설문지를 작성했다. 또한 임신 중 3개월 간격으로 3차례 혈액 표본과 출산 후 9cm의 모발 표본을 제출했다.

혈액과 모발 수은은 냉증기 원자흡수 형광분광법 방식으로 분석됐다. 결과에서는 임산부의 혈액과 모발 속 수은이 2차와 3차 검사 사이에 유의미하게 감소하는 것으로 나타났다. 그러나 제대혈 내 수은은 출산시 산모의 혈액보다 유의성 있게 높았다. 모발은 수은의 혈액 농도와 상관관계가 있었고, 제대혈 내 유기성분을 대단히 잘 예측했다.

임신 전과 임신 동안 생선 소비의 빈도와 산모와 신생아의 수은 노출 사이 관계가 강력하게 관찰됐다. 제대혈 수은과 임신 전 생선소비는 26%, 임신 중 생선소비는 20% 관계가 있음을 분명하게 보여줬다. 일반생선, 냉동생선, 통조림 등의 소비에 대해 다변량분석을 한 결과, 세인트 로렌스 강 산지의 생선보다 수은 노출에 있어 더 중요한 원인이 된다는 것을 보여줬다. 이런 결과는 앞으로 생선으로부터 영양분은 최대화하고 독성은 최소화할 수 있도록 여러 경로에서 오는 수은을 고려하여 중재전략을 만들어야 한다고 제안한다.

PMID: 15220070 [PubMed-indexed for MEDLINE]

제대혈 평가: 어머니 혈액의 메틸수은 비율과 위험도 평가

Environ Health Perspect. 2003 Sep;111(12):1465-70.

Stern AH, Smith AE. Division of Science, Research and Technology, New Jersey Department of Environmental Protection, PO Box 409, 401 E. State Street, Trenton, NJ 08625, USA. astern@dep.state.nj.us

현행 미국 환경보호국 메틸수은 허용량은 단일 컴파트먼트 약동학적 모형이 사용되는데, 제대혈 내 수은 축적을 어머니의 섭취량으로 환산한 것이다. 여기서는 제대혈 내 수은과 어머니 혈액 내 수은 간의 비율을 알아야 한다. 이 비율에 대한 집중 경향이나 변산도에 대한 정식 분석은 없었다. 변산도는 섭취량 평가에 있어 전반적인 가변성을 보여준다. 1.0 비율이 모형에서 절대적으로 사용되지만, 불확실 인자의 보정은 가변성을 나타내는 섭취량에 대한 집중 경향 평가에서 적용된다.

제대혈과 모체 혈액의 비율과 섭취량의 가변성을 결합하여 허용량에 대한 유의한 변화를 이끌어냈다. 제대혈과 모체 혈액 수은 비율에 관한 연구들을 분석하여, 이 비율의 집중 경향과 변산도에 대한 포괄적인 평가를 뽑아낼 수 있는 모든 기준을 충족하는 10개 연구에 대해 몬테카를로 방법을 적용한 메타 분석을 수행했다.

분석결과 권장 집중경향치는 1.7, 변동계수는 0.56, 95th percentile 3.4가 나왔다. 비슷하게 모발과 혈액 내 수은비의 영향을 전반적인 섭취 가변성을 고려하여 분석하고, 제대혈과 모체혈액 비율과 결합하면, 약동학적 변산도가 고려된 집중경향 섭취량의 불확실한 변인을 3중으로 보정할 수 있다. 이 분석으로 산출된 정보가 허용량 개정에 충분한지는 단일 컴파트먼트 모델 전체에 대한 포괄적인 재분석 결과에 달려있다. 현재 이 분석을 진행하고 있다.

PMID: 12948885 [PubMed—indexed for MEDLINE] PMCID: PMC1241648

백신의 안전성과 면역원성 평가를 위한 영장류 모델

Vaccine. 1997 Jun;15(8):903—8.

Kennedy RC, Shearer MH, Hildebrand W. Department of Microbiology and Immunology, University of Oklahoma Health Sciences Center, Oklahoma City 73190, USA

DNA 백신과 같은 백신 후보들의 안전성과 면역원성을 평가할 임상 전 연구는 인간에 가장 밀접하게 관련된 종이 고려되어야 한다. 계통 발생론적으로 유인원(침팬지, 오랑우탄, 고릴라, 긴팔원숭이)은 인간에 가장 밀접하게 관련된다. 유인원은 500만 년 전에 인간으로부터 분리됐지만, 임상 전 연구를 할 수 없을 정도로 위태롭거나 멸종 위기에 있는 대표적인 종이다. 게다가 생물의학 연구에 유인원을 이용하는 것은 비용이 또 다른 대표적인 중대한 제한 사항이다. 구대륙 원숭이류(짧은꼬리원숭이, 비비, 맨드릴, 망가베이)는 1500만 년 전에 인간으로부터 분리됐다. 히말라야원숭이, 게먹이원숭이, 아프리카녹색원숭이를 포함한 구대륙원숭이종은 백신의 안전성과 면역원성을 평가하기 위한 생물의학 연구에 쓰여 왔다.

신대륙 원숭이류(올빼미원숭이, 꼬리감는원숭이, 마모셋원숭이)는 계통 발생론적으로 가장 인간으로부터 벗어나지만, 이들도 다수의 인간 감염성 질병과 종양에 대한 영장류 모형을 개발하기 위해 활용되어 왔다. DNA 백신 안전성과 면역원성을 평가·연구하기 위하여 인간이 아닌 특정 영장류을 선택하는 장점과 단점이 간단하게 논의된다. 비교 면역학, 생식 생리학, 내인성 감염 병원체, 비용의 고려가 간단하게 기술된다.

PMID: 9234544 [PubMed-indexed for MEDLINE]

08. 오랜 저항의 역사를
기억하자

　　　　　　　　　　　이 글에서는 현재 일어나고 있는 일과
관련된 미국의 중요한 역사를 말하고 싶다. 백신의 안전성과 자율성에
관한 지금의 운동은 강제적 백신접종 명령에 대한 강렬한 역사적 저항
에 근거하고 있으며, 거기서 힘을 얻고 있다. 개인의 자유, 전문 의학지
식, 보통 시민들의 정치적 역할 등 건강한 민주주의 사회를 만들기 위
해 백신안전 활동가들은 크고 많은 논쟁에서 강력하고 의미 있는 활
동을 전개해왔다.[1]

　백신법에 문제를 제기하는 시민들은 위험하거나 속은 사람들로 분류
된다. 불행하게도 이것은 미국의 오랜 전통이다. 하지만 또 다른 미국
전통은 '강제적 백신접종'에 이의를 제기했던 사람들의 강력한 실천적
저항이다. 이야기는 일찍이 1821년에 시작한다. 그 당시 보스턴의 노동

자층과 낮은 중산층 사람들은 과학적이고 종교적인 엘리트들이 천연두 접종을 도입하는 것에 저항했다.[2]

백신접종에 대한 논쟁들은 19세기에 많이 활성화됐다. 나라에서 가장 취약계층이었던 일부 사람들이 백신접종 명령에 대한 저항에 앞장섰다. 자신이나 친척들이 노예생활을 겪어서 신체적 자치권의 중요성을 뿌리 깊게 인식하고 있던 해방된 흑인들도 지속적으로 백신접종에 저항했다. 가장 중요한 미국 영웅들 중에 하나인 프레더릭 더글라스 (1817~1895, 유명한 흑인노예제 반대 지도자—옮긴이)는 강제적인 백신접종에 대해 일고의 가치도 없이 반대한다고 말했다.[3]

다른 반대자들에는 유럽과 아시아의 압제국가들에서 미국으로 건너온 이민자들이 있다. 미국으로 온 독일, 폴란드, 중국 사람들은 개인의 자유를 기대했다. 종두의사들이 현관 계단에 발을 디디면, 그들은 때로는 조용하게, 가끔은 거세게 저항했다. 강제적인 백신접종은 밀워키에서 커다란 폭동을 초래했다. 이민자들은 고압적이고 독재적인 공중보건당국과 맞서기 위해 거리로 쏟아져 나왔다. 보건관료로부터 중요한 양보를 얻고 나서야 폭동은 멈췄다.[4]

단순히 가난하고 가장 학대받은 사람들만 강제적 백신접종에 저항한 것은 아니었다. 19세기 후반과 20세기 초에 중산층이 점점 증가하면서 이들도 완전한 의학적 자유를 요구했다. 일부는 백신접종의 위험에 대해 염려했고, 일부는 전통요법을 신뢰했고, 일부는 자연적인 치유를 믿었다. 그들 모두는 자유의 나라에서 정부가 논란의 여지가 있고 잠재적으로 위험한 의학적 중재를 강요할 수 없다고 생각했다.[5] 백년이 지난 오늘날까지 이 주제는 논쟁이 끝나지 않았다.

보통시민들의 실천운동 덕분으로 1930년대까지 콜롬비아 지역을 포함해서 단 9개 주만이 백신접종을 강제하는 법률을 법전에 기재했다. 이 저항운동으로 캘리포니아, 워싱턴, 애리조나 같은 백신접종을 강제했던 몇몇 주들은 그들의 법을 철회했다.

우리는 지금 보통시민의 실천운동이 놀랄 만큼 성공적이었을 뿐 아니라 통찰력이 있었다는 것을 알 수 있다. 시민들은 당시 주요 백신접종이었던 천연두 백신의 안전성에 대해 타당한 우려를 가지고 있었다. 한 세기 전만 해도 보건관료들은 이런 안전성 문제에 최소한의 관심도 없었다. 그러나 9.11사건 이후 딕 체니가 대대적인 생물학테러를 예방한다고 천연두 백신을 접종하려고 하자, 주요 신문과 보건관료, 수백만 의료종사자들까지도 대충 만든 천연두 백신의 심각한 위험을 깨닫게 됐다.

백 년 전 백신회의론자들이 옳았던 중요한 사항들이 있었다. 오늘날 더 많은 부모와 시민이 개인의 권리를 옹호하고 있다. 우리는 다시 오래전 실천주의자들로부터 영감을 얻어야 한다. 내가 좋아하는 활동가는 로라 리틀이다. 아들 케네스를 백신 부작용으로 잃은 후, 그녀는 지칠 줄 모르고 너무나 열정적인 백신제도 반대 활동가가 됐다.

리틀의 가장 영웅적인 순간은 1913년 오리건에서 선거에 나갔을 때였다. 이 선거는 막 통과된 '습관적 범죄자, 도덕성 타락자, 성 도착자에 대한 강제적 우생 불임법'을 뒤집기 위한 선거였다. 리틀은 악마 같은 우생학(20세기 초반 미국에서 불온하게도 유행했고, 결국에는 나치를 고무하는 데 도움이 된 우수인종 육성사상)에 대항하는 강력한 개혁운동을 지지하는 오리건 주민들의 과반수를 얻을 수 있었다.[6]

비록 위압적인 상황이지만 이 자랑스러운 실천주의 역사는 20세기 도처에 보인다. 1910년대부터 1920년대까지 시카고에 기반을 두었던 리틀의 미국의학자유연맹을 포함하여, 많은 단체들이 생기고 사라졌다.

상대적 침체기를 지나, 1970년대와 1980년대에 백신접종에 대한 저항은 다시 불이 붙었다. 자칭 '의학의 이단자'라 부르는 시카고의 소아과 의사 로버트 멘델존, 잡지 『마더링』, 1982년에 설립된 DPT(불만족스런 부모들의 모임, DPT 백신 부작용을 빗대어 이름 지은 백신운동단체로서 현재 미국 백신정보센터의 모체가 됐다-옮긴이) 등이 그 선두가 됐다. 이것은 자랑스러운 우리 역사이다.[7]

활동가, 시민, 부모들은 그들이 숭고한 미국 전통의 일부분임을 깨달아야 한다. 이 전통은 좌우 이념을 넘어, 개인의 자유를 추구하는 모든 이들을 아우른다. 또한 '전문가들'이 통제하고 싶어 하는 의학 같은 과학 문제더라도, 우리는 오랫동안 지켜온 민주주의 전통을 포기할 수 없다. 우리 전통은 과학지도자와 정치지도자들이 못 보는 곳을 활동가들이 실천적으로 깨닫게 해왔고, 모든 권력은 국민으로부터 나온다는 겸손의 역사를 가르치고 있다.

이 글을 쓴 로버트 존스턴(Robert Johnston)은 시카고 일리노이 대학 역사학과 부교수이며, 역사교육 프로그램의 책임자이다. 리드 대학에서 학사를, 뉴저지 주립 러트거스 대학에서 박사학위를 받았다. 그의 연구는 20세기 정치사, 특히 계층과 의학부문에 초점을 두어, 『The Radical Middle Class, The Politics of Healing, The Making of America』같은 책을 저술했다. 『Making of America』는 초등학교 고학년과 중학교 역사교과서이다. 『Crusaders against Vaccination』은 백신접종 운동사를 다루고 있는데, 옥스퍼드 대학 출판부에서 출간될 예정이다.

09. 홀로코스트의 교훈

나는 나의 능력과 판단력으로 환자의 건강과 생명을 위해 의술을 베풀 것이며 그 누구에게도 해를 끼치지 않을 것이다.

위의 고대 히포크라테스 선서는 의학윤리의 초석이다. "그 누구에게도 해를 끼치지 말라!"로 잘 알려진 이 선서는 환자를 먼저 생각하고 의학적 사전예방 원칙을 지키고자 하는 의사들의 직업적이고 개인적인 약속이다. 이 약속은 사람들이 의사들을 신뢰하는 토대이다.

역사는 의학윤리를 인도주의적인 히포크라테스 전통에서 다수를 위한 공리주의로 바꾸려는 움직임이 탈선이라는 것을 잘 보여준다. 공리주의적 의학윤리는 소위 '더 좋은 사회'를 위한 말도 안 되는 치료를 함으로써 우리와 공동체를 절대 받아들일 수 없는 수렁 속으로 몰아넣기도 했다. 1949년 뉘른베르크 재판에서 뉘른베르크 강령을 세우는

데 일조한 미국 신경정신과 의사, 레오 알렉산더는 이렇게 경고했다.

"사회를 위해 시작된 작은 일들이 오히려 안락사, 혐오스럽고 비과학적인 의학실험, 공공병원의 살인, 강제수용소 등으로 변할 수 있다."[1]

알렉산더는 의학윤리가 나치가 정권을 차지하기 전인 바이마르정권 때부터 이미 공리주의적, 헤겔학적인 사고로 바뀌어가고 있었다고 말했다. 1936년 공인된 독일의학저널에 의하면 바이에른 정신과 의사들은 이미 1931년부터 만성 정신질환자에게 안락사와 불임수술을 시행했고, 육체적, 정신적으로 부적절한 사람들을 사회에서 몰살시키는 것을 허용했다.[2]

인종학살이 공식 정책이 되기 전부터 이미 몇몇 유명한 독일의사들은 '독일사회의 이익'과 '독일민족의 건강'을 위해 의술을 건강이 아닌 살인을 위한 방법으로 사용하는 것에 적극적으로 협조했다.

1920년 초, 독일의 변호사 칼빈딩과 정신과 의사인 알프레드 호헤는 『가치 없는 생명 살생의 허용』이라는 책을 공동집필했다. 저자들은 책에서 백인종의 쇠퇴를 막기 위해 인구를 조절해야 한다는 사회적 다윈주의와 우생학 이념을 강조했다. 이 책은 나중에 나치정부가 장애인들을 비밀리에 계획적으로 학살한 의학살인의 근거와 이유가 됐다. 저자들은 히포크라테스 선서를 과거 이야기로 치부하고, 우생학을 따르면서 정신병자와 불치병자들은 치료할 가치가 없다고 간주했다.

그들은 의사들에게 생명을 보존하고, 환자 개개인을 위한 처방을 하고, 환자에게 해를 끼치지 말라는 의학윤리를 폐기하고 개개 환자의 이익보다 '더 높은 가치'를 추구해야 한다고 주장했다. 그들은 국가 전체의 건강을 위하는 것이 개별 환자를 위한 의학윤리보다 더 높은 시민윤리라고 주장했다.[3]

장애아 살인

공리주의적 의학의 첫 번째 피해자들은 장애를 가진 3세 미만의 독일 아이들이었다. 이들은 나라에서 가치 없는 인생으로 간주됐고, 나라를 위해 의사들에게 살해됐다. 이 아이들에 대한 살인은 정부에 모든 장애아의 탄생을 보고 한 의사들과 조산사들의 자발적 협력에 의한 것이었다.[4] 히틀러가 지시한 이 T-4 안락사 프로그램은 국가기밀로 지정되어 1939년 10월말에 시작됐다.[5]

처음에 3세 미만이었던 나이는 곧 3세부터 17세의 비정상적이거나 반사회적인 아이들까지 넓혀졌고, 나중에는 정신병을 앓는 성인까지 포함했다. 이들은 살인센터로 변한 병원에서 '가스샤워'를 통해 살해됐다.

약 275,000~350,000명의 정신장애 어린이들과 성인들이 사이클론B로 살해됐다.[6] 이 가스는 청산가리로 만든 살충제 가스로 나중에 나치 독일이 6백만 유대인을 없애기 위해 체계적으로 사용한 것으로 악명이 높다. 의사이자 유명한 미국 의료윤리학자인 레오 카스는 이렇게 말했다.

"더 나은 건강과 실용성을 달성하기 위해 모든 가치를 내려놓는 것은 윤리적으로 근시안적 사고방식이다. 이 생각은 사람을 그냥 만들어진 물건처럼 여기게 할 수 있다."[7]

미국 의학역사에도 '보다 큰 가치'를 위해 도덕적으로 용납할 수 없는 공중보건 정책을 실행한 어두운 역사가 있다.

공중보건이란 미명하에 행해진 강제 불임

지금은 반인류 범죄로 인정된 강제불임수술은 미국 우생학의 초석이었다.[8] 우생학은 인류를 유전학적으로 개량할 것을 목적으로 하는 학문으로 과학적 진보라는 이름하에 벌어진 일종의 사회정치적인 인종차별 운동이었다.

이런 불임수술 중에는 주에서 규정한 결함이 있는 유전특성이 추정되는 사람들에게 시행하는 불임수술도 있었다. 고위 엘리트집단은 이런 이들을 사회의 위협으로 여겼다. 우생학자들은 인간도 식물과 동물처럼 선택적으로 양육되어야 한다고 주장했다. 이들의 목표는 농부가 땅에 자라는 잡초를 걸러내듯 이 사회에서 결함이 있는 사람들을 걸러내는 것이었다.[9]

우생학자들은 과학기술 진보에 대한 미국의 낙관적 관습에 기대어, 이미 만들어져 있는 '과학적 해답'을 제시했다. 우생학은 자연적으로 발생하는 질병예방을 위해 생물학적 중재를 제공하여 치료한다는 사이비 과학적 이론을 토대로 한다. 복잡한 인간문제와 사회문제들을 치료할 수 있다는 것이다. 우생학자들은 강제불임수술을 유전공학적 예방조치라고 홍보했다. 그들은 '부적절한 것들'의 번식을 막아서 '공중보건을 보호'하는 것을 목표로 했다. 우생학자들은 동물집단의 유전성 개선을 위해 쓰인 수의학적 방법을 인간들에게 적용했다. 그들은 '더 나은 번식법'을 통해 인류를 진보시키는 방법을 찾았다.[10]

미국은 법률로 우생학적 강제불임 정책을 실행한 최초 국가이다. 인디애나주가 1907년 처음으로 강제불임을 시행했고, 1981년 오레곤주에서 마지막 강제불임이 수행됐다. 이 의무불임정책 지지자 중에는 유수의 학술지도자, '진보적인' 의료전문가, 보건관계자, 주요 기업인 등의 사회의 엘리트들이 많았다. 1914년 제정된 우생유전 불임법은 대부분 주 법령에 채택됐고, 불임수술 의사들을 보호하기 위한 보장조항을 포함했다.

이 보장조항은 현재 정부의 의무 백신접종을 시행하는 의사들에게 제공되는 법적 면책과 비슷하다. 의무적 불임수술을 받았던 첫 번째 대상은 주 기관에 소속돼 있던 정신병 환자들이었다. 1920년대에는 불임법은 정신적·신체적 장애자들뿐 아니라, '부적절하고 정신박약'하다는 이유로 이민자, 고아, 아메리카 원주민, 멕시코계 미국인, 아프리카계 미국인들에게도 적용됐다.[11]

1926년, 벅 대 벨 소송에서 대법원은 우생유전 불임법이 시민의 공중보건을 위해 합헌적이라는 의심스러운 주장을 수용하여 8대1로 버지니아의 우생 강제불임정책의 합법성을 인정했다.[12] 대법원은 제이콥슨 대 매사추세츠 소송[13] 결정만을 바탕으로 이런 결정을 내렸다. 판결문에는 이렇게 기록되어 있다.

"강제적인 백신접종의 판례로 볼 때 강제불임 정책은 충분히 합법적이다. 3대가 저능이라면 가능하다."

이 악명 높은 결정은 강제불임을 급속도로 퍼뜨려서 다른 주에서도 우생유전 불임법을 제정할 수 있게 했다. 제이콥슨 소송은 적절한 유전적 증거가 사회복지를 위협할 수 있을 것으로 생각되면 개인의 번식할 수 있는 권리를 제어할 수 있다는 판례를 제공했다. 이 결정은 아직도 기각되지 않았다.

1944년까지 30개의 주가 우생유전 불임법을 제정했고, 4만 번 이상의 불임수술이 시행됐다.[14] 독일 나치집단은 우생학 정책으로 유대인 대량학살을 저질렀다. 이것으로 나치의 우생학 논리와 법칙이 얼마나 허구인지가 드러났다. 놀라운 것은 나치의 만행이 멈춘 후로도 오랫동안 미국 정부의 후원 하에 우생학에 기초한 불임정책이 계속됐다는 것이다.

1930년에서 1945년까지 미국과 독일의 우생학 불임 프로그램을 비교한 예일 대학의 두 의사들의 보고서를 보면 2차 세계대전 전, 양국 의사들이 정부 주도의 우생불임 프로그램에 참가한 것을 알 수 있다.[15]

미국과 독일 역사를 비교해보면 나치와의 유사성에 대한 논쟁을 일축할 수 있다. 1930~1945년의 뉴잉글랜드 의학저널과 미국 의사협회지의 사설을 보면, 미국 의료계가 우생학 운동과 관계가 별로 없다는 주장을 받아들이기 힘들다. 미국과 독일 나치의 우생유전 불임정책을 비교해보면 그 동기와 의도, 전략이 굉장히 비슷하다.[16]

실제로 1933년, 독일 나치정부는 미국의 우생유전 불임법을 토대로 의무적 불임법을 제정했다. 그렇게 나치정부는 40만 명을 불임시켰다. 이즈음 미국에서는 33개의 주가 의무적 불임법을 시행하고 있었고, 1920년도와 1970년도 중반 사이에 약 6만 명의 가난한 노동계급의 미국인들이 강제적으로 불임수술을 받았다.[17] 미국 정부와 독일 정부 둘다 의무적 불임을 '공중보건'이란 이름으로 정당화시켰다.

"다른 사람들은 예쁜 아기들을 가졌어요.…우리는 그 특별한 권리를 빼앗겨 왔다는 것을 알았죠."

오리건에 있는 페어뷰 훈련센터에서 청소년기에 강제 불임수술을 받은 캐넷 뉴먼과 그의 아내의 말이다. 그들과 천여 명의 다른 사람들은 의료전문가와 공중보건관료들에게 '번식하기 부적합하다'고 판정받았다. 이 중 7개의 주만이 강제불임에 대해 용서를 구했다. 또한, 5개주만이 노예제도에 대해 사과했다.[18]

미국에서 일어난 치명적인 의학실험들은 대부분 공중보건기관의 후원을 받은 학술계 의사들에 의해 진행됐다. 다음의 목록은 몇 가지 예들이다.

(1) 1932~1972: 공중위생국에 의해 후원된 악명 높은 터스키기 매독 생체실험이 시행됐고 의사들은 아프리카계 미국 남성들에게 생명을 구할 약 처방을 거부했다.

(2) 1946~1948: 공중위생국과 국립보건원이 후원한 백신실험에서는 보호시설에 있던 약 700명의 과테말라인들에게 의도적으로 성병을 감염시켰다. 이 실험의 책임연구원이던 의사는 터스키기 실험을 주도했던 의사였다. 이 실험은 64년간 숨겨져 왔다. 대중들은 2010년 10월 1일 미국 정부가 공식적으로 "비윤리적이었다"라고 사과했을 때에야 알게 됐다.[19]

(3) 1941: 신시내티 대학의 롱뷰 주립병원[20]과 하버드 대학의 매클린 병원[21]에서 영하1도에서 80~120시간 동안 정신장애환자들을 노출하는 '냉동실험'이 진행됐다. 이 실험은 나치 의사들이 강제수용소에서 했던 것과 유사하다.

(4) 1942: 육해군 의사들은 시카고의 죄수 400명에게 '질병과 치료법 연구' 목적으로 말라리아를 감염시켰다. 뉘른베르크 재판에서 나치 의사들은 이 일을 언급하여 자신을 변호했다.[22]

(5) **1956~1972**: 의사들은 백신연구를 위해 뉴욕의 윌로우브루
크 주립학교의 정신지체 어린이들에게 간염바이러스를 감염
시켰다. 그들은 감염시킨 바이러스가 어떻게 변하는지 추적
관찰하기 위해 이런 일을 저질렀다. 이 학교에 들어가기 위해
서는 이 실험에 필수적으로 참여해야 했기 때문에 부모들은
반강제적으로 이 실험에 동의해야 했다. 연구원들은 이미 학
교에 간염이 즐비했고 아이들이 실험과 관계없이 감염됐었
을 것이기에 실험이 괜찮았다고 변호했다.[23]

이와 같은 100개가 넘는 예들은 의사들이 '더 나은 가치'를 위해 히
포크라테스 선서에 따른 의학윤리를 탈선했을 때 어떤 일이 벌어지는
지 적나라하게 보여준다.

국제적 의학 윤리 강령

나치 의사들에 의해 벌어진 전례 없는 규모의 의학적 만행은 1946년부
터 1947년까지 행해진 뉘른베르크 의사 재판을 통해 알려져 전 세계를
경악케 했다. 어떻게 높은 교육을 받고, 건강 증진 및 보호를 위해 일
하겠다고 맹세한 의사들이 고문과 죽음의 도구가 된 것일까? 뉘른베
르크 재판의 수석 검사였던 텔로드 테일러는 모두 진술에서 23명의 피
고는 "해를 끼치지 않는다."라는 히포크라테스 선서를 준수하기로 한
의사들이었기에 이 재판은 단순한 살인재판이 아니라고 했다. 그는 판
사들에게 전 세계의 사람들이 명확하게 이 의사들이 그렇게 행동한

동기와 이유를 알아야 한다고 주장했다. 그는 물었다.

"왜 의사들이 적극적이다 못해 열정적으로 동물만도 못하게 사람을 대할 수 있었을까요?"[24]

미국 판사들은 평결에서 뉘른베르크 강령(1947)을 이끌어냈다. 이 강령의 첫 번째 원칙은 "정보가 제공된 후 자발적인 동의가 의학연구에서 절대적인 요소"라는 것이다.

히포크라테스적 의학윤리에 뿌리 깊게 근거한 뉘른베르크 강령은 인간 피험자 보호에 대한 가장 권위 있는 문서이다. 뉘른베르크 강령은 다른 모든 부수적인 의학윤리 강령의 초석이 됐다. 여기에는 미국 연방법에 의해 인간피험자 연구의 기초문서가 된 벨몬트 보고서도 포함된다.[25]

뉘른베르크 재판의 판사들은 의학의 발전보다 피시험자의 복지와 자유를 더 존중했다. 그들은 개인의 이익을 의학진보로 사회가 얻을 이익보다 먼저 배치했다. 뉘른베르크 의사 재판은 의사들이 갖춰야 할 보편적인 기준의 필요성을 잘 보여주었다. 의학윤리의 법적 강령은 세계인권선언(1948)으로 그 누구도 침해할 수 없는 모든 사람의 인권(특히 개인의 생명, 자유, 안전)을 보장한다. 이것은 정보가 제공된 의료중재에 있어 동의 또는 거부에 대한 권리를 보장한다.

어린이들은 인간의 권리를 행사할 능력이 아직 없어서 대리인에게 의료적 결정을 의존해야 한다. 하지만 대리인들이 항상 아이들의 이익을 최우선으로 하지 않았기 때문에 아이들은 추가 법적 보호가 필요하다.

1970년, 뉴욕 윌로우브룩 학교에서의 간염 임상시험이 대중들에게 알려진 후, 임상시험의 윤리문제가 여러 의료윤리학자 사이에서 열띤 논쟁을 일으켰다. 프린스턴 대학의 의료윤리학자인 폴 램지는 아이들은 병을 고치는 목적이 아닌 이상 약에 노출되면 안 된다고 주장했다.[26] 조지타운 대학의 가톨릭 윤리신학자인 리처드 맥코믹은 공리주의적인 관점에서 아이들이 다치거나 아프거나 이상한 영향을 끼치지 않는 한 치료목적이 아닌 실험에 참여시켜도 괜찮다고 주장했다.[27]

2001년 메릴랜드 항소법원은 치료목적이 아닌 연구에 의한 피해의 위험으로부터 아이들의 권리를 보호하는 획기적인 판결을 내렸다.[28] 그라임스 대 케네디크리거연구소 소송은 1993~1995년에 실시한 정부가 후원한 납 감소실험에서 볼티모어 아기들을 오염된 환경에 노출한 것에 대한 소송이었다. 이 실험은 효율적인 비용으로 납 감소 레벨을 측정하기 위한 것이었다.

이는 두 가정이 그들의 아이들이 납 중독으로 뇌 손상이 일어났다며 케네디크리거연구소를 소송했을 때야 알려졌다. 아이들이 납에 중독될 수 있다는 것을 알고도 연구원들은 아이들이 있는 가난한 가정들을 납에 오염된 환경에 들여왔다. 어린 아이들은 납 페인트 먼지를 삼키게 돼 있었다. 이 실험 중에 아이들의 혈액에 납 수치가 측정됐고, 이 수치는 빠르게 상승했다.

위험에 대해 알지 못하고 실험에 동의한 부모들은 그런 수치가 아이들에게 위험하다는 것을 알지 못했다. 이 실험은 환경보호국이 후원하고 존스홉킨스 대학 윤리위원회가 승인한 실험이었다. 메릴랜드 법원은 다음과 같이 이 실험이 공중위생에 중요한 부분을 맡았다는 주장을 기각하고 명확하게 아이들 개개인의 이익이 최우선이라는 것을 보여주었다.

우리는 오랫동안 '어린이의 최대 이익'이 아이들 문제에 대한 법원의 가장 중요한 관심사임을 강조했다.… 실험을 통한 부모의 이익, 일반 대중들의 이익이 어떻든 간에, 우리 법원의 아동 이익을 위한 관심은 그 모든 다른 관심사들 위에 있다. 우리는 연구원들이 나중에 모든 아이에게 이득을 준다 할지라도 아동의 건강에 해를 끼칠 수 있는 실험을 아이들에게 의도적으로 참여시키지 않기를 바란다.

판사들은 이 부도덕한 납 감소 실험을 나치의 의학적 잔혹행위와 비교하며 이 실험을 시행한 연구원들을 책망하고 아이들을 단지 납 치수를 측정하는 도구로 사용한 이 실험을 승인한 존스홉킨스 대학의 윤리위원회를 질책했다.

1983년, 연구에서 아이들의 참여를 제한하는 연방법이 만들어졌지만,[29] 효과적으로 적용되지 않았고 나쁜 일은 계속 됐다. 1986~2000년에 적어도 7개 주에 있는 1,000명이 넘는 고아들은 기업과 정부가 후원한 AIDS 약물 및 백신실험에서 인간 실험대상으로 사용됐다.[30] 유아에서 십대 후반에 이르기까지의 대부분 가난한 소수집단이 심각한 불편을 겪었고, 일부는 죽기까지 했다. 이런 위험도 높은 1단계 실험이 부모 동의 또는 개인의 동의 없이 연방규정을 위반하며 시행됐다.

1997년 기업 및 특수 이익집단의 압력에 굴복하여, 의회는 식품의약국 현대화법(FDAMA)을 제정했고 실험대상으로 어린이의 참여를 제한한 기존 연방법을 약화시켰다. FDAMA는 특허의약품 실험에 어린이 참여를 장려할 뿐 아니라, 심지어 어린이 약물테스트를 하는 제조업체에 거대한 재정적 인센티브와, 실험을 위해 추가로 6개월간 마케팅을 독점할 수 있게 했다. 이 법안의 채택에 영향을 행사할 수 없었고, 법적으로 거부할 수 있는 권리를 배제 당한 어린이들은 제약회사들의 수익을 보장하기 위해 6개월간의 특허연장 약물테스트를 받도록 강요당한 것이다.

실험에 아이들의 참여제한을 풀고, 재정적 인센티브를 주는 것은 다른 생의학 연구자들에게도 큰 영향을 주었다. 학술기관, 정부연구단체, 전문협회, 과학저널 등에 속한 연구자들은 소아약물 시험의 확대를 결정한 FDAMA의 수혜자들이다.[31] 이 정책으로 모든 연구관계자들은 아이들을 상업적 착취 상품으로 만들어 경제적 이득을 취했다.

1997년 식품의약국 위장약 부문 부서장은 임상시험에서 '최소한' 세 아이가 속쓰림 약물인 프로펄시드를 복용한 후에 사망했다고 인정했다. 식품의약국은 얀센제약의 프로펄시드는 아이들에게 승인되지 않았다고 발표했지만, 약물의 치명적 부작용이 알려진 후에도 계속 아이들은 약을 테스트하기 위한 실험에 사용됐다. 얀센제약은 한 병원에서만 프로펄시드의 약물시험에 백 명의 아이들을 사용했다. 실험에 사용된 아기들은 식도역류를 가지고 태어났지만, 생명을 위협하는 상태가 아니었다.

식도역류는 계속되는 구토가 특징으로 보통 10명 중 4명의 건강한 아기들에게 발생하며, 항상 치료해야 하는 질병이 아니다. 수유 후 아기를 받치고 올바르게 잠을 자도록 위치하는 것이 역류를 낮게 한다. 전문가들은 대부분 아기가 첫 돌 이후에 역류를 극복한다는 데 동의한다.[32]

1999년, 어른과 어린이 사망자는 80명에 도달했고, 프로펄시드 판매도 9억5천만 달러에 달했다. 같은 해, 9개월 된 게이지 스티븐스는 식품의약국 승인 임상시험에 참여했으며, 몇 달 동안 프로펄시드와 타가 메트를 처방 받았다. 그는 6개월 전의 에이스 브라운처럼 심장 부정맥 증상을 보이며 사망했다. 프로펄시드가 시중에서 금지됐을 즈음엔 이미 19명의 아이가 프로펄시드로 사망한 후였다. 그가 죽은 후, 부모들은 말했다.

"그 누구도 우리에게 아이가 실험용 기니피그였단 것을, 프로펄시드가 치명적인 부작용이 있었다는 것을, 그것으로 인한 죽음이 있었다는 것을 알려주지 않았다."[33]

다른 이들의 이익 또는 상업적인 이유로 아이들의 복지를 위험에 처하게 하는 공공정책은 아이를 한 인간으로 취급하지 않는 것이고 기본적인 도덕원칙을 위반하는 것이다.

의무 백신접종 정책

의무 백신접종 정책은 의학윤리와 인권을 위반한다. 의무 백신접종 정책은 근본적인 도덕 원칙을 위반하고, 환자와 의사의 관계에 해로운 영향을 미친다. 의사가 정부 지시로 백신접종을 하는 경우, 그 의사는 한 사람의 의사가 아닌 국가의 에이전트로 일하는 것이다. 그러나 의사가 환자들의 이익을 우선시 하고 환자에게 해를 끼치지 않겠다고 한 맹세를 잊고 정부지시를 우선시 할 경우, 그 의사는 의사의 책임을 저버리고 히포크라테스 선서를 위반하게 된다. 이런 의사들은 사회의 이익을 개개인 환자의 이익보다 더 가치 있다고 보면서 환자의 믿음을 저버리는 격이 된다.

의무 백신접종 정책은 두 개의 불완전한 이유를 바탕으로 시행된다. 이 정책을 지지하는 첫 번째 이유는 백신이 '안전하다'는 것이다. 다른 의료적 개입과 달리, 백신은 심각한 부작용을 일으키는 것으로 알려졌음에도 그 백신이 그 특정 질병을 예방할 것이라는 이유로 건강한 어린이들과 어른들에게 주어진다.

실제로 백신들은 법적으로 '불가피하게 불안전하다'고 분류되어 있다.[34] 즉 백신에 위험이 내재한다는 것이다. 백신은 어린이들에게 사용을 승인받기 전 과학적으로 엄격한 안전시험을 거치지 않았다. 대신 건강한 사람을 대상으로 한두 개의 위험성 있는 백신에 노출하여 테스트했다. 그렇기에 실재적 위험의 크기를 가늠할 수 없다. 정부가 수집한 데이터를 포함하여 데이터 대부분은 독립적인 과학조사에 공개되지 않고 함부로 접근이 불가하다. 이것은 공개적으로 알려진 백신의 '완벽한' 안전성에 대한 심각한 우려를 발생시킨다.

의무 백신접종을 지지하는 두 번째 근거는 '집단의 이익을 위해' 즉 '사회의 더 큰 가치를 위해' 라는 것이다. 하지만 이런 근거는 뉘른베르크 재판에서 나치의사들이 사용했던 것과 같은 것으로 뉘른베르크 재판에서 거부됐다.

'군중을 보호하기 위해' 건강한 어린이들을 위험에 노출하는 대량 백신접종은 뉘른베르크 강령에 나타난 인간의 절대 권리인 '자발적 동의'를 위반한 나치정부의 광범위하고 강제적인 인간실험들과 동등하다. 어린이에 대한 의무 백신접종 정책은 매우 열띤 논쟁을 유발했다. 어떻게 어른들이 '대중의 면역력'을 위해 연약한 아기들과 어린이들을 신경손상, 발작, 영구적인 장애, 죽음 등의 위험에 노출하는 것을 정당화할 수 있는 것일까?

미국 아이들은 만 18세에 이르기까지 16개의 백신을 70번 접종 받는다. 면역체계가 활성화되지 않은 유아들은 15개월에 이르기까지 B형간염, 디프테리아, 파상풍, 백일해, 소아마비, 풍진, 홍역, 볼거리, 수두, 폐렴, Hib, 독감을 포함하여 12개 이상의 백신에 33번 노출된다.

게다가 유아들은 어린 시절의 질병뿐만 아니라, 성인기 질병을 예방하기 위해 백신접종을 받고 있다. 예를 들어, 왜 태어난 날 신생아가 피임기구 없이 성관계하거나 바늘을 공유함으로써 전염되는 B형간염 백신접종을 받는 것일까? 주로 나이 많은 사람들에게서 발생하고, 노출된 후 효과적으로 치료가 가능하고 거의 일어나지 않는 비전염성 파상풍 백신을 왜 두 달된 아기에게 접종하는가?

아이들이 어떤 위험에 노출되는지 알기 위해서는 백신 제조사인 머크의 설명서를 확인해보면 된다. 설명서를 보면 백신에 있는 약화된 세균과 독소들은 생명을 위협하거나 뇌염과 같은 심각한 증상을 일으킬 수 있다고 쓰여 있다.[35]

백신이 미국 어린이의 건강을 크게 향상시켰다면, 왜 미국은 계속 유아사망률 수준이 나빠지는가? 미국은 유아사망률이 1960년에는 세계에서 12번째로 낮았지만, 1990년 29번째, 2010년 46번째로 하락했다. 질병관리본부는 "미국의 유아사망률이 다른 선진국에 비해 가장 높은 편이며, 가장 낮은 유아사망률의 국가들과 미국의 유아사망률의 격차가 점점 커지고 있다."라고 인정했다.[36]

유럽 및 아시아 국가의 유아사망률은 1,000명의 출산 중 2~3명의 사망으로 줄었지만, 미국에서는 2008년 1,000중 6명 이상의 유아가 1살 전에 사망할 것이고, 1,000명당 7.8명의 아이가 5세 미만에 사망할 것이다.[37]

1인당 보건지출이 6,096달러인 미국은 유아사망률에서 거의 모든 선진국뿐만이 아닌 1인당 보건지출이 230달러인 쿠바와 같은 가난한 나라들보다 처져 있다. 보수적 연구집단인 갈렌연구소의 그레이스 마리터나 갈렌 대표조차 "미국과 세계의 다른 나라들과의 유아사망률 비교는 미국을 곤란하게 한다."고 말했다.[38]

돈으로 뒤얽혀있는 의사, 의학교육기관, 정부관료와 제약회사에 의해 의학계는 지배되고 있다. 의사, 의료단체, 의료기관, 정부기관은 의학사업의 협력파트너들이다. 치료, 의료연구, 의료정보 보급채널 등은 계산기를 두드리는 실용적인 사업윤리에 오염되어 있다. 개인과 사회는 이익을 증가시키기 위한 수단이다. 의학의 과학적 방법이 부패하고 인도주의와 도덕적 원칙이 위반될 때, 의학의 진실성은 저하되며, 결국 개인이나 시민에게도 해가 된다.

의료 연구에 대한 이해관계는 연구에 대한 검열시스템을 약화시킨다. 이 시스템은 제품의 치료가치 또는 잠재적인 위험과 상관없이 시장에 새로운 제품을 내놓도록 설계돼있다. 이 시스템은 약물, 백신, 의료기기 등이 충분히 안전하거나 치료가치가 있는지 확인하지 못한다. 따라서 어린이, 취약한 노인, 장애인 등과 같은 약한 사람들은 안전하지 않고, 치료가치가 의심스럽고 결함이 있는 의료제품과 비윤리적인 의사들로부터 보호받지 못한다.

정부가 지원한 실험인 펜플루라민 시험은 아직까지 지속되는 미 의학계의 우생학적인 사고를 보여준다.[39] 1993년에서 1996년까지 뉴욕주 정신의학회(NYSPI, 현 콜럼비아 대학병원 소아청소년 정신과장을 포함[40])와 퀸즈의과대학, 마운트사나이 의과대학[41]의 수석연구원들은 사이비 과학적이고, 치료와 관련 없는 '폭력 성향'에 대한 실험을 했다.

연방정부와 주정부 모두가 이런 실험들을 지원했다. 연구팀은 폭력이나 범죄 행위가 유전적으로 예측가능하다는 가설을 증명하고자 했다.[42] 폭력의 유전적 경향성을 찾기 위해 6세와 11세사이의 흑인 및 히스패닉계 소년들을 상대로 신경독성이 있는 식욕억제제 펜플루라민을 사용했다.[43]

국립정신건강연구소(실험을 지원한 연방기관)의 연구원들도, 의학윤리위원들도, 보고서를 펴낸 저널 편집위원회도 모두 아이의 복지와 인권에 신경 쓰지 않았다. 그들은 모든 실험에 참여한 아이들에 대한 사람의 존엄성을 위반하는 데 협력했다. 정부와 학술계 의사 중 누구도 위험에 어린 아이를 노출하고, 그들에게 고통과 상처를 겪게 하고, 아무런 치료적 근거가 없는 실험에서 아이들에게 "유전적으로 폭력적 성향이 있다."는 꼬리표를 붙이는 데 꺼림직해하지 않았다.

뉴욕 의사협회장인 존 올드햄은 뉴욕타임즈 인터뷰에서 이런 연구들이 행동의 유전적 영향을 공부하는 데에 아주 중요하다고 했다.[44] 그는 이 연구가 행동장애 또는 반사회적 행동이 유전적 영향과 관련이 있는지 없는지를 판단하기 위해 펜플루라민을 사용한 간단한 방법이었다고 했다. 보다시피, 미국의 의료연구자들은 인종 차별주의적인 우생사상에 감염되어 어린이와 같은 취약한 개인에 계속 위협이 되고 있다.

홀로코스트의 교훈

'인간도살장'이었던 아우슈비츠 수용소와 뉘른베르크 의사 재판에서 밝혀진 일들은 역사에서 지워질 수 없는 얼룩이다. 유대인 대학살은 정부가 개별시민의 자유를 억압하고 의료, 경제, 법률기관들이 부패했을 때 사회 전체가 대량학살의 영역으로 변할 수 있다는 교훈을 줬다.

'인류에 대한 범죄'였던 의료만행에 대한 변명은 그 모든 것이 '더 높은 가치'를 위한 것이었다. 독일과 미국 모두에서 의학계는 히포크라테스 선서에 등 돌리고 우생학을 선택한 책임에 침묵하고 있다. 지금까지 개인의 인권과 공공의료를 위협하는 '더 높은 가치를 위해' 실행된 우생학적 의료관행에 대한 부정은 없었다. 아우슈비츠에서 의사들은 살인의 정점에 있었다. 그 잔혹행위가 미친 의사들이 벌인 짓이라고 둘러대는 것은 그들이 했던 비난 받을만한 범죄를 대중과 그들 자신에게 속이는 일이다.

의학적 경향이 도덕적인 히포크라테스 전통에서 비켜나갈 때, 전문가들은 그들의 도덕적 기초를 잃고 의학적으로 극악무도한 짓을 일으킬 수 있다. '더 높은 가치를 위해' 시행된 강제적 공공의료 정책들은 개인의 권리와 자유를 짓밟고, 문명적인 민주사회의 기초를 위협한다. '더 높은 가치를 위해' 일하는 의사들은 개인을 생각하지 않는 환경에서 일하게 된다. 이런 환경은 더 많은 의학적 만행을 일으킬 수 있다. 우리가 이런 도덕적 결함을 외면하고 실행 가능한 안전법칙을 수립하지 않는 한, 아무도 안전할 수 없을 것이며, 아우슈비츠 수용소와 뉘른베르크의 긴 그림자가 우리를 평생 따라다닐 것이다.

이 글을 쓴 베라 하스너 샤라브(Vera Hassner Sharav)
는 인권운동가이다. 생명의학연구의 책임을 강조하고 정보를 제공하여, 논쟁의 촉매제 역할을 하는
인간연구 보호연합(AHRP)의 창립자이자 대표이다. AHRP정보메일은 보건전문가, 식품의약국 공무
원, 언론인, 법률가, 환자지원단체 등이 받아본다. 샤라브는 정신병 유도실험에 대한 공개적 윤리논
쟁을 이끈 업적이 있다. 비윤리적 실험의 희생자들과 그녀의 증언은 상을 받은 보스턴 글로브 시리
즈가 나오게 했다. 이것은 미국정신건강연구소의 29개 임상시험을 중지하게 했다. 소아살충제 실험
중단, 보육원 아이들에 대한 에이즈약과 백신실험의 연방정부조사, 소아 천연두 백신 실험중단, 청
소년기 전 도시아이들을 대상으로 한 '폭력성 예측' 실험에 대한 의회 청문회 등이 AHRP의 업적이
다. 샤라브는 과학기자 세계회의 등 수많은 학술정책과 정부지원 공공정책 자문포럼에서 연설했다.
프랫연구소에서 도서관학 석사 학위를 받았다. 홀로코스트 어린이 생존자이며, 페니실린을 구하지
못해 죽어간 아버지를 목격했다. 더 많은 정보는 www.ahrp.org에서 얻을 수 있다.

10. 의무 백신접종은 철학적으로 정당한가?

        우리는 일상생활에서 정치철학을 자주 떠올리지는 않는다. 보통 부모들이 카풀과 축구연습, 식품 쇼핑 등을 할 때 토마스 홉스와 존 로크의 철학을 생각하지는 않는다. 하지만 우리는 생각보다 훨씬 더 자주 공리주의 철학을 적용하고 있다. '더 높은 선(the greater good)'이라고 말할 때마다 우리는 공리주의적인 입장을 내세우는 것이다. 개인의 행복이나 안녕보다 집단의 행복과 안녕에 더 큰 가치를 두고 행동할 때마다 우리는 공리주의자들처럼 행동하는 것이다.

  모든 철학이론을 실제 현실에 적용할 때와 마찬가지로 공리주의를 적용하는 것이 건전하거나 '선(善)'이 되게 하려면 특정 기준을 충족시켜야 한다. 공리주의는 필연적으로 특정 개인의 권리를 박탈하기 때문에 이런 기준을 충족시키는 것은 매우 중요한 일이다. 공리주의를 소아 백신접종, 백신으로 일어난 질병, 사망가능성, 부작용 등과 같은 문제에 적용할 경우 백신정책 결정, 특히 의무 백신접종 결정이 기준을 충족시키는 것은 매우 중요한 일이다.

철학자들은 이론을 주장할 때 그 이론이 모든 기준을 충족시켰다는 가정 아래 이를 이상적인 세계에 적용한다. 그렇게 함으로써 가장 순수한 입장에서 이론에 전념할 수 있다. 이론적 세계에서는 이론을 적용하는 방식에 영향을 줄 수 있는 부패와 실수 등의 복잡한 요소가 개입되지 않는다. 하지만 슬프게도 현실세계에서는 정부의 부패를 부인할 수 없기 때문에 이런 사치를 누릴 수 없다. 하지만 논의를 위해 철학자들처럼 내용을 단순화하고자 한다.

공리주의를 건전하게 적용하려면 어떤 조치나 결정이 최대한의 사람들에게 최고의 선을 가져다주어야 한다. 최고의 선이 반드시 행복이나 기쁨을 의미하지는 않는다. 최고의 선은 여러 가지 형태로 나타날 수 있다. 예를 들어 당신은 출근시간을 단축시켜 일을 더 많이 하려고 고속도로를 시속 150km의 속도로 달리고 싶어 한다. 하지만 당신이 고속으로 운전하면 다른 운전자들의 부상 위험성을 높이게 될 것이다. 공리주의자들은 당신 개인이 출근 시간을 단축하는 데에서 얻는 기쁨보다 다른 운전자들의 안전에 더 높은 가치를 부여할 것이다. 이것이 도로상의 속도제한을 둔 기준이다. 속도제한이 집단에게 기쁨이나 행복을 가져다주지는 않는다. 하지만 그것은 최대한의 사람들에게 최고의 선을 가져다준다고 말할 수 있다.

이제 제한속도를 시속 20km로 정한다고 해보자. 이럴 경우 모든 운전자들의 안전은 확실히 보장되지만 교통체증, 생산성 상실, 매일 출근시간이 지연되는 데 따른 운전자들의 불만 등이 안전성 보장보다 더 커지게 될 것이다. 만일 유일한 대안이 억지로 참으면서 느린 속도로 출근하는 것이라면 많은 사람들은 차라리 제한속도를 없애고 방어운전을 하겠다고 할 것이다. 제한속도를 시속 20km로 정하는 것이 최고의 선을 제공하기 위한 것이라 할지라도 이는 건전한 공리주의의 주요 기준을 충족시키지 못할 것이다. 공리주의를 적용하여 내린 결정사항이 최대한의 사람들에게 최고의 선을 제공할 때에만 그 적용이 건전해지는 것이다. 이런 기준을 충족시키지 못하여 개인의 권리를 침해하는 결과가 초래된다면 이는 공리주의를 정당화할 수 없다.

미국에서는 백신접종 의무화를 공리주의 논리로 정당화하고 있다. 공중보건 당국자들은 대중의 안전을 보장하기 위해 백신을 접종할 필요가 있다고 종종 호소하고 있다. 주 정부들은 백신접종을 하지 않은 어린이는 어린이집이나 공립학교에 들어오지 못하게 하는데, 이는 이들 어린이가 질병에 걸릴 위험성이 있기 때문이 아니라 다른 어린이들에게 그런 위험성을 줄 가능성이 있다고 보기 때문이다.

공리주의 철학자들이 처음으로 '더 높은 선'이라는 개념을 도입했는데 정부는 공리주의 원칙을 통해 어린이 의무접종을 정당화하고 있다. 이런 주장에 따른다면, 정부는 어린이에 대한 의무 백신접종이 실제로 최대한의 사람들에게 최고의 선을 가져다주고 있는지를 입증해야 하는 부담을 안고 있다. 만일 의무 백신접종이 진정한 최고의 선이 아니고 정부가 스스로 정당화를 위해 공리주의를 끌어들였다면 정부는 정당성을 얻지 못하게 된다.

백신은 접종계획 전반에 걸친 총체적 안전성이나 시행방식에 대한 시험을 실시한 일이 없다는 것은 부인할 수 없는 사실이다. 다시 말하면 정부가 개별 백신을 심사하고 허가하며 사용토록 하면서 여러 가지 백신을 동시에 접종할 경우의 안전성과 효과 또는 다양한 백신의 누적 효과 등을 시험하거나 또는 백신업체들에게 시험하도록 하지 않고 있다.

예를 들면 정부는 B형간염 백신에 대한 허가 전 심사를 실시한 다음 이를 2개월 아기에게 접종할 것을 권유하지만 로타바이러스, 디프테리아, 파상풍, 백일해, Hib, 폐렴구균, 소아마비 등의 백신들과 함께 시험한 일은 없다.[1] 더구나 국민들이 요구하고 또 의회가 법령으로 촉구하고 있음에도 불구하고, 백신을 접종한 사람들과 접종하지 않은 사람들의 건강을 장기적으로 비교한 임상연구도 실시한 적이 없다.[2]

이처럼 백신접종의 진정한 효과를 판단하는 것은 불가능하다. 현재 상황에서는 의무적 백신접종이 실제로 최대의 사람들을 위해 최고의 선을 달성하고 있는지 알 수 없다. 이런 조건이 이행되지 않았으므로 공리주의 가설은 받아들일 수 없다.

의무적 백신접종이 최고의 선이라는 것을 정당화하려면 어떻게 해야 하는지를 더 잘 이해하기 위해서는 백신접종의 이점이 위험성보다 커야 한다.

첫째, 백신접종은 소아마비와 같이 거의 없어진 질환과 소아설사를 유발한다는 로타바이러스, 감염된 부모나 오염된 주사바늘 또는 보호되지 않은 성행위로부터 오는 B형간염 등을 포함한 전염병에 실제로 전염될 위험성보다 백신의 이점이 더 커야 한다.

둘째, 백신접종의 이점은 뇌 손상, 발작장애, 발달장애, 접종에 따른 어린이 사망 등과 같은 널리 알려지고 문서로 기록된 백신 부작용의 고통보다 커야 한다.

셋째, 백신접종에 의한 사망이나 피해로 인해 생긴 소득과 생산성 상실, 간병을 위해 생긴 소득 상실과 생산성 상실보다 백신접종의 이점이 더 커야 한다.

마지막으로 백신접종의 이점은 자녀에게 접종을 시킬 여력이 없는 가정과 부작용 어린이의 가정을 지원하기 위한 사회적 비용보다 더 커야 한다는 것이다.

이 모든 위험성을 백신접종의 이점이 능가하기를 바라는 것은 무리한 요구일 것이다. 소아 백신접종을 실시하면서 효과를 시험한 일이 없기 때문에 그 이점을 알 수 없고, 따라서 공리주의적 조건이 만족됐는지도 알 수 없다. 현재 상황에서는 공리주의로 의무 백신접종을 정당화할 수 없다.

백신접종은 지난 100년 이상 국민을 대상으로 실시해오고 어린이들에게는 40여 년 동안 실시해 온 전통적인 주요 의료절차라는 것을 쉽게 알 수 있다. 천연두가 확산됐을 때 성인들을 대상으로 백신이 처음 접종됐다. 그런데 오늘날의 어린이들에게 태어나서 불과 몇 시간 안에 유전되는 질병에 대한 백신을 포함한 16종의 백신을 최소 30~40회에서 70회까지 접종하도록 권유하는 것은 놀라운 사실이다. 이런 놀랄만한 변천에 대해 어째서 우리는 그토록 관심을 기울이지 않고 있었을까?

'무더기 역설'이라고 알려진 유명한 철학적 방법을 사용하여 오늘날 어린이들이 맞고 있는 백신 종류가 획기적으로 증가한 것을 수긍하는 현실을 설명하고자 한다. 이 용어는 '무더기'와 같은 모호한 용어를 쓸 때 나타나는 잠재적 문제를 나타낸다. 백신의 경우에는 '합리적'이라는 모호한 용어를 사용한다. 이 개념을 '작다'라는 개념의 예를 들어 설명하고자 한다.

우리는 다 성장한 남자의 키가 120cm이면 키가 작다는 데 모두 동의할 가능성이 높다. 또한 우리는 이 사람보다 1mm 더 큰 사람도 키가 작다는 데 동의할 것이다. 왜냐하면 1mm 차이 가지고 누가 작고 누가 더 크다고 볼 수 없기 때문이다. 가령 키가 1mm씩 차이 나는 사람들을 잇달아 세워 놓는다면 긴 줄의 맨 마지막 사람의 키는 240cm 가까이 될 수도 있다. 같은 논리를 적용한다면 그의 키도 역시 '작다'고 해야 할 것이다. 이것은 무엇인가 분명 잘못되어 있다.

이것은 백신접종 계획에서도 마찬가지이다. 많은 사람들은 전염병이 유행할 때 한 가지 백신을 접종하는 것은 '합리적'라는 데 동의할 것이다. 또한 우리는 여기에 한 가지 백신을 더 추가한다고 해서 비합리적이라고 생각하지 않을 것이다. 하지만 그렇게 조금씩 추가하다보니 현재 우리는 어린이들에게 16종의 백신을 70회에 걸쳐 접종하는 것을 '합리적'이라고 생각하게 됐다.

마치 키가 240cm 되는 사람이 '작다'는 것을 설명할 때 갖는 당혹감과 같은 느낌을 갖게 된다. 우리는 더 이상 이런 방식으로 백신접종 계획을 정당화할 수 없다. 우리는 백신을 종전대로 접종하는 것이 맞다고 생각하기보다는 각 백신의 효과를 바탕으로 판단해야 한다.

필자는 공리주의를 비난하려는 데 목적이 있는 것이 아니라 어린이에 대한 의무 백신접종을 검토하고자 하는 것이다. 하버드 대학의 마이클 센델 교수는 『정의란 무엇인가』라는 책에서 "공리주의의 가장 두드러진 약점은 그것이 개인의 권리를 존중하지 않는 데 있다."고 말했다.[3] 필자는 이런 관점에 동의하며 바로 이점 때문에 미국이 시행하는 어린이 백신접종이 진정으로 최고의 선인지를 확인하는 일이 매우 중요하다고 주장하는 것이다. 공리주의에서 요구하는 최고의 선을 달성하기 위해서는 백신접종 효과가 많은 비용과 고통을 능가한다는 것이 입증되어야 한다. 그 접종 효과가 실제로 엄청나게 큰 이점을 가져다 주는지는 알 수 없으며, 이를 알지 못하면 공리주의의 입증 부담은 이 행될 수 없고 공리주의는 이 사업을 정당화할 수 없다.

우리는 개인으로서 항상 개인의 선을 위해 최선을 다할 것이다. 백신 접종이 실제로 최대한의 사람들에게 최고의 선을 가져다준다는 것이 입증되지 않는다면, 우리 자신과 자녀들에게 최선이라고 판단할 수 있 는 권리의 희생을 정당화할 수 있는 공리주의는 없다.

이 글을 쓴 앨런 테이트(Allen Tate)는 뉴욕 대학 철학과를 졸업했다. 백신 부작용으로 퇴행성 자폐증에 걸린 두 동생이 있다. 1989년생인 테이트는 질병관리본부 1983년 접종일정에 따라 접종했고 큰 문제가 없었다. 동생들은 1992년, 1996년에 태어났고, 1990년대 증가된 접종일정에 가혹하게 영향을 받았다. 그의 가족은 필라델피아 교외에 거주하고 있다. 테이트는 백신접종 선택운동에 전념하고 있으며, 자폐증 법률지원을 위한 엘리자베스 버트 센터(EBCALA) 임원이다.

CHAPTER

II

백신 부작용, 침묵을 깨다

11. 15년의 소송,
정의의 부활을 기다리며

지금도 생생하게 기억한다. 아내 로비가 직장으로 전화를 걸어 집으로 와 줄 수 있는지 괴로운 목소리로 물었다. 아내는 전화로 무슨 일이 있는지 말하고 싶어 하지 않았다. 상황을 잘 몰랐기 때문에 내 상상력은 온갖 심각한 시나리오를 만들어 내고 있었다. 집에 도착해서 아내가 다치지 않았다는 것을 알고 안도했지만, 아내는 여전히 울고 있었다. 잠시 동안 포옹한 후, 아내는 자신이 임신했다고 말했다.

우리는 이미 12살과 8살짜리 딸들이 있었기에, 아이 키우기가 두렵지는 않았다. 하지만 나는 42세였고 로비는 39세였다. '예상치 못한'이라는 단어는 이 임신을 표현하는 매우 절제된 말이다. 나는 직업상 출장이 잦았고, 아내는 파트타임으로 막 복직한 상태였다. 전업주부로

12년을 보냈기 때문에 경제적 이익이 생기기 시작한 시기이기도 했다. 야구로 말하자면, 이것은 우리 인생에 날아온 흔한 커브 중 하나일 뿐이었다. "그때 관절염으로 고생하지만 않았더라면 공 아니라 아이라도 쉽게 던졌을 거야!"하는 식으로 말이다.

어둠 속 광명이라고 했던가? 왜 아니겠는가! 아이들은 고단한 삶의 원동력이 된다. 우리는 한밤중에 수유를 하고 기저귀를 갈고, 말썽쟁이 큰 아이들도 겪어야 할 것이다. 부모로서 성공했다는 뿌듯함을 느끼기 위해 우리는 한 아이의 대학 등록금을 더 준비해야 할 것이다. 정말 미국식이지 않은가?

임신은 평범했고 모든 수치는 정상이었다. 노산에 대한 위험을 듣고는 다운증후군, 척추갈림증 진단 검사도 받았다. 아이에게 장애가 있다고 낙태할 생각은 없었지만, 적어도 알고는 싶었다. 다행히 모든 것은 정상이었다. 우리의 셋째 딸 한나는 1991년 10월 20일 건강하게 태어났다.

한나는 6개월 동안 충실하게 소아과 정기검진과 백신접종을 했다. 발달도 정상이었다. 생후 6개월 한나가 소아과를 방문하기 전날 밤, 나는 출장지에서 아내에게 전화를 했다. 아기는 어떠냐는 물음에 아내는 콧물을 좀 흘린다고 대답했다. 소아과에 가기 전 아내는 한나의 상태를 전화로 말했고, 의사로부터 방문해도 좋다는 대답을 들었다. 소아과에서 정기검진을 받은 후 한나는 세 번째 DTP 백신을 접종하고 집으로 왔다. 그리고 2시간 후, 우리 삶은 되돌릴 수 없는 극적인 변화를 맞이하게 되었다.

점심을 먹일 때, 아내는 한나가 갑자기 움찔하면서 먼 곳을 응시하는 것을 알아챘다. 한나는 곧 정상적으로 되돌아왔지만 아내는 의사에게 전화해서 목격한 것을 이야기했다. 의사는 한나가 주사 맞을 때의 통증이 남아 있어 나타날 수 있는 반응이라 했고, 타이레놀을 주라고 말했다.

그날 하루 동안 유사한 행동이 몇 차례 나타났다. 그날 저녁, 한나를 침대에 눕히고 얼마 지나지 않아 아내는 갑작스런 한나의 비명 소리를 들었다. 방으로 달려갔을 때 한나는 우리가 알고 있는 대발작의 중간 단계에 있었다. 어떤 발작에도 익숙하지 않았지만, 한나는 창백한 표정에 숨을 쉬지 않는 것처럼 보였다. 로비는 얼른 아기를 침대에서 바닥으로 내려놓고 인공호흡을 하기 시작했다.

8살 난 작은딸도 비명 소리를 듣고 한나의 방으로 와서 문 앞에 서서 그 광경을 지켜보았다. 로비는 흥분하여 딸에게 911에 전화하라고 외쳤지만, 딸아이는 당시 상황의 충격 때문에 그 자리에서 얼음처럼 굳어 있었다. 위기 상황에서 부탁받은 대로 행동하지 못했다는 죄책감과 결합된 그 당시 트라우마는 결국 작은딸의 행동 문제를 유발했고, 아이는 치료를 받아야 했다. 한나가 발작에서 깨어나자 로비는 소아과 의사와 911에 연락했으며, 잠시 후 한나의 수많은 입원과 퇴원을 시작하는 첫 번째 구급차가 왔다.

그때 나는 디트로이트에 있었고, 그 다음날까지도 로비가 그 일뿐만 아니라 다른 두 아이까지도 홀로 챙기게 둘 수밖에 없었다. 핸드폰이 없을 때였다. 우리는 근처에 사는 가족이 아무도 없었기에 친구들과 이웃에게 도움을 요청했다. 운이 좋게도, 응급실에서 만난 피츠버그의 아동병원에서 일하는 아동신경외과 의사가 있었기에 한나가 계속 발작을 일으킬 동안 입원 수속을 신속하게 처리할 수 있었다. 응급실의 레지던트는 한나의 상태를 안정시키기 위해서 진정제를 투여했고, 중

환자실로 옮겨졌다. 한나는 거기에 며칠 동안 있었다.

다음날 오후, 탈 수 있는 비행기 중 가장 이른 비행기를 타고 돌아왔다. 명백하게 DTP 주사가 일으킨 일이라서 놀랍고 화가 나서 말문이 막혔다. 우리는 발생 가능한 부작용에 대해 얘기를 듣긴 했지만, 내 기억에는 그 위험 정도가 매우 미미하게 묘사되었기에, 백신접종의 이익을 중시하면 부작용은 고려의 대상조차 되지 못했다. 우리는 백신 때문에 문제가 생긴 사람을 한 명도 알지 못했다! 아무도 자신이 속할 것이라 생각하지 못하는 그 모호한 통계치 중 한 명이 우리 딸이란 말인가? 나는 우선 한나를 정상적인 상태로 회복시킨 후, 이런 문제들을 고민해보자고 생각했다.

한나의 첫 입원 기간은 15일이었으며, 입원 동안 125회가 넘게 발작을 했고, 그 중 몇 번은 10분 간격으로 5분 정도 지속되었다. 건강했던 아이가 빳빳해지고, 산소가 부족해 입술이 파랗게 변하는 모습을 보고, 위급상황을 알리는 알람 소리를 듣고, 부산스럽기만 할 뿐 무능력하게 아기의 상태를 보고만 있는 의료를 지켜볼 때마다, 부모로서 우리가 겪은 괴로움은 말로 다 표현할 수가 없다.

조금이나마 치료에 도움이 될 것 같아 매번 발작을 기록했다. 발작했던 시간, 지속 시간, 몸의 움직임, 투여했던 약물, 회복 정도를 메모했다. 몇 년이 지난 후, 한나의 치료팀은 때때로 의료 기록을 보충하기 위해 우리가 기록한 메모를 검토했고, 우리는 그들이 치료의 단서를 찾아주기를 간절히 바랐다. 페노바르비탈은 당시 항경련제로 사용되었고 미미한 효과가 있었지만, 이것은 원래 잘 웃고 발랄한 아기였던 한나를 참 많이 달라지게 만들었다. 지금도 나는 다시는 볼 수 없을 것 같은 내 딸의 눈에서 떠난 빛을 보기 위해 과거를 떠올린다.

집에 돌아와서도 한나의 경련은 계속되었다. 퇴원한 지 8개월이 지났을 때 연속 발작이 멈추지 않아 다시 입원을 했다. 그렇게 한번 입원하면 4~6주씩 입원했다. 육체적으로 한나는 성장하고 있었지만 인지적으로는 퇴행하고 있었다. 발작을 멈추게 하기 위해 바륨과 디일랜틴을 투여하려고 하면 극도로 불안해져 소리를 지르고 마구 몸을 흔들었다. 발작을 일으키지 않는 동안에 다른 행동은 거의 없었다. 아무것도 표현하지 않고 과거에 좋아했던 것들에도 반응하지 않았고 웃지 않았다. 예전에 열심이었던 옹알이도 하지 않았다. 혼자서는 어떤 말도 하지 않았고, 그저 메아리처럼 몇 마디를 따라하는 것이 전부였다.

우리 부부는 치료법을 찾기 위해 의사, 치료법, 재활법, 약, 놀이학교를 조사하는 데에 많은 시간을 투자하면서 점점 자포자기 상태에 이르렀다. 그들 중 몇몇은 우리에게 희망을 주었지만, 궁극적으로는 효과가 없었다. 그 과정에서 우리는 백신접종으로 인해 투병 중인 환자들에게 재정적인 도움을 주는 곳을 발견했다. 백신상해 보상법원(VCIP)라는 곳이다. 정확하게 어떻게 그곳을 알게 되었는지는 기억나지 않지만, 의학 분야에 있는 누군가에게 들은 것은 절대 아니다.

한나의 치료를 위해 신경과 의사, 소아과 의사, 사회복지사와 많은 이야기를 했지만, 그 누구도 한나의 심각한 장애와 DTP 주사의 상관관계는 인식하지 못했다. 가장 근접했던 것은 한 소아정신과 의사한테 들은 이야기였다. 한나의 경우가 그가 막 참석했던 신경학회 회의에서 주요 토의 사안이었다는 것이었다. 그 회의는 한나의 증상과 백신이 시간적으로 우연히 일치한 예외 상황이라고 인식했다.

우리는 매번 한나의 병력에 대해 질문을 받는다. 보통 사람은 이것이 얼마나 자주 일어나는지 상상하기 어려울 것이다. DTP 백신접종 이야기에 대한 의사들의 반응은 한나가 처음 병원에 갔던 때로부터 한 걸음도 앞으로 나아가지 못했다. 의사들은 그 사실에 대해 알려고 하지 않았다. 우리 부부는 단지 아이의 상태를 탓할 대상을 찾는 이상한 부모일 뿐이었다.

의사들은 동료의 명성이 의심받는 게 두려워 상자를 열어 보지 않는 것일까? 아니면 백신접종 부작용이 의학 분야에 알려지면 이에 따른 반응들이 의학의 권위를 떨어뜨릴까봐 묵인하는 것이 관례가 된 것일까? 몇 년 후 법률적 조치를 강구하면서 우리는 백신 부작용 신고시스템을 알았고 그것의 모호함에 깜짝 놀랐다.

백신 부작용 신고시스템은 이 정보로부터 큰 도움을 받을 것 같은 전문가들조차 알지 못했다. 이 시스템을 전문의들조차 사용하지 않는다면, 누구를 위한 것인가? 한나에게 백신을 접종한 소아과 의사는 나중에 그 백신이 위험한 제품번호에 속한 것이었다는 것을 알았다면 절대 그 주사를 놓지 않았을 것이라고 말했다.[1]

대부분의 음모론을 읽어내는 힘든 시간을 거치면서도 나는 동전의 양면처럼 모든 일에는 두 가지 측면이 있다고 생각했다. 하지만 백신 부작용을 보상하기 위해 만들어진 1986년 '국가 소아백신 상해법'은 의회가 돕고자 했던 가족들을 돕는 데 실패했다. 이것이 지난 20년 이상 내가 이 바닥에서 얻은 깨달음이다.

한나에게 백신접종 부작용이 나타난 지 3년, 우리는 계속 아이를 돌보고 성장에 집중했지만, 회복되지 않을 것이라는 사실은 점점 더 분명해지고 있었다. 그 사실은 지금도 여전히 받아들이기 힘들다.

우리는 좀 더 실질적인 측면에서 장기적인 보살핌을 제공하고자 했다. 아내가 거의 매일 의사, 보험회사, 약사, 사회복지기관, 부모지원단체, 돌보는 사람들과 학교 관계자들을 만나러 다닐 때, 나는 백신상해 보상법원을 알아보기 시작했다. 변호사인 형의 도움으로 준비를 시작하다가 다음날이 3년 기간의 보상신청 마감기한이라는 것을 알고 충격에 빠졌다. 우리에게는 이것저것 알아볼 시간이 없었다.

형은 워싱턴DC에 있는 백신 부작용 전문 법률회사의 클리프 슈메이커와 이야기를 마쳤다. 전화로 필요한 자료들을 정신없이 수집한 후, 슈메이커는 서류를 준비해서 연방 청구법원에 제출했다. 서류에는 1995년 4월 3일 제출기한 마감일이라는 입증 도장이 찍혔다. 우리가 만약 기한을 지키지 못했다면, 백신상해 보상법원은 소장 접수를 거절했을 것이고, 다른 모든 민사재판도 불가능했을 것이다. 우리는 하루 차이로 마감기한을 지켰다. 백신상해 보상법원은 의도적이거나 다른 이유로 잘 알려져 있지 않다. 많은 가족들이 충분한 자격을 갖추고 있음에도 불구하고 이 도움의 기회를 잃어버렸을 것이다.

우리가 처음에 제출한 보상 신청서에는 모든 조건이 DTP 백신이 방아쇠라는 것을 명백히 나타내고 있다. 신속하고 호의적인 보상 결정을 이끌어낼 것이라고 확신했다. 하지만 확신은 곧 그릇된 것으로 판명났다. "보상신청서에 대해 적대적이지 않고, 신속하고, 격식에 얽매이지 않게 해결한다."는 제정 의도와는 달리, 우리 신청서는 이 기관 저 기관으로 옮겨지며 해결이 미뤄졌고, 1995~1996년도 예산승인 때문에 발생한 정부의 혼란스러운 마비기간 동안 또 지체되었다.

마침내 우리 신청서는 2000년 2월 29일에 특별심사관 로라 밀만에게 전달되었다. 신청서를 접수한 지 거의 5년이 지난 후였다. 우리 신청서에는 "한나가 세 번째 DTP 백신접종을 한 후, 지속적인 잔류형 발작 장애와 뇌병증을 앓고 있다."는 내용이 있다. 그런데 이 부분에 대해서는 부분적으로만 정확하다는 판단이 내려졌다. 우리가 보상신청서를 제출하기 24일 전인, 1995년 3월 10일까지만 이 내용이 유효했다는 것이었다.

도나 샤라라 보건복지부 장관이 국가 소아백신 상해법의 백신 상해목록 가운데 '잔류형 발작 장애'를 제거했다는 것이다.[2] 잔류형 발작장애가 법에 계속해서 효력이 있었다면, 한나의 DTP 주사는 법적으로 상해의 원인으로 인정받았을 것이고, 우리는 아마 빠른 보상을 받았을 것이다.

보건복지부 장관 샤라라의 펜은 게임 자체를 바꿔 놓았다. 어떤 투표도 없이 샤라라 장관은 의회가 위기에 처한 백신접종 공급과 그 백신으로부터 상해를 입은 아이들 사이에 공들여 만들어 놓은 타협안을 바꿔 버렸다. 우리는 이제 한나의 주사가 상해의 원인임을 밝혀내야 했다. 추정 대신 증거가 필요했다. 이는 우리 가족에게 더욱 어렵고 희생이 큰 부담이었고, 대부분 신청인이 마찬가지였다.

보건복지부 장관이 백신 상해목록을 바꾼 이유가 그 당시 클린턴 대통령과 깅리치가 의장으로 있던 하원 간의 의료, 교육, 공중보건에 관한 예산갈등 때문이라고 생각하는 사람들도 있다. 그런 것을 고려하더라도 백신상해 보상법원은 피해자에게 더욱 더 적대적이고 돈이 많이 드는 구조로 변했다. 이 구조는 백신 부작용으로 고통 받고 있거나 사망한 아이들이 있는 가족에게 불행하게도 정의로운 것이 아니었다. 샤라라 장관이 했던 일은 보상액과 보상자 수를 줄이기 위한 의도였다고밖에 볼 수 없다.

우리 신청서에 대한 심사가 있는 날에 한나를 대신하여 증언하기로 예정되어 있던 한 전문가가 갑자기 참석하지 못하게 되었다. 어쩐지 수상한 느낌이 들었다. 우리는 비슷한 증언자를 찾기 위해 법원에 급작스럽게 일정 변경을 요구했다. 이것은 인과관계를 증명하려던 우리의 노력에 찬물을 끼얹는 사건이었다. 이것이 판결에 영향을 미쳤는지 아닌지를 떠나, 특별심사관의 판결문에 나타나 있듯이 이 일정 변경에 대해 우리 변호사는 아주 고도로 계산된 전술을 사용했다고 비난받아야 했다.[3]

변호사와 함께 로라 밀만 특별심사관의 과거 판결을 살피다가 그가 특별한 편견을 가지고 있다는 것을 알게 되었다. 밀만은 DTP 접종이 원인이 되려면 발작을 시작할 때 열이 있어야 한다고 믿었다.[4] 쟁점과는 상관없이 밀만은 한나가 입원 초기에 열이 없었다고 규정했다. 밀만이 가진 DTP 백신 인과관계에 대한 편견과 일정변경 요청에 대한 비판적인 생각은 우리에게 그리 좋은 징조는 아니었다. 결국 한나에 대한 심사는 우리가 법원에 신청서를 제출하고 7년이 지난 2003년 7월 23일까지 미뤄졌다. 1986년 백신법의 제정 의도인 '신속한 처리'는 전혀 지켜지지 않았다.

심사는 예상한 대로 진행되었지만, 몇몇 예상치 못한 경우들이 있었다. 심사는 하루에 걸쳐 진행되었다. 우리 쪽 전문가인 성인 신경학자와 한나를 치료했던 피츠버그 아동병원의 신경학자, 로비와 나의 증언이 이어졌다. 정부쪽 전문가는 20년 경력의 소아신경학자로서 책의 저자이기도 했다. 인과관계를 증명하기 위한 우리의 길은 험난해 보였다. 게다가 우리의 변호사는 이런 사건을 처음 맡은 사람이었다. 우리 변호사는 최선을 다했지만, 정부 변호사보다 자신감을 보여 주지는 못했다. 특별심사관은 짜증스러워 보였고, 한나가 발작할 때 열이 있었는지에 관해서만 두 전문가에게 캐물었다. 아내와 나는 오만하고 무례

한 특별심사관의 태도에 놀랐다. 그녀는 동네 벤치에 앉아 주전부리를 하며 잡담이나 하는듯한 태도였다. 이런 모습이 1986년 백신법으로 만들어진 덜 공식적인 법적 환경이라면, 우리는 차라리 좀 더 엄격한 법적 환경을 갖고 싶었다. 제약회사가 잘못 만든 불량제품에 대한 범죄 증거를 제시할 수 있었다면, 한나는 쉽게 이겼을 것이다. 하지만 그렇게 되지 않았다. 밀만 특별심사관은 2002년 12월 20일에 우리의 보상 신청을 기각했다. 신청서를 제출한 지 7년 반 만의 일이었다.

결정이 내려진 후에 뒤돌아서 큰 그림을 보니 이 결과가 그리 놀라운 건 아니었다. 백신접종이라는 원인과 한나의 인생 내내 지속되는 지독한 부작용이라는 결과가 불과 2시간 사이에 일어났다. 그리고 우리에게는 너무나도 당연한 이 보상신청은 거절당했다. 우리 전문가의 증언은 신뢰성이 없다고 간주되었고, 한나를 치료한 신경과 의사의 증언은 '신청자를 너무 동정하여 도우려는 의도'로 격하되었다. 백신접종과 그에 따른 반응이 시간적으로 가까운 것도 인과관계를 증명하지 못했다. 백신접종 말고 증상을 일으킬 만한 다른 이유가 전혀 없다는 것도 증거가 되지 못했다.

특별심사관 밀만은 한나의 발작에 열이 없었기 때문에 주사가 원인이 될 수 없다고만 주장했다. 이 주장이 의미하는 것은 도대체 무엇일까? 특별심사관은 한나의 발작과 발달 퇴행이 마른하늘에 날벼락 맞는 일처럼 너무 재수가 없어서 생긴 일이라고 믿는 걸까? 아니면 백신과는 전혀 상관없이 이런 운명이라도 타고났다는 말일까?

백신상해 보상법원은 원래 임무였던 옳은 일을 위한 노력에서 자기 잇속만 차리는 가짜 정의로 바뀌었다. 이 백신법정이 백신 부작용을 겪는 아이들에게 정당한 재활을 제공할 것이라고 믿었던 부모들은 어렵지 않게 깨달을 수 있었다. 우리들은 '더 큰 가치'라고 불리는 것 다음이라는 것을.

실망했고 화가 났지만 곧 여러 법률회사에서 연락이 왔다. 그들은 백신상해 보상법원을 통해 유명해진 우리 사례를 잘 알고 있었다. 우리는 항소를 할 수도 있고, 백신 제조사를 상대로 민사소송을 할 수도 있다고 했다. 장기적으로 볼 때 한나는 더 이상 발달할 가능성이 적었다. 항소해서 기대하는 판결이 나올 가능성도 매우 낮았기 때문에 우리는 민사소송을 제기하기로 했다. 아이러니하지만 만약 백신상해 보상법원에서 우리 신청을 받아들였다면, 백신 제조업체를 보호하고자 한 1986법의 취지에도 맞았을 것이다. 왜냐하면 우리는 절대 민사소송을 하지 않았을 것이고, 제조업체는 우리가 시작한 소송에서 싸울 일도 없었을 테니 말이다.

우리는 결코 일확천금을 노리고 법적 절차를 밟은 것이 아니었다. 오직 우리 부부가 더 이상 한나를 돌보지 못하게 되었을 때 안전하고 든든한 환경을 제공하고 싶었을 뿐이었다. 우리는 여러 가지 이유로 텍사스 휴스턴에 있는 윌리엄 커커 법률회사를 선택했다. 우리는 이 회사가 재정적으로 장기간 견딜 수 있는 능력이 있다고 믿었는데 그것이 그렇게 오랜 기간이 될 줄은 상상하지 못했다.

그 후 8년 동안, 우리는 이 회사와 함께 법정에서 이 문제를 해결하기 위해 같이 일했다. 법률회사 내부적으로는 계속해서 발생하고 있는 비용과 앞으로도 발생할 비용에 대한 문제가 있었겠지만, 그들은 처음부터 적극적이었고 언제나 성공적인 결과를 가져왔다. 소송으로 몇 해가 흘러갔고 2010년 봄, 드디어 연방 대법원에서 우리 사건이 다뤄지게 되었다.

대법원에서 우리 일이 다뤄지기로 했다는 소식을 변호사에게 전해들은 우리 부부는 둘 다 큰 짐을 하나 내려놓은 듯 기뻤다. 19년 만에 처음으로 인정받은 것 같은 느낌이었다. 지상에서 가장 높은 법원이 우리의 마지막 춤판을 마련해 준 셈이다.

틀린 것을 바로잡으려고 지금까지 걸어 온 우리 이야기를 듣고, 동정심 많은 대법관 아홉 명이 이 고장 난 시스템을 알아차릴 것이라 믿을 만큼 우리가 순진하지는 않았다. 우린 기껏해야 좀 큰 무대에 서는 것뿐이었다. 거기엔 반칙을 일삼는 사람들이 있을 것이다. 사실 대법원에서 우리가 기대한 판결을 받더라도, 단지 민사법원에서 다시 시작할 권리를 얻는 것뿐이었다.

한나의 사례에 대해 이해하려면 선점에 대해 알아야 한다. 다시 말해, 제조물 책임과 관련된 사건에서 연방법이 주의 전통적인 법적 관할권에 선행하는가를 결정해야 한다는 것이다. 무슨 말인지 참 어려운 이야기이다. 어쨌든 연방법이 선점한다고 결정되면 백신으로 피해를 입은 가족들의 재정적 운명은 백신상해 보상법원의 특별심사관 한 사람의 손에 달려 있게 된다.

1986년 백신법은 백신 제조업체에게 어떤 법적인 재정 책임도 묻지 않도록 되어 있지만, 그것은 제조업체가 오류를 범하지 않았다는 전제 조건이 있다. 다행히도 대부분 회사들은 스스로 유발한 손해에 대해 법적으로 재정적인 책임이 있었다.

하지만, 연방 대법원은 6대 2로 연방 선점에 손을 들어줬다. 앞으로는 백신에 치명적으로 결함이 있다고 특별심사관이 판단하기 전에는 민사소송 자체가 불가능하게 되었다. 모든 백신 관련 상해소송은 이제 전적으로 백신상해 보상법원에서 결정해야 한다.

실망했지만 놀라지는 않았다. 우리는 백신 회사들이 "백신 공급이 위축되면 가까운 미래에 전염병이 창궐할 것"이라고 주장할 줄 알고 있었다. 제약회사들은 그들의 힘을 모아 한나의 사례를 멀리서 다가오고 있는 폭풍과 연결하는 데 성공했다. 백신이 아이의 자폐증을 유발했다는 5,000여 명의 부모들이 자폐증 집단소송을 준비하고 있었기 때문이다.

백신 제조회사 와이어스의 변호사들은 만약 이런 사건들이 민사법원에서 진행된다면, 명백하고 대대적인 손해가 발생한다고 주장했다. 그렇게 되면 아이들은 백신접종의 이득을 볼 수 없게 된다고도 주장했다. 그 위험이 진짜인지 꾸며낸 것인지는 둘째 치고, 나는 존 로버츠 대법원장이 와이어스의 모회사인 화이자 주식을 소유하고 있다는 재미있는 사실을 알았다. 그는 스스로 우리 재판에서 사퇴했지만, 주식을 팔고 나서 사퇴를 철회하고 다시 재판을 주재했다. 이런 의문스러운 행동들이 철저하게 검토되지 않는다는 것에 놀랐다.

대법원 재판이 시작되기 전에 우리 변호사 중 한 사람이 카드와 함께 한나에게 주는 팔찌를 보내 왔다. 지금까지 한나가 용감하게 참아왔으며, 다른 대법원 소송 참가자들처럼 역사의 한가운데 있다는 말이 적혀 있었다. 한나가 '역사의 큰 발자국'을 디디고 있다고 했다. 그렇게 거창한 일인지는 모르겠다. 그런 자부심은 우리에게만 해당되는 일인 것 같다. 사실 한나는 자기가 소송에 참가하고 있는 것도 모르고 있으며, 앞으로도 평생 일상적인 인지와 언어 없이 영원히 잠긴 세상에서 살아가야 할 것이다. 한나의 거의 모든 것을 사랑하고 한나의 투쟁을 알고 있는 주변 사람들과 달리, 한나는 어떤 표현도 하지 않은 채 고통을 견디고 있었다.

치명적인 백신과 만난 지 20년, 그리고 정의를 찾아 헤맨 지 18년째
가 되고 있다. 우리는 이 과정에서 아주 간단한 진실을 깨달았다. 미
국의 법적 보상 체계는 반복적으로 한나가 어떤 치료도 받을 자격이
없다고 결정한다는 것이다. 한나보다 부작용이 경미했던 다른 사람
들은 어떻겠는가? 나는 미국 법률체계의 합리성을 포기하고 싶지 않
은 시민으로서, 두 눈을 가린 채 정의의 저울을 들고 있는 그녀(정의로
운 판결을 상징하여 법원의 상징물로 쓰이는 정의의 여신상-옮긴이)가 자신의
진정한 가치를 깨달을 것이라고 믿는다. 아내와 나는 한나가 아니더라
도, 지금도 계속 백신 부작용에 시달리는 아이들을 위해 그녀가 옳은
결정을 내릴 것이라는 희망을 놓지 않는다.

이 글을 쓴 러스 브루스위츠(Russ Bruesewitz)는
경영학을 전공한 후 펜실베니아 피츠버그의 한 회사에서 영업담당 임원으로 일하고 있으며, 세 딸
의 아버지이다. 1992년 막내딸 한나가 생후 6개월에 세 번째 DTP 백신접종 후 2시간 만에 경련을
시작했다. 그 후 한나의 경련은 제어하기 힘들 정도로 자주, 심하게 발생했고, 결국 한나는 인지장
애가 생겼다. 백신상해 보상법원(VCIP)에서 보상을 거절하자, 민사법원에 소송을 제기했다. 이 사건
은 15년 후 최종적으로 미국 대법원에서 판결이 내려졌다. 한나의 아버지 브루스위츠 대 백신 제조
사 와이어스의 소송은 2대 6으로 와이어스가 승소했다. 이로써 브루스위츠의 법적 배상에 대한 노
력은 끝이 났다. 하지만 브루스위츠와 아내 로비는 백신상해 보상법원의 개혁을 위해 계속 노력하
고 있다.

12. 두 자폐 아이를 키우며

             어린 자녀가 성장 기능을 잃어 가면서 정신적 혼란과 육체적인 고통을 겪는 데도 아무 도움도 주지 못하고 바라만 봐야 하는 것만큼 가슴 아픈 일은 없다. 어떤 부모도 이런 일을 겪기를 바라지 않을 것이다. 슬프게도 나는 이런 어려움을 한 아이도 아니고 두 아이한테서 겪고 있다. 내 이름은 게이 테이트, 과학자였으며 지금은 심리치료사로 일하고 있는 세 아이의 엄마이다.

  남편과 나는 이제 21세, 18세, 14세가 된 세 명의 아이를 두고 있다. 우리 장남은 1989년에 태어났고, 1980년대에 권장하던 대로 백신접종을 받았다. 첫째 아이는 몸집이 크고 힘도 세고 건강했다. 다른 두 아이는 1992년과 1996년에 태어났는데 확대된 접종 일정을 정확하게 준수하여, 태어나자마자 12시간 만에 접종을 받았다. 이것은 1990년대 태어난 미국 아이라면 모두 따라야 하는 일정이었다. 두 아이는 모두 자폐증 진단을 받았다.

자폐증은 우리 아이들만의 일이 아니다. 이런 사건과 결과는 다른 수천 명의 아이들과 가족에게 되풀이되었으며, 이 나라에서 자폐스펙트럼장애는 유행병 수준에 이르렀다. 우리 가족은 다른 가족보다 먼저, 직접적으로 사람이 일으킨 게 틀림없는 재난을 겪은 것이다. 10여 년 전만 해도 자폐증에 걸린 아이를 볼 일이 많지 않아서 우리는 자폐증이 무엇인지에 관해 수도 없이 사람들에게 설명해야 했지만, 요즘엔 대학 전공으로 자폐증 연구가 생겼을 정도이다.

먼저 우리 가족 이야기부터 시작하자. 첫 아이인 앨런이 세 살이 되었을 때, 둘째 아이를 임신했다. 나는 아이 키우는 데 전념하기 위해 연구원으로서의 긴장되고 할 일 많은 생활을 그만뒀다. 앨런은 귀엽고 말도 빨랐으며 새로운 형제가 생긴다는 것에 잔뜩 기대하고 있었다. 임신은 큰 사건 없이 순조로웠고 네 번째 결혼기념일 전날인 6월 어느 날, 몸집도 크고 건강한 케니가 태어났다. 정말 행복했다.

태어나 한 살이 될 때까지 케니는 정상적으로 발달했다. 아이는 온순한 성격에 식욕도 좋았고 쑥쑥 잘 컸다. 생후 4개월에 정기검진을 갈 때쯤 아이가 감기에 걸려 숨을 쌕쌕거렸다. 주치의는 널리 쓰이는 항생제와 네블라이저를 주었고 아이가 열이 좀 있어서 4개월에 맞아야 하는 백신접종을 한두 주일 미루기로 했다. 10일 후, 아이는 아직 가쁜 숨을 쉬고 있었지만 열이 없었기 때문에 접종을 시켰다. 조금 더 시간이 흐르고 몇 차례 항생제를 더 복용한 후에 아이의 가쁜 숨은 잦아들었고 아이는 다시 자라고 있었다.

나는 15개월 된 케니가 열다섯 마디의 단어들을 말했던 것을 기억한다. 형처럼 말이다. 그러나 아이가 아직 걸으려고 하지 않고 때때로 유모차에 타고 돌아다니는 것도 이상하게 싫어해서 걱정이 되었다. 소아과 주치의에게 이 얘기를 하자 걱정하지 말란 소릴 들었다.

"몸집이 큰 아이들은 좀 둔해요. 걷는 거보다 말하는 걸 좋아하다니, 똑똑하네요."

그러다 아이의 머리 크기가 너무 커지고 성장곡선이 정상에서 살짝 벗어나자 조금씩 우려하는 기색을 보였다. 그러면서도 의사는 케니에게 MMR 백신접종을 했다. 걱정을 덜기 위해 우리는 머리 엑스레이 사진과 초음파를 찍어보기로 했다. 둘 다 정상이며 문제없다고 나왔다. 그러나 18개월이 되었을 때 아이에게 커다란 변화가 생긴 것을 알았다. 아이가 매사에 느려 보였다. 말도 이전보다 덜하고, 한 자리에만 앉아 있으려 하고, 종종 머리가 너무 무겁다는 듯이 머리를 한쪽으로 기울이고 있었다. 혼자 걸으려고 하지도 않았다. 그때에도 의사는 아이가 좀 더디고 20개월이 되면 혼자 걸을 수 있을 것이라며 안심시켰다. 직감적으로 무언가 잘못된 걸 알았지만 주변 사람들은 내 걱정을 최소화시키거나 일축했다. 외롭고 무서웠다.

케니의 밝고 정 많았던 성격도 걱정스러울 정도로 안 좋은 상황으로 변했다. 케니는 종종 딴청을 하고 있으면서 참을 수 없다는 듯 계속 웃거나 계속되는 설사로 울면서 며칠 밤을 새기도 했다. 이때부터 남편도 걱정하기 시작했다. 두 살 반이 되었을 때 소아과 주치의가 마침내 케니가 모든 분야에서 성장 능력이 떨어지니 전문가 평가를 받아보라고 권했다. 이런 말이 아이의 장래와 어떻게 연관될지 절망적이었지만, 의사는 확실하게 뭔가를 말하기 위해서는 이삼 년이 걸릴 것이라고 말했다.

우리는 그저 기다리면서 지켜볼 수밖에 없었다. 그러는 동안 케니는 조기 특수교육 수업자격을 받을 수 있었다. 계속 케니를 지켜보며 아이의 모든 동작이 성장발달표에서 어디에 해당하는지 확인했다. 때로는 의식적으로 케니에게서 눈을 떼고 앨런에게 주의를 쏟아야 했다. 앨런에게 더 많은 사랑을 주지 못하는 게 미안했다. 우리는 쉬지 않고 언어치료, 물리치료, 재활치료 등을 받으러 다녔고 그럴 때마다 케니는 소리를 지르고 엄마인 나는 진땀을 흘렸으며, 앨런은 장난감과 책을 들고 무거운 발걸음으로 우리를 따라다녔다.

케니는 여러 분야에서 진전을 보이기도 했지만 전에 없던 행동이 나타나기도 했다. 걷기가 나아지자, 발끝으로 서 있었고, 두 손으로 날개짓하듯 퍼덕거렸다. 몇 마디 말을 다시 할 수 있게 되자, 아이는 큰 소리로 끝없이 "이이이이이이……" 하는 소리를 내기 시작했다. 거기다 아이는 비디오 보기에 완전히 푹 빠져버렸다.

의사들에게 대답을 듣는 데 몇 년이 걸리는 것이 지쳐서, 나는 혼자 연구에 들어갔고 케니의 행동 양태가 자폐증 범주에 해당한다고 결론 내렸다. 지금 들으면 놀랄만한 얘기이지만, 우리 아이를 진료한 의사와 치료사들은 내 결론을 무시하면서 틀렸다고 말했다. 성장이 더디고 몇 가지 감각기관의 문제도 있어 보이지만 자폐증은 아니라는 것이었다. 이때가 1995년 초였고, 지금은 널리 알려진 퇴행성 자폐증이 막 시작될 때였다.

셋째를 임신하고 케니가 거의 4세가 되었을 때에야 마치 대단한 충격이라도 받았다는 듯이 '중도 내지 고도의 자폐'라는 친절한 대답을 들었다. 나한테는 새로운 소식도 아니었다. 내 충격은 벌써 옛날에 지나갔다. 나는 '전문가들'보다 훨씬 전에 알고 있었으니까.

나는 케니가 보이는 신체적 증상에 대한 만족할 만한 대답을 들을 수가 없었다. 아이의 코는 언제나 막혀 있었다. 양쪽 귀 뒤에는 딱지가 앉아 있었고 기저귀 발진은 아물지 않았다. 아이가 눈을 자꾸 위로 치켜뜨는 증상에 대해 묻자, 의사들은 그런 증상이 있을 때 아이를 불러서 아이가 반응하면 경련을 일으키는 건 아니라고 대답했다. 나는 생각했다.

'알았어요. 그런데 이게 뭐냐구요?'

설사는 정말 힘들었다. 설사의 형태도 색도 좋지 않았다. 아이에게는 고통스런 일이었다. 아이가 울음을 터뜨리면 설사가 시작되곤 했고, 어떤 때는 너무 자주 해서 피가 나기도 했다. 그런 아이를 바라보는 것은 가슴 찢어지는 일이었고, 뭐라 말로 표현할 수가 없었다. 이제까지 별 탈 없었고 태어날 때도 건강하고 아름다운 아이였다. 나는 과학을 공부했고 우리 집안도 의학계와 관련이 있었는데, 아이의 발병 시기와 일련의 증상들이 어떤 장애인지는 알 수가 없었다. 확실한 것은 그저 아이가 아파 보인다는 것뿐이었다.

나는 한동안 분노와 슬픔 속에 갇혀 있다가 왜곡된 공격성향까지 나타났다. 남편과 나는 한 프로그램을 찾아냈는데 거기에는 진단명과 상관없이 케니와 같은 문제를 일종의 뇌 손상으로 파악했다. 우리는 케니의 육아도우미를 찾아 고용하고, 일주일간 속성 강화훈련 과정에 참여하면서, 케니를 위한 폭넓은 신체적, 행동적, 학습적 프로그램을 짰다. 우리는 다양한 식단을 시도해 보고, 소리와 후각 치료도 해보았으며, 특수교육 운동과정도 해보고, 끊임없이 많은 플래시 카드와 사진도 들여다봤다. 앨런과 육아도우미와 나는 많은 시간 동안 집안을 누비며 케니와 함께 배로 기고, 무릎으로 기는 강화훈련을 했으며, 발달이 느린 이웃집 여자아이 가족과 모양 맞추기 치료도 했다. 지금도 나는 그 당시 어린 앨런이 모양 맞추기 기술을 직접 보여주면서 자기보다 어린 동생들을 연습 테이블로 불러 모으려고 애쓰던 모습을 기억한다. 우리 모두 무언가 하고 있는 게 좋았고 그것들은 도움이 되었다. 케니가 더 강해지고 있었기 때문이다.

이런 일을 함께 하는 중에 막내딸 올리비아가 태어났다. 아이는 쾌활하고 밝고 호기심도 많았고 항상 자기 주변의 사람과 움직이는 것들에 대해 관심을 보였다. 이때쯤 앨런은 일곱 살이 되어 학교에서 공부와 축구에 열심이었다. 나도 괜찮았다. 스스로가 가여워지고 케니의 장애 때문에 안절부절못할 때마다 잘해내자고 마음먹었다. '왜 하필 내 아이일까?'라고 생각하지 않고 '그럴 수도 있는 거 아냐? 나한테만 이런 일이 없으리라는 보장도 없는 거니까.'라고 생각했다. 강화훈련을 하며 케니는 많이 나아졌다. 아슬아슬하게 균형을 잡아가며 생활을 이어 갔다.

올리비아는 쑥쑥 잘 컸다. 심지어 그 나이였을 때의 앨런보다 더 활동이 많고 사교적이었다. 생후 18개월 건강검진 때, 올리비아는 신체적인 성장이 빠른 편이었고 모든 성장발달표에 문제없이 맞춰졌다. 그때 MMR 백신을 받았다. 나는 아직도 간호사가 그 당시에 함께 병원에 왔던 큰애 앨런이 무슨 이유인지 모르지만, MMR접종을 안 받은 것을 알고 깜짝 놀라던 모습을 기억한다.

두 돌이 되었을 때 올리비아는 색깔과 모양을 알았고 알파벳을 좋아했다. 그러나 나는 뭔가 다른 점이 생겼음을 눈치 챘다. 가게에 가서도 장보기에 전념하는 대신 깔개에 몸을 비벼댔고, 많은 단어를 알고 있는데도 그것들을 엮어내지 못했다. 내가 느끼는 불안을 얘기하자, 주변 친구들과 가족들은 케니 때문에 이해는 하지만, 지나치게 반응하는 것이라고 말했다. 그렇게 보일 수도 있었던 것이, 정기검진에서 소아과 의사는 걱정될 만한 것이 전혀 없다고 말했기 때문이다. 나는 이런 의견에 붙들려 몇 달을 더 '아니겠지' 하며 시간을 보냈다.

1998년 말에 나는 케니의 프로그램을 만드는 데 도움이 될 최신 정보를 수집하기 위하여, 뉴욕에서 열리는 자폐증 컨퍼런스에 참여했다. 부모들 모임은 작지만 점점 수가 커지고 있는 의료진들과 함께 조직을 만들어 가면서 너무나 많은 아이들에게 무슨 일이 일어나고 있는지 밝혀내고자 노력하고 있었다. 그날 프로그램의 끝 무렵에 쳇(CHAT, Checklist for Autism in Toddler)이라 불리는 새로운 유아용 자폐증 체크리스트에 대한 간담회를 들었던 기억이 난다. 걸음마단계의 아이들 행동 중에서 집게손가락으로 사물을 가리키지 못하는 것은 자폐증을 예견할 수 있는 가장 결정적인 단서라는 이야기를 분명히 들었다.

올리비아가 사물을 가리키길 멈췄다는 생각이 번개를 맞은 것처럼 떠올랐다. 몇 초 안에 그동안 부정해왔던 마음이 모두 사라지고 누군가 나를 텅 빈 엘리베이터에 세게 밀어 넣은 것처럼 느껴졌다. 그날 올리비아가 자폐증으로 퇴행하고 있음을 갑작스럽지만 분명하게 깨달았을 때 온몸으로 느꼈던 충격이 지금까지도 기억난다. 아직도 어떻게 펜실베니아의 집으로 돌아왔는지 생각이 나지 않는다.

그 후 몇 년 동안, 개인교습으로 말하기 치료까지 받았지만, 올리비아의 언어는 점점 지워져 갔고 그 대신 바니 비디오에 나오는 적절하지 않은 단어와 문구를 어쩌다가 한 번씩 말하고 있었다. 아이의 행동도 외향적이고 호기심 많은 성격에서 두려움 많고 고집스런 성격으로 바뀌었다. 아이는 많이 울었고 얼굴 표정은 약간 먼 곳을 보는 듯했고,

때로는 어리둥절해 보이기도 했다. 세 살 반이 되어 올리비아가 공식적으로 자폐증을 진단받았을 때 내 마음은 참담했다. 더 이상 태연할 수 없었다. 케니에게 했던 그 모든 것을 다시 해나갈 수 있을지 갈피를 잡을 수가 없었다.

한동안 우울과 당혹스러움에서 빠져나올 수 없었다. 모든 사람에게 어떤 한계가 있다면, 나는 이미 한계에 다다랐다. 그럼에도 겉모습은 태연하게 유지하면서 올리비아가 받을 특수교육을 계획하고 있었다. 이때쯤 우리는 케니의 가정학습을 줄여가고 있었다. 케니가 우리 지역에서 최초로 개교하는 자폐아 지원 학교에 입학하는 네 명의 아이 중 한 아이로 정식으로 등교하게 되었기 때문이다.

우리는 그때까지도 수많은 밤을 케니가 자다 깨어나 밤새 자지 않고 있어서 기진맥진했다. 세살 반에서 거의 아홉 살이 될 때까지 아이는 지하실 소파 위에서 길어야 한 4시간에서 5시간을 잤다. 거기에다가 오랫동안 아이를 함께 돌봐주던 도우미가 새로운 직업을 갖게 되어 그만두었다. 충분히 이해할 상황이었지만 새로 믿을 만한 사람을 찾아내기가 쉽지 않았다.

어려운 시절이었다. 돌아보면 나는 매우 우울한 상태였다. 자폐 진단의 슬픔은 진정하기가 어려웠다. 조금이라도 쉬거나 감정에 빠져버리면 상황을 돌이킬 수 있는 어떤 기회도 생기지 않을 거란 생각에 마음이 급해졌다. 결코 끝나지 않을 거라는, 나는 아직 최선을 다하지 않았다는, 뭔가 결정적인 것이 빠져 있다는 생각이 들었다. 죄책감도 많이 느껴졌다.

그래도 시간이 지나면서 상황이 조금씩 진전되었다. 정규 유치원에 다니려다 실패했지만 올리비아는 하루 종일 지내는 자폐아 지원 학급에 다니기 시작했다. 이때는 이미 전반적 발달장애를 가진 아이들이나 자폐 진단을 받은 아이들이 그렇게 드물지 않아서 그들을 위한 지원사업이 조직되어야 했다. 나는 종일반 유치원 과정이 올리비아에게 너무 힘들까봐 걱정했지만 아이는 즐거워하며 통학버스도 타고 다녔다. 같은 시기에 아이를 돌봐줄 도우미도 찾았다.

앨런은 고등학생이 되어 축구부와 야구부에서 원정경기도 가고, 기타와 댄스 교습도 받고 있었다. 새로 온 도우미 덕분에 나와 남편(코치를 담당했다)은 앨런을 보살필 여유를 가지게 되어 아이의 경기와 연주회에 함께 할 수 있었다. 또한 DAN(Defeat Autism Now!)이라는 좋은 단체에 소속된 의사와 발달장애전문 소아과 의사 덕에 설사로 고생하는 케니의 소화기 상태를 진정시킬 수 있었다. 소장이 편해지고 리스페달이라는 약을 약하게 복용하자, 아이가 마침내 위층에 있는 자기 방 침대에서 밤새 잘 수 있었다.

그 후 몇 년 동안, 우리는 케니와 올리비아의 신체 증상과 행동을 치료하기 위해 다양한 처방약과, 보조약품, 식이요법과 치료를 해나갔다. 두 아이 모두에게 극적인 변화는 없었지만 조금씩 그리고 꾸준히 성장했다. 두 아이 다 매우 기본적인 기능 언어를 말하기 시작했다. 아직 배변 훈련용 기저귀가 필요했지만, 케니의 근육 상태도 한결 나아져, 기저귀 없이 있는 것을 더 좋아하고 편안해하는 것 같았다.

올리비아는 가끔씩 불안해하고 강박과 집착 증세를 보였다. 그러나 한편으론 학교 수업을 좋아해서 매일 갈 수 있는지 묻기도 했다. 우리 지역에서 훌륭한 자폐지원 프로그램을 개발했고, 두 아이 다 우수하고 헌신적인 교사와 치료사 선생님과 함께할 수 있었다. 그러나 거기에서도 다른 어디에서도 뭔가 빠져있는 것이 있었는데 그것은 경각심이었다. 급격하게 증가되고 있는 자폐 진단의 발생과 원인을 찾아내려고 하는 인식이 빠져 있었다. 6년 사이에 초등학교 한 학교에 자폐 지원이 필요한 인원이 최초 케니가 들어갔던 4명 규모 학급에서 정규 인원이 꽉 찬 7개의 학급으로 엄청나게 늘어난 것이다!

16년간 전업주부 생활을 해오다가 2005년에 임상사회복지사가 되기 위해 석사과정에 진학하기로 결심했다. 그렇다. 우리 가족에게 필요한 것들과 복잡한 상황은 다 해결되지 않았지만, 이때쯤 어느 정도 편안한 균형을 잡게 되어 나의 새로운 목적도 병행할 수 있으리라 생각했다. 그러나 석사과정을 무사히 마쳤을 즈음, 우리가 기대하지 않은 도전이 기다리고 있었다. 그것은 바로 케니와 올리비아에게 시작된 강력한 사춘기의 영향력이었다. 아픈 아이들이 사춘기에 어떤 성향을 보이는지 그 당시는 아직 미지의 영역이었다.

중학교 1학년 동안 케니는 대체로 온순하고 협조적이었으나 자기가 보내는 신호와 행동에 익숙하지 않은 교사와 보조교사에게 공격성을 보였다. 학교에서는 우리 부부를 케니의 여러 선생님들이 함께하는 회의에 참석하도록 부탁했고 상황은 쉽게 수습되었다. 그러다 15살이 된 해 크리스마스 다음 날, 케니는 커다란 발작을 일으켰다.

남편은 앨런을 야구시합에 보내기 위해 공항에 갔다가 집으로 돌아오는 중이었고, 나는 케니와 올리비아와 함께 집에 있었다. 변기에 막 앉히자마자 케니가 발작을 일으키기 시작했다. 이 시기에 아이는 몸이 다 큰 상태여서 그 좁은 화장실 안에서 우리 둘 다 다치지 않으면서 안전하게 아이를 바닥에 내려앉힐 공간적 여유가 없었다. 어떻게 불렀는지 기억도 없지만 911을 불렀다. 그들은 15분이나 지나서야 도착했다. 그때 아이는 호흡을 멈췄다가 다시 시작하길 반복했고 맥박이 일정하게 뛰고 있는지는 확인할 수 없었다. 응급대원들은 나를 집 밖으로 나가게 하고 케니를 살펴봤다.

우리 집 앞 도로에서 내가 울고 있을 때 올리비아는 내 머리를 쓰다듬으며 내 볼에 흐르는 눈물을 닦아주었다. 구급차가 와서 케니를 지역병원으로 옮겼고 다시 비행기로 필라델피아에 있는 어린이병원으로 싣고 갔다. 아이는 신경과 중환자실에 일주일을 입원했고 그 이후로 발작에 대한 진료를 받았다. 지금 생각해보니, 만약 그 일이 밤에 생겼거나 내가 곁에 없었을 때 생겼다면 아이는 죽었을지도 모른다.

올리비아는 중학교에 입학하던 2008년 가을에 생리를 시작했다. 그 전부터 아이의 불안증세와 집착과 강박장애로 인한 증세들은 심해지고 있었는데, 호르몬 영향으로 그런 증세들은 최악을 향해 달리고 있었다. 학교 가길 좋아했던 아이는 이제 교사와 보조교사들에게 몸을 던져 달려들거나 교실 문 앞에서 공처럼 몸을 말고 누워 있는 날이 많아졌다. 여러 번 학교에서 전화가 걸려와 생리가 시작되었는데도 올리비아가 도움받기를 거부한다며 집으로 데려가라고 했다.

1월에는 아이를 맡고 있는 발달장애전문 소아과 의사가 우리를 사춘기 청소년을 전문으로 보는 의사에게 보냈고, 거기서 1년에 4번 정도로 아이의 생리를 규칙적으로 조정할 수 있도록 피임약을 복용하라는 얘기를 들었다. 그 의사는 또한 우리에게 초기에 있을 힘든 부작용을 잘 견디면서 적어도 6개월간 약을 복용하라고 독려했다.

아이는 매우 힘들어했고 우리는 모두 참담함을 느꼈지만 시도해보기로 했다. 올리비아는 급속히 상태가 나빠지면서 행동은 점점 퇴행했다. 같은 해 5월에 올리비아의 반 한 남자아이가 발작을 일으켰다. 올리비아는 교실에서 일어난 이 평범하지 않은 사건에 매우 동요되어 물건을 던지기 시작했다. 응급대원들이 도착했을 때 올리비아는 그들로 부터 반 아이들을 지켜내겠다는 일념으로 그들을 교실에서 쫓아냈다. 그날 오후 교감이 내게 올리비아가 다른 아이들의 안전에 위협적이니 더 이상 학교에 나오지 말라고 통보했다.

집에서 지내는 처음 몇 주 동안 대부분 시간을 올리비아는 침대 속에서 지냈다. 아이는 넋이 나간 듯 보였고 비참해하기도 했다. 음식을 가져다가 먹이기는 했다. 그러나 몇 주 동안이나 아이를 욕실에 들여보내 씻게 할 수가 없었다. 올리비아가 그렇게 힘들어 하는데도 자신이 느끼는 것을 설명할 수 없어 하는 것을 지켜보는 게 힘들었다. 아이가 어쩌다가 아래층으로 내려와 있을 때도 원목옷장 위 한 곳을 정해 걸터앉아 있을 뿐, 소파나 의자에 내려앉으려 하지 않았다. 이렇게 몇 달을 보냈다.

집에서 개인교사가 수업을 하기 시작했는데 어떤 때는 교사가 아이의 침대 곁에 걸터앉아 수업을 해야 했다. 올리비아는 운동 감각이 좋은 편이라 항상 몸으로 하는 것들을 좋아했었다. 집 뒤뜰 수영장에서 수영하거나, 롤러스케이트를 타거나 아빠와 함께 마당에서 일하는 것을 매우 좋아했다. 그러나 그 모든 것을 그만두었다. 올리비아는 4개월 동안 밖에 나가지 않았고 우리는 다시 한 번 그 아이를 잃었다고 느꼈다. 극도의 슬픔을 느낀 때였다.

1년에 걸쳐서 우리는 올리비아의 호르몬 치료를 중단했고, 대신 기능성 식품을 복용하게 해 정상적인 신경전달수준을 회복하도록 애썼다. 5개월 전부터 올리비아는 한 대안학교에 있는 자폐아 지원을 위한 특수학급에 다닐 수 있었다. 처음에는 교실 건물에 들어가게 하는 데 두 시간이 걸렸지만, 매번 30분씩 시간을 늘려가자 올리비아는 기운을 회복하더니 마침내 정규수업 시간을 채울 수 있었다. 우리는 올리비아의 용기와 진전이 자랑스러웠다. 그러나 아이의 강박증세는 학교에서 아이 자신과 다른 사람들 모두에게 힘든 과제로 남아 있었고 집에서도 우리 모두를 힘들게 했다.

올리비아가 학교에서 성취한 것에 대해 기뻐할 때쯤, 아이의 첫 발작이 일어났다. 케니의 첫 발작처럼 생명에 위협을 줄 정도는 아니었지만, 이 일로 인해 그때까지 참을성 많고 진중하던 남편도 나와 함께 참 많이 울었다.

이야기는 계속된다. 우리가 한숨을 내쉬며 더 이상 힘을 내기 어렵다고 느낄 때마다 우리에겐 새롭고 무시무시한 과제가 주어져 우리의 근심과 불확실성을 가중시켰다. 이 시기에 우리에게 더 이상 불확실하지 않은 게 있었다면 바로 두 아이의 증상들이었다. 그 증상들은 자폐증이라고 이름 붙여졌지만, 실제로는 백신 부작용이었고 정확하게는 수은 중독으로 인한 증상이었다. 처음에는 어느 정도 반발심도 생기고 믿을 수도 없었지만 서서히 그런 확신이 들기 시작한 데에는 몇 가지 이유가 있다.

첫째로 두 아이 모두 급작스럽고 명백한 부작용은 없었다. 이제와 생각해 보면, 케니는 매번 접종을 받을 때마다 조금씩 상태가 나빠지고 있었다. 올리비아의 퇴행은 상대적으로 빨리 진행되었는데 아마도 18개월 때 MMR을 접종했던 시기에 시작되었던 것 같다.

두 번째로 두 아이 모두, 특히 케니는 한창 자폐증이 유행병처럼 급속도로 늘어나던 초기에 발병했다. 돌아보면 나는 매번 아이들이 주사를 맞은 다음, 지시대로 아이들이 '극도로 드문' 고음으로 비명지르기 같은 증세가 있나 살폈다. 그러나 부작용 중에서도 늦게 나타날 수도 있는 증세는 주시하지 않았고, 나중에 발생한 증상들을 백신접종과 연결하지 못했다.

그때만 해도 부모들이 그렇게 하기는 힘들었던 것 같다. 1990년대 초반에는 부모와 소아과 전문의 모두 원래 건강하고 정상적이었던 걸음마 단계의 아기들이 신체적으로 퇴행하고 발달장애가 있을 수 있다는 걸 알지 못했다. 그로부터 20년도 지나지 않은 오늘날, 미국 아이들 전체 중 1%가 자폐 증상을 일으키고 있으며, 자폐증 출현은 새로 부모가 되는 사람들과 정기적으로 아이들을 살피는 소아과 전문의에게 주요한 관심사가 되었다.

백신이 우리 아이들에게 손상을 끼쳤다는 생각이 들게 된 다른 이유는 내 나이와 가정환경 때문이다. 1950년에 태어난 나는 그 당시 소아마비 백신에 대한 흥분을 잘 알고 있었다. 내 어머니는 물리치료사였는데 그 직업 초창기에 수련기간을 거쳐 그 일을 시작하셨다. 어머니께서 집에 오셔서 자신이 소아마비에 걸린 아이와 함께 치료하는 모습이 실린 잡지 기사를 액자로 만들어 보여주셨던 기억이 있다. 아버지는 가정의학과 의사였는데 우리는 집 둘레에 소와 말을 키우는 시골에서 살았다. 우리는 내가 넘어져 무릎에 상처가 생겨도 걱정이 없었다. 왜냐하면 파상풍 백신이 나를 구해줄 것이라고 믿었기 때문이다.

언니는 몇 년 동안 큰 소아병원에 소속된 소아전문 간호사로 일하면서 아이들을 방문 진찰하는 일을 했다. 나 역시 아이들을 그 병원으로 데리고 다녔다. 여전히 많은 사람들이 그렇겠지만, 나는 백신이 현대의학이 이룬 가장 큰 업적 중의 하나이며, 자기 아이를 접종시키지 않는 것은 매우 무책임하고 위험하기 짝이 없는 행동이라고 믿었다. 이런 모든 상황이 강력한 메시지로 작용하여 궁극적으로 나의 상식을 흐려 놓은 것이다. 나는 대학원에서 면역계 발달에 대해서 배우고 연구했다. 하지만 그것과 태어나자마자부터 그렇게 많은 백신접종을 받아야 하는 현실을 서로 연결 짓지 못했다.

의료계 집안은 아니었지만 남편의 부모님 역시 남편을 강력한 과학 신봉자로 키우셨다. 남편은 수련을 거친 미생물학자였고, 잠시 동안 뉴욕대학 메디컬센터 연구실에서 근무했다. 몇 년 후에 그는 MBA 대학원에 들어갔다. 그런 전문 경력 덕분에 그는 적절하고도 재빠르게 제약업계의 눈에 띄었다. 직접적으로 백신과 관련된 일을 한 적은 없었지만, 그의 업무환경은 우리 아이들에게 닥쳤던 상황을 알아채지 못하게 하는 데, 커다란 영향을 끼쳤던 게 분명하다.

나는 결코 백신 반대론자가 아니다. 나는 안전한 접종과 접종 선택권을 주장한다. 백신은 특정한 전염병을 통제하기 위한 중요한 수단으로 사용할 수 있다. 그럼에도 현실 속에서 백신은 기적으로 작용하지 않는다. 백신은 각각의 다른 사람들에게 다른 조건으로 작용하는, 잠재적으로 부작용을 가지고 있는 의약품일 뿐이다.

부작용은 백신을 혼합시켜 놓은 복합 백신뿐만 아니라 각각의 개별 백신에 의해서도 발생할 수 있다. 대학원에서 내가 배운 것은 면역반응이라는 것이 얼마나 고도로 진화했으며 얼마나 미묘하게 균형을 잡고 작용하는지에 관한 것이었다. 태어나 최초 몇 달 동안 발달하는 면역계가 하는 가장 중요한 일은 바로 무엇이 자기 몸이고 무엇이 자기 몸이 아닌지를 구분한다는 것이다. 이때가 정확하게 백신접종 스케줄이 공격적으로 적용되는 시기이다. 백신접종은 자연스럽지 않은 감염 경로를 통해 면역반응을 인위적으로 자극하게 된다.

결국 몇몇 아이들은 이러한 접종의 폭격을 견디지 못하고 몸 전체에

만성적인 손상을 입는다. 이 아이들은 주로 접종 당시 아팠거나 자가
면역질환의 가족력(나처럼)이 있다. 이 모든 것이 나중에 배워서 알게
된 것이다(죄책감이 몰려든다). 우리 정부는 1990년대 초반에 백신의 수
를 갑자기 늘리고 "백신은 좋고 필요한 것"이라는 메시지로 내가 이런
상황을 관련지을 수 있는 능력을 잠재워 버렸다. 나는 소아과 전문의
에게 전적으로 의지하면서 아기를 보살피는 가장 좋고 가장 안전한 양
육에 대해 최신 정보를 얻고 있다고 생각했다.

앨런과 케니는 3년 차이로 태어났다. 그 3년이라는 시간 동안 백신접
종 스케줄은 엄청나게 달라졌다. 우리 정부는 생후 6개월 동안 맞는
백신의 수를 배로 늘렸고, 처음 접종하는 시기도 태어난 날로 더 당겼
다. 이러한 변화의 가장 위험한 점은 케니와 올리비아가 맞아야 했던
수은의 양이 현저하게 증가했다는 사실이다. 아이들의 소아과 의사는
B형간염 백신과 함께 뇌수막염 백신을 맞혔는데 둘 다 방부제 티메로
살이 들어 있었고 그 티메로살 안에는 무게로 약 50%에 해당하는 에
틸수은이 들어 있었다. 수은은 신경독성물질로 작용할 위험이 있어서
면역체계를 심하게 손상시킬 수 있다.

케니와 올리비아는 둘 다 생후 며칠 사이에 접종을 3번이나 해서 1번
접종 받은 앨런보다 세 배나 많은 양의 수은을 몸속에 투여한 셈이 된
것이다. 백신접종 스케줄을 관리한 책임자들은 추가되는 접종으로 인
해 아이들의 몸속에 쌓이는 수은의 총량을 인지하지 못한 게 분명하
다. 어떻게 그렇게 부주의할 수 있을까! 더 나쁜 것은 지금까지도 그러
한 접종이 초래한 손상에 대해 공개 석상에서 부정되고 있는 무시무시
한 상황이다.

나는 어떻게 케니와 올리비아가 수은 중독에 시달리는지를 알았을

까? 나에게는 검사 결과가 있다. 우선 아이들에게 포르피린 검사를 받게 했다. 포르피린은 헤모글로빈 색소 부분의 합성과정에서 만들어지는 파생물인데 소변에서 정상적으로 발견된다. 소변 속 포르피린의 대사물 형태를 통해 다른 중금속과 독극물뿐 아니라 수은에 대한 전반적인 몸의 부담과 중독 정도를 측정할 수 있다. 나는 아직도 분노에 차 울면서 노려보던 우리 세 아이들의 포르피린 검사 결과를 기억한다. 케니는 인지적, 신체적으로 가장 영향을 많이 받은 아이로 가장 높은 함량의 수은 중독을 보이고 있었다. 올리비아는 케니보다는 덜하지만 분명한 중독 함량을 보였고 앨런의 결과에는 전혀 중독 증세가 보이지 않았다.

세 아이 모두 같은 부모에서 태어났고, 음식, 물, 공기, 보육 시간도 거의 같았다. 심지어 같은 계절에 태어났다. 그들이 겪었던 가장 큰 환경의 차이는 3년이란 시간 동안 일어난 백신접종 수의 증가였다. 이것은 우리 가족의 자료와 다른 많은 아이들의 이야기를 들어볼 때 확실했다. 1990년대부터 갑자기 일어난 자폐증은 단 하나의 변화, 즉 유전, 식단, 사회경제적 계층, 지리, 의료 처치의 질과 관련 없이, 우리나라 모든 어린이들에게 접종된 백신으로 인해 증가했던 것이다.

그렇다. 사람이 만든 비극적인 재난의 흐름이 시작되었을 때, 우리 가족도 그 흐름에 휩쓸렸던 것이다. 큰아이가 태어났을 때만 해도 제대로 알려지지 않았던 자폐증을 이제는 우리 인구 전체의 1%, 70명의 남자아이 중 1명이 진단받는다. 이 병을 진단받은 아이들의 고통과 어려움, 아이의 가족에게 닥쳐오는 고통스러운 삶은 이루 헤아릴 수 없다. 결혼 생활이 심하게 타격받기 때문에 이혼률도 높아졌다. 운 좋게도 우리 부부는 지난 20년간 더 긴밀한 관계를 유지할 수 있었지만,

단둘이 함께할 시간은 없었다. 케니와 올리비아를 하루 종일 보살펴야 했기에 휴식을 찾기가 힘들었다.

형제들 역시 엄청나게 고통을 당하는데, 아이였을 때뿐만 아니라 어른이 되어서도 부담을 지고 살아야 하고, 다음 세대에게 닥칠 과제도 안고 가야 하기 때문이다. 장남인 앨런은 어릴 때부터 여러 모로 아주 훌륭한 형이자 오빠 노릇을 했다. 어렸을 때 앨런은 새로운 친구를 집에 데려올 때는 항상 친구에게 미리 최선의 정보를 주어 케니의 행동에 대해 설명했다.

나는 아직도 앨런에게 올리비아도 케니처럼 말하기와 다른 여러 치료들을 받아야 할 것이라고 말했을 때, 슬픔과 고통을 참으려 했던 앨런의 표정을 기억하고 있다. 앨런은 열심히 올리비아의 치료를 도와주었다. 고등학생이 되어서도 앨런은 학교에서 자폐증 기금마련 행사를 홍보하여, 여러 학생들이 자폐증 행사인 달리기나 걷기 대회에 참여하도록 독려했다.

대학에 가서도 앨런은 자폐증 법률지원을 위한 엘리자베스 버트 센터나 개인인권센터와 같은 단체에 참여하면서, 글쓰기와 연설을 통해 자폐증 환자를 대변하는 일을 하고 있다. 이 책 중 "의무 백신접종은 철학적으로 정당한가?"부분은 앨런이 쓴 글이다. 앨런이 백신 부작용으로 퇴행하는 남동생과 여동생과 함께 생활하면서, 그 아이들을 위해 수년 동안 권리를 대변하는 활동을 하는 것을 보면, 무조건적인 사랑이 무엇인지 조용하지만 성실한 교훈을 얻을 수 있다.

여러 사람들은 내게 앨런이 얼마나 훌륭한 아이인지 이야기해 준다. 앨런이 케니와 올리비아와 함께 크면서 이해심 많고 성숙한 아이로 자란 것 같다고 말한다. 좋은 뜻으로 말하는 것인지는 안다. 또한 우리 부부에게도 케니와 올리비아를 키우는 데 적임자라고 할 만큼 인내심이 있다고 말하곤 한다. 그 말에도 일리가 있긴 하다. 나는 고맙다고 대답한다. 하지만 어떤 면에서는 화가 나기도 한다. 앨런은 자폐증이 그 아이의 인생에 들어서기 전인 네 살 때에도 아주 좋은 아이였으며, 나와 남편 역시 그 전에도 인내심이 많은 사람들이었다. 그들이 하는 말들이 옳다는 것을 증명하기 위해 꼭 자폐증이 우리에게 닥치지 않았어도 됐다.

케니와 올리비아에게 일어난 백신 부작용은 결코 일어나서는 안 되는 일이었다. 우리 아이들과 수천 명의 다른 아이들 모두 자신이 가진 모든 잠재력을 펼칠 기회를 빼앗긴 것은, 우리 사회에 재정적으로나 인적 자원의 면에서나 커다란 손실이다. 나는 누구라도 이 불필요한 비극의 어느 부분이 기억 속에 자리 잡기를 바라지 않는다. 이 일이 '사람'에게 일어나길 바라지 않기 때문이다.

이런 마음으로, 나는 모든 사람들이 백신 부작용과 최근 유행병처럼 늘어나는 자폐증과 각종 신경장애, 면역질환에 더 많은 관심을 가질 수 있도록 우리 가족 이야기를 알리고 있다. 또한 보건당국에 사전 정보제공 후 동의라는 원칙과 더 안전하고 개인을 고려한 백신 프로그램을 촉구하고 있다.

이 글을 쓴 게이 테이트(Gay Tate)는 앨런, 케니, 올리비아의 어머니이다. 휘턴 대학에서 생물학 학사를, 보스턴 대학에서 미생물학으로 박사 학위를 받았다. 그녀는 종양 면역학 분야에서 독창적인 연구를 발표했다. 1989년, 연구를 접고 케니와 올리비아를 위한 집중치료를 위해 전업 육아의 길에 들어섰다. 2005년에 사회복지, 사회정책, 법학을 공부하기 위해 대학원으로 돌아왔다. 현재 필라델피아의 여성치료센터 공인 심리치료사이다. 백신접종 선택 운동을 하고 있으며, 무차별적이고 공격적인 백신정책의 위험을 알리는 데 헌신하고 있다.

13. 아픈 것이 당연해진 아이들

　　　　　나는 엄청나게 대조적인 세 명의 의사를
알고 있다. 둘은 소아과 의사이며, 한 명은 면역학에 조예가 깊은 유명
한 외과 의사이다.

　첫 번째 소아과 의사는 아이비리그를 졸업하고 30년간 진료를 해왔
고, 주 보건당국과 함께 건강과 백신접종 정책을 수립하고 홍보하는
일을 했다. 또, 수년간 자폐아동 자원봉사도 했다. 그는 백신접종으로
인한 피해 관련 소송에서 전문가 증인으로 잘 알려져 있기도 하다. 첫
번째 부인과 행복한 결혼 생활을 영위하고 있으며 네 아이의 아버지이
자, 열두 손자의 할아버지이다.

　두 번째 소아과 의사 또한 아이비리그 출신이며 영국 국립보건원에
서 경력을 쌓았으며 공중보건 석사 학위도 있다. 임상의로 근무하지

만, 다른 특별한 경력은 없다. 역시 결혼했으며 두 명의 자녀를 두고 있다.

두 명의 소아과 의사 중 한 명은 백신이 일부 취약한 아이들에게는 자폐증을 유발할 수 있다는 가능성을 인정한다. 그는 MMR 접종과 염증성 장 질환의 연관성을 보여주는 연구 결과들을 지지하며, 현재의 소아 백신접종 일정에 대해 의문을 가지고 있다. 다른 한 명은 백신접종을 무한히 신뢰하며, 모든 백신이 안전하고 효과적이라고 믿는다. 그는 매일 한순간의 주저도 없이 아이들에게 백신접종을 하고 있다.

한 명은 음식 알레르기와 과민반응들에 대해 잘 알고 있으며, 증상을 완화시키기 위해 특별한 식이요법을 권장한다. 다른 한 명은 이런 이슈에 대해 알지 못하며 몇 가지 음식에 알레르기가 있지만 천식 증상은 보이지 않는 아이들에게도 천식 약 사용을 권장한다.

한 명은 자폐증 손자가 있으며 다른 한 명은 자녀 한 명이 자살했다.

한 명은 요즘 아이들에게 만성질환과 장애가 있는 것이 일반적인 일이 되어버린 것에 경악한다. 이런 이유로 그는 소아과 의사를 그만둔 것을 다행으로 생각하고 있으며, 자신의 분야에 극적인 변화가 오기를 희망한다.

다른 한 명은 오늘날 소아과에서 사용하는 표준적인 치료법 내에서 치료하고 있으며, 질병관리본부와 소아과학회의 가이드라인을 철저히 따른다. 수년간 우리는 질병관리본부나 소아과학회의 공식 입장 외에는 우리가 하는 질문에 전혀 답변하지 못하는 이 소아과 의사의 고객이었다. 내 아들은 이 의사를 특별히 좋아하거나 믿지도 않았다. 한번은 글루텐 제거 식이요법을 할 때 쌀을 포함하면 안 된다고 말했고(사실이 아니다), 그의 수간호사는 글라이딘 항체검사가 뭔지도 몰랐다(글루텐 민감성을 체크하는 테스트이다. 내 아들의 결과는 굉장히 높은 양성으로 나타났다). 소아 영양치료 병원에서 만난 많은 부모들과 같이, 나는 우리가 필요로 하는 건강지식을 전혀 모를 뿐 아니라, 관심도 없는 그 의사와 직원들을 만나는 데 크게 실망했다. 그럼에도 불구하고 그는 여전히 치료를 하고 있다.

위에서 언급한 은퇴한 소아과 의사는 내 예전 이웃이다. 경력과 전문성, 잦은 봉사에도 불구하고 그는 백신접종의 안전성에 대해 조사했다는 이유로 종종 폄하되었다. 백신접종이 자폐증, 경련, 영아돌연사, 자가면역질환, 알레르기, 흔들린 아기 증후군 등을 유발할 가능성이 있다고 말했기 때문이다. 백신설명서에도 발작이나 사망, 알레르기, 기타 많은 부작용이 있다고 적혀 있는데 말이다.

나는 이런 소아과 의사를 만나고 싶다. 그는 자신의 환자들한테서 나무랄 데 없는 평판을 듣고 있었다. 환자의 말을 경청하며, 친절하고 사려 깊고, 질문에 대해 성의 있는 대답을 해주는 자유로운 사고의 소유자이다. 내 아들은 그를 잘 알고, 좋아하며, 신뢰하고, 언제나 그를 느껴왔다. 심지어 아주 어렸을 때 감각 문제로 거의 모든 사람을 불편하게 했을 때에도 그랬다. 이 소아과 의사의 확신에 찬 태도는 아이에게도 바로 편안함을 주었다. 본인이 답변할 수 없는 것에 대해서도 솔직했으며, 더 잘 알고 있으리라 판단되는 의사를 소개해 주었다.

불행하게도 그는 더 이상 우리의 소아과 의사가 아니며, 이제는 그를 닮은 젊은 소아과 의사도 만날 수 없다. 백신접종에 대해 의문을 가지면 동료 소아과 의사와 의사단체에서 환영받지 못할 뿐 아니라, 과학적이지 못하고 영리하지 않다고 소외시킨다. 심지어 국가관에 문제가 있다며 편견과 배척의 대상이 되기도 한다.

나는 어쩔 수 없이 소아과를 이용한다. 대안이 없기 때문이다. 이런 소아과들이 우리의 비극적인 보건시스템에서 허락한 유일한 곳이기 때문이다. 보험회사들은 이와 같은 의사들에게만 보험료를 지불하고, 자유롭게 사고하는 의사들에게는 보험료를 지불하지 않는다. 의사들은 건강보험 업계가 지시하는 대로 사고한다. 이 말은 제약업계의 방침을 그대로 따른다는 것을 의미한다. 처방약이나 백신이 사라지면 소아과 의사들의 필요성도 없어질 것이다. 하지만 나는 그들이 훌륭하고, 친절하며 똑똑한 사람이라는 것을 확신한다. 그런데 왜 그들은 자유롭고 비판적으로 사고하는 기능을 멈춘 것일까?

아이가 약을 끊었다고 상상해보자. 모든 종류의 약을 말이다. 항생제, 백신, 위산 역류 억제제, 설사약, 고혈압약, 정신치료제, 수면제, 항우울제, 항경련제, 인슐린, 스테로이드, 천식약, 소염제, 진통제 기타 등등을 말이다. 아니면 아이가 매우 건강해서 이런 약 중 하나를 5년에 1번 정도나 먹는다고 생각해보자.

1970년이나 그 이전에 태어났다면 아마 훨씬 적은 약이나, 백신을 경험했을 것이다. 1990년대나, 1995년 이후에 태어난 아이들은 훨씬 더 많은 약물에 노출되었다.[1] 만약 아이가 위에 언급된 어떤 약물도 사용하지 않는다면, 사실 소아과 의사를 찾아갈 이유는 없다.

약이나, 주사 말고 소아과에서 어떤 처방을 받을 수 있을 것이라고 생각하는가? 놀랍게도 요즘은 태어나자마자 아이들에게 약을 먹이는 것이 정상이 되었다. 거기에 대해 누구도 이상하게 생각하지 않는다. 나는 종종 얼마나 많은 돈이 이런 현상과 관계되어 있는지 생각해본다. 뉴스, 광고, 인터넷, 정부 발표, TV, 잡지, 소아과 의사로부터의 끊임없이 전해오는 주장은 약과 백신접종 없이는 우리 아이들이 말도 못하고, 걷지도 못하고, 마음대로 먹지도, 소화시키지도, 학교에 가지도, 심지어 마음대로 숨도 못 쉴 것이라고 부모들을 무의식적으로 세뇌시키고 있다.

안타깝게도 우리는 백신접종을 하지 않는 어린이들이 정상적이지 않거나 또는 아무런 이유도 없이 10개 이상의 백신접종, 항생제, 약들을 투여 받는 아이들에게 위협이 된다고 믿는데 익숙해졌다. 사실은 그와 반대일 수도 있는데 말이다. 우리 아이들이 더 많은 약과 백신접종에 노출되고, 이것이 정상으로 받아들여지게 되는 동안, 아이들은 더 많은 병에 시달렸고 몸은 더욱 약해졌다. 이것은 보건의료 시스템이 정상적으로 가동하는 것이라고 볼 수 없다.

나의 이런 관점은 소아과 의사들의 말과 다를 수 있다. 그들은 유소아의 건강관리에 대해 다른 종류의 교육을 받아왔기 때문이다. 나는 학부에서 영양학을 전공한 영양사이며 공중보건 영양학 석사이다. 학부와 대학원의 공부를 통해 나는 아이들이 감염과 싸우는 능력은 아이들의 영양상태에서 비롯된다는 점을 알게 되었다.

낮은 영양상태는 아이들이 감염에 대해 효과적으로 싸울 수 있는 능력을 저하시키고, 감염에 취약하게 만든다. 감염 중에는 아이들의 영양상태 또한 나빠진다.[2] 충분하고도 강력한 연구들이 홍역, 설사, 폐렴, AIDS, 말라리아 등에 의한 영아 사망사례 수백만 건 중 1/3~1/2에 달하는 사례가 백신접종 때문이 아니라 낮은 영양상태에 원인이 있다는 점을 증명한다.[3] 자료를 보면, 심지어 작은 영양부족(특히 자폐 아동에서 많이 보이고 미국에서도 보기 쉬운 정도의 영양부족)도 아이들의 질병 양상을 바꿀 수 있다. 또한 이것은 감염병으로 인하여 사망할지 살아날지를 결정하기도 한다.[4]

나 역시도 백신접종에 대해 교육받았다. 내가 석사 학위를 받은 1988 년에 영양학과 백신접종은 임신부와 영유아 건강과 관련하여 상호 배타적인 개념이 아니었다. 하지만 요즘에는 유아의 영양상태에 대한 부분은 완전히 빠진 것 같다. 부모들은 완벽한 백신접종만이 아이를 건강하게 기르는 유일한 방법이라고 믿고 있는 것 같다.

하지만 이는 수많은 영유아의 영양과 관련한 연구에서 얻은 결론과 배치되는 근거 없는 믿음이다. 균형 잡힌 영양상태가 아이의 학습, 성장, 발달, 면역 기능에 포괄적으로 관여한다는 것은 많은 연구에서 증명되었다. 이렇게 생각해보자. 만약 생후 1년까지 권장되는 30여 개의 백신접종과 1년간 영양을 공급할 수 있는 식품 중 하나만 고를 수 있다면 무엇을 고를까?

나는 공중보건에 대한 질병관리본부의 목표를 지키기 위해 훈련받았다. 1988년에 질병관리본부의 목표 1번은 2000년까지 '건강한 삶의 기간을 연장하는 것'이었다.[5] 미국의 공중보건 정책이 이 목표에서 실패했다는 것은 쉽게 알 수 있다. 여러 출처에 따르면,[6] 미국 역사에서 처음으로 자녀의 예상 수명이 부모의 예상 수명보다 짧을 수도 있다고 예측되었다.

계속적으로 증가하는 백신접종에 비례하여 미국 아이들은 점점 더 만성 질병에 시달리며, 장애를 갖게 되는 경우도 늘고 있다. 미국의 아이들은 다른 40개국의 아이들보다 신생아시기에 더 많이 사망하며, 유아사망률은 1950년대 이래로 '나쁜' 수준에서 '더 나쁜' 상태로 치닫고 있다. 더 적은 백신접종이 이루어지던 시기인 1980년대의 아이들보다 천식, 자폐증, 당뇨병, 크론병, 간질, 치명적인 식품 알레르기, 비만, ADHD, 학습장애, 행동장애, 자살 등으로 훨씬 많이 고통 받고 있다.

이런 현상을 어떻게 설명할 것인가? 이전에는 발견하지 못했던 유전적인 현상이라고 말할 것인가? 하버드 의과대학의 신경의학 박사인 마사 허버트는 이렇게 말한다.

"유전자는 총을 장전하는 것과 같다. 하지만 방아쇠를 당기는 것은 환경 요인이다."

방아쇠로 작용하는 여러 요인 중 우리가 예전보다 수십 배 더 많이 사용하는 것은 바로 백신이다. 오늘날의 어린이들은 18세가 되기 전까지 16종류의 서로 다른 백신을 약 70여 회에 걸쳐 받는다. 아이들을 괴롭히는 건강문제들의 여러 원인 중 몇 가지는 면역조절기능 이상과 독성물질 노출이며, 그렇기 때문에 우리는 이런 잠재적 방아쇠로써 백신이 어떻게 작용하는지에 대해 자세히 알아보아야 한다.

만약 현재 백신접종 방법이 사망과 만성질환, 장애를 더 많이 일으킬 수 있다면 어떻게 될까? 그런 일이 발생하지 않으리라고 자위하는 것은 너무 순진한 생각이다. 제약회사에서 자금을 지원받은 연구들은 그런 우려를 불식시키기 위해 사용된다. 자금은 대학이나 병원, 비영리재단들을 통해 흘러들어가며, 그런 연구들은 당연히 본질적으로 편향되거나, 결함이 있을 수 있으며 명확한 사실을 보여주지 못한다.

나를 더 불편하게 만드는 건 매주 만나는 아이들이 얼마나 아픈지보다, 그들을 치료하는 소아과 의사들이 얼마나 열정이 없고 무감각한지이다. 그들은 내 아이의 소아과 의사 같다. 제약회사가 제공하는 정보 이상을 알지 못하고, 비판적으로 사고하지 못하며, 본인들이 받은 훈련과 기술을 최대한 사용하기보다는 보험회사와 제약회사가 요구하는 대로 순순히 따르기만 한다. 결과적으로 의사들은 매일매일 처방전에 사인만 한다. 이게 정말 최선일까?

대학원 학위 과정은 나에게 백신접종의 필요성을 온전히 주입했다. 누가 거들지 않더라도 나는 백신접종의 유익에 대해 잘 알고 있다. 하와이 대학의 동료 학생들은 세계 곳곳에서 온 의사, 간호사, 보건 종사자들로 이루어져 있었으며, 본토의 백인으로서 나는 오히려 소수집단에 속했다. 동료 학생들은 바누아투, 파푸아뉴기니, 카라치, 파키스탄 등지에서 일했거나, 생활한 경험이 있었으며 홍역에 걸린 아이들이 죽어가는 것을 경험하기도 했다. 또한 일부는 아프리카, 인도네시아, 대만 등 미국보다 더 많은 아이들이 감염성 질환으로 사망하는 지역에서 오기도 했다.

나는 예방이 가능한 질환으로 사랑하는 자녀를 잃는 슬픔에 대하여 무지하지 않으며 나 자신도 동생을 고통스럽고도 천천히 진행하는 질병인 AIDS로 잃었다. AIDS 전파의 원인 중 일부는 백신에 그 기원을 두고 있지만,[7] 제약업계는 치료 신약을 통해 새로운 이윤이 창출된 것이기도 하다.

모든 공중보건 교육은 백신이 일부 아기와 어린이들의 죽음에 책임이 있다고 가르친다. 나는 백신접종으로 죽는 아이들은 어쨌거나 건강상의 문제가 있던 아이들이며, 백신을 맞지 않았더라도 죽었을 거라고 배웠다. 또한 그런 죽음은 필요한 죽음이며, 이런 아이들의 유전자는 제거되는 것이 오히려 유익할 수 있다고 배우기도 했다. 열 달 동안 배 아파 낳은 건강한 아이를 백신접종으로 잃을 뻔한 부모가 되기 전이었던 그때에도 그런 강의는 충격이었다.

이건 무슨 우생학인가? 공중보건은 '모두'를 위한 것 아니었나? 어떤 부모가 자신의 아이가 '공중보건을 위해 희생'되기를 원하겠는가? 헌법적으로 다수의 이익을 위해 몇몇 아이들은 죽거나, 상해를 입어도 좋다는 말인가? 그것은 윤리적으로 합당한 생각인가?

그렇다면 백신접종은 다른 이들을 위해서는 좋은 선택일까? 질병관리본부가 우리 세금으로 발행하는 『질병 및 사망 주간 보고서』의 연말 보고서 요약을 보자. 보고서를 보면, 역사적으로 전염병 확산과 감소는 백신접종 추이와 별개로 나타남을 볼 수 있다. 이 결과는 질병을 막기 위해 필요한 것이 백신접종뿐이 아님을 증명한다. 수년에 걸쳐 예방의학과 치료의학의 위험과 이익에 대해서, 감염병이 어떻게 인구집단 간에 전파되며, 어떤 요인들이 누가 죽고 누가 살 것인지를 결정하는지, 왜 일부 사람들은 아예 병에 안 걸리는지에 대해 계속적인 연구가 이루어져 왔다. 감염은 단지 백신접종 여부에 따라 달라지는 간단한 문제가 아닌 것이다.

처음에 언급한 유명한 외과 의사인 프란시스 무어 박사는 이 점을 알고 있었다. 그는 시할머니 캐서린 샐튼스톨과 인생 후반에 반려자로 함께한 분이었다. 두 분 모두 내 아들이 신생아 때 맞은 B형간염 백신접종으로 어떤 부작용을 감내해야 했는지 알고 있다. 또, 1999년 의회 특별위원회에서 내가 한 증언을 알고 있으며, 우리 가족이 겪은 일에 대한 가슴 미어지는 글을 썼다는 것도 알고 있다.[8]

일부 독자들은 어쩌면 무어라는 이름을 알고 있을지도 모른다. 그는 하버드 의과대학에서 외과 교수로 일했으며, 80대까지 하버드 대학의 캠퍼스에서 생활했다. 그는 보스턴의 브리검 앤 위민스 병원의 수석 외과의를 역임했고, 수많은 업적을 성취했다. 20세기 가장 위대한 외과 의사 중 한 사람으로 평가받으며 장기 이식과 외과 환자의 전해질 보충과 관련해 선구적인 역할을 담당했다.

그는 최초로 성공적인 장기 이식을 이루어낸 수술 팀을 이끌기도 했다(1954년 쌍둥이에서의 신장 이식). 무어 박사는 수백 편의 의학 논문을 저술했으며 6권의 책을 썼다. 그 중 1권은 해당 분야의 표준 지침이 되었다. 국립과학아카데미의 회원이기도 했다. 그를 처음 만난 것은 가족 모임이었다. 당시 그는 세계를 돌며 강연과 수상을 했고, 세계의 유명 인사들과 자리를 함께하던 시기였다. 그가 이루어낸 의학계에서의 위치에 대한 순수한 존경심 때문에, 나는 한 번도 백신접종에 대하여 그에게 말을 꺼내지 않았다. 1999년 의회 특별위원회에서 B형간염 백신접종의 안전성에 대해 증언을 하자, 그에게서 연락이 왔다. 내가 수년간 피해왔던 대화는 어느 날 걸려온 이 전화로 시작되었다.

무어 박사는 전화로 이 문제에 대해 이야기하길 원했다. 그의 어조는 매우 위엄이 있었다. 그와 전화 통화를 하는 것은 카메라 앞에서 캘리포니아 하원의원인 헨리 왁스맨과 마주했을 때보다도 더 긴장하게 만들었다. 나는 무어 박사가 나를 많이 나무라고, 그 위엄 있는 목소리로 앞으로 가족 모임에 남편과 나, 아들이 나오지 않기를 바란다고 할 줄 알았다. 결론적으로 그런 일은 일어나지 않았다.

무어 박사는 친절했고 들을 줄 아는 사람이었다. 그는 신생아들이 B형간염 백신을 맞는다는 사실을 끔찍하고 의아하게 생각했다. 그런 주사는 필요없다고 생각한 것이다. 10년 동안이나 B형간염 백신이 갓 태어난 아기에게 접종되었는데도, 나와 통화하던 당시 그는 이런 정책에 대해 모르고 있었다. 그는 내게, 신생아들에게 출생 후 약 2개월간은 매우 취약한 시기라서 어떤 종류의 백신이든 그것을 받아들이기에는 면역시스템이 너무 미성숙하다고 말했다. 질병의 방아쇠 역할을 할 수 있다고 말이다. 그는 증언을 했던 나에게 감사하다고 말했다. 자신의 분야에서 일가를 이룬 최고의 의사로부터의 받은 뜻밖의 대접과 수년간 아들의 의사들로부터 받은 비웃음과 조롱이 교차하며, 나는 전화를 끊고 두 손에 얼굴을 묻은 채 오랫동안 울었다.

나와 통화가 끝난 후에 무어 박사는 내게 편지를 보내왔다. 편지에서 그는 "신생아의 백신접종은 절대적으로 피해야 한다."고 썼다. 세상에서 제일 존경받던 의사 중 한 명의 견해였다. 그런데 이런 의견은 간과되어 왔다. 지금 이런 위치의 누구와 이 이야기를 이어갈 수 있을까 궁금해진다. 우리를 이끌어줄 지혜로운 전문가는 어디 있을까? 만약 그가 현재 살아 있고, 공개적으로 이런 문제를 제기한다면 어떻게 되었을까?

영국 의료계가 백신접종과 자폐증에 대한 연구로 인해 앤드류 웨이크필드 박사에게 했던 것과 같이 말도 되지 않는 청문회를 통해 그 역시도 의사자격을 뺏기고 끌어내렸을까? 무어 박사와 웨이크필드 박사는 일생을 독립적이고 자유롭게 선구적인 연구를 이끌어왔다. 우리 의사들이 더 이상 이렇게 생각하지 않는 한 의학은 죽은 것이나 마찬가지이다. 그리고 그 피해는 고스란히 우리 아이들이 감내해야 할 것이다.

이런 상황에서 우리는 부모로서 백신접종을 할지 안 할지에 대한 권리를 지켜내야 한다. 만약 소아과에 방문할 때마다 기계적인 단순 정보와 주사바늘 이외에 주는 것이 없다면, 우리가 스스로 읽고 연구하고 조사하고 다르게 행동해야 한다. 더 이상 그들을 방문하지 않는 것도 우리 선택이다. 독립적으로 사고하는 사람을 지원하자. 간디는 이렇게 말했다.

"처음엔 그들은 우리를 무시할 겁니다. 좀 지나면 비웃겠죠. 더 지나면 싸움을 걸 겁니다. 거기서 조금만 더 지나면 우리가 이깁니다."

이 글을 쓴 주디 컨버스(Judy Converse)는 임상에서 성장과 섭취 문제, 자폐증, 음식 알레르기, 천식, 학습장애, 행동장애를 가진 아이들을 치료하는 허가받은 영양사이다. 버몬트 대학에서 식품과학과 인간영양학을 전공했고, 하와이 대학에서 공중보건학 석사를 받았다. 개업하기 전에 하와이 의료서비스협회의 영양 교육자로서 일했으며, 주요 의료관리 공급자의 외래환자 영양사로 근무했다. 부모와 전문가들에게 소아 영양에 대해서 강의한다. 주와 연방 의회에서 안전한 백신을 지지하는 발언을 해왔으며, 자폐증과 영양에 관한 학습 모듈을 최초로 공인받았다. 다음과 같은 책을 저술했다. 『Special Needs Kids Go Pharm-Free』, 『Special Needs Kids Eat Right』, 『When Your Doctor Is Wrong:Hepatitis B Vaccine & Autism』

〈부록〉 프란시스 무어 박사의 편지*

아주 좋은 내용의 편지와 벤의 예쁜 사진을 보내주어 고맙습니다.
호놀룰루에서 즐거운 시간을 보냈다고 들었습니다. 벤도 기분이
아주 좋았겠죠?

신생아 백신접종이 자폐증을 유발할 가능성이 있다는 문제에 대
한 이야기는 잠시 미뤄두고 이야기를 합시다.

내가 강력하게 우려하는 점은 이렇습니다. 출생 직후는 아주 취약
한 시기입니다. 열 달을 채우지 못하고 태어나는 아이들은 그 취약
시기가 좀 더 길어지겠지요. 정확하게 수태가 이뤄진 날을 알 수
있도록 월경주기를 정확하게 기록하는 여성은 별로 없습니다. 그
래서 열 달을 다 채웠다는 '만삭'이라는 의미는 아기들마다 한 달
정도 다를 수 있습니다. 다시 말하면 열 달을 다 채우고 태어났다
는 많은 아이들이 사실은 좀 일찍 태어난 겁니다.

불규칙하고, 임의적이며, 예측하기 어려운 '만기 출생아의 미성숙성'은 신생아 백신접종의 면역 결과를 불규칙하고 임의적이며 예측하기 어렵게 만들 수 있습니다. 이 분야에 있어 야즈벡 박사의 지식과 관심에 크게 감명 받고 있어서 이 편지 사본을 그에게도 보냈습니다.

이 문제에 대한 유일한 해결책은 '신생아 백신접종은 절대적으로 피해야 한다는 것'입니다. 특히 그것이 B형간염 백신이라면 말입니다. B형간염은 아기들에게 '거의 없다고 할 정도'로 발생하지 않습니다. 너무나 드문 이 질병을 예방하기 위해 대다수 아이들을 자폐증의 위험으로 몰아넣는 것은 터무니없는 일입니다. 계속 연락하도록 합시다.

1999년 12월 2일 프랜시스 D. 무어

---

* 원문에는 이 편지가 하버드 의과대학 명예교수의 공식문서 형태를 취하고 있으며, 편지를 스캔하는 형태로 실려 있다. - 편집자주

14. 딸에게 일어난 자궁경부암 백신의 비극

저는 두 아들과 두 딸을 가진 싱글맘입니다. 우린 인디애나 레이크 스테이션에 살아요. 큰딸인 제다가 아프기 전까진 우리도 평범한 삶을 살았어요. 저는 정규직 직장에서 일하고 있었고 13살이던 제다는 학교에서 치어리더를 하며 모든 과목에 A를 받는 학생이었죠. 제다는 저를 도와 집에서 동생들을 보살폈어요. 제다는 모든 엄마들이 바라는 멋진 딸이었고 아이의 미래는 밝았어요.

저는 아이들의 건강 유지를 위해 항상 최선을 다했어요. 꼬박꼬박 정기 검진을 받게 했고 의사들이 권유하는 백신은 무엇이든 접종했어요. 아이들은 모두 아주 건강했어요. 가끔 가벼운 감기를 앓는 것만 빼면요. 제다도 2008년 11월 5일에 병원에 갈 때까지는 완벽할 정도로 건강했어요. 하지만 그날 이후, 제다뿐 아니라 우리 가족 모두의 삶은 완벽하게 달라졌어요.

2008년 11월 5일 정기검진 중에 소아과 의사는 제다에게 자궁경부암 백신, 즉 인간유두종바이러스를 접종받으라고 했어요. 나중에 확인하니 그것은 '가다실'이더군요. 저는 아이의 건강을 위해서라면 의사의 조언을 듣는 게 좋다고 생각했고요. 그 백신에 대해서 아는 건 전혀 없었어요. 제다 나이 또래 여자애들이 맞는 백신이라는 것 말고는요. 당시 의사는 주사 부위가 좀 따끔거릴 수도 있다는 것 말고는, 다른 부작용에 대해서는 말하지 않았어요.

주사를 맞고 일주일이 지났을 때부터 제다는 몸이 좋지 않다며 짜증을 내기 시작했어요. 두통이 나고 배도 아프다고 했죠. 그 나이 또래 다른 여자아이들처럼 엄살일 수 있다고 생각했어요. 그래서 여기저기 아프다는 말에, 좀 누워 있으라고, 하루 정도 지나면 괜찮을 거라고 타이레놀을 좀 먹어보라고 했죠. 제다가 가다실 접종을 받은 지 3주가 지난 11월 28일이 되어서야 그런 소소한 증상들이 더 큰 위험을 알리는 신호일 수도 있겠다는 생각이 들었어요. 그날 우린 친구 집에서 놀던 제다의 여동생을 데리고 집으로 오는 길이었어요. 차 안에서 제다는 자기 휴대폰을 계속 바닥에 떨어뜨렸어요. 갑자기 아들이 말했죠.
"엄마, 누나가 좀 이상한 거 같아요!"

제다가 침을 흘리며 우는데, 두 눈이 정면을 제대로 바라보지 못하고 있었어요. 아이가 경기를 일으키는 것 같았어요. 전에 제 남동생도 경기가 있었기 때문에 알아챌 수 있었죠. 가장 가까운 응급실로 아이를 데려갔어요. 인디애나 하몬드 시에 있는 세인트 마거릿 병원 응급실이었죠. 그땐 그것이 제다와 저, 우리 식구 모두에게 닥칠 끔찍한 악몽의 시작이란 걸 짐작도 못했어요. 심지어 응급실 직원들은 아이가 어디가 아픈지도 파악하지 못하더군요. 처음엔 제다가 약물을 과용한 것 같다며 아이를 나무랐어요. 그 사람들은 도대체 무슨 약을 주워 먹었는지 말을 하라며 귀먹은 사람에게 하듯, 아이 얼굴에 대고 소리를 질러댔어요.

저는 너무 겁이 나 정신이 나갈 판이었어요. 도대체 무슨 일이 벌어지고 있는지 사태 파악도 안 되는데, 의사와 간호사는 내 딸에게 소리를 질러대고 있는 거예요. 제다도 저만큼 겁을 먹었어요. 그래도 자기한테 심각한 이상이 생겼다는 걸 알고 있던 게 분명해요. 응급실에서 아이가 심각한 수준의 경기를 한 차례 하고 나서야 비로소 의료진들은 얼마나 사태가 위중한지 알았어요. 그때 마침, 당시 불법적으로 유통되고 있던 어떤 약물도 먹지 않았다는 검사결과가 나왔어요.

그 끔찍했던 최초의 몇 시간이 흐른 뒤에, 제다를 우리 지역의 병원으로 이송시켜서 우리가 다니는 병원의 소아신경과 의사와 제다의 소아과 주치의가 그 아이를 볼 수 있었어요. 거기선 뭔가 확실한 답을 들을 수 있으리라 생각했죠. 의사들은 온갖 검사를 해댔어요. 그때 제다는 제대로 된 문장을 한 마디도 할 수 없는 상태여서, 한 번에 두서너 단어를 말하는 정도였어요. 제다는 겁을 많이 먹고 엄청 심하게 울었어요. MRI, CT, EEG에 골수 검사도 했어요. 의사들은 뭔가 열심히 찾아내려고 했지만, 못 찾는 거 같았어요. 모든 검사마다 음성 반응이 나왔거든요. MRI에서 아이의 우뇌에서 '그늘진 부분'이 발견되었는데, 의사들은 바이러스성 뇌염이라고 진단했어요.

우리 지역의 그 병원에서 너무나도 힘겨운 나흘을 지내는 동안, 저는 소중한 딸을 서서히 잃게 되었어요. 제다는 말하는 것을 멈추더니 먹기를 멈추고, 걷기를 멈추더니 방광 기능까지 상실해 소변을 못 가리는 지경에 이르렀어요. 제다의 상태가 급속도로 나빠지고 있는 와중에도 아이의 주치의였던 소아과 의사는 아이가 일부러 '아픈 척'하는 거라고, 믿을 수 없는 말만 계속 해댔죠.

신뢰할 만한 이야기를 해 준 사람은 의사가 아니라, 아이 상태가 위중하다는 내 말에 동의해 준 간호사들이었어요. 마침내 신경정신과 의사가 제다를 검사하고, 아픈 척하는 게 아니라는 전문적인 소견을 내고 나서야 비로소 아이의 증상이 심각하다고 받아들여졌어요. 한 간호사는 여기서 더 기대할 건 없으니, 특성화된 다른 병원으로 가보라고 조언했어요. 맞는 말이었지요.

자동차로 45분 거리에 있는 인디애나의 라일리 아동병원으로 갔어요. 여기서는 확실한 답을 들으리라 기대했지만, 그런 운은 따라주지 않았어요. 거기서도 의사들은 제다가 아픈 척한다고 나무랐어요. 그 사람들은 제다의 병실에 24시간 감시 카메라를 설치해 놓고 2주일 동안 제다가 아픈 척 가장하는 '현장'을 잡으려고 감시했어요. 그들도 갖가지 검사들을 했지만 모든 결과가 음성으로 나왔죠. 제다는 어느새 몸동작을 통제할 수 없는 상태에, 심박동도 지나치게 빨랐고(분당 180까지 뛰었어요), 고열이 나서 어느 땐 42도까지 올라가는 날도 있었어요. 어떤 의사는 아이의 증상을 의료 사고로 인한 혼수상태라고 진단했어요.

이 모든 과정을 거치는 동안에도 여전히 그들은 우리에게 뭐가 잘못되었는지 제다에게 무슨 일이 일어나고 있는지 설명하지 않았어요. 그 대신 대부분의 시간에 우리를 비난하고, 제다가 아픈 것처럼 가장하고 있다며 그걸 증명해내려 애썼죠. 저는 계속 혹시 백신 부작용이 아니냐고 물었지만 모두들 그 얘기를 꺼내는 걸 꺼려했어요. 어떤 의료진도 제다가 가다실 때문에 아픈 거라고 공식적으로 말하려 하지 않았어요. 그들은 백신 때문에 아플 수도 있다는 것조차 말하려고 하지 않았죠.

제다는 결국 폐 기능을 잃게 되었고 의사들은 제다의 몸에 폐 기능 보조장치를 몇 달 동안 달아 두었어요. 아이가 더 이상 숨도 제대로 못 쉬고 먹지도 못하게 되자 기관절개관과 함께 영양공급 튜브를 아이 몸에 삽입했어요. 제다는 4개월 동안 라일리 병원에 입원해 있었는데, 의사들은 아이에게 무슨 이상이 생긴 건지 제대로 말하지도 못하면서, 백신접종으로 인한 반응은 아니라고 확실하게 말했어요. 이전에도 건강한 여자아이들이 자궁경부암 백신을 접종한 후 비슷한 증상을 보인 사례가 있는데도, 의사들은 제다의 증상이 백신 부작용일 수도 있다는 것을 강력하게 부인했죠.

지금도 제다는 여전히 기관절개관으로 숨을 쉬고 튜브로 음식을 받아먹고 있어요. 제다는 대부분의 시간 동안 반응이 없고, 우리 집 거실에 설치한 병원용 침대에서 24시간 보호를 받아야 하고, 매일 오는 방문간호사의 간호를 받으며 살고 있어요.

이런 상황으로 인해 제 삶에서 어떤 투쟁을 해야 할지 결정해야 했어요. 매 순간마다 제다가 더 나아지도록 하기 위한 투쟁이지요. 저는 제다에게 이 접종을 받도록 한 결정을 뼈아프게 후회하고 있어요. 그 결정으로 인해 아이는 삶의 모든 향기를 잃었어요. 아이만 낫는다면 무슨 일이든 할 수 있지만, 아무도 내게 알려주지 않아요. 의사들은 아직도 백신 때문이라고 말하지 않아요. 아이는 여전히 아프고, 아무도 가여운 내 딸을 도울 방법을 모르죠.

비극적이지만, 제 딸 같이 가다실에 피해를 입은 아이들의 수는 점점 늘고 있어요. 가다실의 진실이라는 홈페이지에는 그런 여자아이들의 이야기들이 많이 실려 있어요(http://truthaboutgardasil.com). 연방정부는 2008년에 처음으로 가다실을 6학년 여자아이들에게 추천되는 백신 접종으로 추가했어요. 2008년은 제다가 이 새로운 백신을 접종했던 해였어요.

최근에 어떤 분이 저에게 읽어보라고 한 글이 있어요. 『뉴잉글랜드 의학저널』에 실린 "인간유두종바이러스—조심해야 할 이유"라는 글이었지요.[1] 이 글은 제다의 주치의한테서 가다실 접종을 권유받기 2개월 전에 실린 글이에요. 이제 와서 소용없는 생각이지만, 만약 좀 더 일찍 내가 이 글을 읽었더라면 하는 생각이 들더군요. 이제 저는 자궁경부 세포진 검사(PAP Smear)가 자궁경부암 예방에 가다실과 비슷하거나 더 좋은 효과를 보인다는 것을 알아요.

이런 사실을 아는 것도 고통스러운데, 2010년 여름에 질병관리본부와 백신접종자문위원회는 초등학교 6학년 남자아이들에게도 HPV 백신을 접종받아야 한다고 결정했어요. 제 아들들과 막내딸한테는 절대로 이 백신을 맞추지 않을 거예요. 이런 엄청난 교훈을 얻자고 제다가 희생된 거니까요. 이 글을 쓰고 있는 동안에도, 어떤 가족이 제게 도움을 요청했어요. 그 분들의 딸도 제다와 같은 일을 당했다는 거였어요. 우리 가족이 겪었던 가슴 찢어지는 현실을 그 분들도 겪었는데, 역시나 의사한테서는 어떤 진단이나 도움도 받지 못했고, 딸이 아픈 척하고 있다는 비난만 들었다고 했어요. 이런 일이 벌어지는 것을 보고 있으면서도 어떤 도움도 줄 수 없다는 게 정말 가슴이 아파요.

비영리 시민단체인 사법감시단(Judicial Watch)은 2007년에 HPV 백신 부작용에 관한 보고서들을 확인하기 시작했고 백신 부작용으로 인한 결과를 자세하게 기술한 2개의 신랄한 보고서를 발행했어요. 톰 픽톤 대표는 가다실에 대한 정부 보고서를 확인하고는 이렇게 말했지요.

"HPV 백신 부작용으로 인한 끔찍한 사태에 대한 식품의약국의 보고서들은 마치 공포물을 모아 둔 카탈로그를 읽는 것 같다. 어린 소녀들에게 이 백신을 의무 접종시켜야 한다고 주장하는 제약회사 머크의 로비성 캠페인에 넘어간 연방정부나 주정부의 누구든 이 엄청난 보고서를 꼭 읽어야 한다."[2]

2010년 11월 17일 현재 20,978건의 HPV 백신접종 후 이상반응이 보고되었어요. 그중 89건의 사망이 백신과 관련이 있고요. 식품의약국은 이 사례들에 대해 아직 어떤 입장도 발표하지 않았어요. 보건복지부는 2010년 10월 5일에 HPV 백신으로 인한 손상 사례가 있다는 것을 인정했어요.[3]

저는 백신이 이런 해를 끼치는지 전혀 몰랐어요. 백신은 아이들을 안전하고 건강하게 지켜준다고만 생각했어요. 의사들도 제게 그렇게 말했고요. 다른 부모들도 마찬가지일 거라고 생각해요. 백신이 제 딸을 이렇게 만들 줄은 꿈에도 몰랐어요. 소아과 의사도 위험이나 부작용에 대해서는 말하지 않았고요. 어떤 누구도 백신 부작용에 대해 얘기해주는 사람은 없었어요. 그때까지는 백신이 일으키는 부작용에 대해서 들어본 적이 없었어요. 만약 여러분이 백신접종을 받을 계획이라면, 매번 접종을 받을 필요가 있는지 확인하세요. 백신접종을 받을 때마다 여러 가지 부작용과 사망의 위험이 함께하기 때문이에요. 부모는 무엇이 가장 중요하고, 어떤 선택을 할 수 있는지 알고 있는 게 진짜 중요해요. 백신을 접종하지 말라는 얘기가 아니에요. 접종받으라고 압박하는 그 사람들은 결코 접종 결과까지 책임지지 않는다는 얘기를 하는 거예요. 결과는 우리 부모가 책임져야 합니다.

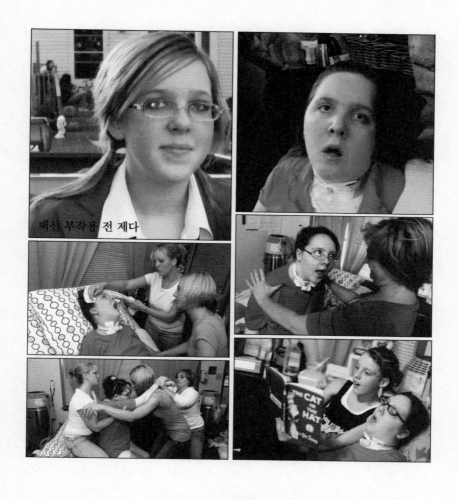

백신 부작용 전 제다

이 글을 쓴 에이미 핀젤(Amy Pingel)은 인디애나 레이크 스테이션에서 네 아이와 함께 살고 있는 어머니이다. 큰딸 제다가 13세 때 가다실을 접종한 지 3주 만에 심각한 경련을 일으켰고, 먹고 말하고 의사소통하는 능력을 상실했다. 생명유지 장치에 의존해서 살아가는 딸을 돌보기 위해 핀젤은 주유소 지배인을 그만뒀다. 그녀에게는 제다의 삶의 질 회복이 최우선이다. 핀젤은 자궁경부암 백신 부작용을 겪은 자녀를 둔 부모들이 진실을 말하도록 지원하는 부모 운동을 하고 있다.

15. 백신으로 생긴 자폐증,
생의학으로 치료

        2010년 5월 26일 내 아들 알렉산더 힌츠는 스스로의 참여 의사에 따라, 개인 권리를 위한 전국 집회에서 자신의 삶과 백신접종 선택권의 필요성에 대해 연설했다. 알렉스는 어린 시절 백신접종으로 얻은 자폐증과, 그 후 생의학 치료를 통해 회복한 과정을 이야기했다. 그는 모든 부모가 자녀에게 가해지는 의료 행위에 관한 의사 결정을 내릴 수 있는 권한을 가져야 한다는 확신을 개인적으로 어떻게 갖게 되었는지 설명했다.

알렉스 이야기

저는 13세이고, 성 베드로 학교 8학년입니다. 이 학교에 입학하기 전에는 위스콘신 엘크혼에 있는 레이크랜드 학교에서 특수교육과 함께 중요한 의사소통적, 감각적, 사회적 기술 학습을 받았습니다. 저는 물리치료, 작업치료, 언어치료를 받았습니다. 저와 같은 친구들을 많이 만났지만, 그때는 별다른 생각을 하지 않았습니다. 저는 저와 같은 친구들이 여러 가지 어려움을 겪는 모습을 보았습니다. 하지만 그때는 저에게 '나라고 할 만한 것'이 없었던 것 같습니다. 부모님은 저에게 글루텐과 카세인 없는 식단을 먹이셨습니다. 이 식이요법은 저를 다른 아이들과는 다른 '나'를 느낄 수 있게 해주었습니다.

유치원생이었을 때, 매주 레이크랜드 학교에 이틀, 성 베드로 학교에 사흘을 다녔습니다. 성 베드로 학교에서는 외로웠습니다. 다른 아이들이 뭘 하든 관심도 없었습니다. 시끄러운 소리를 싫어했기 때문에 체육관에 가는 것도 힘들었습니다. 쉬는 시간에는 아이들이 노는 것을 지켜보았습니다. 성 베드로 학교에서는 선생님이 많은 도움을 주셨습니다. 선생님은 친구들과 어울리는 방법을 가르쳐주셨습니다. 또 저만의 글과 개성을 만들 수 있도록 도와주셨습니다.

유치원 때부터 개인 교습을 받기 시작했고, 계속 언어치료를 받았습니다. 이때 처음으로 축구를 했습니다. 그때 코치님과 다른 아이들을 무서워했던 게 기억납니다. 축구를 어떻게 하면 좋을지에 대해서는 아무런 생각이 없었던 것을 기억합니다.

첫 담임선생님은 첫 번째 책을 읽을 수 있게 가르쳐 주셨습니다. 선생님은 제가 아주 빠르게 발달하고 있다고 생각하셨습니다. 저는 그게 식이요법 때문이라고 생각됩니다. 저는 새로운 음식을 먹는 것에 대해 덜 까다로워하기 시작했습니다. 2학년 때도 저는 계속 개인 교습과 언어치료를 받았습니다. 친구도 없었고 집에 있고 싶었기 때문에 계속해서 아픈 척을 했습니다. 3학년 때 저는 다른 방법으로 시험을 쳤습니다. 제가 '수용 언어 지연'을 겪고 있었기 때문에 선생님은 시험문제를 읽어주셨습니다. 단어와 질문의 의미를 이해하는 데에 어려움을 겪었기 때문입니다. 3학년이 끝날 무렵, 친구들을 좀 사귈 수 있었고, 학교를 더 많이 즐길 수 있게 되었습니다. 친구들은 필기체를 쓸 수 있었지만, 저는 손이 너무 오그라들고 아팠기 때문에 여전히 인쇄체로 써야 했습니다.

3학년 여름방학 때 부모님은 저를 킬레이션 치료를 받게 했습니다. 킬레이션 치료는 몸속의 중금속을 빼기 위해 주사를 맞는 치료법입니다. 이 치료는 더 명확하게 생각하고 운동을 더 잘할 수 있게 해주었습니다. 불과 몇 주 만에, 내 막대형태 그림은 섬세한 형태로 발전했습니다. 개를 산책시키는 저의 모습을 그렸던 것을 기억합니다. 또한 필기체를 쓸 수 있게 되었습니다.

4학년은 가장 큰 변화가 있었던 해입니다. 킬레이션 치료는 학업에 도움이 되었습니다. 킬레이션 치료 덕분에 저는 손으로 필기시험을 치를 수 있게 되었습니다. 답을 쓰는 것이 훨씬 쉬워졌습니다. 또, 플래그 풋볼 같은 새로운 스포츠에 참여했습니다.

5학년 때는 성적이 더 좋아졌습니다. 개인 교습은 계속 받았습니다. 6학년 때엔 모든 학업을 혼자 할 수 있게 되었습니다. 개인 교습도 필요하지 않았습니다. 부모님과 누나도 제 숙제를 도와줄 필요가 없었습니다. 저는 성적에서 A와 B를 받기 시작했습니다. 그리고 축구와 야구를 배우기 시작했습니다.

7학년 때 저는 친구를 많이 사귀었습니다. 새로운 스포츠로 농구를 시작했습니다. 거의 모든 과목에서 A를 받았습니다. 이제 더는 글루텐 제거 식이요법을 하지 않았습니다. 부모님이 권유한 생의학 치료를 비롯한 여러 치료법들이 도움이 되었습니다. 유치원 시절 이래로 9년 동안 많은 발전을 했습니다. 유치원 선생님께서는 최근 "와우, 그때 체육관에 들어가기 위해 귀에 솜뭉치를 틀어막아야 했던 것을 기억하니? 그런데 이제는 체육관에서 드럼도 치는구나!"라고 말씀하셨습니다.

엄마는 많은 사람들이 자폐증 아이들이 도움을 받을 수 있다는 사실을 모르고 있다고 말합니다. 또 저와 같은 아이들에게 생의학 치료를 하는 의사들이 비난받고 위협받고 있다고 합니다. 사람들이 다른 곳에는 다른 이야기가 있다는 것을 알았으면 합니다. 부모님이 저를 위해 이런 결정을 해주셨기에 저는 행운아입니다. 또 부모님이 저에게 이런 치료를 해주실 수 있는 권리를 가지고 있었다는 것도 큰 행운입니다.

엄마 이야기

내 아들의 치료에 관한 지난 이야기는 복잡하다. 그 속에는 남편과 내가 강요당한 백신 때문에 일어난 두 번의 심각한 부작용 이야기도 포함되어 있다. 아들 알렉스는 태어날 때부터 운동발달 지연이 있었다. 눕혀 놓으면 늘어져 있었으며, 일으켜 세우면 뻣뻣해졌다. 체중도 정상이 아니었다. 복통이 있었고 심하게 토했다.

알렉스의 이러한 증상들은 빨고, 삼키고, 숨 쉬는 능력에도 영향을 미쳤다. 젖을 먹는 동안에도 토했고, 토한 것과 먹는 것들이 섞이면서 더욱 힘들어했다. 게다가 의사가 알렉스의 삼키는 모습을 관찰하더니 소리는 나지 않지만 사레 걸림과 구토가 함께 일어나는 것 같다고 했다. 먹는 것이 조절되지 않아 나는 1시간 반마다 젖을 먹여야 했다. 아기는 먹을 때마다 입 주위와 입술에 푸른빛이 도는 청색증이 나타났다.

나는 남편과 의사와 함께 복통과 구토에 대해 이야기한 후, 알렉스의 건강을 우려해 백신접종을 연기하기로 결정했다.

생후 6개월에 알렉스는 심각한 수두를 앓았다. 구토증도 호전되지 않아 어떤 날에는 호흡이 멈추는 무호흡 상태에 이르기도 했다. 6개월 동안 밤중에도 수유를 계속 했다. 그러던 어느 날 새벽 3시에 깨었는데, 알렉스의 몸이 차갑고 무기력하게 늘어져 있었다. 나는 너무 충격을 받은 나머지 내가 심폐소생술을 할 줄 안다는 것도 잊고, 소리를 지르며 남편을 불렀다.

하지만 곧 얼굴을 치면서 심폐소생술을 상기했다. 나는 간호사다. 심폐소생술을 시작했고 알렉스는 깨어나기 시작했다. 그때보다 더 두렵고 무서웠던 적이 없다. 우리가 그날 의사에게 알렉스를 데려갔을 때, 남편과 나는 죽음 직전까지 갔던 아들 때문에 거의 패닉 상태였다. 의사의 말을 듣고 신중하고 올바른 결정을 내릴 준비가 되어 있지 않았다. 의사는 알렉스에게 백신접종을 하자고 했다. 의사는 나무라듯이 물었다.

"아이를 백일해로 잃고 싶진 않죠?"

나는 간호사지만 백신의 안전성에 대해 의문을 제기하도록 교육받지 않았고, 방금 전 아들을 잃을 뻔한 상황을 겪었고, 의사는 백신접종을 하지 않으면 같은 상황이 되풀이될 것이라고 겁을 주고 있었다. 나는 죄책감과 압박감을 느꼈다. 의사는 백신접종을 권고하기 전에 아기의 건강 상태와 위험 요인에 대해 고려하지는 않았지만, 아기에게 백신을 접종시키는 목표만큼은 성공했다. 우리는 처음으로 알렉스에게 백신을 접종했다.

의사는 DTaP 백신을 맞추었고, 알렉스는 그 주사에 심각한 반응을 보이기 시작했다. 그날 저녁부터 알렉스는 등을 구부리며 이틀 내내 소리를 질렀다. 의사는 알렉스의 이런 상태를 정상이라고 주장하며 백신 부작용을 인식하지 못했다.

알렉스는 태어날 때부터 언어치료와 작업치료를 받았다. 작업치료를 받으면서 감각 작용이 좋아졌고, 언어치료사한테서는 입의 움직임을 배웠다. 24개월에는 단어 몇 개를 말했다. "내가 했어"라는 말을 적절하게 사용했고, 자기가 하고 싶었던 일이 아닌 일이 벌어질 때는 "미안"이라고 말했다. 알렉스의 발달은 조금씩 나아지고 있는 중이었다. 하지만 25개월에 백신접종을 받은 후에는 이 모든 말들을 잃어버렸고, 모든 게 바뀌었다.

아이는 몸무게가 줄었고, 머리카락이 얇아졌고, 근육이 약해지는 증상을 보였다. 머리에서는 식은땀이 났고 안색은 창백했으며 심한 변비를 앓았다. 손동작, 불면증, 까다로운 식성 같은 전형적인 자폐증 증상도 보였다. 아이는 건조하고 바삭한 음식만 먹었고, 배웠던 몇 마디의 말도 더 이상 하지 않았으며, 점차 우리에게서 멀어지기 시작했다. 37개월이 되던 때, 알렉스는 함께 무언가를 하는 일에 매우 힘들어했고, 장난감 자동차를 만드는 일에 과도하게 많은 시간을 보냈다. 이때 자폐증 진단을 받았다.

알렉스는 미토콘드리아 전문가에게도 평가를 받았다. 검사 후, 의사는 지속적인 지원과 관리가 필요할 것이라며, 알렉스를 어느 정도는 포기해야 한다고 조언했다. 그가 헤어질 때 했던 말은 절대 잊지 못할 것이다.

"너무 많은 기대는 하지 마세요. 앞으로 더 나빠질 겁니다."

알렉스에게 튜브를 삽입해서 먹이라고 권하는 병원 영양사의 말을 듣고는 더욱 낙담했다.

"그냥 먹는 것보다 G튜브를 통해 주는 것이 더 쉬울 겁니다."

정밀검사를 통해, 우리는 알렉스가 가진 또 하나의 문제를 발견했다. 알렉스는 탄수화물을 소화시키는 효소 부족으로 영양 흡수가 제대로 되지 않고 있었다. '부족'이라는 말은 그나마 좋게 표현한 말이다. 검사 결과에는 아예 효소가 없었다. 다행히도 식이요법을 해보는 것이 어떻겠냐는 물음에 신경학자는 괜찮을 것 같다고 말해 주었다. 초기 정밀검사에서 알렉스는 비정상적인 뇌파를 보였다. 6개월간 글루텐과 카세인 제거 식단을 하고 난 후, 알렉스의 뇌파 결과는 정상이 됐다.

자폐증이라는 병은 나에게 큰 의미가 없었다. 알렉스의 몸은 의학적으로 많이 아픈 상태였다. 다른 사람들은 알렉스에게서 자폐증이라고 불리는 행동을 보았다면, 나는 아픈 아들을 보았다. 나는 자폐증이라는 병에 머물기보다는 생의학 치료를 선택했다. 검사 결과, 알렉스는 영양 결핍, 미토콘드리아 이상, 심각한 위장 역류, 창자의 림프 증식이 있었다. 검사 결과에 망연자실했지만 한편으론 안도가 되었다.

이제야 뭔가 해야 할 일이 있겠다는 생각이 들었다. 내 직감이 맞았다. 자폐증 진단에는 해결책이 없었지만, 알렉스가 가진 건강상의 문제는 우리가 해결해야 하는 매우 실제적인 문제였다. 우리는 알렉스의 건강상의 문제를 해결하고자 10년 동안 치료에 매진했다. 그 결과 아이는 건강하고, 언어를 사용할 수 있는, 사회적인 소년이 되었다. 의료

종사자들은 백신이 알렉스의 건강 문제를 야기했거나 악화시켰다고 생각하지 않는다. 하지만 나는 그들의 견해에 매우 회의적이다. 내 아들의 생물학적 상태는 '획일화된' 백신접종 정책과 일치하지 않았다.

아이는 두 차례의 명확한 백신 부작용을 겪었다. 아이는 접종할 때마다 행동 이상과 건강 이상을 보였고, 검사 결과는 아이가 환자라는 것을 나타냈다. 건강상의 문제를 해결하자 자폐증은 점차 나아졌고, 결국 조금씩 사라졌다. 나는 의료계 구성원들이 어떻게 내 아들과 같은 수천 건 이상의 백신접종으로 인한 자폐증과 그것이 의학적으로 치료 가능하다는 사실을 계속 거부할 수 있는지 이해할 수 없다.

나는 일부 아이들은 태생적으로 약하게 태어나기 때문에, 백신을 접종하는 각각의 어린이들에게 충분히 주의를 기울여야 한다는 것을 배웠다. 안타깝게도 우리 가족이나 우리와 비슷한 처지에 있는 사람들은 이 사실을 힘겹게 경험하며 배운다. 만약 의사가 백신접종 전에 사실에 근거한 정보를 제공하고 부모의 동의를 받는 것이 의무화되었더라면, 우리 부부는 알렉스의 무호흡 사건 때 백신을 접종하지 않았을 것이다.

'사전 정보제공 후 자유로운 동의'는 의료와 투약에 대한 이익과 위험을 정확히 알고 나서, 자녀에게 의료 개입을 결정할 수 있는 법적, 윤리적 권한이다. 의사는 우리가 아들을 위해 현명한 선택을 하는 데에 필요한 정보를 제공하지 않았다. 첫 백신 부작용 후, 그 백신이 면역학적으로 어떻게 반응했는지 알아볼 수 있는 항체 검사를 해보라고 의사가 권했다면 어땠을까? 우리는 나쁜 선택을 강요받았다.

실질적으로 백신접종을 할 때 사전 정보제공 후 자유로운 동의라는 과정이 없기 때문에 이 이야기는 거의 모든 가족에게 해당되는 이야기이다. 의사는 백신접종의 위험을 완전히 공개할 필요가 없다. 또한 많은 경우에 의사들은 의료 정보를 제공하는 제약업체, 영업사원, 의과 대학, 의사협회 등에서 제대로 된 정보를 제공받지 못한다. 나 역시 그 정보를 교육받지 못한 의료인이다.

18년 전, 법원이 가족들에게 의무적으로 자녀를 접종시키도록 했을 때, 나는 밀워키 공중보건부에서 백신을 접종하는 간호사였다. 학교에서 권장 백신접종 일정을 따르지 않는 아이를 알아내면, 법원은 그 부모를 법원으로 불러들였다. 시 정부는 백신접종 지시를 따르지 않으면 학교가 입학을 거부할 수 있다는 편지를 가족들에게 보냈다. 법원 지시를 충실하게 따르며 나는 백신을 투여했다.

지금 문득 스치는 생각은, 나에게 선택권에 대해 아무도 말해 주지 않았던 것처럼, 그때 당시에도 이 가족들에게 그들의 선택권을 알려준 사람은 아무도 없었다는 것이다. 나는 공중보건 관료들이 이 가족들에게 백신 면제에 대한 정보를 제공했는지에 대해 모른다. 나는 아이들에게 백신접종하기 전에 그들의 건강상태를 검토하거나 평가하지 않았다. 나는 부모들에게 동의서에 서명하게 했다. 하지만 일부는 그것을 못했을 것이고, 읽어보지도 않았을 것이다. 나는 단순히 그들이 이해했다고 가정하며, 백신접종을 했다. 그게 전부였다. 그때에도 나는 백신정책에 대해 몇 가지 질문을 했었다.

"왜 이런 방식으로 접종하죠?"

"우리가 어떻게 이만큼의 백신접종이 필요한지 알 수 있죠?"

"접종하기 전에 면역 반응을 먼저 검사할 수 있나요?"

보건 관료로부터 내가 들었던 답은 질문을 해결하는 데 별로 도움이 되지 않았다.

"항체를 확인하는 것보다 반복해서 접종하는 게 더 싸게 듭니다."

"큰 아이들보다 아기들에게 접종하는 것이 더 쉽지요."

"그러면 집단면역 수준이 떨어질 겁니다."

"원래 그렇습니다."

그때만 해도 내 아들 때문에 그 질문을 반복하게 될 줄은 꿈에도 몰랐다. 백신접종은 심각한 의료 개입이기에, 부모만이 자녀의 위험과 이득을 평가할 수 있다. 획일화된 백신접종 계획과 의무 백신접종 정책은 부모의 권리와 개인의 신체 자율성에 큰 위협이다. 알렉스의 경우 백신접종은 그가 가졌던 복잡한 건강문제를 한층 더 가중시켰다.

백신이 안전하다는 믿음은 아들한테서 삶에 필요한 기초적인 기능을 아기 때부터 빼앗았다. 다행히 알렉스는 자폐증으로부터 회복했다. 우리 가족에게는 여러 모로 과거를 없었던 일로 치부하는 것이 더 쉽다. 알렉스의 친구들에게 과거를 알리는 것이 알렉스에게 주는 사회적 혜택도 없다. 13세 소년이 이 사실을 공개하기로 결정한 것은 매우 특별한 일이라고 생각한다. 알렉스와 나는 우리 이야기가 다른 사람들에게 용기를 주고, 그와 같은 아이들이 직면한 의료문제에 대해 공개적으로 토론되기를 바란다.

우리는 알렉스의 회복에 대해 매우 감사한다. 알렉스의 킬레이션 치료와 다른 여러 치료를 담당했던 안주 우즈만 선생님처럼 공개토론에 참여하는 의사들이 없었다면 아들은 회복하지 못했을 것이다. 알렉스의 회복은 회복할 수 있을 것이라는 우리의 신념에서 시작되었다. 알렉스는 자폐증은 치료할 수 있으며, 아이들은 회복될 수 있다는 것을 보여주는 살아있는 증거이다. 나는 부모이자 간호사로서 이에 대한 증인이다.

나는 백신의 협박을 반대한다. 백신접종 선택권은 모든 부모의 권리이다.

이 글을 쓴 소냐 힌츠(Sonja Hintz)는 광범위한 임상 경험을 가진 간호사이다. 마르켓 대학 간호학과를 졸업했다. 젊은 시절부터 장애아들과 함께 일했다. 이제 더는 자폐증이 없는 아들 알렉산더의 어머니이다. 11년 전 알렉산더가 자폐스펙트럼장애 진단을 받았을 때, 그녀는 현대의학에 대한 믿음과 지식을 재평가하지 않을 수 없었다. 식이요법, 생의학 치료 등 현대의학의 치료가 아닌 다른 치료법으로 아들은 회복되었다. 현재 아들을 위해 배웠던 치료법으로 다른 사람들을 돕기 위해 True Health Medical Center에서 일하고 있다. 자폐아를 위한 생의학 치료에 관한 저술과 강연을 하고 있다.

소냐 힌츠와 함께 이 글을 쓴 알렉산더 힌츠(Alexander Hintz)는 13세 소년이다. 2세 때 자폐증 진단을 받았고 10년 동안 자폐증 치료를 위해 생의학 치료와 특수교육 후에 진단에서 벗어났다.

16. 백신에 희생되는 군인들

　　　　　　　　이 글은 사회구성원 중 가장 위험한 일
을 하는 사람들에 대한 이야기이다. 그들은 제복을 입고 있다. 지금
이 순간에도 많은 군인들이 힘든 상황 속에서, 지구 곳곳의 위험 지역
에서 우리의 자유를 지키고 있다. 우리가 그렇게도 지키고자 했던 그
원칙의 보호를 위해 어떤 이들은 바로 오늘 그들의 삶을 바치고 있는
지도 모른다. 자유는 이 책이 향하고 있는 목적지이기도 하다.

　불행하게도 자유의 용감한 수호자들은 탄저병 백신 같은 위험한 백
신의 의무접종에 무방비 상태로 노출되어 있다. 지난 64년 동안, 미국
군대와 정부 기관들은 군인과 기관원들을 피실험자로 사용해왔다. 사
전 고지도 없고, 동의도 없이 비밀리에 자주 그렇게 해왔다. 앞으로도
계속 그럴 것이기 때문에 더 심각한 문제이다. 우리 군인들을 피실험

자로 활용할 또 다른 백신들이 줄줄이 기다리고 있다.

슬프게도 이것은 음모론이 아니다. 이것은 문서로 기록된 사실이다. 1차 걸프전이 막 끝난 1994년 12월, 미국 상원의회는 "군인 연구는 참전 군인들의 건강에 해로운가?"라는 제목의 보고서를 공개했다.[1] 이 보고서는 군인들을 피실험자로 사용하는 비윤리적 행위의 개요였다. 보고서는 국방부가 은밀하게 군인들을 임상시험에 사용하고 있었고, 그 결과를 진료기록부에 기록해두지 않아서, 군인들이 적절한 후속 치료를 받지 못하게 만들었다고 밝혔다. 많은 군인들이 그저 죽게 내버려졌다.

걸프전 증후군과 탄저병 백신에는 많은 관계가 있다. 걸프전 증후군은 넓은 범위의 급성과 만성의 건강문제를 뜻한다. 만성피로, 극심한 관절 통증, 신경질환, 기억상실, 원인을 알 수 없는 지속적인 발진과 염증 등을 들 수 있다. 많은 질병은 사실상 자가면역질환이다. 이 병은 자기의 면역계가 그 자신의 신체 조직이나 기관과 싸우는 것을 의미한다.

1차 걸프전에 참전한 697,000명의 군인 중 대략 4분의 1 정도가 걸프전 증후군으로 고통 받고 있다. 다수의 연구들과 정부 보고서들은 백신접종을 한 군인들에게 걸프전 증후군 발병률이 더 높음을 입증한다.[2] 1차 걸프전 당시 백신을 접종할 때 국방부는 의료진에게 군인들의 접종 기록부에 탄저병 백신과 보툴리누스 백신은 어떤 주석도 달지 말고, 백신의 이름도 정확히 기록하지 말라는 명령을 내렸다. 의료진들은 백신A, 백신B 라고 모호하게 기록했다.[3]

걸프전 증후군의 잠재적 원인을 조사하는 동안 밴쿠버의 신경학자인 크리스 쇼 연구팀은 탄저병 백신에 있는 알루미늄 보조제가 실험용 쥐들에게 대량의 뇌세포 파괴를 유발한다는 충격적인 사실을 발견했다.[4]

백신 제조자들은 현재 이 알루미늄 보조제를 어린이용 백신에 관례적으로 사용하고 있다.

1차 걸프전 중에 독성물질이 없을 수는 없다. 걸프전 증후군에는 탄저병 백신 말고도 다른 요인들이 있었을 수 있다. 하지만 탄저병 백신이 의심받는 가장 큰 이유는 탄저병 백신을 접종받지 않고 미군과 함께 싸운 다국적군 병사들 중 걸프전 증후군에 걸린 경우는 상대적으로 드물다는 것이다.[5] 영국군처럼 탄저병 백신을 접종한 병사들은 걸프전 증후군 발병률이 상당히 높았다. 프랑스군 병사 중에는 소수만이 걸프전 증후군에 걸린 것으로 보고되었는데, 병에 걸린 이들은 대부분 이전에 미군들과 함께 복무하면서 탄저병 백신을 맞은 병사들이었다. 더글러스 맥아더 장군은 이런 대우가 전투 부대에 끼칠 수 있는 악영향에 대해 다음과 같이 이야기했다.

군의 사기를 진작하는 변함없는 공식이 있다. 공정한 대우와 감사를 통해 애국심, 자아 존중감, 규율, 자신감을 고취하는 것이다. 어르고 달랜다고 생기는 것이 아니다. 또한 역경이나 위험, 재앙으로 파괴되지도 않는다.… 사기가 급격하게 떨어지는 건 이럴 때이다. 군인들이 스스로 정부로부터 차별과 불공정의 희생자로 여길 때, 지도자로부터 무시당했거나 지도자들의 개인적 야심과 무능력으로부터 희생당했다고 느낄 때.
　　　　　　　　　－더글러스 맥아더 장군, 1933년 육군참모총장 연례 보고

우리 군인들은 도와달라고 했지만, 무시되었다. 우리가 봉사하고 지키겠다고 맹세한 우리 정부는 우리의 신뢰를 저버렸다. 여러 해 동안 1

차 걸프전 참전 군인과 가족들은 정부에 도움과 답변을 요구해왔다. 하지만 국방부는 병사들이 입은 피해와 관련하여 의회와 언론, 국민들을 호도하려는 나쁜 노력을 시작했다. 국방부는 걸프전 증후군과 탄저병 백신의 커넥션에 대한 모든 조사를 막고 관련성이 있다고 공개적으로 말하는 이들의 평판에 흠을 내기 위한 선전 프로그램을 고안했다.[6] 이로 인해 탄저병 백신에 대해 항의한 많은 정직한 미군들이 꾀병쟁이, 거짓말쟁이, 불평분자로 낙인찍히고 말았다.

우리의 군인을 이상하게 사용하는 사례는 걸프전 이후에도, 1994년 상원 보고서 이후에도 중단되지 않고 있다. 군인들이 고위급 군지도자들의 협력을 받은 제약회사의 실험용 기니피그로 계속해서 이용당하고 있는 데에는 주요하게 세 가지 까닭이 있다.

첫째, 군대에서는 본인의 의지와 상관없이 투약이나 백신접종을 실시할 수 있다. 투약을 거부하면 감금이나 감봉 같은 불이익을 당할 수 있고, 심지어는 불명예제대 처분을 당할 수도 있다. 자랑스러운 군인을 살인자나 강간범과 같이 취급하는 처사이다.

둘째, 군대에서는 아직 실험이 완료되지 않았거나 충분히 연구되지 않은 약물이나 백신을 사용할 때에도 '사전 정보제공 후 동의' 원칙을 무시할 수 있다. 두 가지 가능한 방법이 있는데, 하나는 대통령의 행정명령이 있을 때이고,[7] 다른 하나는 국방부나 정보기관에서 확실한 군사 위협이 있다고 평가하는 경우이다.

셋째, 1950년에 제정된 '페레스 독트린'이라는 위헌 소지가 있는 법에 따라 군인들은 연방정부를 고소하는 것이 금지되어 있다.[8]

슬프게도 최근 역사에서 우리는 아무것도 배우지 못했고, 군인들은 계속해서 그들의 생명과 건강을 대가로 치르고 있다. 걸프전 증후군의 원인으로 탄저병 백신이 계속 지목되는 상황인데도, 1990년대 후반 미군은 강제적인 탄저병 백신접종 프로그램을 실시했다. 당시 델라웨어의 도버 공군기지에 있었던 나는 논쟁 중이던 탄저병 백신과 관계된 질병을 직접 목격하게 되었다.

백신 부작용으로 기록된 많은 질병들은 다발성 경화증이나 류머티스성 관절염처럼 사실상 자가면역질환이었다. 나는 슬프게도 탄저병 백신과 관련한 이 두 가지 병을 직접 목격해야 했다. 의회 산하 정부 회계감사원의 요구를 받고 나서야, 백신 제조업체 바이오포트는 걸프전 증후군에 나타난 모든 증상과 자가면역질환을 탄저병 백신의 제품 설명서에 기재했다.[9]

1999년 5월, 공군 의무감실은 탄저병 백신접종 이후에 병에 걸린 많은 이들의 우려를 누그러뜨리기 위해 '타운홀 미팅'을 마련했다. 이 모임에는 공중기동사령부의 보건과장인 데니스 밴훅 대령, 공군 의무감실 탄저병 백신 담당자인 잭 데이비스 중령, 도버 기지 탄저병 프로그램의 의료 책임자인 토마스 패델 루나 중령, 비행단장 펠릭스 그리에더 대령, 제9공수부대의 군인들과 가족들이 참석했다.

이 자리에서 잭 데이비스 중령은 무심코 비밀을 흘렸다. 청중들 사이에 있던 군인들의 질문을 받아넘기던 중, 데이비스는 스쿠알렌이라 불리는 불법보조제를 함유한 실험용 탄저병 백신을 군이 소유하고 있다고 진술했고, 경박하게도 도버 기지에서는 아무도 그 백신을 맞지 않았다고 말했다. 나의 이전 상관이자 의사인 토마스 패델 루나 중령은 도버 기지에 자가면역질환이 증가한다는 소문에 대해 다음과 같이 말했다.

사실이 아닙니다. 자가면역질환은 그렇게 흔한 질병이 아닙니다. 9년 동안 복무하면서 제가 겪은 것은 5번도 안 될 겁니다. 쉽게 볼 수 있는 증상이 아닙니다. 만약 늘었다면 다른 의료계에서도 보고가 들어왔겠죠. 기본적으로 어떤 문제점도 발견되지 않았습니다.

불행히도 이는 사실이 아니었다. 당시 우리는 자가면역질환과 관련한 15건의 사례를 경험했다. 걸프전 증후군과 관련이 있다고 보고된 참전 군인들의 사례와 정확히 똑같은 질병 사례도 30건이 넘었다. 사실 우리 환자들 중 많은 이들이 검사를 위해 월터 리드 군인병원의 걸프전 증후군 클리닉으로 후송되었다.

타운홀 미팅 이후에, 도버 기지 지휘관 펠릭스 그리에더 대령은 일시적으로 탄저병 백신접종을 중단시켰다. 안전에 대한 우려 때문이기도 했고, 탄저병 백신을 접종한 다음 심하게 아픈 부대원들을 목격했기 때문이었다. 이런 조치는 그의 직위를 건 행동이었다. 이후 그리에더는 부대원들이 비밀리에 이뤄진 군사 의료실험에서 실험쥐처럼 이용되었다는 의혹을 제기했다.[10]

그가 그렇게 우려하는 것도 당연했다. 도버 기지에서, 식품의약국은 2000년에 탄저병 백신을 검사했고, 실험용 보조제와 스쿠알렌 또는 MF59(잠재적으로 엄청나게 심각한 건강 문제로 이어질 수 있는 보조제)이라고 불리는 면역반응 '촉진제'의 존재를 발견했다. 'MF59'라는 문자와 숫자를 꼭 기억해두길 바란다. 왜냐하면 이 스쿠알렌은 곧 민간용 백신에 사용될 것이기 때문이다.[11] 또한 저널리스트 개리 마츠모토가 쓴 『백신 A』라는 책을 꼭 읽어보길 바란다. 이 책은 백신과 관련한, 제대로 쓰인 탐사 저널리즘의 뛰어난 사례이다.[12] 이 책은 군인들에게 자행된 비밀 의료 실험이라는 군의 부끄러운 역사와 동물에게 치명적인 자가면역 질환을 유발하는 것으로 증명된 무허가 첨가물을 탄저병 백신에 넣어 불법 사용하는 사실 등을 폭로한다.

탄저병 백신의 파괴적인 영향을 나는 직접 목격했다. 나는 탄저병 백신이 주사 바늘을 통해 몸 안으로 투여되는 동안 강제로 제압당한 채 비명을 지르며 울던 한 젊은 여군의 영상을 영원히 잊지 못할 것이다.[13] 내 소중한 친구인 기술 하사관 클라렌스 글로버가 탄저병 백신접종 후 사망한 그 슬픈 날도 결코 잊지 못할 것이다.[14] 또한 탄저병 백신이 유발한 스티븐스–존슨 증후군으로 인해 피부가 말 그대로 불에 타버린 듯 손상된 사람들의 이야기[15]와 임신 상태에서 백신을 맞는 바람에 심각한 선천성 질환들을 갖고 태어난, 내가 보살폈던 아기들의 이야기를 똑똑히 기억한다.

민간기업의 꼭두각시로 전락한 정부의 부패는 새로운 이야기가 아니다. 탄저병 백신 프로그램의 커튼 뒤쪽으로 가보면 기업에 대한 구제 금융, 수익성 좋은 계약,[16] 국방부와 보건복지부와 자본이 엮인 회전문을 보게 된다. 게다가 탄저병 백신을 안전하다고 광고한 소위 '독립 연구가'들은 전혀 독립적이지 않았다. 그 연구들은 국방부의 기금 지원을 받아 이뤄졌다. 나는 이 나라를 외부와 내부의 모든 적들에 맞서 수호하겠다고 맹세했지, 결코 방위산업체와 제약업계의 로비스트들에게 충성을 맹세한 것이 아니다.

1차 걸프전부터 지금까지 군인을 상대로 실험적 보조제를 사용하여 통제된 실험이 이뤄졌다는 것에 대한 법의학적 증거가 존재한다. 지금 당장 전면적 조사를 실시해야 한다. 우리의 자유를 수호하기 위해 자신의 생명을 희생하는 미국의 아들과 딸들을 실험쥐로 이용하는 그 잔인하고 불명예스러운 행위를 더 이상 용납할 수 없다. 우리나라를 용감하게 수호하는 이들에게 '사전 정보제공 후 동의'라는 국제법 표준을 적용하지 않는다면 반드시 큰 소리로 항의해야 한다. 우리는 현재의 의무적인 탄저병 백신접종 프로그램을 중단해야 하며, 철저하고 전면적인 조사를 시작해야 한다.

"신이여, 미국을 축복하소서!"라고 말할 때마다 나는 진심으로 그렇게 말한다. 나는 우리의 자유와 권리를 지키기 위해 싸웠다. 백신접종 선택권은 우리의 용감한 군인들을 포함한 모든 미국인의 기본 인권이다.

펠릭스 그리에더 공군 예비역 대령의 증언

도버 공군기지 비행단 지휘관으로 2년 임기 후반부였던 1999년 4월, 나는 부대원들 중 일부가 탄저병 백신접종 후 부작용을 겪고 있다는 사실을 알게 되었다. 당시 도버 기지는 탄저병 백신을 투여한 최초의 군사기지 중 하나였다. 그 백신은 탄저병 같은 생물학 무기를 포함한 사담 후세인의 대량 살상무기로부터 우리 군인들을 보호하기 위해 만들어진 것이었다.

우리는 도버 기지에서 솔선수범해서 접종한다는 데 자부심을 가졌다. 우리가 전략적으로 중요한 공수작전을 수행하기도 했지만, 이 경우에는 우리 부대원들을 대량 살상무기의 잠재적 위협으로부터 보호한다는 점에서 그랬다. 그러나 적은 규모였지만, 상당수의 내 부하들이 부작용을 겪고 있다는 사실을 알았을 때, 나는 탄저병 백신접종에 대한 강력한 지지를 철회했다.

나는 정보 브리핑을 요청했다. 1999년 5월 5일, 국방부에서 나온 소위 탄저병 백신접종 프로그램 '전문가'란 사람들이 브리핑 룸에서 이 사안들에 대해 "잘 모르고 관심도 없다."고 말했을 때, 나는 즉시 도버 기지에서의 백신접종 프로그램을 중지시켰다. 나는 지휘관으로서 할 일을 했을 뿐이다. 모든 군 장병들은 외부와 내부의 모든 적으로부터 위대한 조국을 지키고 방어하겠다는 맹세를 한다. 이때 나는 내부의 적에 의해 피해를 당할 부대원들을 보호해야 할 책임을 분명히 지고 있었다.

6일 후, 공군 의무감인 찰스 로드맨 중장이 공식 보고회 자리에서 '장교로서' 명예를 걸고, 실험용 백신 보조제인 스쿠알렌이 탄저병 백신에 결코 사용되지 않았다는 발언을 한 이후, 나는 백신 프로그램을 원상 복귀시켰다.

그 후, 2000년 9월에 식품의약국이 6개 탄저병 백신에서 스쿠알렌이 발견되었다는 사실을 입증했다. 이 중에 4개(FAV08, FAV030, FAV043, FAV047)는 도버로 보내진 것들이었다.[17] 이 백신들은 스쿠알렌을 함유하고 있었으며, 심지어 적정량의 약 2배 이상 함유하고 있었다. 툴레인 의과대학이 또 다른 3개의 탄저병 백신 품목이 항스쿠알렌 항체를 유발한다는 사실을 확실히 입증했는데, 그 중에서 두 품목인 FAV041, FAV070도 도버로 보내진 것들이었다.[18]

국방부가 효과적이고 즉각적으로 사용 가능한 탄저병 백신을 만들려고, 검증되지 않은 보조제 스쿠알렌을 갖고 도버 기지를 포함한 몇몇 군사시설들에서 실험을 자행했다고 나는 믿고 있다. 이 결정을 한

이들은 책임을 져야 한다. 이 불행한 결정은 이라크의 아부 그라이브 감옥에서 벌어진 일과 다를 바가 없는 결정이다.

한 국가와 조직은 그것의 핵심 가치와 기준을 결코 저버려서는 안 된다. 미국은 자유와 인권 모두에 대해 공정하고 인간적인 대우로 상징된다. 우리의 가치를 일시적이라도 한쪽에 제쳐둘 때, 어떤 정당한 이유가 있어 보이더라도, 우리는 하나의 국가로서 그리고 하나의 초강대국으로서의 길을 잃는 것이다.

이 글을 쓴 리차드 로벳(Richard Rovet)은 24년간 미 공군에서 명예롭게 복무한 전역 장교이다. 엑셀시어 대학에서 간호학을 전공했고 응급 상황과 트라우마 상황의 환자를 치료해왔으며 여러 차례 '최고 장교'로 뽑혔다. 그는 전투기 검사와 정비, 비행 의무관, 임상 간호사, 보건 관리자, 수간호사, 공군에서 가장 큰 내과병원 관리자였다. 로벳은 세 곳의 공군 기지에서 걸프전 증후군과 탄저병 백신 부작용 환자 수백 명을 면담했고, 기록했고, 치료했다. 의회에서 군대의 강제적인 탄저병 백신접종과 관련된 질병에 대해 증언했다. 퇴역 군인을 대표하여 그의 이런 활동은 지금도 계속되고 있다.

〈부록〉 탄저병 백신 부작용에 대한 보고서

다음은 리처드 로벳 대위가 도버 공군 기지에서 복무했던 1997~1999
년에 탄저병 백신 상해에 대해 상관들에게 올린 보고서 중 일부이다.

도버 공군기지 1997~1999

제 직무 기술서에는 다음과 같은 내용이 상세히 기록되어 있습니
다. 다양한 의료 제공자와 함께 정보를 수집하고 검토하고 종합하
며, 장기 환자 리스트에 올라 있는 모든 환자를 관리하라는 내용
입니다. 여기에는 탄저병 백신과 관련된 다발성 만성질환을 나타
낸 환자들이 포함됩니다. 저는 의학진단 치료부로 불리던 월터리

드 육군병원의 걸프전 증후군 클리닉과 종종 같이 일하게 되었습니다. 이 클리닉과 함께 탄저병 백신접종에 의해 소위 '일시적인 관계'가 있는 병에 걸렸다는 우리 환자들을 돌보게 되었습니다. 저는 상관으로부터 탄저병 백신 부작용을 보인 사람들과 그 후 자가면역질환 혈액검사에서 혈청 반응을 보인 사람들을 조사해서 보고하라는 지시를 이행하는 과정에서 충격적인 발견을 했습니다.

:: 승무원인 D기술하사관은 탄저병 백신접종 이후 질병에 걸렸습니다. 그는 심근염, 자가면역질환일 가능성이 있는 심부정맥에 걸렸고, 심낭 염증이 생겼습니다. 얼마 안 가 D는 부정맥으로 인한 심장 쇼크를 겪어야 했습니다. 며칠 후 심장에서 혈전이 엉켰고, 일과성 뇌출혈을 일으켰습니다. 의학적으로 이 대원은 다시 비행할 수 없습니다.

:: 도버 기지의 안전 담당관이자 수송기 C-5 갤럭시 조종사인 J대령은 백신접종 이후 몹시 몸이 아파 비행 중 동료 조종사에게 조종을 부탁하고 비행기가 대서양을 횡단하는 동안 기내 침상에서 잠을 잤다고 합니다. 대서양에서 단기 비행 중이던 다른 비행사 역시 유사한 문제를 보고했습니다. 그의 이름은 000대위입니다. 그는 일시적 시력 상실을 포함한 원인 불명의 현기증과 극심한 관절 통증을 겪었고, 내장 전체에 걸쳐 희귀 병변이 발생했습니다.

:: 빠른 다발성 반응을 보인 사례는 아프리카계 여성 W하사의 경우입니다. W하사는 탄저병 백신접종 이후 심하게 아팠습니다. 접종한 지 몇 시간 후 40~41도의 열에 시달렸고 팔의 염증과 함께 주사 부위에 커다란 혹이 생겼다고 합니다. 1999년 2월 25일에 환자는 사우디아라비아에 파견되었습니다. W하사는 이송되는 동안 일시적 시력 상실을 포함한 심한 현기증을 겪었고 거의 기절할 뻔했다고 진술했습니다.

그녀는 며칠 동안 매우 아팠다고 보고했습니다. 1999년 3월 6일, W하사는 파견지 병원에서 두 번째 백신접종을 했습니다. 처음 탄저병 백신을 맞은 이후로 겪고 있는 지속적인 건강 문제를 군의관에게 말했지만, 군의관은 그 질병은 탄저병 백신과는 전혀 상관이 없으며 도버 기지 의료진이 주사를 부적절하게 놓았기 때문이라고 말했습니다. 환자의 우려와 질병에도 불구하고, 환자는 FAV036 탄저병 백신으로 두 번째 접종을 받았습니다.

W하사의 건강은 계속 악화되었습니다. 두통은 점점 더 심해졌고 이명이 생겼으며, 자주 심한 현기증과 관절 통증에 시달렸고, 만성피로와 원인을 알 수 없는 피부 발진까지 생겼습니다. 탄저병 백신 패키지에 삽입된 설명에 따르면 W하사는 탄저병 백신에 대해 '드문' 조직 반응을 보였습니다. 더 이상의 접종은 불가했습니다. 그러나 사우디아라비아의 미 공군 의료진에게 이 상황을 설명했음에도 불구하고 그녀는

1999년 3월 20일, FAV033 탄저병 백신으로 세 번째 접종을
받았습니다. 또 다시 도버로 돌아와서도 일련의 백신접종을
다시 받으라는 명령을 받았습니다. 몇 개월간 고통을 겪은
후, 환자는 월터리드 육군병원으로 후송되었고, 자가면역
관절염, 만성피로 진단을 받았고, 000대령으로부터 걸프전
증후군과 일치하는 징후와 증상이 나타난다는 얘기를 들었
다고 합니다.

:: 1999년 9월 21일 17시경에 한 예비 항공요원이 고통을 호소
하며 제 사무실로 왔습니다. 그는 창백하고 수척했으며 총
체적 운동능력이 손상되어 보였습니다. 입에는 침을 흘리고
있었습니다. 술에 취한 것처럼 보였으나 의식은 또렷했고,
제 말을 잘 이해했습니다. 그를 앉히고 바이탈 사인을 측정
했습니다. 그때 저는 외과 진료 때문에 나가는 중이었는데,
000소령이 갑자기 사무실로 들어왔고, 고통에 시달리고 있
는 그에게 차려 자세를 취하라고 명령했습니다. 소령과는 일
면식도 없던, 민간인 복장을 하고 있던 그 환자는 일어서려
애썼지만 뒤로 넘어지며 벽에 머리를 부딪쳤습니다.

:: 전 공군 상병 M은 탄저병 백신접종 이후 골관절 통증이 생
겼습니다. 또한 다발성 경화증에서 나타나는 증상인 자가면
역성 시신경염 진단을 받았습니다.

:: 다목적기와 전투기 조종에서 실력이 검증된 조종사인 R대위는 골관절 통증으로 침대에서 일어나기 어렵다는 사실을 알게 되었습니다. 그의 탄저병 백신접종 관련 경험은 의회 의사록에 잘 기록되어 있습니다. 접종 후 혈액 검사에서는 자가면역 혈액 표지자 ANA에 대해 혈청 반응이 나타났습니다.

:: 훈장을 받은 전투기 조종사인 제이 래클렌 중령은 이전에는 관절염 증상이 전혀 없었습니다. 접종 이후 그는 자가 면역성 관절염 질환에 걸렸고 혈액 검사에서 자가면역성 질병에 대해 양성 반응을 보였습니다.

:: 숙련된 비행사인 셰릴 앙거러 대위는 병에 걸린 다른 이들이 맞은 것과 제품번호가 같은 탄저병 백신을 접종한 이후 신체 한쪽이 저리고 쑤시는 둔감각증에 걸렸습니다. 그녀에게 행해진 의료 및 질병을 유발한 탄저병 백신접종에 격분하여 자가면역질환에 걸린 이후 공식적으로 전역했습니다. 접종 이후의 혈액 검사에서 자가면역 혈액 표지자 ANA에 대해 양성 반응을 보였습니다.

:: 기술하사관 JM은 심한 골관절 통증과 기억상실증, 원인불명의 일시적 시력 상실을 동반한 자가면역질환 때문에 영구히

비행이 금지된 전 항공지원 요원입니다. 접종 전 혈액검사에서는 자가면역질환의 증거가 전혀 나타나지 않았는데, 접종 후 검사에서는 양성 반응을 보였습니다.

:: MM상사는 접종 이후 생명을 위협하는 자가면역질환인 길랭바레증후군에 걸렸고, 집중 치료실에서 몇 주 동안 인공호흡기를 달고 지내야 했습니다.

:: JK상사(전역)는 탄저병 백신접종 이후 자가면역성 당뇨에 걸렸을 뿐만 아니라 간 수치와 췌장효소 수치가 심하게 상승했습니다.

:: JB상사는 접종 이후 심한 골관절 통증에 시달렸습니다. 혈액검사에서는 자가면역질환에 대해 양성 반응을 보였습니다.

:: DD소령은 접종 이후 자가면역성 시신경염에 걸렸습니다. 또한 신체 절반이 저리고 쑤시는 증상이 나타났습니다. 그는 다발성 경화증과 일치하는 징후와 증상을 갖고 있습니다. 그는 더 이상 비행을 할 수 없습니다.

:: 기술하사관 얼 스타퍼는 접종 이후 지속적인 이명을 동반한 심한 현기증, 일시적 시력 상실을 겪었습니다.

:: 전 하사 제임스 피코니는 접종 이후 현기증, 일시적 시력 상실, 심장 부정맥을 겪었습니다.

:: 기술하사관 MM은 접종 이후 원인불명의 발작과 일시적 시력 상실, 이명, 현기증, 골관절 통증을 겪었습니다.

:: JM대령은 접종 이후 골관절 통증, 만성피로, 이명, 기억 상실을 겪었습니다.

:: NP하사는 접종 이후 몸무게가 27kg 넘게 줄었고, 목구멍과 폐에 병변이 생겼습니다.

:: 기술하사관 BB는 접종 이후 심한 골관절 통증에 시달렸습니다. 몸무게가 상당히 줄었고 골반과 갈비뼈에 병변이 생겼습니다.

:: 제이미 마틴 중위는 접종 이후 심한 골관절 통증에 시달렸습니다. 고도의 훈련을 받은 이 조종사는 이전에 탄저병 백신을 맞고 질병에 걸렸기에 세 번째 접종을 거부했고 제대 처분을 받았습니다.

:: 선서를 하고 이뤄진 법정 증언에 진술된 것처럼, 미셸 피엘

대위는 제품번호 FAV030 백신접종 이후 심한 자가면역반응을 겪었습니다. 접종 이전 혈액검사에서는 자가면역질환 반응이 없었던 반면, 접종 후 검사에서는 양성 반응이 나타났습니다. 미 공군사관학교 졸업생이자 조종사인 피엘 대위가 모르는 사실은 군의관인 토머스 중령이 그의 부하 군의관들에게 그녀를 "꾀병쟁이, 거짓말쟁이, 불평분자"라 불렀다는 것입니다. 토머스 중령은 도버 기지 탄저병 백신 프로그램 책임자입니다.

:: 도버 기지 공군 예비군의 잘 훈련된 조종사인 존 리히터 대위 역시 그날 선서를 하고, 법정 진술을 했습니다. 그는 접종 이후 자가면역성 관절염이 생겼습니다.

도버 기지의 예비 수송비행단에는 심각하고 잠복해 있는 원인불명 질병과 자가면역성 질환이 보고된 제품번호의 백신을 맞은 사람이 더 많이 있었습니다. 불이익을 당할까봐 앞으로 나서지 못하는 잠복성의 가벼운 질환을 지닌 사람은 더 많았습니다. 결국 도버 기지에서 발생한 문제는 괜히 불평하는 조종사, 꾀병쟁이, 어린애, 말썽꾼, 거짓말쟁이, 루머를 퍼뜨리는 자, 집단불안, 스트레스, 심리 문제, 거짓된 보고 탓으로 돌려졌습니다.

불행히도 이런 관점이 도버 기지의 탄저병 백신 문제에 대해 우리 군 지도자들과 민간 지도자들, 소매를 걷고 진실을 찾아내야 할 의무를 방기한 언론에 의해 옳다고 받아들여진 것입니다. 결국 뭔가 매우 잘못된 일이 도버 기지에서 발생한 것입니다.

로드맨 중장은 백신은 완벽하게 안전하며, 접종을 받은 군인들 중 극히 일부만이 나쁜 반응을 보였던 것이라고 모든 이들에게 확언했습니다. 그러나 저는 이명, 현기증, 근육 및 관절 통증, 의식상실 경험을 말하는 동료 대원들을 몇 명 더 만났습니다. 대부분은 보복이 두려워 저자세를 유지하면서 이 문제를 논의하려 하지 않았습니다.

> 미국 국립과학학술원 소속 의학연구소에서는 2002년, 탄저병 백신의 안전성과 효과에 대해 종합적인 검토를 수행했습니다. 정보수집에는 도버 기지 군인들이 도움을 주었습니다. 독자적인 전문가들로 이뤄진 이 권위 있는 집단은 미량의 스쿠알렌은 부작용 비율의 증가와는 관련이 없으며, 따라서 더 이상의 조사는 불필요하다고 결론 내렸습니다.
> – 의사이자 보건 담당 전 국방 차관보였던 윌리엄 윈켄베르더가
> MSNBC 레스터 홀트 기자에게 보낸 편지 중에서

다음 분들을 추모합니다.

2003년 4월 4일 자가면역성 '낭창 유사질환'으로 사망한 미 공군 예비군 전문의 레이첼 레이시는 미만성 폐포 폐조직 손상과 심낭 염증을 앓았습니다. 도버 기지 의료 클리닉 책임 부사관 클라렌스

글로버는 2000년 2월 탄저병 백신접종 이후 발생한 '심장질환'으로 사망했습니다. 부검결과는 공표되지 않았습니다.

....

다음은 탄저병 백신 부작용 보고서 제출 이후의 처우를 항의하는 리차드 로벳의 항의 서한이다.

1999년 7월 21일, 저는 탄저병 백신 부작용과 보고를 위한 국가 안전분과위원회에서 비공개 증언을 했습니다. 제 지휘 계통 내에서는 모든 수단을 써봤기 때문에 이 의무를 기꺼이 받아들였습니다. 증언은 미국 공군 장교로서, 의료 전문가로서, 무엇보다도 기독교인으로서 의무를 충실히 이행한 것입니다. 이 중요한 문제의 진실을 추구하기 위한 사명으로 이뤄진 일입니다. 5년이 지난 지금 저는 분과위원회의 비공개 증언에 대한 미묘한 보복을 당하고 있습니다.

제 목적은 백신과 관련된 질병을 밝히고, 이 질병을 보고하려던 것이었습니다. 2003년 4월 3일, 이런 보복은 미국 군법을 어기는 것이라서 저는 오하이오의 라이트패터슨 공군 기지 HQ ASC 감찰관을 찾아갔습니다. 감찰관은 이것과 관련해서 어떤 해결책도 줄 수 없으니, 다른 곳을 알아보라는 말을 했습니다. 몇 달에 걸쳐 공군 내부채널들을 통해 고발이 이관되고, 조사담당 장교를 배정받았습니다. 실망스럽게도 사건은 미시시피 키슬러 공군기지 제81훈련비행단의 감찰관이 다루게 되었습니다. 그곳은 이미 2001년에 접촉한 곳이었고, 비공개 증언을 그들에게 밝혔지만 돌아온 것은 탄저병 백신과 관련된 질환 및 문제에 대한 내 고발을 철회하라는 협박뿐이었습니다.

2001년 5월, 제81훈련비행단 감찰실 상사 OOO가 키슬러 공군기지 응급실의 전 책임부사관을 통해 이런 위협을 제게 전달했습니다. 이 일은 탄저병 백신에 대한 공적 조사가 다시 시작된 것과 동일한 시기에 일어났습니다. 2001년 5월, 키슬러 기지에서는 탄저병 백신 접종을 거부한 최초의 군의관에 대한 재판이 진행 중이었습니다. OOO상사가 제게 전달한 내용을 검토해주시기 바랍니다.

1999년부터 현재까지 저는 미 공군 감찰제도에 꾸준히 호소했지만 이들은 진실을 밝히는 데에도, 내부고발자를 보호하는 데에도 별 관심이 없었습니다. 연방법 타이틀10 1034항, 국방부령 7050.6, 공군령 90-301에 따르면 당연히 감찰이 진행되어야 합니다.

이 편지는 1999년 7월 21일, 분과위원회에서 증언한 이후부터 발생한 제 경력에 대한 계획적 보복과 피해에 초점을 두고 있지 않습니다. 이에 대한 증거는 별개 보고서로 제출할 것입니다. 그러나 몇몇 예증을 위해, 방어할 수 없는 것을 계속 방어하려는 자들의 행위를 설명하기 위해, 키슬러 공군기지 제81훈련비행단에서 작성된 미 공군 감찰실의 보복소송 자료 일부는 포함합니다.

지금까지 탄저병 백신 프로그램은 잘못된 정보와 각종 기만들로

점철되어 있을 뿐, 그 진실이 밝혀지지 않고 있습니다. 불행히도 정부, 의회, 언론의 조사도 1차 걸프전 이래, 이 프로그램을 둘러싼 군의 공보업무라는 단단한 방어벽을 깨뜨리지 못했습니다. 백신 프로그램을 보호하는 것이 군을 보호하는 것이 된 듯합니다.

계속하기 전에 제가 백신에 반대하는 정치적 입장을 갖고 있지 않다는 점을 명확히 해둘 필요가 있겠습니다. 제 접종 기록이 증거입니다. 또한 저는 오늘날과 같은 비대칭 전투 시대에 생물학적 보호 조치로써 백신접종은 마땅히 필요하다고 생각하고 지지합니다. 다르게 생각한다면 군 의료진으로서 직무태만일 것입니다.

또한 탄저병 백신접종에 대한 장기적인 의료기록과 투명하고 적극적인 감시체계가 없기는 하지만, 대다수가 탄저병 백신을 잘 견뎌냈다는 데에도 동의합니다. 하지만 탄저병 백신 때문에 만성적이고 다발적인 상해를 입은 사람은 주장처럼 '극히 드물지' 않습니다. 이것은 의회 감사원이 말한 것처럼 '계속된 기만' 탓이거나 무지 때문입니다. 군 공보부의 근거 없는 적극적 홍보는 PR협회에서 주는 브론즈 앤빌상을 받고도 남을 정도입니다.

저는 제 고발의 특성에 대해 충분히 알고 있고, 입증하는 증거도 있습니다. 사건이 발생하고 상당한 시간이 지났다는 사실도 잘 알고 있습니다. 그러나 제기한 의혹과 제공하는 정보들의 본질로 미루어 볼 때, 어떤 조사든 최소한 편파적이지 않은 조사를 진실로 희망합니다. 또한 1999년 당시 도버 기지 고위층이 탄저병 백신 부작용의 정도와 관련하여 연방 조사관들에게 제공한 정보가 거짓

정보임을 입증할 증거가 있습니다.

저는 우리 위대한 조국을 위해 19년 이상 복무했습니다. 1차 걸프전 당시에는 국내에서 항공정비사로 복무했습니다. 전쟁이 끝나고, 작전지역에 배치된 많은 이들과 작전 지역에 배치되지도 않은 몇몇 이들이 통칭 걸프전 증후군이라고 알려진 원인불명의 질병에 걸린 것을 알았습니다. 전쟁 이후에 재향군인 관리국에서도 잠시 일했는데, 거기서도 같은 기간에 걸린 '원인불명의 질병'으로 의병 제대한 이들을 목격했습니다.

저는 1997년에 델라웨어 도버 기지에 배치되었습니다. 이 기간 동안, 3개 주에 걸친 종합 임상 평가 프로그램(CCEP)에 소속되어 병에 걸린 걸프전 참전 군인들에게 후속 조치를 해주는 일을 맡았습니다. 가장 많이 보고된 자가면역질환은 심한 관절 통증, 발진, 신경계 손상, 극도의 신체 저림과 쑤심, 극도의 피로, 다발성 경화증, 현기증, 일시적 시력 상실, 심장질환, 위장질환 등입니다. 그들은 치료 문제도 호소했습니다. 현역 의료진들이 그들에게 말하길 그들의 병은 진짜 병이 아니라 머리에서 상상한 것이라고 했다는 것입니다. 불행히도 이 말은 아직도 군의관들 사이에서 퍼져나가고 있으며 새로이 군복무를 시작하는 의료인들에게도 전달되고 있습니다.

1998년 가을에 저는 건강하고 젊은 비행단 군인 중에서 원인불명의 질병에 걸린 집단이 있다는 사실을 알아차리기 시작했습니다. 인구 및 연령 집단에 비춰볼 때 특이한 증상과 전형적이지 않은 질환들을 직접 목격했습니다. 충격적이게도 보고된 질환들 중 많은 것이 7년 전에 걸프전 참전 군인에게서 보고된 질환과 같았습니다. 불행히도 공통분모는 탄저병 백신이었습니다. 또 불행한 일은 환자들이 7년 전의 참전 군인들과 똑같은 대우를 받았다는 것입니다.

강조할 만한 사실은 2004년 가을, 권위 있는 걸프전 조사고문단에 의해 이뤄진 재향군인회 보고서에서 1차 걸프전 참전 군인들의 질환이 증후군이라기보다 군복무와 연관된 질병에 더 가깝다는 점을 인정했다는 것입니다. 이는 탄저병 백신이 보고되고 있는 질환 중 몇몇에 대해서는 결정적 원인일 수 있음을 암시합니다.

또한 1차 걸프전에 대한 사후검토보고(AAR)에서 발췌한 자료를 첨부하고자 합니다. 이에 따르면 탄저병 백신은 '부작용들과 높은 관련'이 있습니다. 워싱턴포스트 제프리 스미스 기자의 1991년 1월의 기사에서는 다음과 같은 내용이 있다는 것도 강조하고 싶습니다.

군 장교들은 1989년 8월 존 글렌 상원의원의 위원회에서 증언했다. 사용할 수 있는 유일한 탄저병 백신은 정상 수준보다 높은 항원작용과 부대가 병균에 노출될 경우의 의학적 부작용에 비교해 효과가 없기 때문에, 대규모 부대에 대한 접종에는 적절하지 않다는 것이다.

지난 10년 동안 탄저병 백신 문제와 관련해서 여러 차례 의회 청문회가 열렸습니다. 의회 감사원 역시 탄저병 백신과 백신상해 감시체계와 관하여 심각한 문제가 있다는 점을 명확하게 입증했습니다. 가장 비판적인 보고는 2000년 9월 27일 국가안전보장위원회, 재향군인회, 의회의 국제관계 분과위원회에서 잭 멧칼프 전 의원이 한 보고입니다.

이 보고는 탄저병 백신의 특정 제품번호에서 발견되는 스쿠알렌이라 불리는 실험물질의 사용에 대해 3년간 해온 조사작업의 정점이었습니다. 오염된 탄저병 백신 중 많은 수가 델라웨어의 도버 공군기지에서 사용되었습니다. 1차 걸프전에서도 많은 백신이 사용되었다고 알려져 있습니다. 멧칼프 전 의원의 보고는 스쿠알렌 문제에 대한 '방해 행위'와 탄저병 백신 프로그램에 연루된 국방부 관료들의 '지속된 기만'에 대해서도 아주 상세히 입증하고 있습니다.

1999년 5월 5일 두 번의 타운홀 미팅 중 첫 번째 회의가 도버 기지에서 열렸습니다. 한 중령이 자신을 미 공군 의무감실의 실무장교라 소개했습니다. 탄저병 백신에 함유된 스쿠알렌에 대해 질문을 받자 000중령은 "허가된 인체용 백신에는 들어 있지 않습니다. 거기에 차이가 있습니다. 인체 실험용 백신에는 스쿠알렌이 들어 있지만, 허가된 백신에는 들어 있지 않습니다. 우리가 받은 모든 백신은 허가된 백신입니다."라고 진술했습니다.

1999년 5월 11일 도버 기지에서 열린 두 번째 회의가 진행되는 동안, 전 미 공군 의무감 로드맨 장군은 탄저병 백신에 스쿠알렌이 절대로 사용되지 않았고, 이 논쟁은 '중요한 문제에서 관심을 돌리는 것'에 지나지 않는다고 장교로서 명예를 걸고 말했습니다. 회의를 녹화한 비디오에서 로드맨 장군 뒤에 있는 미군 방어의학연구소 소속 올빙 대령을 볼 수 있습니다. 올빙 대령은 스쿠알렌 보조제에 대한 광범위한 연구를 수행하여, 실험실 동물들에게서 탄저병 백신 피해를 입은 사람들에게 볼 수 있는 것과 유사한 자가면역질환을 일으켰다는 것을 보고한 사람입니다.

어째서 국방부는 스쿠알렌을 실제 사용해놓고서도 백신에서 스쿠알렌을 사용했다는 사실을 부정하는 것입니까? 스쿠알렌이 백신에서 자연적으로 발생하는 것이라면, 이것을 증명한 과학은 어디 있습니까?

2000년 9월 식품의약국은 도버에서 사용된 탄저병 백신의 몇몇 제품에서 스쿠알렌을 발견했습니다. 제가 직접 목격한 질환 중 대다수는 이 제품번호 백신을 접종한 사람들에게서 발견되었습니다. 국방부 관료들은 몇몇 진술에서 백신에서 발견된 스쿠알렌은 백신 제조과정에서 누군가의 손가락에서 기름이 묻은 탓에 발생한 것이라고 말했습니다. 그렇다면 미국의 아들딸들이 오염되고 소독도 안 된 백신을 맞았다는 것입니까? 도버 기지의 몇몇 환자들이 탄저병 백신접종 후에 스쿠알렌에 대한 항체가 생긴 것은 어째서입니까?

이처럼 위험하고 논란이 많은 약이 어떻게 해서 1차 걸프전 이후 벌어진 정부, 의회, 법적 조사를 버텨낼 수 있었는지를 이해하려면, 그것이 어떤 방패 뒤에 숨어 있는지를 봐야 합니다. 홍보라는이 방패는 원래는 걸프전 증후군 특별지원실(OSAGWI)이었고, 현재이 부서는 파병 의료지원부라는 이름 아래 운영되고 있습니다. 이기관에 의해 사용된 전술은 그들의 홍보 전략인 〈브론즈 앤빌 커뮤니케이션 계획〉에서 명확히 볼 수 있습니다. 이 계획에 대한 정보는 재향군인회 평의회 위원회에서 2002년 7월 10일에 미 베트남참전군인회의 리차드 와이드먼과 린다 스푼스터 슈바르츠 박사에의해 제출된 바 있습니다.

1999년 5월 11일, 이 '브론즈 앤빌' 팀이 당시 도버 기지에서 발생한 '문제들'에 대한 수습책을 제공하기 위해 기지에 왔습니다. 그팀은 연구원, 보조제 전문가, 과학자, 미 공군 의무감, 걸프전 증후군 특별지원실 멤버들로 구성되어 있었습니다. 탄저병 백신이 걸프전 증후군과 관련이 없는 것이라면, 왜 그들의 존재가 필요했던것입니까?

이 어이없는 '작전'의 중심에는 한 위험한 약품 때문에 고통을 겪은 사람들과 가족들이 자리합니다. 모두 자원병인 미국의 아들딸들이 수백만 달러의 가치를 지닌 정교한 설비들을 운용하며, 종종가혹한 환경에서 복무하며 이 위대한 국가를 수호하는 이유는 무엇입니까?

뚜렷하게 문제가 있는 백신접종에 대한 정당한 우려를 표현했다고 해서 그들을 꾀병쟁이, 거짓말쟁이, 불평분자, 잘못된 정보에 현혹된 자로 여기고, 소위 정신질환을 핑계로 정신병원에 보내야 할 이유는 무엇이란 말입니까? 시민과 군 지도자들, 백신으로 상해를 입은 사람들이 보복이 두려워 앞으로 나서지 않는 한, 우리는 절대로 이 문제를 제대로 해결할 수 없을 것입니다.

17. 죽음의 문턱으로 데려간 독감 백신

2005년 10월 15일은 여느 때처럼 좋은 가을날이었다. 우리는 일찍 일어났고, 아들 네이튼의 축구 경기를 보러갔다. 그때 어머니가 CVS약국에서 독감 백신접종을 하고 있다고 전화했다. 아버지가 몇 주 후 무릎관절 수술을 할 예정이어서 감염에 약할 수 있었다. 나도 아프고 싶지 않았기 때문에 경기가 끝난 후, 독감 백신접종을 하러 CVS약국에 갔다. 마침 오빠인 제프도 독감 백신접종을 위해 약국으로 왔다.

접수 후 우리는 접종에 대한 표준적인 권리포기양식을 받았다. 그 양식 어디에도 그날이 4년이라는 긴 투병의 시작을 알리는 날이며, 투병 전 마지막으로 보내는 평범한 날이라는 말은 없었다.

사실 난 백신접종에 대해 별 생각이 없었다. 하지만 그 선택은 내 인생을 송두리째 바꿔 놓았다. 만약 내가 접종에 대해 조금만 알아봤더라도 나는 그 백신을 맞지 않았을 것이다.

백신을 맞고 며칠이 지난 후 무언가 이상했다. 부모님께 전화해서 화요일에 있는 아들의 오케스트라 공연에 오시지 말라고 했다. 내 몸이 좋지 않았고, 아버지를 수술 전에 감염될 수 있는 환경에 머무르게 하고 싶지 않았기 때문이다. 금요일 저녁에 친구 제키와 공예품 전시회를 준비하던 중 목에 이상한 가려움을 느꼈다. 다음날 아침, 나는 앓고 있었다. 주치의를 가장 빨리 볼 수 있는 날은 월요일이었다. 10월 24일 월요일에 나는 죽을 것 같다는 생각이 들 정도로 온몸이 아팠다.

그날 아침, 남편이 나를 오하이오 웨스턴힐에 있는 머시 병원으로 데려갔다. 병원에서는 내 증상을 폐렴이라 진단하고 약을 처방하여 돌려보냈다. 증상은 전혀 나아지지 않았다. 그 주 토요일, 남편과 아들은 보이스카우트 캠프에 가기 위해 일찍 떠났다. 일어났을 때 다리에 힘을 줄 수 없었고, 시간이 지날수록 점점 더 다리 힘이 약해지는 것을 느꼈다. 저녁이 되자 더 이상 서 있거나 걸을 수 없었다. 아무도 집에 없었기 때문에 나는 화장실 바닥에서 아픔을 견디며 큰아들 매튜가 어서 집에 돌아와 도와주기를 기다려야 했다. 내 평생에 그렇게 무력하게 느껴지고 아팠던 적이 없었다.

집에 돌아온 매튜가 내 상태를 보고는 오빠에게 연락했다. 오빠는 바로 집으로 와서 나를 거실로 옮기고 구급차를 불렀다. 그냥 안겨서 옮겨지는 것만으로도 고통이 심했다. 다리를 쓸 수 없었기 때문에 구급 요원은 나를 들것으로 날랐다. 그때의 고통은 이루 말할 수 없었다. 다리를 조금만 건드려도 극도의 고통을 느꼈다. 구급차는 나를 다시 머시 병원으로 이송했다. 이송되자마자 간호사들은 독감 백신을 맞았는지 물어보기 시작했다. 나는 왜 모든 사람들이 그것을 물어보는지 이해할 수 없었다. 그때 나는 확산되는 마비 증상, 또는 길랭바레 증후군이 독감 백신 부작용으로 알려져 있다는 사실을 알지 못했다.

응급실에서 몇 시간을 보낸 후 일반병동으로 옮겨졌다. 한 간호사는 내게 상급병원으로 가서 검사받는 게 좋을 거라고 말해 주었다. 그 말을 들었어야 했는데, 그때는 너무 아파서 그 간호사의 말대로 할 여력이 없었다. 간호사들은 내가 집중관리를 받을 수 있는 곳으로 옮겨져야 한다고 생각했다. 마비는 계속 진전되고 있었는데, 이 병원은 내게 필요한 진료를 해줄 수 없었다. 나는 며칠간 집중 관리를 받으며 보냈다. 그 후 간호사는 가족들에게 연락하여 내 일들을 정리해야 한다고 말했다. 즉 죽음을 준비해야 한다는 것이었다. 아이들에게 영원히 인사하는 것은 정말 어려웠다. 내 인생 최악의 경험이었다.

한 주가 지났지만 아무것도 나아지지 않았다. 두 번의 요추천자와 여러 개의 링겔 주사, 그리고 셀 수 없이 많은 검사와 의사들을 거쳤다. 가장 강도 높은 진통제를 맞았지만 그 무엇도 내가 느끼는 다리의 고통과 경련을 진정시키지 못했다. 다리를 덮고 있는 담요 한 장의 무게조차 감당하기 힘들었다. 이때 기억들은 감당할 수 없었던 고통뿐이다. 한번은 머리밖에 움직일 수 없었던 때도 있었다. 발은 떨어지고 다리는 신경손상으로 축 처졌다. 친구들은 지금도 가끔 그때의 내 발이 어떻게 다리와 일직선으로 위치해 있었는지를 얘기하곤 한다.

머시 병원의 신경과 전문의는 내게 아무런 이상이 없다고 말했다. 그는 내 증상들이 심인성이라고 했다. 다르게 말하면, 내가 미쳐서 이 모든 질병을 지어내고 있다는 것이다. 그래서 어떻게 하면 자면서 발에 발작을 일으키고 침대에서 떨어지게 하는 증상을 지어낼 수 있냐고 물었다. 그는 대답하지 못했고 대신 내게 더 고통을 일으키는 물리치료를 강요했다. 신경과 전문의는 내가 제정신이라고 말한 의사인 내 이웃의 말도 무시했다. 보통 길랭바레증후군에서 발견되는 단백질이 내 척수에서 발견되지 않았기 때문에 길랭바레증후군도 아니라고 했다. 또, 백신 부작용으로 잘 알려진 횡단성 척수염이나 감염 후 근육염일 수 있다는 생각도 절대 하지 않았다.

남편과 오빠는 나를 더 나은 병원으로 옮기려고 했다. 머시 병원은 내가 다른 곳으로 가지 않도록 설득했다. 그곳의 상담원은 내 보험이 병원을 옮기는 비용이나 병원비를 지원하지 않는다고 말했다. 하지만 보험사인 시그나에서는 사실이 아니라고 답변했다. 새로운 병원으로 옮기기를 기다리는 동안 한 간호사가 주사기를 들고 내게 다가왔다. 나는 그 주사가 무엇인지 물어봤다. 간호사는 의사가 처방한 폐렴 백신이라고 대답했다. 굉장히 화가 났다. 나는 간호사에게 지금 움직일 수 있다면 당신의 팔을 부러뜨렸을 것이라고 말했다. 지금 마비가 와서 누워 있는 내게, 의사가 마비의 원인 중 하나일 수 있다고 말한 독감 백신과 비슷한 폐렴 백신을 처방했다는 것을 믿을 수 없었다.

신시내티의 크라이스트 병원에서는 즉시 여러 상황이 나아졌다. 도착 두 시간 안에 입원환자 전문의 라잔 라키아는 진단을 마쳤다. 그는 만약 머시 병원의 신경과 전문의가 근육기능 악화 진단의 표준절차인 CPK검사를 반복했다면 혈액 내 단백질 수치가 굉장히 높다는 것을 알아차렸을 것이라고 말했다.

단백질 수치가 보통 100을 넘으면 문제가 있다는 것이다. 머시 병원에서는 혈액검사를 한 번만 했고 수치는 60이 나왔다. 크라이스트 병원에 도착했을 때 내 수치는 900이었고 1600까지 올라갔다. 내 다리에 있는 근육들은 끊어지고 있었다. 그 와중에도 나는 그런 안 좋은 소식들이 고맙게 느껴졌다. 안 좋은 소식이지만 내가 아프다는 확실한 증거였기 때문에 회복에만 초점을 맞출 수 있으니 말이다.

크라이스트 병원에서 더 안전하게 지내고 있다고 느꼈다. 간호사는 여러 번의 정맥 주사가 필요 없도록 진통제를 주입하는 정맥 주사용 PICC 라인을 꽂았다. 크라이스트 병원에 도착하고 5일 만에 단백질 수치가 내려가기 시작했다. 근육 손상도 멈추었고, 조금씩 움직일 수 있게 되었다. 팔을 쓸 수 있었고 앉을 수 있었다. 휴대용 화장실을 쓸 수 있을 정도로 몸을 움직일 수 있었다. 2주 전까지 전혀 움직이지 못하고 누워 있기만 했던 것에 견주면 놀라운 변화였다. 간호사는 나처럼 독감 백신 때문에 마비가 온 다른 환자가 있다고 알려주었다. 그때는 몰랐지만, 나중에 그 환자는 회복하지 못했다는 것을 알게 되었다.

병원은 집중치료가 보험을 적용받을 수 있도록 보험회사와 다투었다. 나는 장기 치료시설에 가고 싶지 않았다. 그곳에 가면 모두가 나를 잊어버리고 신경 쓰지 않을 것만 같았다. 나는 크라이스트 병원의 재활치료부로 옮겨졌다. 재활치료는 나를 녹초로 만들었다. 겨우 부축을 받아 일어나서는, 넘어지다시피 두 걸음을 걷는 정도였다. 내 발은 바비인형의 발 같았다. 발가락은 땅을 향했고, 뒤꿈치는 땅에 닿지 않았다. 내 면역계는 다리의 근육과 신경을 망가뜨렸다. 내 병의 정식 명칭은 독감 백신에 의한 감염 후 근육염이었다.

다음 2주 동안 재활치료부에서 걷는 법을 배우며 지냈다. 매일 4시간씩 재활치료를 받았다. 교정기는 내가 걸을 수 있도록 부은 발을 제 위치에 가도록 교정해 주었다. 평범한 신발을 신었을 때가 그리웠다. 병원에서는 스스로 옷을 입고 도움 없이 다닐 수 있게 되기 전까지는 집에 갈 수 없다고 했다. 혼자서 차 안으로 무사히 들어가는 방법과 나오는 방법을 배워야 했고, 넘어졌을 때 혼자 일어서는 법도 배워야 했다.

재활치료사는 침대에 눕고 일어나는 방법을 가르쳤다. 나는 치료사에게 보행기를 사용하면서 접시를 나르는 일 같은 실생활에 필요한 기술들을 배우고 싶다고 했다. 그러자 치료사는 접시에 공을 몇 개 올려놓고 걷는 연습을 시켰다. 몇 주간 웃을 일이 없었는데, 이 연습을 하면서 많이 웃었다. 주치의는 내가 현실에 어떻게 대처하고 있는지 알기 위해 정신 검사를 권했다. 나는 모든 것을 포기하고 싶을 정도로 그렇게 우울하지는 않다고 대답했다. 그저 집에 가고 싶었다. 의사는 내가 현실에 잘 적응하고 있으며 정신적으로 건강하다고 판단했다.

그런데 하루는 화장실에 가다가 심하게 넘어질 뻔했다. 순간 빨리 낫지 않고 회복이 더디다는 생각에 울음이 나오고 말았다. 간호사들은 어머니에게 차라리 우는 게 다행이라고 말했다고 한다. 내가 여태까지 너무 감정 없이 지냈다고 말이다.

나는 남편과 아이들이 떠날 때마다 울었다. 집이 정말 그리웠다. 가족과 친구들이 자주 나를 보러 와주었다. 간호사들은 많은 꽃들과 친구들을 보며 건강했을 때에는 같이 있으면 재미있는 사람이었나 보다며 놀렸다. 그들은 내가 완쾌하면 우리 집으로 놀러 오겠다고 했다. 11월 22일, 추수감사절 이틀 전, 집으로 돌아갔다. 그동안 24일을 병원에서 보냈다. 병원에서 나오기 전 나는 다른 사람의 도움 없이 계단을 내려가거나 운전하지 않겠다는 약속을 해야 했다. 오빠와 이웃들이 서로 돌아가며 일주일에 3번, 22주간 재활치료실에 데려다 주었다. 이 모든 노력으로 인해 지금은 확실히 다리를 절지 않는다.

내 신경과 전문의는 일반적인 약은 현재 내 상황에 별로 도움이 되지 않을 것이라고 말했다. 내 증상은 독감 백신으로 인한 것이며, 대체의학 쪽으로 알아보라고 조언했다. 나는 혼자 백신 부작용 신고시스템에 신고했다. 단 한 명의 의사만이 부작용 신고에 대해 이야기를 해줬다. 근전도 검사를 실시한 의사가 독감 백신으로 마비가 왔던 다른 환자가 있었다고 말해줬다. 그 환자는 횡단성 척수염으로 진단 받았고, 평생 휠체어에서 살아야 한다고 했다. 그 의사는 그 환자의 백신 부작용 신고 양식을 보여줬다. 내 백신 부작용 신고 번호는 251221번이다.

미디어에서는 내 상황에 관심이 없었지만, 나처럼 독감 백신 부작용을 겪은 많은 사람들한테서 메시지를 받았다. 공식적으로 독감 백신 때문에 심각한 질병에 걸리는 정도는 1백만 명 중 1명 정도라고 알려져 있다. 하지만 내 경험은 그렇지 않다.

내 이웃인 크리스 설리반은 오빠를 보러 신시내티로 가는 동안, 비행기 옆자리에서 독감 백신 때문에 마비를 겪고 있는 사람을 보았다고 한다. 친구 트레이시 크로거는 독감 백신을 맞고 나서 길랭바레증후군이 생겼다. 트레이시는 지금도 팔을 잘 쓰지 못한다.

최근에 고등학교 친구인 마리엔 마드리스와 연락을 했다. 마리엔은 편마비와 난치성 부분 간질을 보이는 라스무센 뇌염을 앓고 있었다. 간호사 공부를 할 때, 마리엔은 아무런 백신접종 기록이 없었기 때문에 백신접종을 다시 해야 했다. 의사들은 나중에 그 뇌염이 MMR 백신 부작용이었다고 말했다. 마리엔은 21년 동안 아프며 지냈다. 그녀는 지금도 내가 병원에서 지낼 때와 같은 상태로 지내고 있다. 이렇게 계속해서 백신 부작용 사례를 발견하고 있는데 어떻게 이런 백신 부작용이 드물다고 할 수 있을까?

2006년 4월, 백신상해 보상법원(VCIP)에 정식으로 보상 신청을 하기 위해 로펌을 찾았다. 로펌에서는 의사가 백신 부작용이라고 진술한 사건이라서 보상 신청이 받아들여지기 쉬운 케이스라고 말했다. 많은 사람들은 백신 제조회사가 연방법에 의해 대부분의 법적 책임에서 벗어난다는 것을 잘 모른다. 또한 국가가 대신 백신 부작용이 생긴 사람들에게 보상한다는 것을 알고는 놀란다.

백신상해 보상법원을 관할하는 연방 부서는 내가 부작용을 겪기 3개월 전에 독감 백신 부작용을 보상 가능한 부작용 목록에 추가했다. 나는 독감 백신 부작용이 6개월 이상 지속되었다는 것을 증명해야 했다. 변호사는 내 친구들과 가족에게 독감 백신접종 이후 내 인생이 얼마나 바뀌었는지 진술서를 써달라고 했다.

특별심사관은 내가 백신을 맞았다는 것을 증명하지 못했다고 했다. 내 보상신청서에 제품번호가 없다는 것이다. 마비 때문에 병원에서 지낸 후 나는 내 독감 백신 자료들을 찾을 수 없었다. 질병관리본부나 식품의약국이 그런 것이 아니기 때문에 분명 약국시스템에서 잘못한 것이 분명했다. 약국은 이 정보에 대해 내 요구를 들어주지 않았다. 내게 백신을 접종한 간호사가 제품번호를 쓰지 않았던 것이다. 변호사는 정보 공개를 청구하여 독감 백신에 대한 정산서를 찾아낼 수 있었다. 남편과 오빠는 CVS약국에 같이 갔었다는 진술서를 제출했다.

남편은 내가 접종하는 것을 보았다고 진술했다. 정말 운이 좋았다. 얼마나 많은 사람들이 자신이 주사 맞은 것을 본 증인을 세울 수 있을까? 2009년 7월, 특별심사관은 이런 증거가 백신접종을 증명했다고 결정했다. 백신 부작용이 있었다는 것을 법적으로 인정받기까지 무려 3년이 넘게 걸렸다. 2009년 12월에 변호사로부터 국가가 드디어 부작용을 인정했다는 소식을 들었다. 별도의 소송 없이 보상을 받을 것이라고 말했다. 행복했다. 보상금이 병원비를 대는데 큰 도움을 줄 것이기 때문이었다. 뿐만 아니라 내 정당성이 입증된 것 같아 행복했다. 정부가 독감 백신이 내 질병을 일으켰다는 것에 동의했다는 것이 기뻤다.

구글 검색창에 '리사 마크 스미스' 라고 내 이름을 검색하면 법적 자료들을 읽어볼 수 있다. 2010년 5월 27일에 보상금을 받았다. 독감 백신을 맞은 지 5년만이었다. 그 후 나는 보상금을 받지 못한 수많은 백신 부작용의 피해자들의 이야기를 들었다. 경험을 돌이켜보니 보상금을 받는 일은 결코 쉬운 일이 아니었다.

어디를 가든 나는 항상 독감 백신의 위험성에 대해 말하고 다닌다. 가을에는 항상 독감 백신을 맞으라고 하기 때문에 나에게는 가장 힘든 때이다. 몇 주 전 월그린 약국의 직원이 독감 백신접종을 권했다. 나는 그 주사 때문에 회복하는 데 4년이나 걸렸다고 말했다. 그녀는 독감 백신이 마비를 일으킬 수 있다는 사실을 알지 못했다. 충격을 받은 듯, 내 이야기를 통해 접종에 대해 다시 생각하게 되었다고 했다. 월그린 약국에는 통로마다 "독감주사를 맞으세요!"라는 광고가 붙어 있다. 월그린뿐 아니라 다른 약국이나 마트도 마찬가지다. 누가 이 많은 광고비를 지출하는지 궁금하다. 나는 아직도 내게 일어난 비극을 받아들이기 힘들다. 그리고 정말 내가 나아져서 감사하다.

얼마나 많은 사람들이 한 번의 독감 백신이 인생을 뒤바꿀 수 있다는 것을 알고 있을까? 참 아이러니하다. 백신은 원래 안전하고 효과가 있어야 한다. 백신은 우리를 건강하게 유지하기 위한 것이다. 백신을 맞기 전, 나는 아주 건강했다. 만약 내가 독감에 걸렸다면 최악의 경우 아마 1~2주 앓고 말았을 것이다. 주사를 맞은 후, 나는 4년 동안 아팠다. 이런 백신 부작용이 당신에게는 일어나지 않을 것이라고 생각하지 마라. 충분히 일어날 수 있다. 나는 사람들에게 백신을 맞지 말라고 하지 않는다. 대신 내 이야기를 한다.

이 글을 쓴 리사 마크 스미스(Lisa Marks Smith)는 오하이오 신시내티에서 태어나고 자랐다. 두 아들의 어머니이다. 그녀는 2005년 독감 백신접종 후 거의 죽을 뻔한 경험을 한 후, 감염 후 근육염 문제를 덜어줄 수 있는 대체 치료법들을 배웠다. 집단적인 백신접종 정책에 반대하는 일을 제외하고는 가족과 함께 시간을 보내고, 보석을 만들며, 살아 있음을 즐긴다.

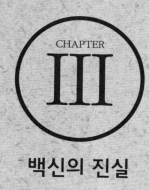

CHAPTER

III

백신의 진실

18. 백신은 제약산업의
생존 전략

백신은 뇌 손상을 일으킨다. 사람들은 이 사실을 거의 모르고 있다. 하지만, 이 사실은 가장 많이 팔린 의학교과서인 머크 매뉴얼에 아래와 같이 백신 부작용으로 명확히 적혀 있다.

뇌염은 뇌가 바이러스에 감염되거나, 바이러스나 다른 무엇이 뇌에 염증을 야기할 때 일어난다.… 뇌염은 다음과 같은 것들로 인해 발생할 수 있다. 뇌가 바이러스에 직접 감염될 때, 과거 감염을 일으켰던 바이러스가 활동을 재개하여 뇌를 손상시킬 때, 바이러스나 백신이 이상반응을 일으켜서 면역체계가 뇌 조직을 공격할 때(자가면역반응).[1]

뇌 손상(뇌염)을 일으키는 백신 부작용은 감염으로 인한 합병증과 같다. 백신이 완벽하게 안전하다며, 백신 부작용은 존재하지 않거나 또는 백신이 일으키는 손상은 매우 드물어서 현실에서는 무시해도 좋을 정도로 일어나지 않는다고 말하는 모든 소아과 의사, 의사, 보건관료들은 과학적 사기를 자행하는 것이다. 부작용을 모르는 의사로부터 백신을 접종 받는 것이 나쁠까, 아니면 백신이 심각한 부작용을 일으킨다는 것을 아는 관료나 의사가 거짓말을 하는 것이 더 나쁠까? 이것은 사소한 문제가 아니다.

지금 이 순간에도 지식이 없는 의사들이 부작용 가능성에 대해서 거의 생각하지 않고 어마어마한 숫자의 아이들과 어른들에게 백신을 주사한다. 뇌염, 경련, 기타 손상 등의 형태로 백신 부작용이 일어나면 의사와 정부가 가장 먼저 하는 일은 당사자(아이 혹은 부모)를 비난하는 것이다. 의사와 정부는 아동학대(흔들린 아기증후군)로 고발하거나, 나쁜 운명(유전적 결함)을 들먹이고, 십대들에게는 나쁜 행동(불법약물 사용)을 했다고 비난한다.

의료진들은 직접 나서지 않을 뿐만 아니라, 백신이 부작용을 일으키는 것에 대한 어떤 책임도 지지 않는다. 머크 매뉴얼에 나오는 추가적인 뇌염의 정의를 보면 다음과 같다.

"뇌염의 증상은 열과 두통, 성격변화, 혼란, 발작, 마비, 저림, 졸림을 포함하며, 뇌염으로 혼수상태와 죽음에 다다를 수 있다."

아이들이 자폐스펙트럼장애로 진단받은 수만 명의 부모는 자녀들이 하나 또는 여러 백신을 맞기 전까지는 정상이었으며 열, 두통, 발작, 성격 변화를 겪은 후에 완벽하게 전과 같지 않아졌다고 보고한다. 부모들로부터 보고된 증상들은 머크 매뉴얼에서 정의된 뇌염의 증상과

동일하다. 백신 프로그램을 만들고 관장하는 보건관료들은 이런 증상들을 '우연의 일치'로 분류한다.[2]

태어난 지 5주가 된 내 딸 라일라가 B형간염 백신을 맞은 지 1시간 만에 죽었을 때, 뉴욕의 의학조사관은 백신으로 인해 죽었을 가능성보다 우리 아파트에서 아동학대의 증거를 찾는 것에 더 관심을 가졌다. 그 조사관이 처음에 우리와 우리 소아과 의사와 조사 중인 병리학자에게 말하기를 라일라의 뇌가 매우 부어올라서 죽었다고 했다. 피할 수 있었던 백신으로 인해 처음 태어난 소중한 아이를 잃은 엄청난 충격을 받은 아버지인 나를 남겨두고, 라일라가 접종한 백신 제조업체인 머크와 상담한 후에 조사관은 말을 바꿨다.

"우리는 입장을 바꾸었습니다. 아기의 뇌는 부풀지 않았습니다. 백신은 사람들에게 많은 이점이 있습니다."

이런 말을 남기고 그는 사라졌다. 전 뉴욕타임즈 기자인 멜로디 피터슨은 제약업계를 다룬 책 『매일 먹는 약』에서 사망진단서를 작성하는 의사들은 '의료 사고사'를 자연사로 부르도록 교육받는다고 말한다.[3]

백신이 야기하는 질병과 죽음은 인정되지 않은 유행병이다. 질병관리본부와 주 보건부, 빌 게이츠, 의사들은 백신으로 예방할 수 있는 병을 없애기 위해 더 많은 백신이 필요하다는 주문을 끊임없이 외우고 있다. 그러나 내 딸은 정확히 반대되는 경험을 했다. 질병을 예방하려고 했던 예방의학이 엄청난 재앙을 초래한 것이다. 이런 재앙을 의원성(醫原性)이라고 부른다. 이것은 '의학치료 과정에서 부주의로 일어난, 예방할 수 있는 질병이나 합병증'이라고 정의된다.[4]

이것을 현실에 적용시키면, 의사의 진료실에 완벽한 건강상태로 걸어 들어가 영구적 신경장애를 가지고 나오거나 처방된 백신으로 인해

죽어나오는 것을 말한다. 이것이 내 딸에게 일어났던 일이다. 현대의
학은 백신 프로그램으로 신경손상이라는 막을 수 있는 유행병을 만들
어내고 있다.

백신 홀로코스트

백신 부작용에 대해 알고 싶다면 먼저 식품의약국과 백신 부작용 신고
시스템(VAERS)부터 찾아봐야 한다. 이것은 온라인 www.medalerts.org
에서 이용가능하고 검색할 수 있다. 2010년 11월 17일 현재 VAERS에는
352,650개의 백신 부작용 사례가 올라와 있다.[5] 전 식품의약국장 데이
비드 케슬러는 의학협회저널에 "심각한 부작용 중 겨우 1%가 식품의
약국에 보고되었다."라고 썼다.[6]

식품의약국장의 이야기를 현실에 대입해보면, 신고시스템이 만들어진
후 3,520만 건의 부작용이 발생했고, 대부분은 의사나 공중보건관료
로부터 인정받지 못했다는 이야기이다. 바이악스, 리쥴린, 로트로넥스
등은 수백에서 수천 건 정도의 부작용 사례가 발견된 후 퇴출되었다
(바이악스는 골관절 치료제로서 심장발작, 뇌졸중을 일으켰다. 리쥴린은 당뇨치료
제로서 간부전을 일으켰다. 로트로넥스는 과민성 대장증후군 치료제로서 심각한
변비와 장염을 일으켰다-옮긴이).

　　그러나 수십만 건의 부작용이 보고되었음에도 아직 백신은 시장에
남아있다. 다른 기준이 적용되는 것이다. 다음 두 가지 신고사례는 다
른 수천 건의 보고서를 대변하고 있다.

(1) **VAERS ID: 393346 백신접종일: 2010-06-11**

2010년 6월 11일 2번째 인판릭스 헥사(근육주사, 접종위치는 알 수 없음) 접종, 2번째 로타릭스 (구강) 접종, 2번째 프리베나(근육주사, 접종위치는 알 수 없음) 접종을 받았다. 제품번호는 제공되지 않았다. 2010년 6월 12일, 인판릭스 헥사, 프리베나, 로타릭스가 접종되고 23시간 후에 경련을 일으켰다. 의사는 그 사건이 장애를 일으키고 있다고 판단했다. 경련은 통제되지 않았고 에필림을 처방 받았다. 한 달이 지난 후에도 여전히 경련을 하고 있고, 신경과에서 치료를 받고 있다. 의사는 이 사건이 인판릭스 헥사, 프리베나, 로타릭스 백신접종과 관련되어 있을 가능성이 있다고 판단했다.

(2) **VAERS ID: 391797 백신접종일 : 2010-06-19**

생후 6개월 남아이다. 2010년 6월 19일, 3번째 소아 엔지릭스 B(0.5ml, 근육주사, 접종위치는 알 수 없음)를 접종했다. 제품번호는 제공되지 않았다. 접종하고 몇 시간이 지나 고열과 10회의 설사와 구토를 경험했다. 접종 7시간 후, 심한 탈수로 인해 응급조치를 받았고 경련을 했다. 오후 7시 35분, 아기에게 심장마비가 일어났고 스테로이드, 심폐소생술, 전해질 치료가 시행되었다. 2010년 6월 19일 20시 18분에 사망원인이 보고되지 않은 채 사망했다.[7]

질병관리본부의 백신안전 데이터링크는 백신접종 후 경련을 무시하고 있다. 이것이 단순 열성경련(경련의 70~75%에 해당, 일시적이고, 뇌염으로 인한 것이 아닌 경우)인지, 복합 열성경련(경련의 20~25%에 해당, 지속적, 전신 발작)인지, 증후성 열성경련(경련의 5%에 해당, 신경학적 이상 또는 급성 질병)인지를 구분하지 않고 말이다.[8]

머크 매뉴얼에서는 열성경련이 "특정한 백신접종, 예를 들어 MMR과 같은 접종 후에 발생한다."고 인정하고 있다.[9] 백신접종 지지자들은 경련이 학습장애나 죽음과 관련이 없다고 주장한다. 위 두 번째 보고서를 보면 이 말이 틀렸다는 것을 알 수 있다. 질병관리본부의 백신안전 데이터링크에는 위와 같은 사례를 이렇게 설명하고 있다.

> 열성경련은 백신접종 후에 발생할 수 있다. 열성경련으로 응급실에 가는 것이 부모에게는 매우 놀라는 일이 될 수 있다.… 막을 수는 없다.… MMR 백신접종 후에 열성경련을 일으킨 아이가 백신과 상관없이 열성경련을 일으키는 아이보다 간질이나 학습 또는 발달상의 문제를 더 가질 것 같지는 않다.[10]

이 설명은 머크 매뉴얼에 나오는 "백신 부작용은 감염성 질환의 부작용과 같다."는 말을 돌려서 말한 것이다. 왜곡되고 기만적인 질병관리본부의 말을 다시 바꿔 말하면, "백신접종 후 경련은 지속적인 발달 문제를 일으키는 다른 원인의 간질과 다를 것이 없다."라는 말이다.

질병관리본부는 백신안전 데이터링크에 있는 이 정보를 수정하고 싶을 것이다. 스스로 고백하고 있기 때문이다. 사람들은 아마 암호를 해독했을 것이고 진실을 깨달았을 것이다. 백신이 아이들에게 영구적인 신경계 손상을 일으켜 왔고, 일으킬 수 있다는 진실을 말이다. 질병관리본부는 백신 부작용의 대재앙을 부인하고 있다. 질병관리본부에서 만들어진 모든 자료는 언젠가는 부모나 환자가 될 당신에게 백신의 안전과 효과를 세뇌시키고 있다. 하지만, 누구라도 백신 부작용 보고시스템 사례를 유심히 공부해보면, 백신이 안전하다는 선언이 노골적으로 악취를 풍기는 선전임을 알 수 있다.

라일라가 하늘나라로 간 후에, 나는 백신접종의 위험성에 대해서 공부했다. 나는 왜 정부가 이 일에 대해서 뭔가 하지 않는지 궁금했다. B형간염 백신에서부터 시작해서 나는 백신산업과 규제절차에 대해 조사했다. 나는 식품의약국의 미로와 질병관리본부 자문위원회를 통해 B형간염 백신을 살펴봤다.

나는 의회 정부개혁위원회에서 내 연구와 우리 가족이 겪은 일에 대해 증언했다.[11] 또한 지속적으로 백신산업의 '소위' 백신 전문가의 적격성에 대해서도 알아봤다. 나는 투자전략가이다. 그러므로 의학통계전문가로 행세하고 있는 사람들이 제시하고 있는 의견에 대해 충분히 분석하고 평가할 수 있는 자격이 있다. 다음은 내 결론에 대한 요약이다.

내 생각에는 질병관리본부와 주(州)의 건강부에서 근무하는 유행병학 통계학자들은 의사(擬似) 과학자들이다. 내 직업은 투자전략가이고, 직업적으로 시장예측을 위해서 통계모델을 사용해왔다. 그래서 나는 특히 통계의 능력과 한계에 대해서 잘 알고 있다. 금융시장에서 통계 사기는 대가를 치른다. 만약 숫자를 날조하면 체포되거나, 해고를 당하거나, 기소된다(버니 메도프, 엔론 등등). 하지만 의학전문가나 질병관리본부, 세계보건기구와 같은 곳에서는 다른 기준이 적용되는 것 같다.

질병 유행의 추정은 과장되고,[12] 의학적 학술연구는 제약업계 직원들이 대필하고,[13] 세계보건기구가 신종플루 대유행이라고 선언했던 유행병은 백신 제조회사의 마케팅 광고였다는 것이 밝혀졌다.[14] 의학통계를 조작하고, 사람들의 이익보다 제약회사의 이익을 위한 행위에 대해 전 세계의 의료계는 아무런 책임도 지지 않고 있다.

공중보건관료들이 백신의 완벽한 안전성과 효과에 대한 장막을 만들기 위해 의심스러운 통계에 의지하는 것을 보면, 나는 전문가로서 심각한 걱정이 생긴다. 통계는 절대가 아닌 확률의 세계이다. 통계학자들은 수학적 가능성을 기반으로 인과관계를 추정하고 미래사건을 예측하는 것이다. 확실성에 기반을 둔 것이 아니다. 백신 유행병학은 사이비과학이 되었고, 전문가는 사라졌다. 그들은 사실상 질병관리본부와 백신 제조사들의 마케팅부서가 되어 버렸다.

이런 말을 가볍게 하는 것이 아니다. 내외과의사협회(AAPS)와 함께 나는 10여 년 전에 정보공개법을 통해 2가지 정보를 요청했다. 태어나자마자 B형간염 백신을 접종하도록 권하고 있는 질병관리본부에게 이에 대한 모든 안전성 자료를 요구했다. 또, 안전성을 승인한 근거가 되는 통계모델을 요청했다. 우리는 오늘까지도 답변을 기다리고 있다. 답변이 없음은 유죄를 시사한다. 이것이 암시하는 것은 출생 시 B형간염 백신의 접종은 사전에 아기들을 대상으로 한 적절한 안전성 연구를 수행하지 않고 이루어졌음을 의미한다. 우리 아기들은 그들의 실험쥐였던 셈이다.[15]

슬프게도 정부의 정보공개 거절은 보건관료가 정직하지 않고 신뢰할 수 없다는 것을 의미한다. 월스트리트에서 일하고 있는 나는 기업들의 부도덕함과 이해관계에 따른 사기에 특별히 민감하다. 정부와 산업계는 친한 관계이며 공중보건분야도 예외는 아니다. 이런 관계를 일컬어 '회전문'이라고 한다.

전 질병관리본부장인 줄리 거버딩은 2009년 1월에 사임하고, 2009년 12월에 백신회사 머크의 사장이 되었다. 거버딩은 자기가 과거에 규제했던 회사에 입사하는 데 요구되는 법적 최소 시간만 딱 채우고 2010년 1월에 새 직업을 가졌다. 이것은 거버딩이 백신 부작용 피해자들의 고통을 무시하고, 전 세계적으로 백신접종 정책을 확장시키면서 제약회사에게 이익을 준 대가로 받은 보상이었다.[16]

뉴저지의 보건부장 대행 에디 브리스니츠는 2008년에 독감 백신을 아기들과 어린이들에게 의무화한 장본인이다. 현재 그는 뉴저지에 기반을 둔 제약회사인 머크앤컴퍼니에서 성인백신을 담당하고 있다.[17] 정부에서 산업계로 자리를 옮긴 사람들이 거버딩과 브리스니츠만 있는 것은 아니다.

의학협회와 질병관리본부는 티메로살과 백신이 자폐증을 유발하지 않는다고 주장하는 2개의 논문을 정기적으로 인용한다.[18] 이 논문을 쓴 덴마크 출신의 폴 토르슨은 자신이 근무하던 덴마크 아르후스 대학에서 확실하게 이별 통보를 받았다. 토르슨이 미국 질병관리본부의 연구 자금을 받아서 덴마크 자료를 정리한 것이다. 2010년 1월 10일에 아르후스 대학은 공식발표를 통해서 다음과 같이 밝혔다.

아르후스 대학에서 상당히 모자랐던 자금이 미국 질병관리본부의 보조금으로 채워졌다.… 2009년 3월 토르슨 박사는 교수직에서 사임했다.… 그런데 그는 여전히 계속 우리 대학과 어떤 관계가 있는 것처럼 행동하고 있다.… 우리 대학은 더 이상 폴 토

르슨 박사와 어떤 관계도 없으며, 앞으로도 같이 작업할 일이 없음을 확실히 밝힌다.[19]

백신의 승인과 의무화 과정

백신은 다음과 같은 3단계를 거쳐서 우리와 아이들에게 영향을 미친다.

1. 면허교부–식품의약국은 백신이 안전하고 효과적이라고 이야기한다.
2. 추천–질병관리본부의 백신접종 자문위원회가 백신을 미국 백신접종 일정표에 추가한다.
3. 강요–주 보건부는 어린이집이나 공립학교 입학을 위해 백신 접종을 의무화한다. 연방기금과 맹렬한 제약회사의 로비가 주의 결정에 강력히 영향을 미친다.[20]

이 모든 단계는 금전적 이해관계와 과학적 사기, 통계적 오류로 얼룩져 있다.

1. 면허교부

백신이 일반대중에 접종되기 전에는 반드시 식품의약국의 면허를 받아야 한다. 백신 제조사들은 면허를 받기 전에 안전성과 효과에 대한 연구를 해야 한다. 대부분 사람들은 백신의 안전성 연구에 관련된 여러 가지 핵심 내용을 잘 모르고 있다.

첫째, 백신 제조사는 면허교부와 상품판매를 정당화하기 위해서 자체적으로 연구를 수행한다. 식품의약국은 이런 연구들을 검토하여, 종종 허가절차를 촉진시키기 위해 중요한 조언을 한다. 식품의약국은 새로운 백신에 대한 독립적인 연구는 진행하지 않는다.

둘째, 정부는 부작용과 백신(혹은 백신성분) 사이의 인과관계가 없다는 것을 입증하기 위해 유행병학 연구를 이용한다. 정부가 백신이 부작용을 일으키지 않는다고 보고하기 위해 이용하는 연구들은 결함이 있다. 이 연구들이 매우 나쁘게 설계되었거나 애초부터 바른 가설로 설계되지 않았기 때문이다.

셋째, 공중보건관료들은 무작위 대조군 연구를 요구하지 않는다.[21] 누구는 접종하고 누구는 접종하지 않는 것이 비윤리적이라는 이유로 백신 안전성 같은 윤리적으로 곤란한 질문들을 피해간다. 과학의 황금률을 버리는 것이다. 백신 제조사는 식염수와 같은 중립적인 위약을 사용하는 대신에 다른 백신을 위약으로 사용한다.[22] 다른 안전하지 않은 백신만큼 안전하다고 보여주는 것이 최선일까?

뇌염이나 열성경련과 같은 백신 부작용이 질병으로 인한 뇌염이나 열성경련과 차이가 없음을 기억해보자. 다른 백신을 위약으로 사용하는 방법은 실험하는 백신이 안전하다는 것을 알아볼 수 없는 방법이다.[23] 게다가 연구 결과에 영향을 미치는 위약에 대한 어떤 규제도 없다.[24]

다른 잔인한 예를 들어보면 쉽게 이해할 수 있다. 제약회사가 새로운 입덧 완화제를 개발했는데, 태아에게 선천적인 장애를 일으킨다고 밝혀졌다고 생각해보자. 이 회사가 안전성 연구에서 선천적 장애를 일으켰던 탈리도마이드를 위약으로 사용하면, 신제품은 다른 입덧 완화제보다 안전성에 문제가 없다고 증명되는 것이다. 백신 제조사들은 식품의약국 면허를 위한 안전성 연구에 이런 방법을 사용한다.

2. 추천

다른 백신과 마찬가지로 안전하지 않은 새로운 백신에 대해 면허를 취득하고 나면 다음 단계는 추천이다. 질병관리본부 백신접종 자문위원회로부터 승인 도장을 받는 것이다. 백신접종 자문위원회는 연방정부의 아동기 접종일정을 정한다. 이 기구에서 모든 아이들에게 어떤 주사를 얼마만큼 맞을지 결정한다. 성인 백신접종은 이 위원회의 새로운 관심사가 되고 있다.

이 위원회 회의를 참관했는데, 진짜 코미디를 본 것 같았다. 전국 각지의 다양한 의학센터에서 온 12명 정도의 의사들이 직사각형 탁자에 둘러앉아서 만장일치로 그들 앞에 놓인 거의 모든 제안서를 승인했다.

대부분의 투표자는 이해관계를 가지고 있었다.[25] 일부 구성원들은 본인과 관련된 특정한 제안서에는 기권했다. 자신이 속한 의학센터가 주도한 것이거나 제약회사로부터 돈을 받아 스스로 진행한 백신연구일 때는 기권했다. 하지만 다른 제안들에 대해서는 모두 승인하는 투표를 했다. "등을 좀 긁어주실래요? 그러면 저도 긁어 드릴게요." 하는 식으로 투표하는 것이다.

백신 안전성은 전혀 토론되지 않았다. 투표자 중에 백신 안전성을 고려하는 사람은 없었다. 자기 잇속만 챙기는 위원들의 직업적 입신양명의 길은 절대 딴 길로 새지 않고, 모든 제안을 승인하는 것이었다.

3. 강요

추천을 손에 얻게 되면 다음 임무는 주 정부의 법으로 의무화시키는 것이다. 이것은 비교적 간단한 작업이지만 모든 주가 다르고 어떤 주에서는 다양한 반대의견을 주장하는 '성가신' 백신접종 선택권 옹호자들이 있기 때문에 시간이 걸린다. 주 공중보건부 유행병학자들은 주의회에 학교입학을 위한 의무접종 법안을 제안한다. 하지만 주의원들은 백신의 위험에 대하여 교육 받지 못했고, 머크 매뉴얼이나 다른 의학교과서를 읽어본 적이 없으며, 뇌염이나 열성경련과 같은 백신 부작용이 존재하는지, 그것이 전염병의 합병증과 구분이 되는지에 대해 모른다.

상대적으로 표를 얻기도 쉽다. 다국적 제약회사로부터 나오는 선거자금은 뇌물이다. 현대의 백신기술이 감염성 질환의 참화를 줄여온 기적이라는 관례적인 홍보가 곁들여진다. 의원들은 아이들이 공립학교나 어린이집에 다니기 위해서 이런 백신을 접종해야 한다는 법안을 통과시킨다. 의무는 아니지만, 많은 사립학교들도 뒤따라서 그것을 적용한다.

학교입학을 위한 의무 백신접종을 제약회사 시각에서 잠시만 생각해보자. 어린이집이나 학교는 마케팅 비용이 전혀 들지 않는 시장이다. 영업사원을 훈련시키는 비용이나 다른 마케팅 비용도 발생시킬 필요가 없다. 만약에 법으로 고객을 강요해 물건을 사게 할 수 있다면, 모든 지저분한 불확실성과 경쟁에 대한 고민은 없어질 것이다. 제약회사의 사업전략은 자유경쟁 대신 '강요'라는 전략이다. 공공학교 시스템은 은행을 시종일관 비웃는, 제약회사를 위한 현금인출기이다.

특허절벽

제약회사의 영향력은 최근 들어 혼란스럽게 나타나고 있다. 주식시장에서 제약회사는 더 이상 황금접시나 불경기에도 끄떡없는 투자가 아니다.

다국적 제약회사의 사업모델은 간단하면서도 수익성이 있었다. 치료성분을 가졌다고 알려진 자연물질을 찾아서, 그 활성물질을 합성물질로 만들어내고, 그럴듯한 의학적 이름을 붙이고, 유해한 첨가물과 방부제를 첨가하여, 작고 하얗거나 다채로운 알약으로 만들어낸다. 그리고 생산원가의 수천 배의 가격을 매기면 되었다. 특허보호를 통해 가격경쟁도 하지 않고 이익을 냈다. 이런 사업모델로 인해 제약회사 주식은 인기가 있었고, 배당도 좋고, 이윤이 높은 투자였다.

그러나 주식시장의 분석가들은 특허보호가 영원하지 않을 것을 먼저 알아차렸다. 제약업계는 지금 투자업계에서 '특허절벽'이라고 불리는 것에 직면했다. 특히 1,400억 달러 가치가 있는 많은 핵심적인 블록버스터 약이 곧 특허가 만료된다.[26] 약이 특허보호를 잃게 되면, 일반적으로 가격은 곤두박질치고 이윤은 사라지게 된다. 성공 가능한 대체상품을 발명하라고 연구부서에 가하는 압력은 대부분 아무 결과를 얻지 못하고 있다. 제약회사들은 업계전망과 주식가치가 동반하락하는 재정적 압박을 경험하고 있다.

약을 만드는 것은 이제 치열한 사업이다. 제약카페(Café Pharma)와 같은 블로그가 제약업계 내부자의 시각을 제공한다.[27]

제약회사의 생존전략

제약업계는 3가지 생존전략을 고안했다.

1. 새로 생겨난 시장으로 확장하라.
2. 약의 처방을 늘려라.
3. 백신시장을 넓혀라.

1. 새로 생겨난 시장으로 확장하라

제약회사들은 성장전망이 있는 나라 중 1인당 건강에 사용하는 돈이 적은 브라질, 중국, 인도와 같은 나라에 열광적이다. 그러나 신생시장에서 특허를 가진 블록버스터 약을 통해 큰 이익을 얻으려는 야망은 아마도 실현되지 않을 것이다. 비싼 미국 제품을 모방하여 가치를 떨어뜨리는 것은 중국의 고질적인 풍토이다. 다국적 제약회사는 중국과 인도에서 자국에서 1등하는 기업과 경쟁해야 하고, 늘어나는 복제약에 대응하면서 지적 재산도 지켜야 한다.[28]

끈질긴 무역적자가 증명해 주듯이 미국은 더 이상 전 세계가 사고 싶은 수많은 물건을 만들어낼 수 없다. 제약회사는 백신을 수출하는 데 집중할 것으로 보인다. 결국 미국은 하늘을 찌를 듯이 높은 비율의 자폐증과 만성 소아장애를 성공적으로 수출하게 될 것이다.

최근에는 제약업계가 주도하는 세계보건기구와 빌 게이츠의 세계백신접종연합(GAVI)이 미국식 소아 백신접종을 다른 나라로 확장하려고 하고 있다.[29] 보건관료와 제약업계는 전 세계적으로 미국의 백신접종 프로그램을 파는 것이 약 수출의 이익으로 미국 무역수지 균형에 도움을 줄 수 있다고 생각한다. 외국 정부들은 매우 걱정해야 하는 부분이다.

2. 약의 처방을 늘려라

의무 백신접종은 너무 잘 실행되고 있기 때문에 제약회사들은 처방약에 있어서도 '강력추천' 모델을 도입하려 한다. 처방약을 강요하는 것은 굉장히 이상한 일이다. 2007~2008년의 처방약 사용을 상세하게 보여주는 질병관리본부 국가보건통계 요약을 보면 아이들 5명 중 1명, 성인 10명 중 9명이 조사 전 한 달 동안 1번 이상의 처방약을 사용했다.

· 22.4%의 아이들이 11세까지 적어도 1가지 처방약을 사용했다.
· 29.9%의 12~19세 청소년이 적어도 1가지 처방약을 사용했다.
· 48.3%의 20~59세 성인이 적어도 1가지 처방약을 사용했다.
· 88.4%의 60세 이상 노인이 적어도 1가지 처방약을 사용했고, 76% 이상은 지난달에 2가지 이상의 처방약을 사용했고, 37%는 5가지 이상을 사용했다.[30]

이 연구로 보아, 미국인은 이미 약물을 과용하고 있기 때문에 처방약을 증가하기 위한 강요는 쉽지 않을 것 같다. 그렇다고 제약업계가 더 이상 노력하지 않는다는 것은 아니다. 처방약을 강요하려는 움직임은 분명히 있다. 최근 약사들이 '대리하여' 체인약국이나 대형마트에서 독감주사를 팔고 감독하는 것이 그것이다.

제약업계는 공공학교의 접종의무화 시스템에서 그랬던 것처럼 마찬가지로 이제 약국들을 접수하고 있다. 약국은 새로운 수익을 주는 상품을 가지게 된 것과 이것의 잠재력에 매우 즐거워 보인다. 약사들은 마치 감염성 질환에 맞서 싸우는 보병처럼 징집되고 있다. 일반 사람들은 현재 처방약 권한을 가진 약국이나 편의점으로 걸어가는 순간마다 독감 백신접종 광고의 맹공격에 직면한다. 메디컬 뉴스 투데이는 이렇게 보도했다.

> 지난해에 소매점 약사들은 특별히 백신접종에 강력한 역할을 담당했다. 1,600만 개 이상의 백신을 접종했고, 걱정하는 시민들에게 정보를 제공했다. 카디널 헬스는 지역사회의 백신접종을 제공하고 증진시키기 위해 소매약국 고객들에게 접종증명 서비스를 제공하고 있다.[31]

나는 제약업자들이 곧 다가오는 성인 백신시장의 폭발을 기해 약국에서의 백신판매를 늘릴 것이라고 예상한다. 대상포진 백신이 그 예가 될 것이다. 업계에서는 이것을 필요 이상의 제품을 구매하도록 하는 '채널 스터핑'이라고 부른다.

3. 백신 시장을 넓혀라

다국적 제약회사는 우리가 백신이 부족한 상태라고 믿기를 원한다. 현재 145개의 백신이 개발되고 있다.[32] 미디어에 사로잡힌 대중에게 911 테러를 잇는 생물무기공격(예를 들어 탄저병)을 두려워하게 하고, 신종 플루를 '대유행'이라고 과장 선전함으로써 큰돈을 챙긴 제약회사는 이 방법을 확신하게 되었다.

세계적 백신매출은 2009년에 220억 달러였다. 2008년에서 16% 상승한 것이다. 업계 분석가들은 2015년까지 백신매출은 350억 달러에 이를 것이라 예측한다.[33] 엄청난 성장에도 불구하고, 백신수입은 블록버스터급 약들의 특허만료로 잃게 되는 총 1,400억 달러의 충격을 감당하기 어렵다. 결국 한동안 백신개발은 멈추지 않을 것이다. 제약업계는 백신을 안전하게 특허절벽을 극복할 황금 낙하산으로 여긴다.

앞서 말했듯이 제약업계는 규제 절차를 지배하고 가짜 위약을 사용함으로써 부작용을 숨기고 새 백신을 승인 받을 수 있다. 신경학적 손상이 늘어나는 양상은 충격적이다. 학교 의무접종을 통해 아이들을 점령한 백신산업은 앞으로 다가올 성인 백신에 대한 광고를 통해 어른들에게 백신을 강요하는 데 안달이 나 있다.

백신에는 심각한 한계가 있다. 어떤 백신들은 효과적이지 못하거나 특정 질환을 약간만 예방한다.[34] 어떤 백신들은 독감과 같이 바이러스가 변이하면 방어능력을 상실한다.[35] 백신으로 생긴 항체는 몇 년 정도만 유지된다.[36] 이런 백신들은 사람들이 반복적으로 접종해야 하기 때문에 백신 제조사에게 경제적으로 매력이 있다. 업계는 효과가 없어지는 백신을 선호한다. 그래야 반복적인 수익을 가져다 줄 수 있기 때문이다.

건강에 대한 영향에 있어 훨씬 위험한 이 모델은 랄프 네이더가 지적했던 1960년대 미국 자동차산업의 진부화사업 모델을 연상시킨다. 미국 자동차산업은 고의적으로 낡았거나 유행에 떨어진 싸구려 차를 만들었는데, 일본과 독일이 더 좋은 차를 만들었기 때문에 궁극적으로 미국의 자동차산업을 망가뜨렸던 사업계획이었다. 1960년대와 1970년대에 만들어진 미국 차와 같이, 빠르게 효과가 없어지는 백신은 제조사에게는 평생면역을 제공하는 것보다 더 낫다. 제조사 입장에서는 고객들이 빨리 다시 돌아오게 하는 데 필수적이기 때문이다.

뉴저지 의학치의학대학 공중보건학교실의 의료사회학자 도날드 라이트 박사는 2010년 8월 17일 애틀랜타에서 열린 사회학협회 연례모임에서 이 주제에 대해 발표했다.[37]「제약: 불량품과 심각한 위험을 생산하는 2중 시장」이라는 제목의 글에는 이런 대목이 있다.

제약시장에서의 불량품은 다른 시장에서 불량품을 개발하고 생산하는 것과는 다르다. 이 논문에는 불량약품을 생산하고 그 위험을 숨기는 전략이 광범위하다는 증거를 제시하고 있다. 이것은 신약에 대한 효과와 안전성에 대한 편향된 정보, 불완전한 제품, 독점권한을 조직적으로 부당하게 이용하는 데서 기인한다.

나는 백신 제조사들이 더 많은 백신의 의무화를 위해 독점권한을 사용하고 규제 절차에 영향을 미칠 것이라고 예측하고 있다. 제약회사의 사업전략은 강요이다. 개인에게 사전 정보제공 후 동의라는 권리는 빼앗고, 불량 백신과 처방약을 위한 노예 고객을 만들려는 과정이다.

백신 거품의 심리학

투자세계에서 나는 투기적인 거품현상을 수차례 경험했다. 그런 경험들을 통해 나는 이것을 '백신거품'이라고 부르기로 했다. 거품을 일으키는 2가지 주요 핵심은 다음과 같다.

1. 대중의 과잉반응을 만드는 거품기획자들은 전형적으로 경제적 이해관계에 얽혀 있다. 주택거품과 관련해서는 예금, 주택담보대출, 건설산업 등이 그 예이다.

2. 이상주의적 정책을 만드는 순진한 사람들은 잘 만들어진 정
   책이라는 요술지팡이를 흔들어서 세상이 나아지기를 기대
   한다. 이 정책으로 의도하지 않은 결과가 나온다는 것을 모
   른다. 정계와 투자업계에서는 이것을 '역풍(blowback)'이라
   부른다.

오사마 빈 라덴은 역풍의 한 예이다. CIA의 순진한 이상주의자들은
1980년 아프가니스탄에서 소련 점령에 반대하는 무슬림 저항군에게
돈을 대고, 교육과 무기를 제공했다. 그 당시에는 좋은 생각으로 보였
지만, 2001년 9월 11일에 세계무역센터가 공격 받은 것은 가장 확실한
역풍의 예가 되었다. CIA급 장비를 갖춘 테러리스트들은 처음에는 소
련의 적들과 싸웠지만, 우리의 적으로 진화했다. 그러는 동안에 소련
은 붕괴되었고 그 후계자인 러시아는 더 이상 우리 적이 아니었다. 어
떤 정책입안자들도 CIA에서 무슬림 저항군을 조직할 때 이런 연쇄반
응이 일어날 것으로 기대하지 않았다. 그 당시에는 거의 모든 사람들
이 그것을 좋은 생각이라고 생각했다.

좋은 의도의 정책에 의한 역풍의 다른 확실한 예는 주택시장의 붕괴
이다. 주택소유자들을 증대시키려는 의회의 선의는 서브프라임 부동
산 담보대출 거품을 만들었다. 정상적인 방법으로는 대출자격(20%의 계
약금과 직장, 증명할 수 있는 수입)이 절대 될 수 없는 가난한 임차인이 주
택을 구입하도록 한 것이다. 결국 부동산 투기가 조장되었고 부동산
담보대출 시장을 광적으로 만들어 미국의 많은 지역(마이애미, 라스베가
스, 남가주 등)에서 부동산 가격을 믿기지 않을 정도로 끌어올렸다. 이
정책 실패로 인한 역풍은 지금 모든 사람들에게 명백히 나타난다. 집

주인은 집을 잃었고, 은행은 파산했으며, 암울한 경제 뉴스가 계속되고 있다.

백신거품에서의 역풍은 신경학적 손상을 유행시키고 있다. 거의 91명 중에 1명(1.1%)의 아이들이 지금 자폐증 진단을 받는다.[38] 이것은 미국 내 유아기 백신접종 계획이 극적으로 증가되기 전인 1993년 조사에서 나타난 평균 자폐증 비율(0.08%) 보다 13배나 많은 것이다.[39] 최근 질병관리본부 연구는 조사받은 부모들의 9.5%가 자녀들이 ADHD진단을 받았다고 보고했다.[40]

이런 신경학적 손상의 유행은 많은 백신이 의심 없는 대중에게 접종된 것과 비례하여 확대되고 있다. 미래에 신경학적 장애 인구로 인한 의료보험과 복지에 투입되는 경제비용은 충격적일 것이다.[41] 정책입안자들은 반드시 이런 비용을 지금 계산해야 한다. 그리고 우리들은 경제적인 측면과 형법상 책임이 있는 기업가해자들을 잡아야 한다.

모든 거품은 군중심리와 집단신념이 깔려있다. 불행으로 끝나게 되는 집단망상에 아무런 의심도 없이 뛰어드는 개개인이 모여서 만들어낸 것이다. 2000년 초반에 나스닥지수 5000에서 주식을 사고, 2007년에 지불능력이 없는 주택을 사는 것같이 말이다. 거품이 지속되는 동안에 사람들은 거기에 엄청 뛰어들고 싶어 한다. 거품이 커질수록 같이 참여하라는 홍보성 메시지는 더 강력해진다.

비슷한 강요가 백신접종에서도 나타난다. TV, 신문, 잡지, 온라인 매체들은 독감, 홍역, 수두, 수막염, 백일해, 자궁경부암이 얼마나 위험한지 모든 사람에게 말하고 있는 질병관리본부와 공중보건관료의 말을 끊임없이 인용하고 있다. 그들은 병을 백신으로 막을 수 있다며 백신을 접종하라고 강력히 권장한다. 보건관료들은 본질적으로 질병과 공포를 팔고 있다.[42] 그들은 집단히스테리를 조장하고 사람들에게 치명적인 병을 막아주는 기적의 최신 백신을 위해 줄을 서라고 설득한다. 의심하지 않는 사람들은 백신 부작용이 존재하고 그 부작용이 의학교과서에 감염성 질환의 합병증과 같다고 정의된 것을 알지 못한다.

14,164가 최고점이었던 다우지수를 증권인들이 24,000까지 간다고 떠들어대는 말을 듣고, 평생 저금한 돈을 고평가된 기술주에 투자한 사람들, 주택호황기를 놓치지 말라는 중개인들의 말을 듣고 마이애미 콘도나 라스베가스 대저택을 구매한 사람들의 선택이 잘못되었다는 것을 현재 우리는 알고 있다. 오늘날 제약업계는 정부와 의학전문가들을 그들의 게임에 끌어들였다. 집단히스테리 불꽃에 부채질하면서 개인적인 금융이익을 취해온 다른 헛소리 기획자들이 대중들을 부당하게 이용하는 것이다.

나스닥과 부동산 거품에 반대했던 자산관리자들(내 고객들)은 그 달의 인기 있는 투자유행만을 쫓는 고객들을 잃었다. 엄청난 기관의 압박이 있었다. 그것을 믿지도 않고, 눈물을 흘리며 끝날 게임이라는 것을 알면서도 게임에 참여하도록 하는 엄청난 기관의 압박이 있었다. 의심할 여지도 없이 의학계에도 비슷한 압박이 있다. 세익스피어의 햄릿에 나오듯이 "무엇인가 덴마크에서 썩고 있다."라는 의구심을 갖고 있어도 의사들은 질병관리본부의 백신접종 추천에 따라 사람들을 제약회사를 위한 바늘꽂이로 만들고 있다.

사람들은 의료인으로부터 백신을 접종하라는 광범위한 심리적 압박을 받고 있다. 백신과 상관없는 상처나 질병으로 응급실에 오거나, 평범한 기본진료를 받는 동안에도 말이다.[43] 비정상적인 심리거품이 붕괴되면 전형적으로 거품을 만들었던 사람들에게 반발이 일어난다.

예전에는 가해자들이 심하게 벌을 받거나 죽임을 당했다. 나스닥 거품 붕괴이후에 증권 중개인이나 거품을 옹호했던 사람들에 대한 감정은 나빠졌다. 압류로 인해 집을 잃은 사람들의 끊임없는 이야기를 통해 알고 있듯이 부동산 중개인, 대출 중개인, 정치인, 과도한 보수를 받는 '강도 은행가'에 대한 대중의 감정은 적개심이다. 피해자들은 강력한 응징을 원한다. 마침내 백신거품이 터졌을 때, 보건관료, 제약회사, 의사에 대한 감정은 주식시장과 부동산의 거품 붕괴 후에 일어났던 것과 마찬가지로 부정적으로 바뀔 것이다. 오늘날 백신의 규제시스템은 다국적 제약회사들이 생각해내는 모든 백신을 승인할 준비가 되어 있다. 백신판매를 위해서 혹시 걸렸는지 몰랐거나 걸릴 수 있는 어떤 세균에 대한 공포증을 유발하는 것이 설득의 주요 기술이다. 머크가 6학년 남자아이들에게 여성의 병인 자궁경부암을 예방하기 위해 인두유종 바이러스 백신접종을 권장하는 것처럼 말이다.

십중팔구 이것은 나쁘게 끝날 것이다. 그들에게는 아직 백신 부작용 보고시스템에 있는 재앙만으로 충분하지 않다. 탐욕스런 공포를 퍼뜨리는 사람들은 결국 경계를 넘을 것이고 1976년 길랭바레증후군으로 약 500건의 마비와 최소 25명의 죽음을 야기한 돼지독감 백신 같은 비극적으로 위험한 백신을 만들 것이다.[44]

이런 재앙은 백신안전 논란에 기름을 부을 것이고, 백신접종과 의무접종에 대한 대중인식도 빠르게 바뀔 것이다. 거품이 터지면 항상 사기가 수면 위로 떠오른다. 조작된 안전성 연구, 보건관료와 제약회사 경영진의 회전문, 신경계 손상에 대한 기본적인 과학 정의에 대한 부정 등을 포함한 모든 증거는 현재 우리 모두의 눈앞에서 벌어지고 있는 일이다. 대중은 이런 사실을 간단하게 연결할 것이다.

거부자들

그동안 우리는 아이들과 스스로를 위해서 강제적인 백신접종 요구에 참여하지 않을 권리를 지켜야만 한다. 전염병 전문가들은 경멸적으로 '거부자'라는 용어를 사용한다. 정경유착세력들이 우리와 아이들에게 효과 없고, 불안전하며, 독성이 있는 백신접종을 강요한다. 그들은 '거부할' 강한 의지를 갖고 있는 지적이고 배운 사람들을 중상모략하기 위해 이 말을 쓴다.[45]

아마 경멸스런 의미로 사용했겠지만, 나는 '거부자'라는 말을 즐긴다. 나는 '거부자들(The Refusers)'이라는 음악밴드를 조직했고, 상표로도 등록했다.[46] 제약업계와 질병관리본부가 우리를 속여서 내몰고 있는 백신접종의 위험에 대한 대중인식을 개선하기 위한 것이다. 내가 강력히 주장하는 것은 모든 정보가 제대로 전달된 후에 사람들이 백신을 선택할 수 있도록 하는 것이다. 사람들이 어떤 선택을 하던 말이다. 질병관리본부는 3살 이하의 미국 아이들의 90%가 필수접종을 완벽하게 하고 있다고 주장한다.[47]

딸을 잃고 나서, 백신에 대한 이른바 '과학'이라는 것을 조사한 뒤에 나는 거부자가 되었다. 의학권력자들과 관련 지식이 없는 부모들은 충분한 정보가 전달된 후에 결정하는 것을 원하지 않는다. 또한 나와 같은 사람들을 사회에 위험한 존재라고 꼬리표를 붙이려고 한다. 하지만 백신 부작용 보고서는 백신 부작용이야말로 이 사회에 진정으로 위협적인 존재임을 보여준다.

내 생각에 보건관료와 제약회사는 거절할 수 있는 권리를 없애려는 것 같다. 그들은 백신에 의한 신경손상을 유행시키면서 책임도 지지 않고 있다. 그들은 질병의 유행을 막아서 신경손상을 막고 있다고 선전하고 있다. 그러나 머크 매뉴얼과 백신 부작용 보고시스템은 우리에게 진실을 말한다.

공중보건관료들은 그들이 보호하기로 약속한 대중을 배신해왔다. 거품이 끝난 후에는 거대한 개혁이 일어날 것이며, 백신거품과 신경학적 손상을 유행시킨 가해자들은 법정에 설 것이다. 그때까지 백신을 거부하는 개인의 선택을 기본 인권으로 존중하는 것이 반드시 필요하다.

이 글을 쓴 마이클 벨킨(Michael Belkin)은 금융시장 전략가이자 금융경제전망회사인 벨킨사의 사장이다. 그는 헤지펀드, 뮤추얼펀드, 연금펀드, 투자은행, 국부펀드, 가문 투자회사(family office) 등을 위한 주간 세계시장 전망지인 『벨킨리포트』(1992년 출간)를 저술한다. 벨킨은 UC버클리의 하스 경영대학을 졸업했으며, 투자금융회사인 살로몬 브라더스에서 부회장이자 주식분야 양적 전략가였다. 미국백신정보센터(NVIC)에서 B형간염 백신 프로젝트를 이끌기도 했다. 그의 5주된 딸인 라일라 로즈 더글라스 벨킨은 B형간염 백신을 접종 받은 몇 시간 뒤에 사망했다. 그는 자신의 경험과 백신의 안전성, 개인과 공공의 이해관계 등에 대해 부모와 의료 당국을 교육하는 일을 계속하고 있다.

19. 백신 허가과정의
민관유착

          이 글은 많은 논란을 불러일으키고 있는
머크의 가다실 인유두종 바이러스(HPV) 백신과 관련해서 보건복지부
(사실은 연방정부 전체)의 이해관계 행태에 대해 알아보고자 한다. HPV
백신은 아래와 같은 단계를 거쳐 출시됐다.

a. 국립보건원 산하 국립암연구소 소속 연구원들은 인유두종
   바이러스 백신에 관련된 매우 중요한 기술을 발명했다.
b. 다른 국립보건원 부서는 그 기술에 대한 특허를 냈고, 백신
   제조사들에게 그 특허를 사용하도록 허가하여 결국에는 가
   다실을 만드는 머크로부터 로열티를 받았다.
c. 식품의약국은 임상시험 감독 후, 머크의 최초 인유두종 바이

러스 백신을 허가했다.

   d. 백신허가 단 3주 만에 질병관리본부 자문위원회는 9~26세 까지의 모든 여성에게 HPV 백신을 권고했고, 이는 가다실을 머크에게 1년에 10억 달러 이상을 벌게 해줄 효자가 되도록 보장하는 셈이 되었다.

   e. 그 다음 보건복지부 공무원으로서 가다실의 안전성을 관찰 해야 하는 식품의약국과 질병관리본부 직원들은 새로운 백 신 부작용 유행과 그 보상을 관리하기 위해 대기하고 있다.

이 결정에 관여한 핵심관료들은 민간기업과 더욱 밀착되어 있다. 이 런 이해관계는 일반대중에게 잘 알려져 있지 않다. 필요하지도, 안전 하지도 않은 백신이 왜 승인되고 추천되는지 알기 위해서는 내막을 잘 알아야 한다. 왜 우리가 백신열풍을 겪고 있는지 말이다.

1. 정부와 머크의 민관 합작

국립보건원은 최근 소식지에서 "아마도 근래 그 어떤 건강관련 기술이 전도 2006년 6월 식품의약국의 승인을 받아 머크에서 제조한 HPV 백 신인 가다실만큼 대박을 터뜨리진 못했을 것이다."라고 전했다. 2007 년 2월 23일, 국립보건원 소식지는 「실험실에서 시장까지: HPV 백신」 이라는 제목의 글을 발표하며 정부소속 연구원들이 머크의 가다실 개 발을 위해 중심역할을 한 것을 자축했다.

소식지에는 "국립보건원이 개발한 기술을 바탕으로 개발된 백신은 모든 자궁경부암의 70%와 생식기혹 90%의 원인이 되는 4가지 유형의 성접촉 전염 HPV를 예방하는 데 효과가 있다."고 쓰여 있다.[1]

HPV 백신 개발팀이었던 국립보건원 과학자 더글라스 로이는 연례 행사인 〈혁신과 기술이전에 대한 필립 첸의 뛰어난 강의〉에서 이 내용을 발표했다. 기사에는 당시 국립보건원장이던 일리어스 제로니가 로이에게 포상을 주는 사진이 실려 있다. 제로니는 미래의 결실에 대한 모델이 되었다며 로이의 팀을 극찬하며 다음과 같이 말했다.

전 세계적으로 여성에게 두 번째로 치명적인 자궁경부암과 싸우는 영웅적인 업적이다. 의회에 백신 탄생에 대해 보고했으며 최근 대통령이 국립보건원을 방문했을 때에도 마찬가지로 그 사실에 대해 말을 했다. 연구원들이 실험실에서 시장까지 도달하는 과정에서 우리는 많은 것을 배울 수 있었다.[2]

원장이 워싱턴의 사람들을 붙잡고 이 역사적인 성공에 국립보건원 소속팀이 어떤 역할을 했는지 자랑할 동안, 백신개발자들 또한 적극적으로 과학계에 자신들의 성취에 대해 알리고 있었다. 가다실 핵심기술인 바이러스 유사입자(VLP) 기술 개발 팀장이었던 로이와 존 실러는 사람들 앞에서 꽤나 의기양양 했다. 1980년대에 HPV가 자궁경부암에 미치는 영향을 발견한 해럴드 하우젠은 HIV를 발견한 파스퇴르연구소의 두 연구원과 함께 2008년 노벨의학상을 공동 수상했던 적이 있었기 때문이다.

아마도 의학영웅의 전당에 한 자리를 차지하고 싶었을 로이와 실러는 머크의 백신개발과 그 역사에 대한 검토논평에서 그들이 발견한 기술에 대해 설명했다. 그들은 일부러 신중한 과학적 어투를 사용했으며 때때로 머크가 가다실 가격을 높게 책정한 것에 대해 못마땅함을 표하며 그들의 상업적 파트너를 비판하기도 했다. 두 사람은 임상연구저널 2006년 5월호에서 다음과 같이 상업적인 관계에 대해 설명했다.

> 이해관계: 국립보건원 산하 국립암연구소 소속 저자들은 이 검토논평에서 다뤄진 HPV VLP 백신기술의 개발자들이다. 국립보건원은 본고에서 설명하는 상업용 HPV 백신의 개발을 담당하는 제약회사인 머크와 GSK가 이 기술을 사용하도록 허가했다.[3]

이 같은 첨언은 암을 극복한 기술의 승리에 대한 영웅적 이야기와는 뭔가 다른 결말이다. 이해관계, 개발자, 백신기술, 허가, 제약회사, 상업용 백신 등의 이야기는 과학용어가 아니라 돈과 장사와 관련된 용어이다. 맨 끝에 작은 글자로 이상한 고백을 하고 있는 것이다. 이것은 중요한 문제다. 로이와 실러의 고백은 HPV 백신 개발과정에 대한 보건복지부의 이상한 자화자찬을 담은 영웅 서사시를 다른 관점에서 보게 한다. 과학보다는 장사와 관련된 이야기이다. 이 사업은 불가피하게 우리의 인생에 큰 영향을 미친다.

보건복지부는 제약회사에게 기술을 이전하고, 그것을 허가하고, 그들을 보호해주는 대가로 수익의 일부를 얻는다. 가다실은 정부가 자유롭게 스스로 돈벌이에 나서는 가장 최신의 예이다. 사실상 보건복지부는 사적 사업파트너에게 더 큰 가치를 위해 살인해도 된다는 살인면허를 발급해주고, 길을 터준 셈이다.

보건복지부는 민관합작이라는 그들만의 용어로 이런 사례를 설명한다. 보건복지부 관료들은 지속적이면서 공격적으로 이것을 추구해왔다. 국립보건원은 가다실이 시판되기 직전인 2005년도에 민관 파트너십 프로그램을 시작했다. 이 프로그램 담당자는 웹사이트에서 가다실과 관련된 기술이전에 피하기 어려운 윤리문제가 발생할 수 있다고 밝혔다. 또한 민간기업과 관계를 맺는 보건복지부와 공무원들이 상호목적을 달성하기 위해 언제라도 이해관계로 얽힐 수 있다는 것도 알고 있었다. 하지만 이것은 이해관계에 대한 형식적인 언급에 지나지 않았다. 관계된 국립보건원 직원 누구도 부서의 공직윤리 담당자와 상의하지 않았다.[4]

가다실을 파는 사람들에 의해 홍보되는 영웅서사시와 대조되는 이야기에 관심을 갖는 것은 중요한 일이다. 소비자들은 당연히 백신이 안전하고 건강에 도움이 되느냐는 문제에 관심이 많다.

얼핏 본다면 보건복지부 산하기관 담당자들이 상업적인 문제는 전혀 신경 쓰지 않고, 백신의 안전성과 유효성을 사심 없이 객관적으로 꼼꼼하게 다룰 것이라고 생각할 수 있다. 하지만 대개 이런 가정은 틀리는 경우가 많다. 상업적인 관점에서 가다실의 개발과 규제 과정을 살펴보면 우리는 꽤나 거슬리는 질문과 맞닥뜨리게 된다.

보건복지부 공무원들이 최신 백신을 개발한 영웅으로 포장되고, 자화자찬 대회를 열고, 신상품 출시를 승인하고, 추천정책으로 시장을 만든 다음, 수백만 달러를 나눠 갖고 있는데, 이 사람들이 백신 안전성 관리를 할 수 있을까? 사업이익과 관련해서 가다실이 주는 교훈을 좀 더 잘 이해하기 위해, 가다실을 위해 머크와 국립보건원이 어떻게 파트너십을 맺게 되었는지 자세히 들여다보자.

백신 개발과 규제에 관한 이해관계

국립보건원은 단일 규모로는 생물학 연구에 관한 세계 최고의 스폰서로서, 그 자금을 상업적으로 가치 있는 결과를 내기 위해 재빠르게 지원해 왔다. 연구부서가 잠재적으로 가치 있는 발견을 하면 국립보건원은 특허청에 특허를 신청하여, 특허를 따기 위해 적극적으로 활동한다. 이 특허는 보건복지부의 소유가 된다.

국립보건원은 상업활동을 할 수 없기 때문에 민간기업이 임상시험을 할 수 있도록 기술이전국이 백신 제조사 같은 사업파트너에게 특허에 대한 상업면허를 준다. 신상품이 개발되면 국립보건원은 식품의약국의 규제장벽을 낮추게 하여 출시를 돕는다. 이렇게 되면 기술이전국은 이익을 나눠 갖는다. 기술이전국은 신상품이 상업적으로 안착하게 한 연구팀에게 그 이익을 분배한다. 기술을 개발한 연방공무원들이 로열티를 나눠 갖는 것이다. 이는 모두 의회에서 결정된 것이다.

당시에 의회는 연방지원을 받은 연구가 너무 학술에만 머물러 있다고 생각했다. 특허법에 의해 강력하게 보호받지 못한다는 이유로 임상시험을 위한 투자를 제대로 받지 못했기 때문이다.

1980년에 제정된 바이돌법은 연방정부 지원을 받은 학술연구가 특허법 보호를 쉽게 받을 수 있도록 만들어졌다. 상업적으로 가치 있는 연구가 민간기업에 쉽게 이전되도록 즉시 허가를 내주게 한 것이다.

이 정책은 현장에 반영되기 시작했다. 엄청난 연방자금이 투입되는 대학연구부터 바이돌법은 기대에 부응했다. 전 세계 대학의 기술이전부서들은 특히 생명과학분야에서 수십억 달러의 라이센스 수입을 얻게 되었다. 바이돌법은 전 세계 대학의 학술연구소를 기업에 기술이전을 하기 위한 중요한 이익창출기관으로 변모시켰다.

기술이전이 연방정부 내에서 일어날 경우, 바이돌법은 다른 문제를 만들어냈다. 유래 없는 유착관계가 만들어진 것이다. 의료용 제품의 건강과 안전을 규제하는 부서들이 그 제품들로부터 이익을 얻는 것이었다. 로이와 실러가 밝혔듯이 이런 이해관계는 곧바로 가다실에 영향을 주었다. 두 사람 모두 가다실 생산을 가능하게 한 기술개발자로 이름을 올린 것이다.

국립보건원은 그들의 VLP기술에 대한 특허를 받았고, 보건복지부는 이 기술의 상업적 권한을 얻었다. 제품을 시장에 풀기 위해 국립보건원 산하 기술이전국은 머크에게 백신기술 면허를 줬고, 머크는 가다실로 수십억 달러의 이익을 얻었다. 당연히 국립보건원은 가다실의 이익에서 수백만 달러를 나눠가졌다.

이익을 얻은 보건복지부는 가다실 규제에도 책임이 있다. 보건복지부 산하 식품의약국은 인간대상 가다실 임상시험을 검토하여 가다실이 안전하다고 결론 내렸다. 다른 산하기관인 백신접종 자문위원회와 질병관리본부는 젊은 여성과 어린이들에게 권고했다. 이들은 가다실 출시 후 안전성도 감시하고 있다. 벌써부터 이 백신을 맞은 몇몇 사람들은 백신 부작용을 겪고 보상받을 방법을 찾고 있다. 백신상해 보상법원(VICP)에서 보건복지부를 대변하는 보건자원서비스국(HRSA)은 이제 가다실 희생자들에게 보상을 할지말지 결정해야 하고, 만약 한다면 얼마를 보상해야 하는지 결정해야 한다.

다음 〈그림1〉에서 보듯 이런 일련의 활동들은 보건복지부 장관 단한 사람에 의해 감독되고 있다. 여기서 단 하나의 비정부 상업기관은 머크의 백신부서이다. 사실상 머크는 상업적인 부분만 맡고 나머지 모두는 보건복지부가 단독으로 책임지는 구조의 사업이다.

이것이 정부가 훌륭하게 일하고 있다는 뜻일까? 아니면 의료산업 복
합체가 광란의 질주를 하고 있다는 뜻일까? 이 질문에 대한 답을 찾
기 위해 2006년 이후의 국립보건원의 특허 포트폴리오와 관련 라이센
스 수수료에 대해 알아봐야 한다.

〈그림1〉 보건복지부가 홍보하고, 보호하며 이익을 얻는 구조

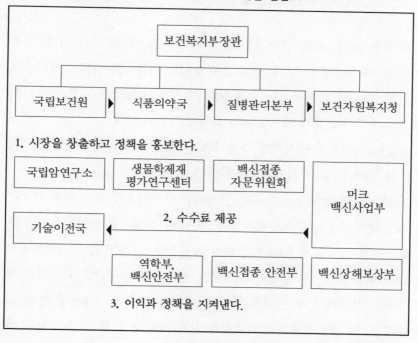

1. 가다실 시장을 창출하기 위해 상업연구에 자금을 지원하고,
   임상시험을 감독하며, 실험결과를 판단하고 광범위한 백신접
   종 정책을 마련한다.

2. 머크와 다른 백신 제조사들로부터 라이센스 수수료를 받아서 경제적 이익을 연방공무원들에게 분배한다.
3. 백신피해보상과 사후 안전성 관찰을 통해 이익흐름과 정책결정을 보호할지 결정한다.

새로운 시장의 구축을 축하하며

로이와 실러는 국립 암연구소 소속이다. 국립보건원 산하 가장 큰 기관 중 하나인 암연구소는 1937년 루즈벨트 대통령에 의해 설립되었다. 수십 년 동안 암연구소는 일명 '암과의 전쟁'에 앞장선 기관이었다. 아마도 암과의 전쟁과 가다실 프로그램에 관련된 영감은, 암연구소 연구원들이 처음으로 진지하게 바이러스가 암을 일으킬 수도 있다고 생각했던 1960년대부터 시작되었다고 할 수 있다.

1961년도에 암연구소는 암을 일으키는 바이러스를 찾기 위해 바이러스성 종양연구실을 신설했다. 1962년도에는 인간 암 바이러스 태스크포스팀을 만들어서 60년대 말까지 이어졌다. 이 열정은 닉슨대통령으로 하여금 1971년도에 암과의 전쟁을 선포하게 한 중요한 과학적 원동력으로 작용했다. 닉슨의 업적으로나 수많은 암환자들에게나 안 된 일이지만, 암과의 전쟁은 암치료법을 찾지 못했다. 또한 수많은 암을 바이러스가 일으킨다는 이론을 증명하지도 못했다.

그러나 1980년대에 들어서서 긴 실패에 두 가지 예외가 나왔다. 바로 B형간염과 HPV 백신이라는 블록버스터 신약이었다. 소아 B형간염 백신은 1980년대에 개발되어 1991년도에 백신접종 자문위원회가 모든 아기들에게 태어나자마자 접종하라는 권고와 함께 출시되었다. 1984년 이후, 해럴드 하우젠이 처음으로 자궁경부암에 HPV가 어떤 영향을 미친다는 것을 처음 짚어내자, 항암백신 개발에 움직임이 시작되었다. 1990년대 초반에, 전 세계의 모든 연구소들은 최초의 HPV 백신을 경쟁적으로 개발하기 시작했다.

국립암연구소의 로이와 실러 팀은 가장 적극적으로 연구하던 네 팀 중 하나였으며, 모든 팀들은 HPV 연구성과에 대한 특허를 공격적으로 신청했다. 1992년 9월 3일, 동료였던 레인하르트 컨바우어와 함께 로이와 실러는 '자가조립 재조합 HPV 외피단백질'이라는 제목의 특허를 처음으로 땄다고 발표했다.[5] 첫 특허 이후에 부분연구, 연속연구, 부분연속연구 등의 부제를 붙여가며 29개로 쪼개어 9개의 특허를 얻어냈다. 또 '키메라와 같은 유사 HPV입자'라는 연구들을 통해 4개 특허를 더 얻어냈다.

이 발명의 핵심은 접종하면 HPV에 대한 방어적 면역반응을 일으킬 수 있는 '자가조립'을 통해 유사 바이러스 조직으로 변하는 L1단백질이었다. 기술이전국이 로열티를 받는 특허들에 대해 밝히지는 않았지만 머크가 사용허가를 받은 상업적으로 가치 있는 기술들은 그 9개의 '자가조립 재조합 HPV 외피단백질' 그룹에서 나왔을 가능성이 크다.

국립암연구소가 HPV관련 기술은 선두에 속했지만, 상업적으로 성공할 수 있는 HPV 백신은 다른 연구팀들도 개발하고 있었다. 가장 눈에 띄는 팀들은 조지타운 대학교, 로체스터 대학교, 호주 퀸즐랜드 대학교였다.

암연구소의 특허신청과 함께 각 대학 연구팀들 역시 특허를 신청했다. 결국 머크와 GSK도 그 판에 뛰어들었다. 장래가 촉망되는 여러 기술분야처럼 HPV 특허는 삽시간에 붐비게 되었다. 난리법석 중에 특허상표국의 특허저촉 항고심판소(BPAI)가 서로 경쟁하는 특허가 상호 특허를 침해하는지 여부를 알아내기 위해 나섰다. BPAI 결정은 심각한 반발을 일으켰고, 결국 특허에 가장 강력한 법원인 연방순회 항소법원에 소송이 제기되었다.

2007년에 BPAI와 연방순회 항소법원은 4개의 그룹에 상업적인 각각의 지분을 확정했다. 이안 프레이저가 이끈 퀸즐랜드 대학교 연구팀은 국립암연구소보다 6주 빠른 1992년 7월 20일에 VLP기술을 첫 번째로 신청했다는 것을 인정받았다.

하지만 국립암연구소의 특허는 독자적인 '자가조립' 기술로 인해 안전했다.[6] 로이와 실러의 발명이 가다실 개발을 가능하게 한 신기술의 발전에 있어 가장 중요하게 여겨졌던 것이다. 기술이전국이 보고하는 수익 이외에 로체스터 대학교와 퀸즐랜드 대학교도 각각 HPV 발명에 대한 로열티를 받게 되었다고 알려졌다.

기술이전국이 가다실의 이익이 국립보건원으로 들어오게끔 길을 닦는 동안, 로이와 실러는 다른 방법으로, 특히 과학계에서 이익을 보고 있었다. 2006~2007년에 그들은 가다실의 유사바이러스 입자를 개발한 공로로 수많은 상을 받았다. 전이형 암연구 분야에서 도로시 랜던 AACR상(2007년 4월)을, 임상면역학 분야에서 2007년 노바티스상을 수상했다. 로이는 별도로 2007년 9월에 대니얼 나단 기념상을, 같은 해 10월에 미국 암협회 명예훈장을 수상했다.

2007년 9월 19일, 로이와 실러는 아마 최고의 영예가 되는 상을 받는다. 공공서비스 동반자(PPS)라는 단체에서 두 사람에게 올해 최고의 연방공무원에게 수여되는 서비스 아메리카 메달을 수여했다. PPS는 "서비스 아메리카 메달은 공무원을 기리기 위해 수여되는 가장 명망 있는 상으로 정평이 나 있다. 이는 종종 공공서비스계의 오스카상으로 비유되곤 한다."라고 말한다. 보통 정부에서는 "새미"라는 애칭으로 알려져 있다. 2007년 10월호 국립보건원 소식지는 영예로운 상을 받은 로이를 인터뷰했다. 그는 적절한 겸양의 말을 섞어서 말했다.

"우리는 그저 HPV와 자궁경부암의 관계를 이해하기 위해 많은 노력을 한 사람들의 단순한 상징일 뿐입니다."[7]

로이는 겸손했지만, 국립보건원 고위층은 직원의 성취에 대해 PPS에 다음과 같이 자부심을 숨기지 않았다.

"로이와 실러 실러의 20년간의 공동연구는 미국의 건강과 과학발전에 매우 중요한 기여를 했습니다."[8]

라이센스 수수료 모으기

과학적, 정책적 축하와 더불어, 머크와 국립보건원 협업체계도 팡파르와 함께 서서히 물살을 타기 시작했다. 특허가 승인되자, 기술이전국은 상업파트너인 머크의 가다실과 GSK의 서바릭스 판매로부터 얻은 이익을 나눠갖기 시작했다. 머크는 2006년에 처음으로 시장에 진출했고, 2007년에 GSK가 뒤를 이었다. 제약회사가 백신으로부터 수익을 얻기 시작하자 기술이전국은 로열티를 받기 시작했다. 다음은 머크와 GSK의 수익이 기술이전국으로 어떻게 흘러들어갔는지 보여주는 분석표이다.

〈표1〉 HPV 백신 관련 수익 (단위: 백만 달러)

	가다실 수익	서바릭스 수익	국립보건원 상위 20개 수익	국립보건원수익 중 HPV 순위	1%로 평가한 로열티
2006	235				
2007	1481	20	71	4위	15
2008	1403	229	77.4	2위	16
2009	1118	292	75.7	1위	14
2010	989	375	75.1	2위	14
2011	1209	815	82.5	2위	20

머크와 GSK는 가다실과 서바릭스로 얻은 수익을 분기별, 연도별로 공시했다. 머크에게 가다실은 2011년 말까지 누적수익 60억 달러를 넘기는 효자상품이었다. GSK 수익은 상대적으로 적어서 누적수익이 20억 달러에 미치지 못했다. 기술이전국은 HPV 라이센스로 얻는 수익을 별도로 분류하지 않았다.

〈표1〉은 2007년 이후로 기술 라이센스로 얻는 상위 20개의 누적수익과 로열티 수익을 보여준다. 상위 20개 라이센스는 지난 5년간 매해 7천만 달러 이상의 수익을 국립보건원에게 가져다주었으며, HPV 라이센스는 빠르게 상위로 올라갔다. 지난 4년간 HPV 라이센스는 1위 혹은 2위의 수익창출원이었다.[9]

가다실과 서바릭스로 얻는 로열티가 정확히 얼마인지 밝히지는 않았다. 하지만, 유효자료에 근거하여 가정한 꽤 타당한 특허료는 1%정도이다. HPV 백신 수익의 1%라면 로이와 실러의 발명으로부터 1년에 1,500만~2000만 달러를 얻는다고 추산할 수 있다. 발견에 대한 수많은 과학상에 더하여, 로이와 실러는 특허를 근거로 하여 국립보건원으로부터 현금을 분배받았다. 연방직원으로서 그들은 1년에 15만 달러의 특허료를 받을 수 있으며, 가다실의 성공은 최대한의 보상을 보장해 주었다. 2006년에 식품의약국 승인을 받은 후 그들 각자는 100만 달러 가까이 특허료를 받았다.

이것이 보건복지부의 민관합작에 대한 비전이다. 고상한 말과는 다르게 이 합작은 단순히 과학적 이상가들의 숭고한 의기투합이 아니라, 국립보건원의 신용과 돈으로 대기업이 수십억 달러의 초과 수익을 얻는 사업이다. 이런 합작으로 얻어지는 분배금을 받는 공무원들이 어떤 방식으로 제품안전을 장담할 수 있을까?

실제로 어떤지는 명확하지 않다. 보건복지부가 가다실의 지분을 가지고 있다는 것만으로 소속 직원들이 돈 때문에 젊은 여성들을 죽이는 비도덕적인 행위를 결정한다고 말하는 것은 지나치다.

HPV로 얻는 특허료 1500만 달러는 2009년에 7000억 달러를 넘어선 보건복지부 예산에 비하면 작은 것임엔 틀림없다. 크게 본다면, 가다실로 보건복지부가 얻는 수익은 큰 물동이 안에 떨어지는 작은 물방울에 불과하다.

하지만 가다실의 민관합작에서 보여준 것처럼 가다실은 극도로 정치적 기관인 보건복지부 안에 서서히 퍼지는 문화적 압력으로 작용한다. 국립보건원장이 상품을 처음으로 개발한 '영웅적인' 연구원들을 칭찬하고 있을 때, 과연 보건복지부 장관이 식품의약국장에게 백신인증을 까다롭게 하라고 할 수 있을까? 자매기관이 관련되어 있는데 질병관리본부가 백신접종 권고에 추가적인 주의를 기울일까, 아니면 가다실 접종 권고를 신속 처리할 것인가?

지금까지 이야기는 보건복지부가 직접적인 이해관계가 있는 제품의 규제에 대한 '의혹'이었다. 이제 식품의약국과 질병관리본부 공무원들이 가다실에 관련해서 실제로 그들의 의무를 다했는지 알아보자.

2. 가다실은 누가 지키고 있을까?

식품의약국의 생물학제제 평가연구센터(이하 CBER)는 임상시험을 감독하고 머크에게 최초로 HPV 백신에 관련된 생물학제제 허가신청을 해준 기관이다.[10] 3주 후, 질병관리본부 백신접종 자문위는 9~26세의 여성들에게 집단 HPV 백신접종을 권고했다. 한 차례의 투표로 승인된 가다실은 머크에 연 10억 달러의 대박을 안겨줄 것으로 예상되었다.

식품의약국의 가다실 안전성 검토

2006년 6월 8일에 식품의약국이 HPV 백신을 허가한 것은 머크 임상시험 5개의 데이터에 근거한 것이었으며, 각 데이터들은 가다실에 대한 약효와 안전성 평가가 포함되어 있었다. 5개 중 4개 실험은 가다실을 유효성분을 포함한 위약과 비교하여 효과와 안전성 검증을 진행했다. 다른 하나는 가다실을 CBER 검토자들이 '식염수 위약'이라고 서술한 것과 비교되었다. 5개 실험은 최소한 가다실을 1회 접종한 약 12,000명과 머크와 CBER 관리들이 위약이라고 밝힌 3번의 접종을 한 약 10,000명을 대상으로 했다.[11]

위약의 의미는 무엇일까? 위약 정의 중 하나는 "무해하거나 비활성 약물로 환자를 진정시키거나 약효를 확인하기 위한 실험에서 대조군에 주어지는 것"이다.[12] 여기서 조작적인 용어는 '비활성'이다. 그러나 5개 중 4개의 임상시험에서 위약은 면역증강제라 불리우는 백신성분을 포함하고 있었다. 그것은 항원에 대한 신체의 면역반응을 증강시키는 물질이다. 임상시험 결과들 중 하나에 의하면, 대부분의 가다실 임상 위약은 실제로 '겉으로 보기에는 백신과 구분할 수 없는 알루미늄 수산화물 면역증강제'를 포함하고 있었다.[13]

가다실 임상시험에서의 대부분 위약은 가다실 VLPs를 포함하지 않았지만 결코 '비활성'은 아니었다. 대조군에 속했던 거의 95%의 '위약' 투여자들은 실제로 면역학적으로 활성화된(게다가 잠재적으로 해로운) 알루미늄 보조제를 포함한 혼합제를 투여받았다.

그러나 1개 임상시험은 달랐다. 이 실험은 더 젊은 층인 9~15세를 대상으로 진행되었으며, 위약 투여자들은 알루미늄 보조제를 투여 받지 않았다. 식품의약국 문서 대부분에는 대조군 중 약 600명은 '알루미늄이 없는 위약'이나 '염분이 섞인 위약'을 투여 받았다. 이 실험은 유일하게 '비활성'이라는 위약의 조건에 적합했지만, 이 안전성 결과를 보기 전에 특별한 주의가 필요하다. 이 과정 역시 실험이 과장되었다.

'염분이 섞인 위약'이 물과 식용 염화나트륨이 포함되었지만, 식품의약국이 그 외 다른 활성성분이 없었다고 설명한 것은 잘못되었다. 실험방법에 대한 발표에는 "이 연구에서 사용된 위약은 백신과 동일한 성분을 포함하고 있는데 HPV VLPs와 알루미늄 수산화물 보조제를 제외하고 총 용량이 0.5ml이다."라고 되어 있다.[14] 이런 혼합제제는 면역학적인 활성성분을 제외하고는 백신과 동일한 요소로 구성되어 있어서 종종 '전달용액'이라고도 불렸다.

'염분이 섞인 위약'보다 '전달용액'에 더 알맞은 위약에 대한 설명은 딱 한 번 CBER 보고서에서 볼 수 있고, 그것도 301쪽의 표 안에 묻혀 있다. 임상시험 보고서나, 출판된 설명에서도 이 위약성분에 대한 그 어떤 다른 설명도 찾아볼 수 없었다.[15]

하지만 가다실에 동봉된 설명서에는 백신의 면역학적으로 비활성 성분이 적혀있어서 전달용액을 추론하는 것이 가능하다. 여기엔 '효모 단백질, 식염, L-히스티딘(아미노산), 폴리소르베이트80(유화제), 붕사, 주사용 증류수'가 포함되어 있다.[16] 이 화학물질들 중 적어도 하나 즉, 붕사는 화학적인 독소이며, 많은 산업현장에서 유효 성분으로 사용하고 있다. 이것은 금광에서 수은 대용으로 쓰이고, 살충제와 곰팡이 제거제로 쓰이며, 미국에서는 금지된 식품첨가물이다.

식품의약국은 이런 식의 위약선정을 막을 방법이 없었던 것일까? 효과를 측정하는 관점에서만 본다면 여러 연구에서 원재료의 효과를 높여주는 보조제를 위약에 사용하는 것이 타당할 수 있다. 실제로 임상시험 결과를 보면 VLP에 알루미늄 보조제를 섞었을 때 면역반응이 좀 더 강했다는 것을 알 수 있다. 그래서 가다실이 적어도 측정가능한 수준까지는 효과가 있다는 나름 타당한 결과가 도출되었던 것이다.

하지만 "안전한가?"라는 질문의 대답은 어떻게 할까? 가다실 부작용에 대해 정확하게 측정하려면 비활성 성분을 사용해야 하는데 사용된 약은 위약의 정의에 충족되지 않는다. 백신에 단순히 VLP만 첨가하여 부작용을 비교하는 것도 한계가 있다. 진짜 엄격한 안전성 평가라면 알루미늄을 섞은 VLP와 비활성 수용액을 비교할 것이다. 알루미늄 면역증강제는 비활성 물질이 아니다. 식품의약국의 실험기준이 높은 수준의 안전성을 측정하기 위한 것이었다면 가다실의 안전성을 식염수 위약과 비교했을 것이다.

그러나 머크는 그런 실험연구는 하지 않았다. 머크에게는 낮은 등급의 안전기준이 적용된 것이다. 그 결과로 가다실의 진짜 위험요소가 무엇인지도 모르고 생물학제제 허가인증서가 발급되었다. 별로 놀랄 것도 없이 가다실 접종자와 알루미늄 위약에 노출된 대조군의 결과는 가다실 부작용과 크게 다르지 않았다. 불행히도 가다실이 안전하다는 결론은 지독하게 틀렸다.

가다실 임상시험에 대한 다른 관점

가다실 실험에 관한 CBER 보고서 자료를 토대로 세 집단의 부작용에 대해 살펴보자.

(1) 가다실을 투여 받은 대상 (96% 이상이 3번 접종)
(2) 겉모양이 실제 백신과 똑같고, 전달용액에 알루미늄이 포함된 위약을 투여 받은 대상(98%이상이 225㎍의 수산화알루미늄 비결정 인산황산염을 접종)
(3) 전달용액만 투여 받은 대상

피실험 집단 전체를 대상으로 일반적 안전성 검사를 했고, 그 중 일부를 선택해서 세부적인 안전성 검사가 시행되었다. 안전성 평가에 참여한 세 집단 피험자는 〈그림2〉와 같다. 전달용액만 투여 된 세 번째 집단은 규모가 작아서 상대적으로 통계에 적게 반영된다. 게다가 진짜 위약을 투여 받은 집단의 구성도 다른 두 개와 달랐다. 진짜 위약집단의 연령대는 9~15세였다. 다른 실험 참가자는 10~15세, 24~26세로 구성되었다. 전달용액 집단은 54%만 여성이고, 가다실 집단은 90% 이상, 알루미늄 집단은 100%가 여성이었다. 표본 규모 차이를 감안하더라도 세 집단의 유효한 안전성 분석은 아주 큰 차이를 보여줬다.

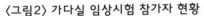

〈그림2〉 가다실 임상시험 참가자 현황

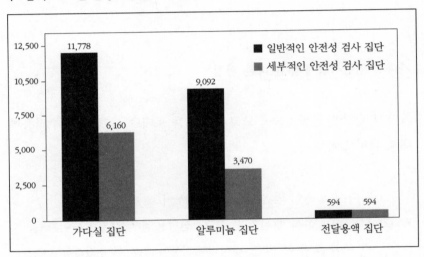

세 집단의 안전성 분석과 비교는 여러 가지 방법으로 이뤄졌다. 먼저 주사부위 통증, 붓기, 발적, 출혈, 가려움증 등의 국소 부작용을 살폈다. 이 증상은 구체적이고, 투약 후 며칠 안에 나타나지만, 정도의 차이가 컸다.

가다실 부작용 사례는 안전성 검사를 세부항목까지 진행한 집단에서 접종 후 5일 내에 나타났다고 보고되었다. 결과에 대한 비교는 〈그림3〉에 나와 있다.

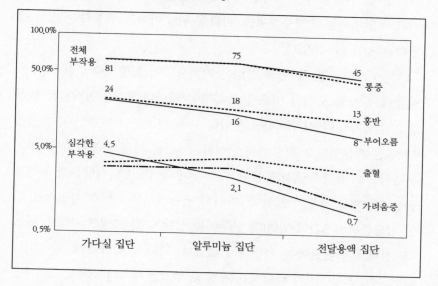

〈그림3〉 접종 후 5일 이내 나타난 부작용

〈그림3〉에서 볼 수 있듯이 81%의 가다실 투여자와 75%의 알루미늄 보조제 투여자들이 통증을 동반한 부작용을 호소했다. 대조적으로 전달용액 투여자들은 절반에 못 미치는 45%가 부작용을 호소했다. 그 래프를 보면 가다실이 가장 부작용이 많고, 그 다음 알루미늄 집단, 전달용액 집단순으로 부작용의 빈도가 확실히 떨어지는 것을 볼 수 있다. 위험물질이 빠지면 빠질수록 안전하다는 것이 통계적으로 유의 미하게 나타나고 있다.

세 집단은 중증 부작용 영역에서는 아주 큰 차이를 보였다. 붓기나 통증 등의 경증 부작용보다는 적었지만, 활성물질에 노출된 집단의 심 각한 부작용은 심란할 정도로 많이 나타났다. 가다실 투여자의 약 5% 에게 중증 부작용이 나타났다. 이것은 전달용액 투여자의 6배에 해당 하는 숫자이다. 알루미늄 투여자들은 2%가 훨씬 넘게 중증 부작용이 나타났다. 전달용액 투여자들의 3배가 넘는 숫자이다. 이것만으로도 머크가 알루미늄 면역증강제를 '비활성 위약'이라고 주장하는 것이 틀렸다는 것을 알 수 있다.

안전을 비교하는 두 번째 방법은 피험자들이 접종 2주 안에 부작용 때문에 참가를 포기한 비율을 조사하는 것이다(그림4). 여기서의 부작용도 실험자들이 '심각'이라고 정의한 아주 일부분만 해당된다. 여기에는 백신 때문이라고 확실하게 단정할 수 없는 사망도 포함되어 있다. 전반적으로 참가중단 비율은 0.5%가 되지 않았지만, 전달용액 투여자들은 단 1명도 관두지 않았다. 가다실 집단에서는 2주 후 사망으로 인한 실험중단이 3건이 있었다. 알루미늄 집단에서는 1명의 사망이 있었다. 전달용액 집단에는 사망자가 없었다. 가다실 집단 4건, 알루미늄 집단 3건, 모두 7건의 중단사례는 중증 부작용에 의한 것이었다. 사망사례는 숫자가 적다는 이유와 백신과 관계없다는 이유로 무시되었다.

〈그림4〉 접종 2주 후 부작용 때문에 실험참가를 중단한 비율

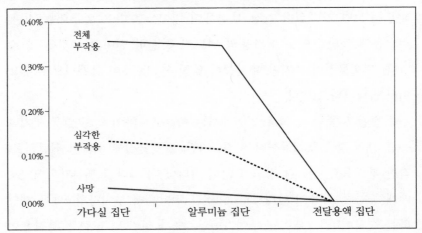

가다실 집단과 알루미늄 집단의 중단 비율은 비슷했다. 실험 검토팀은 이런 이유로 백신실험을 중단할 수 있는 어떤 증상도 묵살했다. 아마 미리 내부적으로 위약집단을 알루미늄 집단으로 정해놨을 것이다. 식품의약국은 이 비중 있는 자료를 분석하면서 단지 중증 부작용의 전반적인 비율만 측정했다. 실험결과는 심각한 중증 부작용의 비율이 가다실 집단과 위약집단에서 비슷하다. 오히려 가다실 집단의 중증 부작용 발생 비율(1%)은 전체 위약 투여 집단의 그것(1.1%)에 비해 낮았다. 별로 놀랄만한 사실도 아니다. 모두 알루미늄 집단에서 도출된 결과이기 때문이다. 전달용액 집단의 중증 부작용은 0%이고, 알루미늄 집단은 1.27%이다.

〈그림5〉 12개월 추적조사 동안 발견된 심각한 부작용

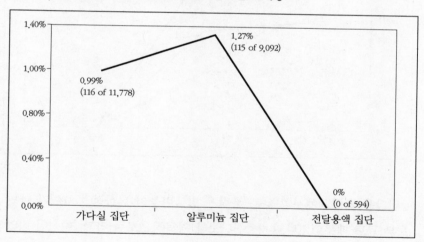

안전 평가에 대한 마지막 접근은 12개월간 모든 실험 대상자들을 상대로 특정 영역의 질병에 대해 장기간의 부작용을 조사하는 것이다(그

림5). 몇몇 질병은 충격적인 패턴을 보여준다. 관절염, 루푸스, 갑상선 염증 같은 자가면역질환은 전반적인 위약집단보다 가다실 집단에서 급격히 증가했다. 이 질병들은 식품의약국 검토자조차 주의사항으로 적고 있다. 자가면역질환은 가다실 집단에서 1천 명당 1명보다 많았지만, 전달용액 집단에서는 1건도 없었다. 2주 내 부작용 발생 분석처럼 사망률 역시 가다실 집단과 알루미늄 집단에서 더 높았다. 전달용액 집단은 장기간의 조사에서도 사망자는 없었다.

〈그림6〉 접종 후 12개월 동안 나타난 반응

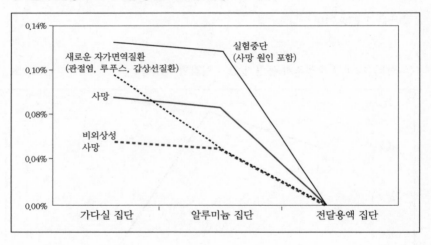

전달용액 집단에서의 낮은 부작용 발생비율이 실질적인 차이가 아닌 표본 규모 때문이거나, 다른 집단보다 평균적으로 어리고, 여성이 적었기 때문일까? 답은 좀 길다.

· 전달용액 집단 내에서 소년과 소녀의 부작용 발생비율을 살펴보

면, 소년들에게 더 높은 비율로 부작용이 발생했다.
· 전달용액 집단 내에서 9~12세와 13~15세를 비교하면 9~12세의
어린 아이들에게 더 높은 비율로 부작용이 발생했다.

전달용액 집단에서나 다른 집단에서나 어릴수록 중증 부작용 비율
이 높았다. 실험중단이나 사망사례도 13~15세 소년 집단에서 더 많이
보였다. 결국 전달용액 집단은 다른 집단보다 더 부작용에 취약한 집
단이었다고 말할 수 있다.

사망을 무시하는 임상시험

중증 부작용 중 가장 심한 사망에 대해서 식품의약국은 가다실과 상
관없다고 결론 내렸다. 물론 그들은 위약집단에게 VLPs를 제외한 모든
백신성분이 주사되었다는 내용은 언급하지 않았다. 사망에 대해서도
간단하게 보고되었다. 오토바이 사고 등으로 사망했을 경우에는 오토
바이를 모는 동안에 경련이나 심장마비가 일어났는지에 대한 자세한
내용은 없다. 생물학적 사망에 대해서도 식품의약국은 가다실이 아니
라 희생자들에게 화살을 돌렸다. 피임약을 복용 중이었다거나, 부정맥
가족력이 있다는 식으로 말이다. 잠깐 식품의약국 보고서의 사망요약
을 보자.

가다실 집단에서는 10명(0.8%), 위약집단에서는 7명(0.7%)이 사망
했다. 대다수의 사망은 부상으로 인한 것이었고, 백신과는 관계

가 없어 보인다. 실험군에서 심부정맥 혈전증, 폐 색전증 사망이 있었고, 두 대상자 모두 호르몬 피임약을 복용 중이었다. 이 증상을 겪은 가다실 투여 대상자는 첫 백신접종에 앞서 다리에 통증이 있었다. 다른 가다실 투여 대상자는 세 번의 백신접종후 578일 후에 췌장암으로 사망했다. 한 젊은 남성은 1회 접종후 27일 뒤에 부정맥으로 사망했다. 이 사람은 강한 부정맥 가족력을 가지고 있었다. 이런 증상들은 백신 투여와는 관계가 없는 듯하다.[17]

모든 사망을 하나로 싸잡아 설명한다고 해도 이토록 많은 어린 대상자들과 압도적으로 많은 여성들이 사망했다는 것은 부인할 수 없다. 사망자 17명중 16명이 여성이고, 가다실을 투여한 15세 남성은 심장마비로 사망했다. 어린 여성들의 정상 사망률은 어느 정도일까? 임상시험 보고서에는 참고 비율이 나타나 있지 않지만, 관련 통계수치가 있다.

카네기 멜론 대학교가 운영하는 사망위험 순위라는 웹사이트는 다양한 범주 안에서 사망률을 상호역동적으로 계산할 수 있는 통계도구를 제공한다.[18] 대다수 임상시험 대상자는 미국과 유럽 출신이었다. 유럽 여성들의 실험 중 사망률은 보수적으로 계산해서 미국보다 30% 낮게 나왔다. 가다실 임상시험 대상인 미국 여성 9~26세의 사망률은 10~19세 10,000명 중 2.75명, 20~26세는 10,000명 중 5.03명이다. 두 집단의 사망률을 섞으면 연간 10,000명 중 4명 정도가 된다.

11,778명의 가다실 대상자 중 90% 이상이 9~23세 젊은 여성이었으니, 4명이 일반적인 사망자수라고 할 수 있다. 최초 검토기간인 45일이

되지 않는, 가다실 접종 2주 이내에 3건의 돌연사가 있었다. 짧은 기간에 사망확률은 평균보다 10배가 높다는 뜻이다.

〈그림7〉 일반적인 미국 여성과 비교한 임상시험 참가자 사망률

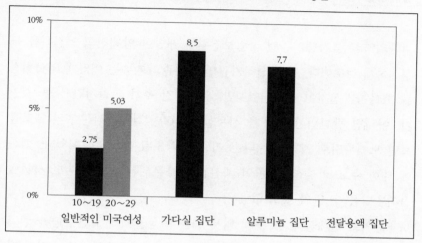

임상시험 12개월 동안의 가다실 투여 대상자의 사망률은 10,000명 중 8.5명(11,778명 중 10명)으로 평균 사망률보다 2배나 높다. 식품의약국 보고서는 이런 높은 사망률에 대해 별로 관심이 없는 대신, '위약' 집단의 사망률과 비교한다. 하지만 알루미늄 집단의 사망자도 역시 '진짜' 대조군보다 높다.

요약하면 임상시험은 비활성 성분이 아닌 면역학적으로 활성 위약을 사용하도록 허용했음을 알 수 있다. 가다실에 이해관계가 있는 보건복지부가 가질 수 있는 편향을 줄이려는 노력 대신 식품의약국은 머크에게 안전성 기준을 낮췄다. 실제로 완벽하게 비활성도 아니었지만, 비활성 물질을 위약으로 쓴 것은 단 한 집단밖에 없었다. 이제 우리는 피할

수 없는 결론에 도달했다. 가다실은 안전하지 않다.

집단접종 권고

식품의약국은 자매기관인 국립보건원이 개발한 암백신의 안전성을 불성실하게 검토했다. 같은 산하기관인 질병관리본부는 어떻게 의사결정을 했을까? 신청이 허가되었지만, 일정기간 추가 관찰기간을 둘 것인가, 아니면 광범위한 사용을 서두를 것인가? 질병관리본부의 행보를 보면 보건복지부 지침과는 다른 기준이 적용된 것을 볼 수 있다. 백신에 대한 주요 의사결정기관인 백신접종 자문위는 신중했을까, 서둘렀을까? 답은 두 말할 것도 없었다.

자문위는 번개불에 콩 구워 먹듯 젊은 여성들에게 집단접종을 권고했다. 이보다 더 빠를 수는 없었다. 2006년 6월, 식품의약국 승인이 떨어지자마자 자문위는 이 백신을 권장했다. 2007년 3월 23일 질병관리본부의『질병 및 사망 주간보고서』를 보면 자문위는 식품의약국이 최종검토를 하는 기간에 이미 즉각적인 승인을 준비하고 있었다.[19]

가다실의 생물학제제 승인일자는 2006년 6월 6일이었다. 승인이 떨어진지 겨우 23일 후인 29일에 자문위는 만장일치로 공식적인 가다실 후원을 시작했다. 투표자 15명 중 2명은 머크와의 재정적 관계로 기권했다. 만장일치의 투표에 더불어 회의는 이미 축하 분위기였다. 수많은 시민들이 독감 백신의 안전문제에 대한 관심 때문에 그 6월 회의에 참석했다.

한 참가자는 가다실 결정에 대한 반응을 다음과 같이 회고했다.

"투표가 끝나자 회의 장소는 갈채로 넘쳐났다. 서로 악수를 하고 등을 두드렸다. 그건 우리에겐 뭔가 이상하고 부적절한 것이었다."

부적절하다고 느껴졌던 이유에 대해 묻자 그는 이렇게 대답했다.

"그 사람들은 너무나도 확고하게 권장을 찬성했다. 그들은 평가가 아니라 축하를 하고 있었다."[20]

제품은 공격적인 출시를 향해 가속도를 냈다. 9개의 다른 기관 대표자들은 가다실을 지지하는 공식성명을 발표했다. 그 사이에 머크가 강력하게 밀어붙여서 어떤 주 관리들은 백신접종 자문위보다도 빠르게 그 줄에 섰다. 2007년 2월, 텍사스의 공화당 소속 주지사인 릭 페리는 입법 과정을 건너뛴 채, 11~12세 소녀들에게 가다실 의무접종을 지시했다.[21]

상업적인 결과는 즉각적으로 강력하게 나타났다. 머크는 승인 직후인 2006년 2분기 사업실적부터 발표를 했고, 그 수익은 급속도로 증가했다. 3분기에는 7천만 달러, 4분기에는 1억5천5백만 달러였다. 2007년에 가다실은 150억에 달하는 수익을 기록했다. 노다지를 본격적으로 캐기 시작한 것이다. 몇 년 후, 머크는 이 기간에 벌어진 가다실의 공격적 마케팅에 대한 비판을 받았다. 쉐일라 로스만과 데이비드 로스만 교수는 의학협회저널(백신사용에 대해 급진적인 입장이 아닌)에 이를 통렬히 비판했다. 그들은 이해관계에 대해서는 언급하지 않았지만, 머크의 극단적인 방법을 지적했다.

이 백신마케팅은 전통적인 관습을 깼다. 이전까지 백신은 그 백신이 예방하는 질병(홍역, 볼거리)이나 개발자(소크나 사빈)의 이름으로 불렸다. 하지만 이 HPV 백신은 다른 모델을 택했다. 이 백신은 상품명인 가다실로 불리고, HPV 바이러스나 성 접촉 전염병을 예방하기 위해서가 아니라, 자궁경부암을 예방한다며 접종을 권고했다. 머크의 CEO가 한 말에 따르면 마케팅 캠페인 역시 '흠잡을 곳 없이' 진행되었다. 2006년 가다실은 '유래 없는 시장'을 만들어내며 제약계의 '올해의 브랜드'로 선정되었다.[22]

이런 비평이 제품 판매를 방해하지는 못했다. 보건복지부가 시장으로 내달릴 때 일부 이의 제기가 있었지만 백신접종 자문위 회의에서 그런 소리는 들리지 않았다. 단 한 사람이 외롭게 일어섰다. 2007년 3월, 가다실이 수익 최고치를 찍고 있을 그때, 임상시험을 진행하던 의사 중 한 명이 이의를 제기한 것이다. 2007년 3월 14일, 인디애나 포트웨인의 작은 신문은 가다실 임상시험과 관련 있는 과학자 중 한 명과의 인터뷰를 실었다. 다이앤 하퍼라는 이름의 과학자는 백신접종 자문위의 권고에 대해 실망을 표명했다.

뉴햄프셔의 다트마우스 의과대학 노리스코튼 암센터의 부인암 예방연구팀장인 하퍼 교수는 이렇게 말했다.
"11세를 대상으로 이 약물을 투여하는 것은 꽤 엄청난 실험입니다. 11~12세의 소녀들에게 가다실 접종을 강제하다니 정말 어이가 없어요. 게다가 부작용에 대한 충분한 증거들도 없으니 안전성은 무시된 겁니다."[23]

하퍼는 가다실의 상업적 성공으로부터 얻을 것이 별로 없었지만 동료와의 관계를 깰 수 있을만한 상당한 위험을 감수했다. 만일 그녀가 임상시험을 담당하는 지부 하나를 운영하는 대신에 식품의약국의 검토 과정을 함께 했더라면 사태가 어떻게 달라졌을지는 그저 상상에 맡길 수밖에 없다. 규제 윤리와 기준이 땅에 떨어진 가운데 왜 이런 기고를 했는지 알아보는 것은 흥미로운 일이다.

포트 웨인의 신디 베빙턴 기자는 어째서 하퍼가 좀 더 큰 언론매체가 아닌 작은 지역신문에 이야기를 털어놨는지에 대해 솔직히 밝혔다.

> 하퍼 교수는 몇 달 동안이나 주요 방송국과 신문사에 자기 이야기를 들어달라고 요청했다고 합니다. 가다실이 사용할 수 있는 것인지, 효과가 있는 건지 말이죠. 결국 하퍼 교수의 이야기를 보도하는 곳은 없었습니다.[24]

왜 가다실 홍보 캠페인의 내부자 비평이 큰 뉴스거리가 되지 않았던 것일까? 그 후 몇 달간, 가다실 부작용에 대한 사후평가 프로젝트는 보건복지부, 생물학제제 평가센터, 백신접종 자문위 사이를 오가다가 식품의약국과 질병관리본부의 '허가 후 안전성 감독' 기관으로 넘겨졌다. 이 시점에 백신 제조사가 면밀히 관찰하는 임상시험은 거의 끝나갔고, 사망자와 중증 부작용 발생은 이제 일반대중을 상대로 조사하는 영역으로 넘어갔다.

미국백신정보센터[25]와 사법감시단[26] 같은 감시단체와 백신 안전성 옹호단체들은 비판적인 분석 보고서들을 발행했으며, 심지어 뉴잉글랜드 의학저널[27]이나 뉴욕타임즈[28] 같은 언론기관들도 비판에 목소리를 모았다. 안전성 데이터가 충분하지 않다고 한 하퍼 교수의 우려는 적중했다. 베빙턴 기자는 하퍼 교수에게 왜 주위에 반대하는 사람이 많았는데도 나서게 되었는지 물었다. 답변은 속 시원할 만큼 간단했다.

"밤에 편하게 잠들고 싶었어요."[29]

3. 가다실 희생자

2008년 7월 20일, 뉴욕포스트는 가다실로 딸을 잃은 한 어머니의 생생한 이야기를 보도했다. 「가다실의 실험쥐로 죽은 딸」이라는 기사에서 리사 에릭즌은 딸의 비참한 죽음에 대해 자세하고 충격적으로 증언한다. 기사는 다음과 같이 시작된다.

> 내 딸은 스파게티오(상품이름-옮긴이), 페퍼로니 소시지, 백합, 아이팟으로 음악듣기, 친구들 웃기기를 좋아했어요. 졸업앨범에 "인생에서 가장 중요한 건 친구들이다."라고 썼을 정도죠. 이제 그 문구는 묘비에 새겨져 있어요.

뉴욕 북부의 라파즈빌 고등학교 선생님들은 17세의 제시카 에릭즌이 전형적인 미국 청소년이었다고 회고했다. 지난 2월, 유니버설 스튜디오로 갈 수학여행을 준비하면서 오빠와 함께 스노보드를 즐기던 그녀는 소프트볼 경기장에서 일하고 있었다. 그러던 어느 날, 금발에 파란 눈을 한 이 우등생은 욕실에서 숨진 채 발견되었다. 이 모든 일은 후두부의 통증과 함께 시작되었다. 가정의학과 전문의의 권고에 따라 제시카는 가다실을 세 차례 접종했다.[30]

슬프게도 제시카 에릭즌은 유일한 사망자가 아니었다. 2006년 후반,

가다실 출시 이후로 백신으로 인해 딸을 잃었다고 주장하는 부모들의 수는 늘어만 갔다. 이제 가다실은 전 세계적으로 팔리는 제품이 되었기에 이 주장은 전 세계에서 제기되었다. 미국은 머크에게 있어 가장 큰 시장이기에, 대부분 사망사고는 미국에서 발생했다. 제시카 에릭즌은 캐나다 국경지역 남단에서 2km 정도 떨어진 뉴욕 북부에 살았고, 지금 부모는 가다실의 진실에 대해 밝히고자 애쓰는 이들 가운데 있다. 그러나 그들은 가다실의 마지막 희생자가 아니었다. 2006년 6월 8일에 허가된 이후에 가다실로 인한 공개적인 사망 보고는 적어도 10개에 이른다. 질병관리본부에는 그보다 더 많은 보고가 은밀히 들어왔다. 백신 부작용 신고시스템에 접수된 사망사고는 100건이 넘는다.

한 가족은 제시카의 갑작스런 죽음과 뉴욕 포스트의 헤드라인 기사와는 다른 방법으로 고통을 세상에 알렸다. 이 가족은 '제니의 여정'이라는 블로그를 통해 백신 부작용으로 고통 받는 딸의 이야기를 한다. 제니 테트락의 부모는 블로그 게시글 서문에 간절한 부탁을 담았다. 딸이 죽지는 않았지만 근육이 굳는 루게릭병으로 알려진 퇴행성 신경 질환 초기라는 진단을 받았다는 것이다.

블로그 주인인 바버라 멜러스, 필립 테틀락, 바버라 샤피로는 사회운동가들은 절대 아니고, 소위 가다실 반대운동에 열심히 참여하는 사람들도 아니다. 그들이 무엇보다 원하는 것은 제니의 목숨을 구할 방법을 찾는 것이었다. 2008년 6월 6일에 올린 글에서 그들은 "의사가 치료법을 찾는 데 도움이 될 중요한 일들 중 하나는 제니 같은 사례를 찾아서 의료적 상황에 대해 교류하고 치료법을 찾아낼 행운을 기대하는 것"이라고 썼다. 희망은 이뤄지지 않은 채 제니는 접종 후 2년만인 2009년 3월에 사망했다.[31]

제시카 에릭즌이나 제니 테틀락의 부모 같은 희생자는 가다실과 관련 사망자의 극히 일부분이다. 사망으로 부작용 신고를 한 많은 가족들은 그들의 비극을 공개적으로 밝히고 싶어 하지 않았다. 부작용 보고시스템에서 제시카처럼 백신접종 후 며칠 내에 돌연사한 경우들은 가다실 임상시험 중에 신고 된 3건의 돌연사와 매우 비슷하다.

　제니 부모의 부탁을 만족시킬만한 똑같은 사례는 드물었다. 그러나 결국 사망에 이른 다양한 급성 부작용과 건강악화 증상에 대한 많은 보고가 공개되었다. 다음 표는 공개된 10건의 사망과 가다실과의 관계를 요약한 것이다. 모든 이야기는 어딘가에서 보고된 적이 있는 것들이며, 대부분은 〈가다실에 대한 진실 The Truth About Gardasil〉이라는 홈페이지에 게시되어 있다. 방문하면 더 많은 이야기를 접할 수 있다.[32]

	이름	첫 백신 접종일	사망일	보고된 원인, 합병증	사망까지 소요된 시간
1	싼타나 발데즈	2006. 12	2007. 8. 31	기도 유두종증을 동반한 급사	3번째 접종후 4개월 이내
2	제니 테틀락	2007. 3	2009. 3. 15	청소년 근위축성 측삭경화증	첫 접종후 퇴행성 증상
3	브룩 펫케비셔스	2007. 3	2007. 3. 26	경련과 폐 색전증을 동반한 급사	첫 접종후 2주 이내
4	제시카 에릭즌	2007. 7	2008. 2. 12	신경학적 증상을 보인 이후 급사	3번째 접종 다음날
5	재스민 소리앳	2007. 9	2007. 10. 12	호흡마비를 동반한 급사	첫 접종후 1개월 이내
6	앰버 카우프맨	2008. 3	2008. 4. 7	경련, 원인불명의 심혈관계 장애를 동반한 급사	2번째 접종후 1주 이내
7	크리스티나 타셀	2008. 6	2008. 6. 23	현기증과 피로증상 후 급사	3번째 접종후 2주 이내
8	모셀라 로버츠	2008. 4	2008. 4. 5	급사	첫 접종후 4일

| 9 | 메건 힐드 | 2008.
5-6 | 2008. 11. 15 | 심각한 두통과 위통을
겪은 후 급사 | 2번째 접종후 2개월 |
| 10 | 재스민 리타나 | 2008. 9 | 2009. 9. 21 | 심혈관계 및 신경학적
항진증상 보인 후 급사 | 3번째 접종후 6개월 |

보건관료의 부패 관행

공중보건관료들이 '면허교부 이후 안전성 감시'라고 부르는 일은 보건복지부 부서 중에는 작은 2개 부서가 책임진다. 식품의약국 백신안전부와 질병관리본부의 백신접종 안전실이다. 생물학제제 평가연구센터가 백신을 허가해주고, 백신접종 자문위가 권고하면 이 두 기관으로 넘어가는 것이다. 이미 밝혔듯이, 이해관계가 있다고 해서 반드시 업무과실, 편향, 불성실 등이 나타나 규제활동이 위축된다는 것을 의미하지는 않는다. 각 부서들은 업무실적으로 평가받는 것이 당연하다. 그러나 보건복지부 면허승인 과정에서 보여준 명백한 편향은 사후 평가과정을 의심의 눈초리로 보게 만든다.

보건복지부 산하 암 연구소는 가다실로 얻는 수익을 곧장 나눠 갖기 때문에 확실한 이해관계를 갖고 있다. 우리는 이제까지 여러 차례의 의사결정 과정에서 가다실의 편의를 봐주는 패턴이 있다는 것을 살펴봤다. 그러나 가다실로 인한 사망자가 늘어남에 따라 개인적인 차원의 자연스러운 질문은 어째서 그 많은 보건복지부 공무원들이 가다실 접종 권고에 크게 반대의사를 표명했던 다이앤 하퍼 교수의 입장을 취하지 않았냐는 것이다. 대답은 가다실 시대에 보건복지부에서 규제와 관련된 주요결정을 했던 몇몇 고위관리들이 어디로 직장을 옮겼는지 보면 알 수 있다. 실제로 이런 이직은 가다실로 인한 직접적이고 재정적인 유착관계보다 더 많은 문화적 문제를 드러낸다. 공무원 경력을 수익 좋은 회사를 차리거나 자문을 하기 위해 이용하는 행태가 만연해 있다.

이런 고위관리들의 이직은 백신을 규제해야 할 기관담당자들과 제약회사, 백신 제조회사, 바이오기업 간의 실제적인 부패관행을 보여준다. 이는 관리들이 실제로 소비자의 이익, 특히 제품 안전성을 지켜야 한다는 상식을 갉아먹는다. 이런 부패관행은 산하 연구소들의 터무니없는 이해관계를 단단히 뒷받침하는 문화적 발판이다. 가다실 규제와 관련이 있었던 일부 관료들의 최근 직업을 간단하게 살펴보면 이런 관행을 볼 수 있다.

(1) 마이크 리빗은 2004년 12월 13일에 보건복지부 장관이 되어 가다실의 의사결정과 관련된 대부분의 책임이 있었다. 2009년 1월, 그는 보건복지부를 떠나 "고객들이 새로운 시장을 창출하고, 제품 가치를 향상시키고, 규제와 배상시스템을 어떻게 헤쳐 나가는지" 돕는 리빗 파트너스라는 컨설팅 회사를 워싱턴DC에 설립했다.[33] 분명 리빗은 고객에게 가다실 사례와 비슷한 자문을 할 것이다. 고객들에게 어떻게 머크처럼 민관합작을 구축할 수 있는지 가르칠 것이다.

(2) 줄리 거버딩은 2002년 7월 3일부터 2009년 1월 29일까지 질병관리본부장으로 근무했다. 거버딩은 가다실 정책을 지휘하여, 식품의약국이 가다실을 검토하는 기간에 백신접종 자

문위에서 신속하게 권고할 수 있도록 했다. 질병관리본부 허가 이후 안전성 감독의 일환으로 백신접종 자문위가 백신 부작용 보고를 검토하는 동안에도 근무했다. 2009년 12월 21일, 공무원 옷을 벗은 지 1년도 되지 않아서 머크는 거버딩을 영입하여, 2010년 1월 25일부로 백신사업부 사장이 되었다. 이 연방 관료는 자신이 규제하던 회사에 취업하는 데 법적 최소 시간만 기다렸다. 한때 가다실을 규제했던 거버딩은 이제 가다실의 성장과 수익성을 직접 책임지게 되었다.

(3) 캐런 골든솔은 2006년 6월에 가다실의 허가에 책임이 있는 식품의약국 생물학제제 평가연구센터 부서인 백신 및 관련 제품 부서장이었다. 2007년 가다실이 인증을 받은 직후 퇴직하고, 팜마넷 컨설팅의 임원이 되었다. 이 회사는 "전 세계적인 약물개발 회사로 제약회사와 바이오 기술산업, 복제약품 및 의료장비 산업에 포괄적인 서비스를 제공"한다. 식품의약국의 다른 실무자들도 이 회사에서 요직을 차지하고 있는데,[34] 백신연구와 검토 부서장이었던 윌리엄 이건은 지금 팜마넷 컨설팅의 부회장이다.

이는 식품의약국 관리들의 수많은 이직 사례 중 아주 작은 부분이다. 많은 관리들이 제약회사가 어떻게 허가 과정을 성공적으로 돌파하여 판로를 만들어갈지 조언하기 위해 식품의약국을 떠난다. 백신과 관련해서는 특히 백신 제조사에게 생물학제제 승인을 받고 신제품의 수익률을 높이는 방법을 전수해주는 생물학제제 연구평가센터 전직 공무원을 위한 특수시장이 형성되어 있다. 파마넷과 같은 회사인 바이오로직스 컨설팅 그룹은 산업계와 식품의약국의 부패관행이 얼마나 만연되어 있는지 보여준다. 바이오로직스는 스스로 이렇게 소개한다.

바이오로직스 컨설팅 그룹은 생물학적 의약품과 의료기기의 개발 및 상업적 생산에 관한 국내 및 국제 규정, 제품개발 조언을 제공하는 컨설팅 회사입니다. 우리 직원은 규제 업무, 제품 제조 및 검사, 약리학, 독성학, 시설 점검, 통계, 프로그램 관리, 임상시험 설계 및 평가 등 각 영역의 전문가들로 구성되어 있습니다. 컨설턴트의 대부분은 생물학제제 평가연구센터, 약물 평가연구센터, 의료방사선기기센터 출신들입니다.[35]

직간접적으로 이해관계에 이토록 깊이 발을 담고 있는 상황을 알고 나면, 가다실 규제자들이 안전성에 대한 심각한 사례들을 무시하고 심하게 산업의 편의를 봐주는 것은 그리 놀랄 일도 아니다.

희생자들에게 정의가 함께 하기를

가다실 규제 활동의 마지막 단계는 아직 끝나지 않았다. 백신으로 인한 사망과 상해에 관한 보상과정이 남아 있기 때문이다. 이 사안에 책임이 있는 보건복지부 기관은 백신상해 보상부서가 있는 보건자원서비스국(HRSA)인데, 이는 흔히 백신법정으로 알려진, 실제 법정과 약간 닮은 백신상해 보상법원에서 보건복지부를 대변한다.[36]

가다실 업무처리 과정에서 다른 보건복지부 기관들의 편향된 행태를 보면 가다실 희생자들이 공정한 보상을 받을 가망이 있는지 알 수 있을 것이다. 국립보건원은 특허권으로 수익을 얻고, 질병관리본부는 적극적으로 가다실을 홍보하고, 식품의약국에서는 이전 동료가 회사들에게 규제위험을 피하고 이익을 지킬 수 있도록 컨설팅 하는 상황에서 HRSA가 가다실 부작용에 대해 공정하고 관대한 보상정책을 독려할 수 있을까?

물론 다른 기관과 마찬가지로 이해관계가 존재하기 때문에 HRSA가 가다실 관련 사건을 처리하면서 편향, 업무과실, 불성실을 보일 것이라고 예단할 필요까지는 없을 것이다. 그러나 우리는 이미 HRSA가 어떤 식으로 반응할지 잘 알고 있다. 자폐증 집단소송의 경우처럼 논란이 많은 분야에서, 탄원인들은 백신상해 보상법원에서 내린 결정에 깊이 실망한 바가 있다. 가다실로 희생을 입은 가족들 역시도 그런 운명을 맞이할 것으로 보인다.

HRSA는 보상을 해주는 백신 부작용 목록에 가다실 부작용을 아직 명시하지 않았다. HRSA는 의학회에 HPV 백신을 포함한 여러 백신들의 상해목록을 위임하고 있다. 부작용 검토위원회로부터 HPV와 인과관계가 인정된 것은 아직 아나필락시스밖에 없다.[37] 가다실 관련 보상 신청자들이 백신상해 보상법원에 보상을 신청함에 따라, HRSA 관리들도 가다실 상해 보상정책을 처음으로 결정하게 됐다. 가다실로 피해를 본 소녀들이 정의를 찾고 있는 것이다. 2010년 3월 13일에 제니 테틀락의 부모는 백신상해 보상법원에 다음과 같이 보상신청을 냈다.

소송에 관한 법률 42조 300aa-10(1996년 개정)에 근거하여 백신

상해 보상법원에, 캘리포니아 버클리의 의사 제임스 컷벌슨으로
부터 2007년 3월 1일에 세 차례의 가다실 백신접종을 받은 이
후, 이 접종으로 인해 유발된 유사 이형 근위축성 측삭경화증
운동신경 저하 질병으로 사망한 미성년자 제니 테틀락을 위해
보상을 요청합니다.[38]

제니 테틀락에게 정의는 힘을 발휘할 것인가? 가다실 프로그램의 개
발부터 승인, 권고, 유지, 수익까지 너무나도 깊이 관련된 기관들을 공
정한 중재자로 신뢰한다는 것은 상상조차 힘들다. 그러나 언제나 희망
은 있다. 보건복지부의 백신 안전성 담당자들도 자신의 아이들이 있을
테니까 말이다. 다이앤 하퍼 교수의 말처럼, 그들도 역시 밤에 편하게
잠들고 싶을 테니까.

이 글을 쓴 마크 블래실(Mark Blaxill)은 자폐
증 딸의 아빠이며, 의료피해자단체인 Canary Party 공동설립자이자 대표이다. 자폐증 유행에 대한
온라인 일간지인 Age of Autism의 편집자이며, 자폐증 단체인 SafeMinds에서 일한다. 자폐증 강연
의 주요 강사이다. 자폐증과 관련된 여러 과학저술을 했다. 프린스턴 대학 우드로우 윌슨 대학원 공
공국제학과를 최우등으로 졸업했으며, 하버드 경영 대학원에서 MBA를 받았다. 단 옴스테드와 함
께 『The Age of Autism: Mercury, Medicine and a Man-Made Epidemic』를 저술했다.

이 글을 쓴 단 옴스테드(Dan Olmsted)는 Age
of Autism의 편집자이며, 마크 블래실과 함께 『The Age of Autism』을 썼다. 그는 2005년 UPI기고
부터 자폐증에 대해 쓰기 시작했다. 아미시교 사람들에게 자폐증이 없다는 이야기와 1940년대 첫
자폐증 보고에 대한 글이었다. USA투데이 원년 멤버로서 편집부국장을 역임했다. 예일 대학을 졸업
했다.

20. 정부의 눈속임과
언론의 받아쓰기

　　　　　　　　　　백신 안전성에 대한 논쟁의 역사는 길고 치열했다. 가장 최근의 일은 1999년 7월이었다. 당시 소아과학회와 공중위생국은 보건복지부를 통해 수은과 백신에 관한 공동성명을 발표했다. 백신접종으로 인해 "생후 6개월 아기들이 연방정부의 기준치를 초과할 정도로 수은에 노출될 수 있다."는 것이었다.[1] 소아기 백신에 들어있는 수은의 양은 환경보호국이 정한 메틸수은의 성인 하루 최대 허용량을 엄청나게 초과했다. 연방정부 기준치로는 메틸수은이 사용되는데, 백신보존제로 쓰이는 티메로살의 에틸수은과 유사한 수은이다.

　환경보호국은 메틸수은의 하루 최대 허용량을 kg당 0.1μg으로 정했다.[2] 이 기준치에 의하면 생후 2개월의 5kg 아기는 한 번에 0.5μg의 수은을 초과 접종해서는 안 된다. 소아과학회와 공중위생국은 생후 2개월 아기가 환경보호국 허용량의 125배가 넘는 62.5μg의 수은을 정기적으로 접종 받았다고 지적했다.

여러 연구결과 티메로살(에틸수은)의 일반적 허용량은 매일 kg당 0.025~0.06μg으로 낮아져야 한다고 알려졌다. 이는 2개월에 접종한 아기는 안전기준의 125배를 넘어 500배의 수은에 노출될 수 있음을 의미한다.[3] 2002년 11월 존스홉킨스 블룸버그 공중보건대학원의 백신안전연구원장인 니일 해슬리 박사는 뉴욕타임지에 이렇게 말했다.

"정말로 믿을 수 없었습니다. 수은량이 μg으로 표시되어 있었으면 이런 문제가 벌써 알려졌을 겁니다. 아무도 정확한 계산을 하지 못했습니다."[4]

당시 공중위생국은 "일부 어린이들이 기존 접종스케줄 때문에 수은이 과다 노출되어 피해를 입었다는 자료나 증거는 없다."고 주장했다.[5] 피해의 증거를 살펴보기도 전에 안전하다고 주장한 것이다.

1999년 11월, 질병관리본부는 많은 양의 티메로살을 접종한 어린이들이 어떤 질병을 앓았는지 평가하는 연구를 시작했다. 이 연구의 선임 유행병학자인 토마스 베르스트래튼은 정부가 "피해의 증거가 없다."고 주장을 편 4개월 후에도 연구에 착수하지 않았다.[6]

질병관리본부는 2003년까지도 그의 연구결과를 발표하지 않았다.[7] 베르스트래튼의 1차 연구결과, 높은 양의 티메로살 접종과 신경발달장애는 연관이 있다고 밝혀졌다. 하지만, 2차 연구를 진행한 베르스트래튼은 이런 결과를 '중립적'이라고 기술했다.[8] 보건복지부는 1999년 7월에도 이렇게 주장했다.

백신 미접종 아기들의 위험성은 생후 6개월까지 티메로살 함유 백신접종으로 생기는 잘 알려지지 않은 작은 위험성보다 훨씬 크다. 의료인들과 부모들은 개별 백신의 선택이 어렵더라도 꼭 모든 아이들에게 백신을 접종해야 한다.[9]

달랑 이 성명 하나로 정부는 티메로살에 노출된 아기의 위험이 '알려지지 않거나' 질병노출로 인한 위험보다 '더 적다'는 입장을 취했다. 공중보건담당 관료들이 방정식 한쪽에 있는 위험 정보를 무시하고 장점만 부각했음을 알 수 있다. 보건복지부는 추가로 이렇게 주장했다. "티메로살이 함유된 백신을 접종 받은 영아나 어린이들이 수은 노출검사를 받을 필요는 없다."[10]

어떤 근거로 보건복지부가 이런 성명을 냈을까? 보건복지부는 아이들이 위험하지 않고 수은 독성검사를 받지 않아도 된다는 것을 증명하기 위한 어떤 기초 연구도 시행하지 않았고, 지금까지도 하지 않고 있다. 아주 강력한 증거에도 불구하고 정부는 피해의 증거가 없다고 부모들을 안심시키려 했다. 증거를 살펴보면 피해가 없다는 말은 거짓이다.

주요 언론매체들은 보건복지부의 주장이나 권장사항을 심층 취재하지 않았으며, 백신안전 활동가들의 주장을 취재하지도 않았다. 공동 성명의 문제점, 언론취재나 질병관리본부의 티메로살 문제 처리는 2005년 탐사기자인 데이비드 커비의 『유해의 증거』가 발간되었을 때에 비로소 알려졌다.[11] 커비는 질병관리본부와 보건복지부의 의심스러운 행동과 결정을 심층적으로 자세하게 설명했다.

잠재적인 대중의 분노를 의식한 듯 질병관리본부는 재빨리 행동을 취해, 홈페이지에 이 책을 살펴보고 반응을 보이겠다고 공고했다. 하지만 질병관리본부는 2005년 말까지 어떤 반응도 보이지 않은 채 이 공고문을 없앴다. 현재까지 정부는 이 책에 대한 어떤 논평도 하지 않았으며, 언론도 보건당국자들에게 책임을 지우는 어떤 보도도 하지 않았다.

법적 위험물질, 티메로살

백신으로 인한 잠재적인 위험성이 자폐증 환자 사회에 의해 밝혀지자, 환경보호국의 수은처리에 대한 규칙이 티메로살 함유 백신에 적용되는가에 초점이 맞춰졌다.

백신의 수은 함유량은 상당히 높아 법적으로 유독물질로 분류되어 있다. 이 물질들은 법에 의거 위험물질 프로토콜에 따라 처리되어야 한다는 사실이 알려지자, 많은 사람들이 백신이 안전하다는 정부의 주장을 더욱 의심하게 되었다. 예를 들면 위스콘신의 위험폐기물 처리 가이드라인은 다음과 같다.

일부 백신에는 티메로살이 0.01%의 비율로 혼합된다(미국에서 승인된 백신의 티메로살 함유량 참조 www.vaccinesafety.edu/thi-table.htm). 티메로살은 중량으로 약 50%의 수은을 함유하고 있다. 0.01%의 티메로살이 들어있는 백신은 약 50mg/L의 수은을 함유하고 있는데, 이는 0.2mg/L로 제한된 위험폐기물 독성 규제기준을 초과하는 것이다. 정부의 위험폐기물 관리요건에 따르면 폐기물코드 D009(수은)를 적용, 폐기된 티메로살을 함유한 백신은 위험폐기물로 관리할 필요가 있을 것이다.… 티메로살이 함유된 백신을 오염 폐기물이나 일반 쓰레기로 관리하는 것은 불법이다.[12]

이미 접종된 티메로살 함유 백신과 현재 사용 중인 독감 백신의 수은농도는 유독물질이나 소아과학회서 권장하는 식수 기준을 훨씬 초과한다.

① 0.5ppb의 수은은 인체 신경 아세포종 세포를 죽인다.
② 2ppb의 수은은 환경보호국이 정한 식수 허용 수은 최고치다.
③ 20ppb의 수은은 신경돌기 막 구조를 파괴한다.[13]
④ 200ppb의 수은은 환경보호국이 위험폐기물로 분류한 액체 수준이다.
⑤ 25,000ppb의 수은은 1990~2001년 사이 미국에서 출생한 영아들에게 접종한 B형간염 백신의 농도와 같다.
⑥ 50,000ppb의 수은은 2, 4, 6, 12, 18개월의 아이들에게 1990년대에 4번씩 접종한 DTaP와 Hib 백신의 농도와 같다. 이 수은농도는 현재 유통되는 다회용 독감 백신(유통량의 94%)과 수막구균 백신, 7세 이상 아이들에게 추가 접종되는 파상풍 백신에 '방부제'로 쓰이고 있다. 이런 사실은 제품설명서에서 확인할 수 있다.[14]

이 정보를 접하고서야 부모들은 유해물질을 태어나는 날부터 접종하라고 했던 2003년까지의 질병관리본부 권장사항에 문제가 있었다는 것을 알게 되었다. 질병관리본부는 현재도 해마다 생후 6개월 이상 모든 미국인에게 똑같은 유해물질이 들어있는 독감 백신을 권장하는 문제점을 반복하고 있다. 현재 아이들에게 접종되는 독감 백신이 마루에 쏟아지면 즉각적으로 대피를 하거나 위험물 처리반이 청소해야 하는 법이 발동될 수도 있다.

하지만 이런 정보는 언론에서 볼 수 없었다. 미디어는 이 정보를 대중에게 알리지 않았고, 심각한 모순에 관해 연방정부의 설명을 요구하지도 않았다. 『직업보건과 안전』이라는 잡지에는 독성폐기물 업체가 다음과 같이 미사용 신종플루 백신 8백만 개 이상을 처리했다고 홍보하는 광고까지 실렸는데도, 언론은 2009~2010 독감 백신 캠페인이 끝날 때까지 이런 사실을 제대로 보도하지 않았다.

> 크린 하버는 매사추세츠 노엘에 있는 의료폐기물 수거업체입니다. 우리는 유해폐기물로 분류되는 티메로살을 다량 포함하고 있는 다회용 독감 백신을 처리합니다.… 크린 하버는 전국의 의료기관을 상대로 사용하지 않은 2009년 신종플루 백신을 파악하여, 수집하고, 처분하는 신종플루 백신 소각서비스를 제공하고 있습니다. 다회용 독감 백신에는 환경보호국이 유해물질로 취급하는 수은으로 만든 많은 양의 티메로살이 있기 때문에 소각되어야 합니다.[15]

백신 뇌병변과 자폐증

백신상해 보상법원은 보상을 제공하기 위해 이미 알려진 백신유발 손상에 관련된 목록을 갖고 있다.[16] 뇌병변은 MMR(홍역, 볼거리, 풍진)백신과 DTaP(또는 백일해균 함유 백신)의 부작용으로 이 목록에 올라있다. 18개월 이상의 어린이에게서 나타나는 뇌병변(encephalopathy-뇌 장애, 뇌손상, 뇌기능의 변화를 의미하는 의학용어) 증상은 '심각하게 저하된 의식수준'이 포함되는데, 열거된 증상은 다음과 같다.

(1) 환경에 대한 반응이 저하되었거나 발생하지 않는다(반응을 보인다면 큰 소리나 고통스런 자극에만 반응).

(2) 시선 마주침이 줄어들거나 발생하지 않는다(가족이나 다른 사람들을 응시하지 않는다).

(3) 외부 자극에 대한 반응이 일관성이 없거나 발생하지 않는다 (친한 사람들이나 사물을 인식하지 않는다).

많은 부모들은 MMR 백신과 백일해균이 포함된 DTP나 DTaP 백신접종 후에 정상적으로 자라던 아이들이 신경적 퇴행을 겪으면서 위와 같은 증상을 겪었다고 보고했다. 그러나 이런 증상은 백신 부작용으로 발생한 뇌병변이 아닌 자폐증으로 진단되었다. 뇌병변의 여러 증상 중하나는 경련이다. 자폐증 진단이 내려진 어린이들의 1/4에서 1/3은 경련도 함께 앓는 것으로 추정된다.[17]

"백신이 유발한 뇌병변과 자폐증은 의학이나 정신보건이라는 두 관점에서 볼 때는 다르게 서술되었지만, 실제로는 같은 것이 아닐까?"

"의사들이 백신 부작용에 대한 훈련을 받지 않았기 때문에, 백신이 유발한 뇌병변이 자폐증으로 잘못 진단되는 것은 아닐까?"

이런 질문은 백신이 자폐증을 유발한다는 부모들의 걱정을 언론이 다루기 시작할 때, 즉 백신상해 보상법원이 국가적인 뉴스가 된 2008년까지는 전혀 수면에 올라오지 않았다.

한나 폴링 사례

2008년 초 존과 테리 폴링은 보건복지부가 딸의 자폐증이 백신이 유발한 것이라고 인정했다고 언론에 발표했다. 10살이 된 한나 폴링은 18개월에 한 번에 9개 종류의 5개 백신을 접종한 후 자폐증을 앓게 되었다. 폴링 부부는 증상이 나타나지 않는 미토콘드리아 장애를 갖고 있던 한나가 백신접종 후 신경학적으로 퇴행하여 자폐증을 앓게 되었다고 주장했다.

존 폴링은 그 당시 존스홉킨스 의대의 촉망 받는 신경과 의사였으며, 부인 테리는 간호사이며, 변호사였다. 한나의 신경퇴행에 대한 의학검사는 빈틈이 없었기 때문에 백신상해 보상법원(VICP)을 거치지 않고 보상해주기로 결정했다. 말을 매우 돌리기는 했지만, 정부는 한나 폴링에게 자폐증을 앓게 한 주범이 백신이라는 것을 인정했다.

언론은 백신과 자폐증 이야기를 심도 있게 다루지 않았다. 하지만, 소비자 안전과 자폐증에 관한 인식을 높이기 위해 활동하는 단체들이 정보를 나누고 변화를 위해 모이고 있었다.

폴링 부부의 기자회견은 CNN에서 생중계 되었고, 이미 불붙은 백신 안전성 토론에 기름을 붓는 격이었다. 연방 보건관료들은 한나 폴링에게는 일어났지만, 백신이 왜 자폐증을 일으키지 않는지 논평해야 했다. 폴링 사건과 백신이 유발한 자폐증에 관한 정부 입장은 완전히 달랐다. 정부의 치졸하고 상충되는 답변은 백신안전에 관해 다음과 같은 더 많은 의문을 발생시켰다.

- 백신은 한나의 자폐증을 유발했는가?
- 미토콘드리아 장애는 아주 드문가?
- 정부는 한나의 피해에 관해 고의적으로 대중을 속였는가?
- 언론은 이 뉴스를 적절히 다루었는가?

정부는 한나가 분명 자폐증을 앓고 있는데도 그것을 부인하려 했다.[18] 정부의 인정서류[19]에는 한나가 자폐증스펙트럼 장애의 특징을 가진 퇴행성 뇌병변을 앓고 있다고 기술했다.[20]

장애의 정의를 보면, 그 장애의 특징을 갖고 있으면 그 장애로 인정받는다. 정부측 변호인들은 한나가 정신질환 편람에 의거 진단된 완전한 자폐증을 앓고 있음을 보여주는 방대한 의료파일에 무제한 접근할 수 있었다. 그러나 그들은 자폐증이 아니라 자폐증과 비슷한 장애를 앓고 있는 것처럼 모호한 용어를 사용하여 한나의 신경장애를 언급했다. 한나의 부모들은 딸이 완전한 자폐증 증상을 앓고 있다고 누누이 언론에 해명했다. 한 과학저널 기사는 자폐증 진단도 확인했다.[21]

주요 언론매체들은 어디로 잠적했는가? 그들은 두 관점에서 실패했다. 먼저 언론은 "어린이 백신의 극적 증가가 자폐증의 극적 증가를 유발하는가?"와 같은 예리한 질문을 피하려는 의도에서 '자폐증과 유사한 증후군' 같은 정부가 사용하는 완곡한 표현을 계속 사용했다. 두 번째로 미디어는 백신접종 찬성자들에게 많은 방송시간을 할애했다.

그들은 백신의 희생자인 한나에게 문제가 있는 것처럼 몰아갔다. 이들은 한나에게 영원히 상해를 입힌 백신이 문제가 아니라, 생명을 살리는 백신을 한나가 받아들이지 못했기 때문이라는 이상한 논리를 앞세웠다. 『뉴사이언티스트』는 이 같은 상황을 이렇게 묘사했다.

> 정부 결정은 백신이 자폐증을 유발하는지에 대해 특별히 언급하지 않는다. 대신 정부변호인들은 백신이 한나의 기존 세포장애를 더욱 악화시켜서 자폐 증상을 보이는 뇌 손상을 유발했다고만 결론 지었다.[22]

이런 모호한 정부선언은 "담배는 기존 유전인자를 악화시켜 암의 증상을 보이는 폐 손상을 유발하는 것인가?"라는 놀림조의 반응을 일으켰다. 2010년말 CBS의 샤릴 애킨슨 기자는 보건복지부의 입장을 다음과 같이 보도했다.

> 부작용을 인정하면서 정부는 백신이 한나의 알려지지 않은 미토콘드리아 장애를 악화시켰다고 말했습니다. 백신이 자폐증의 원인은 아니지만 결과적으로 자폐증을 만들었다는 말입니다.[23]

CNN에 출연한 질병관리본부장

정부가 한나의 상해를 인정한 며칠 후 줄리 거버딩 질병관리본부장은 CNN에 출연했다. 의사이자 의학전문앵커인 산제이 굽타는 폴링 사건과 백신-자폐증 인과설에 대한 정부 입장을 물었다. 굽타는 퇴행성 자폐증을 앓고 있는 아이가 보상을 받아왔는지와 정부가 백신이 한나의 '자폐유사증상'을 일으킨 것을 인정했는지를 주제로 이야기를 시작했다. 그는 중요한 질문에 집중했다. 굽타는 한나가 자폐증인지 자폐유사증상인지 물었다. 거버딩은 답변하지 않았다. 대신 거버딩 본부장은 폴링사례 파일을 읽지 못했다고 주장했다. 굽타는 이 놀랍고 믿기 어려운 발언의 진실여부를 따지지 않았다. 거버딩은 백신 프로그램을 총괄하는 정부기관의 장으로서 의회에 직접 보고했다. 한 정부기관은 백신이 한나의 자폐유사증상을 유발했다고 시인했는데, 거버딩은 TV 출연 전에 한나 파일을 읽지도 않았다는 말인가? 백신이 자폐증을 유발할 수 있는 과정에 대한 다른 파격적인 발언도 있었다.

> 드문 미토콘드리아 장애를 가진 아이들은 어떤 스트레스 상황에 닥칠 때, 세포에서 뇌가 정상적으로 활동할 수 있는 충분한 에너지를 만들어내지 못할 수 있습니다. 우리는 모두 백신이 종종 아이들에게 열을 발생시킨다는 것을 알고 있습니다. 백신접종으로 열이 나거나 다른 합병증이 온다면, 미토콘드리아 장애를 가진 아이들은 확실히 어떤 손상을 입을 수 있습니다. 그 손상으로 온 어떤 증상들은 자폐증의 특징이 나타날 수 있습니다.[24]

거버딩은 백신이 미토콘드리아 장애를 가진 어린이들에게 자폐증을 유발할 수 있다고 말했다. 굽타는 이 발언을 그냥 지나쳤고, 대신 말을 제대로 못 들은 것처럼 다시 질문했다.

"결국 백신이 자폐증을 일으키지 않는다는 말씀이신가요?"

백신-자폐증 인과설에서 벗어날 질문이 나오자 거버딩은 즉각 대답했다.

우리는 아직 자폐증의 원인을 확실히 알지는 못합니다. 이 문제를 해결하기 위해서는 아직 멀었습니다. 하지만 현재까지 적어도 15가지의 매우 과학적인 연구와 의학협회가 조사한 바에 의하면 백신과 자폐증과의 연관은 없다는 결론입니다.[25]

전국적인 뉴스에 출연해서 질병관리본부장이 자폐증과 백신과의 관계에 대해 막 설명을 해놓고, 바로 자폐증과 백신은 관계가 없다고 말한 것이다. 굽타는 이 상충되는 설명에 추가설명을 요구하지 않았다. 대신 백신과 자폐증이 연관성이 없다는 정부입장을 강화하도록 도왔다.

2주 전 질병관리본부는 폴링 사건에 관련이 있는 의사들과 보험회사들과 화상회의를 했다. 이 회의에서 전문가들은 한나의 미토콘드리아 장애가 그렇게 드물지 않을 것이라고 말했다. 발표되지 않은 퇴행성 자폐를 가진 30명의 어린이 연구결과를 보면 이들 모두가 한나와 같은 생체지표를 가지고 있었다. 화상회의에서는 전체 인구집단의 2%에 해당하는 50명 중 1명이 미토콘드리아 장애의 위험이 있는 유전적 변이가 있을 수 있다고 예상했다.[26] 이 정보는 3일 동안 언론에 보도되었지만, 거버딩은 CNN과 인터뷰에서 한나의 장애는 '드물다'고 말했고, 굽타는 이의를 제기하지 않았다. 거버딩은 불안한 대중을 안심시키려는 듯이 워싱턴포스트에 다음과 같이 입증되지 않은 추가적인 발언을 했다.

미토콘드리아 장애가 자폐유사증상과 관련이 있어왔다는 것을 알고 있었고, 이제 알았다. 하지만 이런 백신의 위험을 정상적인 아이들에게 일반화시킬 상황은 아니다.[27]

거버딩은 보기에 단순한 구절인 '정상적인 아이들'을 제대로 설명하지 못했다. 백신을 맞고 자폐증을 얻은 수많은 아이들처럼 한나도 백신접종 전에는 '정상'이었다. 사실 16개월 때, 한나의 사회성은 평균 이상이었으며, 언어구사 능력은 매우 높았다. 한나는 조기중재 프로그램이 필요한 발달장애 아이들에게 보여줄 적절한 사회적 기술을 가진 전형적인 또래모델로 뽑히기도 했다. 수많은 부모들이 백신접종 후에 '정상적인' 자녀들이 자폐증을 나타낼 수 있다는 점과 백신의 안전성에 의구심을 드러냈다. 그들은 어떻게 알게 되었을까? 거버딩의 워싱턴포스트 기고는 몇 가지 골치 아픈 문제를 제기했다.

1. 퇴행성 자폐증 정의는 아이들이 진단받기 전에는 겉으로 신경학적으로 정상이었다는 것이다. 신경학적 민감성을 알아내는 기준이 없는 상태에서 아이들이 백신접종 후 자폐증으로 퇴화할 때까지 모든 어린이들이 '정상'이라는 것을 어떻게 알 수 있나?
2. 백신접종 후 퇴행성 자폐증을 앓는 어린이 중 얼마가 한나처럼 무증상, 무진단 미토콘드리아 장애를 갖고 있는가? 한나처럼 아버지가 신경과 의사여야만 진단 받을 수 있는가?
3. 한나와 같이 건강하게 보이는 아이가 백신으로 퇴행성 자폐증을 얻었다. 자폐증은 미국 어린이의 1%가 걸린다. 왜 한나와 같은 민감성을 백신접종 전에 검사하지 않는가?

질병관리본부 면역호흡기질환 센터장 앤 슈차트는 애틀란타저널 컨스터튜션과의 인터뷰에서 마지막 질문에 대한 대답을 이렇게 했다.

어떤 사람들은 영아와 어린이들이 권장하는 백신접종 전에 미토콘드리아 장애 검사를 제안합니다. 불행하게도 미토콘드리아 질병은 진단하기 매우 어렵습니다. 발달퇴행 징후가 보이기까지 그런 장애를 일반적으로 알아내는 것은 거의 불가능합니다. 정확한 진단을 위해서는 여러 가지 혈액검사와 마취상태에서 근육과 뇌 조직 일부를 떼어내는 생체검사를 해야 합니다. 아무런 증상이 없는 아이를 일상적으로 검사하는 것은 의료적 위험과 의료윤리 문제를 유발하게 됩니다.[28]

슈차트는 간단한 혈액검사를 통해 합리적이고 이용 가능한 미토콘드리아 장애의 '약한 생체지표'를 예측할 수 있다는 말은 **빼놓았다**.[29] 또한 의료적 위험과 의료윤리를 이야기하면서 백신 이야기는 **빼놓았다**. 일부 미토콘드리아 장애를 가진 아이들에게 신경학적 손상을 줄 수 있다는 것을 알면서, 거의 모든 아이들에게 마구잡이로 백신접종을 하고 있는 문제 말이다. 다음해 거버딩은 질병관리본부를 관두고 거대 제약업체인 머크의 백신담당 사장이 되었다.

머크는 MMR 백신을 포함한 여러 어린이 백신을 생산한다. 특히 MMR 백신은 정부가 자폐증으로 발전하는 뇌병변을 일으키는 요인으로 인정한 백신이며, 한나의 자폐증을 유발한 백신 중에 포함되어 있었다. 자폐증 관련단체들은 폴링사례를 맹렬히 토론하고 이의를 제기했지만, 주류언론은 거버딩의 백신 뇌병변과 자폐증에 관한 발언과 머크의 사장이 된 것에 대해 또다시 침묵을 지켰다.

투데이쇼에 출연한 테일러 소아과학회장

소아과 의사들은 백신관리와 판매의 제일선에 서 있다. 이들의 직업단
체인 소아과학회는 백신 안전성을 정부보다 더 강하게 주장했다. 데이
비드 테일러 소아과학회장은 폴링 사건 발표 직후 투데이쇼에 출연해
백신은 어떤 영구적인 상해도 입히지 않는다고 주장했다. 백신이 모든
어린이에게 접종되어야 하냐는 질문에 그는 다음과 같이 대답했다.

> 그렇습니다. 제 생각에는 현재 생산되는 모든 백신은 안전성이
> 증명된 것들입니다. 신뢰할만한 연구들을 보면 백신과 영구상
> 해와는 어떤 인과관계도 없습니다. 백신접종률이 90~95%에
> 달하지 않으면 홍역이나 소아마비가 여전히 유행하는 나라들로
> 부터 오는 병을 막을 수 없습니다. 따라서 모든 어린이들에게
> 백신을 접종하는 것은 매우 중요합니다.[30]

테일러의 말은 사실과 다르다. 백신은 법적으로 '불가피하게 불안전
한' 제품으로 분류되어 있고, 동봉 설명서에도 접종 후에 발생하는 많
은 영구상해들이 열거되어 있다. 보건복지부도 뇌 손상, 마비, 아나필
락시스 쇼크, 발작, 장애, 사망을 포함한 이미 백신으로 원인이 밝혀져
서 보상이 가능한 일련의 질병에 대한 감독을 진행하고 있다.[31]

백신이 영구상해와 아무런 연관성도 없다는 테일러의 부정확한 발언에 대해 소아과학회는 어떤 정정발표도 없었다. 질병관리본부, 식품의약국, 백신상해 보상부서가 있는 보건자원서비스국(HRSA), 보건복지부도 공개적으로 해명하지 않았다. 미디어도 마찬가지였다. 심지어 정부가 백신이 한나의 자폐증을 유발했다고 인정하여 보상한 사건을 다루기 위해 테일러를 초대한 진행자 호다 콥조차 아무 말도 하지 않았다.

테일러의 아버지이며 의사인 데이비드 테일러가 잘 알려진 백신 부작용 사건의 피고였다는 것은 중요한 사실이다.[32] 테일러의 아버지는 이미 DTP 백신에 부작용이 있었던 아이에게 부적절하게 비슷한 디프테리아 백신을 접종하여 심각한 영구적 뇌 손상을 일으켰다. 이 사건은 그 당시 노스 캐롤라이나의 의료사고로는 가장 큰 배상액인 350만 달러가 평결되었다.[33]

이 사건과 유사한 사건에 대해 의사들과 제약회사들은 당연히 재빠르게 움직였다. 당시 지역 소아과학회 임원이던 테일러의 아버지는 백신유발 상해로부터의 면책요구를 이끌었다. 1986년 의회는 국가 소아백신 상해법을 통과시켰다. 이 법은 의사와 제약사들을 배상책임으로부터 보호하고 세금으로 백신피해를 보상하도록 하는 조항이 포함되어 있었다.[34]

자폐증 인과설에 대한 정부 해명

데이비드 커비 기자는 폴링 사례를 취재하면서 백신상해 보상법원 결정에 비추어서 백신이 자폐증을 유발하는지 아닌지에 대한 정부의 공식 입장을 요구했다. 보건자원서비스국(HRSA)의 공보실은 다음과 같이 대답했다.

> 정부는 자폐증이 실제 백신 때문에 유발되었다는 결정에 따라 보상을 한 적도, 보상을 지시한 적도 없습니다. 우리는 뇌병변이나 일반적인 뇌 질병에 대해 보상해왔습니다. 뇌병변은 자폐적 행동, 자폐증, 발작과 같은 의학적 증상을 보일 수 있습니다. 백신 부작용으로 보상을 받은 일부 아이들에게 보상결정이 내려지기 전에 자폐증을 보였거나, 나중에 자폐증 또는 자폐증상을 보일 수 있습니다. 저희는 이와 같은 사례를 추적조사하지는 않습니다.
>
> — 보건자원서비스국 공보실 데이비드 보우만

보우만은 백신이 자폐증을 직접 유발하지 않지만 결과적으로 자폐증을 일으키는 뇌 손상을 유발한다고 말했다. 그러나 이 사례들을 추적조사하지는 않는다고 밝혔다. 커비 기자와 로버트 케네디 주니어는 이 내용을 공표했으나 주류언론은 이를 보도하지 않았다.[35]

〈닥터스〉에 출연한 공중위생국 부국장

2009년 가을, 공중위생국 슈채트 부국장은 〈닥터스〉라는 텔레비전 프로그램에 출연하여 이렇게 말했다.[36]

"일반적인 독감 백신으로 심각한 병에 걸리지 않습니다."

슈채트는 틀렸다. 독감 백신 부작용은 잘 기록되어 있다. 백신상해보상법원은 독감 백신의 심각한 부작용을 계속 보상해왔다. 슈채트는 이야기를 이어갔다.

"지금 사람들이 가지고 있는 다른 질문은 수은에 관한 것입니다. 저는 이 문제와 항상 마주칩니다. 티메로살 방부제 이야기입니다. 이에 대한 많은 연구가 이루어졌습니다. 티메로살 방부제는 어떤 종류의 장기적 부작용과도 과학적 관계가 없습니다."

이 말도 틀렸다. 과학과 의료문헌은 수은과 수은방부제 티메로살이 심각한 건강 문제를 야기한다는 폭넓은 연구결과를 보여주고 있다. 이연구의 몇몇 실례는 부록에 있다. 다시 한 번 언론은 대중에 대한 의무를 수행하지 못했다. 닥터스 방영 이후 미디어는 정부설명에 대한 이의제기나, 질문, 후속 취재를 하지 않았다.

꼬리에 꼬리를 무는 의문

폴링사건 이후 자폐증관련 단체들은 이런 합리적인 질문을 던졌다.

"얼마나 많은 백신유발 자폐증 사건이 대중에게 알려지지 않고 보상받았는가?"

2011년 4월, 『페이스 환경법 리뷰』는 백신 유발 뇌 손상으로 보상 받은 83명의 어린이가 자폐증이나 자폐스펙트럼장애가 있다고 밝혔다.[37] 이런 조사결과는 백신과 자폐증의 연관성에 대한 대중의 우려를 다시 고조시켰으나, 정부는 조사에 착수하지 않았다. 2012년 4월, 질병관리

본부는 자폐증 환자 비율이 단 2년 사이 110명당 1명에서 88명당 1명으로 증가했다고 발표했다.[38]

이 같은 극적인 증가에 대해 정부설명은 없었다. 여러 자폐증 단체는 뉴욕 기자회견에서 자폐증 유행, 백신상해 보상법원(VICP), 자폐증 연구를 감독하는 몇몇 연방 보건공무원의 해고를 다루는 청문회를 요구했다.[39] 댄 버튼 하원의원도 이 요구에 동참했다. 버튼 의원은 그의 주도하에 진행된 과거 청문회를 언급하며 『힐』에 다음과 같이 기고했다.

> 지금은 자폐증 유행에 대해 적극적으로 대처할 때이다. 우리의 조사결과 과거 수년간 시스템이 붕괴되었다는 것이 발견되었다. 신속하고 공정해야 할 것들이 느린 논쟁으로 변화했다. 지난 10년간 백신상해 보상법원에 대한 의회 감독은 이뤄지지 않았다. 시스템은 개선은커녕 더욱 악화되었다. 의회가 이 문제를 재검토해 백신 프로그램의 실질적인 개혁을 고려할 때이다.[40]

자폐증을 앓는 아이들의 부모는 아직도 개혁을 기다리고 있다.

현재의 백신 안전에 관한 공식적 설명

티메로살

자폐증의 지속적이고 놀라운 증가와 심각한 우려에도 불구하고 질병관리본부의 홈페이지에는 티메로살에 대해 다음과 같이 설명하고 있다.

"백신에 함유된 소량의 티메로살은 주사 부위가 빨개지고 붓는 것과 같은 작은 부작용을 제외하고는 신뢰할만한 유해 증거는 없다."[1]

질병관리본부는 조심스럽게 다듬어진 표현을 사용했다. 1999년에 주장한 것처럼 "유해의 증거 없음"이라고 말하지 않고 "신뢰할만한"이라는 말을 붙였다. 이 말은 질병관리본부는 '신뢰'하지 않지만, 어느 정도 증거가 있다는 뜻을 함축하고 있다.

백신과 자폐증

현재 질병관리본부 홈페이지에는 "백신이 자폐스펙트럼장애를 유발하는가?"에 대해 이렇게 답변하고 있다.

"백신과 자폐스펙트럼장애 간의 인과설을 조사한 많은 연구가 시행되었다. 현재까지 연구결과는 백신과 자폐스펙트럼장애 간 인과성은 없다는 점을 보여주고 있다."

이 설명은 백신안전에 관한 현재 의학을 그대로 기술하고 있지 않다. 일부 연구결과가 백신과 자폐증이 관련 없다고 말하고 있는 동안, 많은 연구가 티메로살과 같은 백신 속 중금속이 자폐증을 일으킨다는 것을 보여주고 있다.

데소토와 히트랜이 연구한 메타분석을 보면 티메로살과 같은 중금속과 자폐증과의 연관성에 대해 인정한 관련연구는 전체의 74%로 나타난다. 현재 자폐증-백신 인과설을 지지하는 연구는 대략 60편에 이른다. 그러나 부모들이 자녀들의 백신접종에 관해 충분히 알고 결정을 내리려고 '백신과 자폐증'으로 구글을 두드리면, 질병관리본부의 부정확한 주장이 첫 번째 검색결과로 뜬다. 자기들에게 정확한 정보를 제공하고 있다는 부모들의 신뢰는 잘못된 것이다.

2012년 초에 이 글을 집필하던 중 현재 백신-자폐증 인과설에 대한 질병관리본부의 입장을 확인하기 위해 직접 접촉해봤다. 토마스 스키너 공보관은 다음과 같은 답변을 보내왔다.

> 자폐증은 미국 전역에서 수천의 가정에 어려움을 안기고 있습니다. 과학자들은 자폐증의 직접적인 원인이 무엇인지 잘 모릅니다. 그러나 세계의 최고로 명석한 과학자들이 수행한 치밀한 연구결과 백신과 자폐증의 연관성은 나타나지 않습니다. 언젠가는 추가적인 연구로 자폐증의 한 가지 아니면 여러 원인들에 대한 답변을 제공할 수 있기를 바랍니다.
>
> — 2012년 4월 28일 토마스 스키너

이 답변이 현재의 연구결과와 일치하지 않기에 후속 메일을 보냈다. 이 메일에서 백신과 자폐증을 연관성을 나타내는 이 글 부록에 열거된 60편의 연구리스트를 보내고, 3가지 정보를 요구했다.

(1) 백신과 자폐증의 연관을 부정하는 연구리스트
(2) 백신과 자폐증의 연관을 보여주는 연구에 대한 언급이 없는 이유
(3) 위 답변에 책임이 있는 사람이나 위원회

이 책이 나오기까지 질병관리본부는 이에 대해 아무런 답도 주지 않았다.

보건복지부 장관 "동등하게 보도하면 안 됩니다"

백신 안전성에 관한 정부의 수많은 불완전하고 잘못된 발표는 이외에도 수없이 많다. 왜 언론은 정부가 계속 이렇게 하도록 내버려두는 것일까? 정부가 언론에게 그렇게 하도록 요구하는 것도 한 가지 이유가 될 수 있다. 2010년 3월 신종플루 논쟁이 한참일 때, 리더스 다이제스트는 캐슬린 시빌리어스 보건복지부 장관에게 "백신에 대한 대중의 불신을 어떻게 생각하는가?"라고 물었다.

> 반대되는 과학적인 증거에도 불구하고 백신이 여러 문제를 야기한다고 주장하는 사람들이 있습니다. 과학이 백신 안전성을 보여줬고, 계속 보여주고 있는데, 이런 사람들에게 동등한 중요성을 부여해서 보도하지 않도록 언론사와 접촉하고 있습니다.[42]

오바마 행정부나 리더스 다이제스트도 이 놀랄만한 발언에 대해 해명을 요구하지 않았다. 보건복지부가 어떤 언론사와 접촉했고, 어떤 것을 보도하지 말라고 요구했고, 어떤 언론이 이 요구를 받아들였는지 아직까지 불확실하다.

현대의 젬멜바이스 반사

정부가 백신을 공중보건의 초석이라고 묘사하고 있는 것처럼 의학계도 백신을 현대의학의 기적이라고 옹호한다. 광범위하게 존재하는 백신 부작용을 공공연하게 부정하는 것이 불가능하다고 생각할 수도 있지만, 이런 현상은 예전에도 있었다.

1800년대 중반 오스트리아 빈에서는 산모들이 지금은 없어진 '산욕열'이나 '분만열'로 알려진 병으로 출산 이후 금방 죽는 일이 많았다. 분만하기 위해 병원에 들어서서 아기를 집에 데려가기 전에 산모가 죽을 확률은 대략 16%에 이르렀다. 그러나 조산원에서 분만하는 산모들의 치사율은 매우 낮았다.

1847년 페스트 대학교의 산과교수였던 이그나츠 젬멜바이스는 이 열로 사망한 동료의사를 부검한 후에 자신도 이 병에 걸렸다. 그는 부검할 때 묻은 병의 입자들이 자기 손에 남아있었다고 가정했다. 분만열로 인한 산모사망이 굉장히 많은 이유가 의대 부속병원의 의사들과 학생들이 환자를 검사하거나 부검한 후에 적절히 손을 씻지 않고 신생아를 받기 때문이라고 추정한 것이다. 젬멜바이스는 새로운 살균 가이드라인을 도입해 산모치사율을 1.27%로 떨어뜨렸다.[43]

젬멜바이스가 이런 이야기를 발표하자, 의료계는 축하 대신 젬멜바이스를 맹렬히 비난했다. 그는 공격당하고, 조롱당했으며, 직장에서 쫓겨났다. 그 후 그는 신경쇠약을 앓았다. 젬멜바이스 동료는 전문적인 조언을 하는 척 정신병원을 찾아보라고 권했고, 그는 그곳에 갇혀서 2주 만에 사망했다. 그곳에서 직원들로부터 구타당해서 사망했다는 이야기와 산욕열로 사망했다는 이야기가 있다.

젬멜바이스의 발견 이후 20년이 지나서야, 루이스 파스퇴르와 조셉 리스터의 연구로 청결과 위생의 시대가 오기 시작했고, 의학적 살균이 도입되었다. 대중을 위해 젬멜바이스는 의사들에게 산모의 죽음에 큰 책임이 있다는 반갑지 않은 소식을 전했다. 하지만 의사들은 이 나쁜 소식을 들을 준비가 안 되어 있었다. 이 놀라운 사건은 종종 의학계에서 적절한 조사가 이루어지지 않은 새로운 과학정보에 대한 젬멜바이스 반사(반사적 거부)로 알려지게 되었다.[44]

백신 부작용 부정은 현대판 젬멜바이스 반사이다. 어린이들의 복지를 위해 열정적으로 노력하는 소아과 의사들은 의사에게 자폐증 책임이 있다는 발상에 혐오감을 느끼는 것이다. 보건복지부나 질병관리본부와 같은 정부기관과 소아과학회에서 발표하는 내용은 그럴듯한 구실을 준다. 백신이 진료 받으러온 아이들과 이 사회에 심각한 피해를 유발하고 있다는 사실을 알고 싶지 않거나 인정하고 싶지 않은 사람들에게 말이다.

정부와 미디어의 책임 의식 결여

합리적인 과학에 근거해서 공중보건을 시행하고 결정하는 것은 정부의 책임이다.[45] 정부의 주장에 도전하며 취재하는 것은 언론의 책임이다. 언론이 백신과 자폐증에 관한 진실을 추적하지 않고 직설적인 질문을 던지지 않는 것은 더 큰 실패에 직면했다. 바로 의무를 저버린 것이다.

정부와 언론에 갖는 대중의 믿음은 부패, 배신, 직권남용과 같은 사건들이 자꾸 발생함에 따라 계속 무너진다. 정부와 미디어가 백신안전에 관한 이야기를 조종하려 해도 이 토론의 주요 참가자인 부모들은 진실을 알아가고 있다. 2010년 10월 실시한 미시간 대학의 여론조사 결과 89%의 부모가 가장 시급한 연구로 백신안전을 꼽았다.[46] 언제나 최후의 보루는 국민이다. 오늘날 국민은 국가 백신접종 프로그램의 신중함, 합리성, 책임감을 강력하게 요구하고 있다.

이 글을 쓴 진저 테일러(Ginger Taylor)는 보수적인 기독교 작가, 강연자, 활동가이다. 블로그 Adventures in Autism에서 자폐아 양육, 자폐증 정책, 건강, 백신접종, 사전 정보제공 후 동의, 기업과 정부의 부패에 대해서 쓰고 있다. 존스홉킨스 대학에서 임상상담으로 석사를 취득했고 가족상담사로 일했다. 자폐증 치료와 연구의 현재 상황에 대해 의료전문가들을 교육했던 질병관리본부의 첫 번째 자폐증 컨퍼런스의 운영위원으로 참가했다. 발달장애 지원단체인 Greater Brunswick Special Family를 설립했다.

〈부록〉 백신-자폐증 유발 이론을 뒷받침하는 연구

아래 연구들은 백신이 자폐증을 유발한다는 것을 지지하는 연구들이다.

수은과 자폐증 연구

1. 수은이 포함된 B형간염 백신을 3차 접종한 아동은 비접종 아동보다 발달장애 확률이 더 높았다.

   Gallagher, Carolyn, and Melody Goodman. "Hepatitis B triple series vaccine and developmental disability in US children aged 1–9 years," Journal of Toxicological &Environmental Chemistry 90, no.5(Sep 2008): 997–1008.

2. 티메로살을 포함한 B형간염 백신의 출생시 접종은 소년에게 자폐증을 유발할 수 있다.

Gallagher,C.M.,and M.S. Goodman."Hepatitis B Vaccination of Male Neonates and Autism," Annals of Epidemiology 19 no.9(Sep 2009): 651-80.

3. 연구결과는 자폐증과 금속 농도 사이에 잠재적 연관성을 보여 준다. 특히 출생지역의 공기 오염, 특히 솔벤트와 관계가 있다.

Windham, Gayle C., Lixia Zhang, Robert Gunier, Lisa A. Croen, and Judith K. Grether. "Autism Spectrum Disorders in Relation to Distribution of Hazardous Air Pollutants in the San Francisco Bay Area", Environmental Health Perspectives.114 no.9(Sep 2006).

4. 수은을 배출하는 석탄 화력발전소에 가까이 사는 아이일수록 자폐 확률이 아주 높아진다.

Palmer, Raymond F., Stephen Blanchard, and Robert Wood. "Proximity to point sources of environmental mercury release as a predictor of autism prevalence", Health & Place 15 no.1 (2008):18-24.

5. 수은 450kg이 배출될 때마다 특수교육 수요는 43% 증가했고, 자폐아 비율은 61% 증가했다. 수은오염과 특수교육 수요의 관계는 증가하는 자폐와 밀접한 관계가 있다.

Palmer, Raymond F., Stephen Blanchard, Zachary Stein, David Mandell, and Claudia Miller. "Environmental mercury release, special education rates, and autism disorder: an ecological study of Texas", Health & Place 12 no.2 (2006):203-9.

6. 신경학적으로 평범한 아이들과 비교하여, 자폐아들은 낮은 글루타치온 농도와 관련한 유전자 변이를 많이 갖고 있다. 글루타치온은 아미노산의 일종으로서 독소배출 메커니즘에서 아주 중요하다. 이런 아이들은 출생전후 뇌와 면역계가 낮은 농도의 납과 수은에도 민감한 반응을 보여 더 위험하다.

Rose, Shannon, Stepan Melnyk, Alena Savenka, Amanda Hubanks, Stefanie Jernigan, Mario Cleves, and S. Jill James. "The Frequency of Polymorphisms affecting Lead and Mercury Toxicity among Children with Autism", American Journal of Biochemistry and Biotechnology 4 no. 2(2008): 85-94.

7. 현재 독감 백신 같은 수은함유 백신에 들어있는 티메로살은 면역시스템을 혼란시킬 수 있다: DCs는 기본적으로 RyR1 채널 복합체에 나타나고, 이 복합체는 아주 낮은 수준의 TH1에 의해 분리된다. IL-6분비 조절장애는 분자수준에서 면역조절장애를 나타낼 수 있다. RyR1 복합체는 수은에 대한 면역계의 유전적 민감성을 나타내는 것일 수 있다.

Goth, Samuel R., Ruth A. Chu, Jeffrey P. Gregg, Gennady Cherednichenko, and Isaac Pessah. "Uncoupling of ATP-mediated Calcium Signaling and Dysregulated IL-6 Secretion in Dendritic Cells by Nanomolar Thimerosal", Environmental Health Perspectives 114 no.7 (2006).

8. 포르피린 농도는 수은독성 지표이다. 자폐아는 높은 포르피린 농도를 나타냈다. 아스퍼거증후군도 높은 포르피린 농도를 나타냈지만, 자폐아만큼은 아니었다. 일부 자폐아에 대해 DMSA 킬레이션 치료를 했는데, 소변에서 포르피린 수치가 상당히 떨어졌다. 이 결과는 자폐아동이 환경적 독성의 영향을 받았다는 것을 의미한다.

Nataf, Robert, Corrinne Skorupka, Lorene Amet, Alain Lam, Anthea Springbett and Richard Lathe. "Porphyrinuria in childhood autistic disorder: Implications for environmental toxicity", Toxicology and Applied Pharmacology, 214 (2006): 99-108.

9. 질병관리본부는 에틸수은 주사가 안전하다고 주장하기 위해

메틸수은 안전기준을 사용했다. 이 연구는 에틸수은 주사의 위험도를 결정하는데 메틸수은 기준은 부적합하다는 것을 보여준다. 에틸수은 주사는 메틸수은 주사보다 더 뇌에 축적된다.

Burbacher, Thomas M., Danny D. Shen, Noelle Liberato, Kimberly S. Grant, ElsaCerniciari, and Thomas Clarkson. "Comparison of Blood and Brain Mercury Levels in Infant Monkeys Exposed to Methylmercury or Vaccines Containing Thimerosal", Environmental Health Perspectives 113 no.8 (Aug 2005): 1015–21.

10. 티메로살은 메틸화반응을 손상시킨다. 메틸화반응은 글루타치온을 생산하는데 이것은 인체에서 독성금속을 제거하는 가장 중요한 요소이다.

Waly, M., H. Olteanu, R. Banerjee, S.W. Choi, J.B. Mason, B.S. Parker, S. Sukumar, S. Shim, A. Sharma, J.M. Benzecry, V.A. Power–Charnitsky, and R.C. Deth. "Activation of Methionine Synthase by Insulin–like Growth Factor–1 and Dopamine: a Target for Neurodevilopmental Toxins and Thimerosal", Molecular Psychiatry9 no.4 (July 2004):358–70.

11. 신경손상 증가와 연관된 글루타치온의 낮은 수준은 티메로살에 의한 것이다.

James, S.J., William Slikker, III, Stepan Melnyk, Elizabeth New, Marta Pogribna, and Stefanie Jernigan. "Thimerosal Neurotoxicity is Associated with Clutathione Depletion: Protection with Clutathione Precursors", Neurotoxicology 26 (Jan 2005): 1–8.

12. 자폐는 글루타치온 감소와 미토콘드리아 기능 이상, 항산화작용 이상, 항독소작용 이상과 관계된다.

James, S. Jill, Shannon Rose, Stepan Melnyk, Stefanie Jernigan, Sarah Blossom, Oleksandra Pavliv, and David W. Gaylor. "Cellular and mitochondrial glutathione redox imbalance in lymphoblastoid cells derived from children with autism", FASEB Journal 23 (Mar 2009):2374–83.

13. 독감 백신의 구성성분 중 하나인 티메로살에 약간만 노출되어
    도 미토콘드리아 기능이상이 되어 신경세포가 세포자살하게
    될 수 있다.

Yel, L., L.E. Brown, K. Su, S. Gollapudi, and S. Gupta. "Thimerosal induces
neuronal cell apoptosis by causing cytochrome c and apoptosi−inducing factor
release from mitochondria", International Journal of Molecular Medicine, 16 no.6
(Dec 2005): 971−7.

14. 티메로살 노출은 미토콘드리아 이상으로 세포자살을 야기시킨다.

Humphreya, Michelle L., Marsha P. Coleb, James C. Pendergrassc, and Kinsley K.
Kiningham. "Mitochondrial mediated thimerosal−induced apoptosis in a human
neuroblastoma cell line(SK−N−SH)", Neurotoxicology 26 no.3 (Jun 2005): 407−16.

15. 저용량 티메로살 노출이 어떻게 자폐와 관계되는지 쥐의 소뇌
    에 주사했을 때 효과와 자폐환자의 뇌 병리 상태를 비교한다.

Minami, T., E. Miyata, Y. Sakamoto, H. Yamazaki, and S. Ichida. "Induction of
metallothionein in mouse cerebellum and cerebrum with low−dose thimerosal
injection", Cell Biology and Toxicology 26 no. 2 (Apr 2009): 143−52.

16. 염화수은은 인간비만세포에서 VEGF(혈관내피세포증식인자)와
    IL−6배출을 자극한다. 이 현상은 뇌혈관장벽을 파괴하여 뇌의
    염증을 야기할 수 있다. 이 연구는 저용량의 수은이 아스퍼거
    증후군의 병리에 얼마나 영향을 끼치는지의 생리학적 메커니
    즘을 제공한다.

Kempuraj, Duraisamy, Shahrzad Asadi, Bodi Zhang, Akrivi Manola, Jennifer
Hogan, Erika Peterson, and C. Theoharides. "Mercury induces inflammatory
mediator release from human mast cells", Journal of Neuroinflammation7 no.20
(2010).

17. 티메로살은 글루타치온을 격감시키고 염증을 유발한다.

Agrawal, A., P. Kaushal, S. Agrawal, S. Gollapudi, S. Gupta, and J. Leukoc. "Thimerosal induces the responses via influencing cytokine secretion by human dendritic cells", Journal of Leukocyte Biology 81 no.2 (Feb 2007): 474–82.

18. 자폐에는 뇌 염증과 자가면역이 존재한다.

Vargas, D.L., C. Nascimbene, C. Krishnan, A.W. Zimmerman, and C.A. Pardo. "Neuroglial Activation and Neuroinflammation in the Brain of Patients with Autism", Annals of Neurology 57 no.1(Feb 2005): 67–81.

19. 자폐환자의 부검결과 만성적인 뇌 염증을 발견할 수 있었고 이 것은 교세포 작용으로 인한 뇌 면역시스템과 관계되어 있다.

Charleston. J.S., R.P. Bolender, N.K. Mottet, R.L Body, M.E. Vahter, and T.M. Burbacher. "Increases in the number of reactive glia in the visual cortex of Macaca fascicularis following subclinical long–term methyl mercury exposures", Toxicology and Applied Pharmacology 129 no.2 (Dec 1994):196–206.

20. 백신접종을 한 유인원 유아는 비접종군에 비해 뇌가 화학적, 구조적으로 바뀌었다. 백신접종군에서는 자폐환자에게 보이는 큰 뇌가 관찰되었다.

Hewitson, Laura, Brian J. Lopresti, Carol Stott, N. Scott Mason, and Jaime Tomko. "Influence of pediatric vaccines on amygdala growth and opioid ligand binding in rhesus macaque infants: A pilot study", Acta Neurobiol Experimentalis 70 (2010):147–164.

21. 산화스트레스는 자폐와 관계있다.

Sajdel–Sulkowska, Elizabeth M., Boguslaw Lipinski, Herb Windom, Tapan Audhya, and Woody McGinnis. "Oxidative Stress in Autism: Elevated Cerebellar 3–nitrotyrosine Levels", American Journal of Biochemistry and Biotechnology 4 no.2 (2008):73–84.

22. 자폐와 신경괴사, 독성, 산화스트레스, 뇌 크기 증가, 글루타치
온 반응 등은 서로 관계가 있다.

Kern, Janet K., and Anne M. Jones. ""Evidence of Toxicity, Oxidative Stress, and Neuronal Insult in Autism,"" Journal of Toxicology and Environmental Health 9 (2006): 485-99.

23. 산화스트레스는 자폐의 심화에 많은 영향을 미친다.

Chauhan, A., and V. Chauhan. "Oxidative Stress in Autism", Pathophysiology 13 no.3 (2006): 717-81.

24. 높은 혈중 수은농도는 ADHD와 관계가 있다.

Cheuk, D.K.L., and V. Wong. "Attention-deficit hyperactivity disorder and blood mercury level: A case-control study in Chinese children", Neuropediatrics 37(2006): 234-40.

25. 혈중 수은농도와 자폐스펙트럼장애 진단은 밀접한 관련이
있다.

DeSoto, M. Catherine, and Robert T. Hilan. "Blood Levels of Mercury are Related to Diagnosis of Autism: A Reanalysis of an Important Data Set", Journal of Child Neurolog. 22 no.11 (2007): 1308-11.

백신-자폐 유발이론을 지지하는 연구

26. 자폐증은 출생 후 사건, 만성적 뇌 문제, 감염 등의 영향을 받
는다.

Herbert, Martha R. "Autism: A Brain Disorder, or A Disorder that affects the Brain." Clinical Neuropsychiatry 2 no. 6 (2005): 354-79.

27. 신경학적 퇴행에 대한 부모 보고의 신뢰성은 확실하다.

Werner, E., and G. Dawson. "Validation of the Phenomenon of Autistic Regression using Home Videotapes", Archives of General Psychiatry 62 no. 8 (2005): 889–95.

28. 백신상해 보상법원에서 보상받은 한나 폴링에 대한 사례연구에서 그녀의 미토콘드리아 이상은 자폐와 관련 있었다.

Poling J.S., R.E. Frye, J. Shoffner, A.W. Zimmerman. "Developmental Regression and Mitochondrial Dysfunction in a child with Autism", Journal of Child Neurology 21 no. 2(Feb 2006): 170–2.

29. 커진 뇌와 독소손상은 자폐와 관계가 있다.

Herbert, Martha R. "Large Brains in Autism: The Challenge of Pervasive Abnormality", The Neuroscientist 11 no. 5 (2005): 417–40.

30. 어린이 백신에 사용되는 알루미늄 보조성분은 신경세포사를 야기한다.

Petrik, Michael S., Margaret C. Wong, Rena C. Tabata, Robert F. Garry, and Christopher A. Shaw. "Aluminum adjuvant linked to gulf war illness induces motor neuron death in mice", Neuromolecular Medicine 9 no. 1 (2007): 83–100

31. 미토콘드리아 이상은 자폐와 관계있다.

Gargus, J. Jay, and Faiqa Imtiaz. "Mitochondrial Energy–Deficient Endophenotype in Autism", American Journal of Biochemistry and Biotechnology 4 no.2 (2008): 198–207.

32. 자폐증의 시작은 태아시기 혹은 출산초기 환경, 감염, 경련, 자가면역공격 등이 면역반응의 방아쇠가 되어 뇌에서 활성산소

를 증가시켜 DNA손상(핵과 미토콘드리아)을 일으키고 대사효소의 작용을 방해한다. 이런 염증과 산화스트레스는 발달초기부터 지속적인 기능이상을 야기하고 잠재적으로 더 많은 악화요인을 만들어낸다.

Anderson, Matthew P., Brian S. Hooker, and Martha R. Herbert. "Bridging from Cells to Cognition in Autism Pathophysiology: Biological Pathways to Defective Brain Function and Plasticity:, American Journal of Biochemistry and Biotechnology 4 no. 2 (2008): 167-76.

33. 자폐는 미토콘드리아 기능이상과 관련도가 높다.

Oliveira, G., A. Ataíde, C. Marques, T.S. Miguel, A.M. Coutinho, L. Mota-Vieira, E. Gonçalves, N.M. Lopes, V. Rodrigues, H. Carmona da Mota, and A.M. Vicente. "Epidemiology of autism spectrum disorder in Portugal: prevalence, clinial characteriszation and medical conditions", Developmental Medicine & Child Neurology 49 no. 10 (Oct 2007): 726-33.

34. 자폐는 자가면역과 관계있다. 어떤 자가면역 특성은 MMR 백신과 관계있는 것 같다.

Kawashti, M.I., O.R. Amin, and N.G. Rowehy. "Possible Immunological Disorders in Autism: Concomitant Autoimmunity and Immune Tolerance", The Egyptian Journal of Immunology 13 no. 1 (2006): 99-104.

35. 자폐아는 홍역바이러스에 과면역 반응을 보인다. 자연적인 홍역감염이 없는 상태에서 백신이 유발하거나 재활성화된 백신 등에 대해 비정상적 면역반응을 보일 수 있다.

Singh, V.K., and R.L. Jensen. "Elevated levels of measles antibodies in children with autism", Pediatric Neurology 28 no. 4 (Apr 2003): 292-4.

36. 자폐 발병율의 증가는 더 나은 진단기술로 설명되는 인위적 통

계의 결과물이 아니다. 자폐 진단의 증가는 실제로 자폐가 증가하는 것이다. 유전적 질병이 전염되는 경우는 없기에, 자폐 증가는 유전적 원인이 아니라 아이들이 자라나는 환경의 변화로 인한 것이 틀림없다.

Hertz-Picciotto, I., L. Delwiche. ""The rise in autism and the role of age at diagnosis," Epidemiology 20 no. 1 (Jan 2009): 84-90.

21. 수은 독성과
백신 부작용

　　　　　나는 질병관리본부에서 권장하고 주정
부가 의무화한 백신접종 프로그램이 1988년부터 시작한 극적인 자폐
증 증가의 원인이라고 확신한다. 매우 대담한 주장으로 들리겠지만,
티메로살 및 알루미늄을 함유하고 있는 백신의 독성에 대한 건전한 과
학에 근거한 주장이다.

　티메로살이 독성을 가지고 있다는 사실에는 재론의 여지가 없다. 예
를 들어 1977년에는 감염된 탯줄치료로 13명의 신생아 중 10명이 사망
한 사례에 대한 보고서가 출판되었다.[1] 아기들의 사인은 외용으로 피
부에 사용한 티메로살 함유 소독제로 인한 수은중독이었다.[2]

　티메로살의 원료인 에틸수은은 물에 녹지 않고, 피부를 포함한 모든
신체기관에 쉽게 침투한다. 신생아들은 간과 신장 기능이 온전히 성

숙하지 않았기 때문에, 체내에 흡수된 수은을 배설할 수 없으며, 이로 인해 독성이 축적되어 치사량에 이를 수 있다.

이것이 질병관리본부가 태어나는 날 아기들에게 접종해도 안전하다고 주장했던 그 티메로살이다. 태어난 날 접종 된 티메로살의 양은 환경보호국 기준에 따르면 120kg의 성인의 하루 안전 허용량이었다.

신생아는 어른과 다르다. 아기들은 독성 환경물질과 싸워 이겨내는 데 있어 훨씬 약하며, 실제로도 훨씬 작다. 또한 어류 섭취를 기준으로 만들어진 환경보호국 허용량 계산에는 티메로살 독성을 상승시키는 요소들이 제외되었다. 이들 보조제 중 많은 것이 티메로살 함유 백신에 들어있으며 그중 제일 위협적인 첨가물은 단연 알루미늄이다. 알루미늄은 그 자체만으로도 신경독성을 지니지만, 그에 더하여 티메로살의 신경독성을 몇 배나 더 증가시킨다.[3] 이런 사실을 알면서도 이 두 가지 성분을 포함하는 백신이 안전하다고 주장할 수 있다는 것이 놀라울 따름이다.

백신으로 투여된 티메로살이 자폐증 유행의 원인이라는 것은 얼마나 확실한 사실일까? '자폐 유전자'를 찾기 위해 수백만 달러를 뿌렸지만, 아직까지 밝혀진 것은 거의 없다. 자폐는 유전적 소인만으로 일어나는 것이 아니다.

몇몇 연구들은 일부 개인들이 특정한 환경독소에 취약한 유전형질을 가지고 있다고 지적한다. 티메로살이 그런 환경독소인지는 어떻게 확인할 수 있을까? 알아보는 방법 중 하나는 관련 없는 요인들을 제외하는 것이다. 우리가 찾고 있는 환경독소물질은 자폐증 유행이 시작된 1988~1990년에 미국 50개 주에서 증가했어야 한다. 이렇게 하면 많은 공장에서 생산된 독소들은 후보에서 제외된다. 또한, 독성물질 노출시기는 생후 2년 이내여야 한다. 이렇게 많은 후보물질들이 제외된다. 해당 독성물질은 여아보다 남아에게 더 영향을 주는, 성별에 따라 특이적으로 작용해야 한다.[4]

수은을 포함한 화합물만이 이런 기준을 충족시키며, 수은화합물은 여성보다 남성에게 신경장애 및 치사성에 있어서 더 큰 악영향을 가져온다. 이런 추리는 백신을 통해 불특정 다수에게 전달된 티메로살이 소아 자폐증의 확산을 일으킨 주범이라는 의구심을 불러일으킨다. 사실상 내 지식범주에서는 티메로살이 위의 가정을 만족시키는 유일한 물질이다.

독성물질에 의해 일어나는 자폐증은 상응하는 증상을 가지고 있으며 효과적이면서도 빠르게 산화스트레스를 유발한다.[5] 미토콘드리아의 기능이상으로 특징지어지는 산화스트레스를 일으키는 데 있어서 수은만큼 효과적인 물질은 없다.

검사를 받은 자폐아 중 85%이상이 미토콘드리아 기능이상으로 진단받았으며,[6] 생화학적으로 볼 때 미토콘드리아의 전자전달계에 대한 수은의 엄청나게 높은 친화력은 자폐아에서 흔히 발견되어지는 높은 양의 독성 화학적 중간물질의 생산 및 이에 따른 산화스트레스와 생화학적 이상과 관련 있음이 증명되었다.[7]

생화학적 연구들은 같은 연령대의 대조군보다 훨씬 많은 수의 자폐증 환자들에서 훨씬 많은 생물학적 이상이 발견되었음을 강조한다. 또한 이런 연구들은 유사한 실험실 조건에서 티메로살을 투여한 동물에게도 비슷하다는 것이 반복적으로 증명되고 있다.[8]

우리는 자폐증과 관련된 생화학적 이상 목록과 수은으로 발생되는 동일한 이상에 대한 연구자료 목록을 가지고 있다. 하지만 질병관리본부와 소아과학회는 자폐증에서 티메로살의 역할을 규명하는 어떤 연구도 존재하지 않는다고 말한다.

티메로살과 수은은 면역체계를 억압하며,[9] 메틸 B12의 생산을 감소시키고 정상적인 DNA와 RNA의 화학적 변화를 감소시켜,[10] 막 밀착연접의 투과율을 높여 장내 세균총 이상을 유발시키고,[11] 몰리브덴 수치를 감소시켜서 높은 아황산염이나 낮은 황산염의 수치를 이끌고,[12] 신경계의 비정상적인 수초화를 일으켜서 결과적으로 신경손상을 유발하게 된다.[13]

자폐아들에게 발견되는 많은 문제는 수은에 노출된 아기들에게 나타나는 문제와 같다는 것에 대해 계속적으로 열거할 수 있다. 우리가 알고 있는 어떤 물질도 이렇게 쉽고 효과적으로 설명할 수 있는 것은 없다. 나와 다른 관련 연구자들은 언제라도 기꺼이 질병관리본부와 그들의 전문가들과 토론할 준비가 되어 있다. 그들이 용기를 보여준다면 말이다. 아쉽게도 그들에게는 그럴 용기가 없는 것 같다.

그들은 오히려 자폐아의 어머니와 자기들이 전문가라고 주장하는 사람들을 모아놓고 인민재판을 벌이는 것을 선호하는 것 같다. 전문적인 연구자는 제외하고 말이다. 또 다른 방법은 최근 PBS에서 방송한 『백신전쟁』과 같이 편향된 언론을 이용하여 백신에 대한 우호 여론을 유도하기 위해 반대의견을 가진 평범한 사람의 이야기를 짜집기해서 사용할지 모른다.[14] 이는 다큐멘터리 필름의 가장 좋지 않은 예지만 동시에 오늘날 방송계에 만연한 현실이기도 하다. 이런 언론의 상업적 접근은 제약산업과 의료계의 광고 달러를 향한 것이다.

미국은 세계 어느 나라보다도 신생아에게 백신을 가장 빠르고 높은 수준으로 접종하는 나라이다. 하지만 너무나 놀랍게도 가장 높은 신생아 사망률을 자랑한다.[15] 또한 다른 선진국에 비해 압도적인 자폐증 비율을 보이고 있다. 어떻게 이럴 수 있을까? 최근 북미의 의학 연구 단체들은 출생시 접종하는 B형간염 백신접종이 발달장애의 증가를 초래했다는 연구결과를 발표한 바 있다.[16]

우리는 정부와 의료당국에게 미국이 왜 다른 국가들에 비하여 훨씬 높은 유아사망률을 나타내는지 답변을 요구할 충분한 이유가 있다고 생각한다. 정부가 발표한 유아사망률 자료 자체가 질병관리본부가 주장하는 백신접종의 안전성을 정면으로 배척하고 있기 때문이다. 오히려 이런 높은 사망률은 질병관리본부의 백신접종 프로그램으로 인해 신생아들의 살 권리가 직접적으로 강하게 침범 받고 있음을 반증하고 있다.

나는 안전하기만 하다면 백신접종 정책을 환영하는 사람이다. 하지만 오늘날의 백신접종 정책은 안전하다고 증명되지도 않았으며, 내가 보기에는 장점보다 단점이 많은 것으로 보인다. 백신접종 정책과 안전성에 대한 평가는 편향되어 있으며, 정책을 결정하는 사람들은 직접적으로나 간접적으로 백신업계와 밀접한 연관을 가지고 있다. 정책결정자들이 백신업체들과 충분한 거리를 두고 있지 않기 때문에 산업의 목적이 무엇인지에 대해 질문하지 않는 것으로 보인다.

국가 백신접종 프로그램을 효과적이고 안전한 것으로 만들기 위해 무엇보다 중요한 것은 백신접종의 안전성을 결정하는 집단에 대한 근본적인 변화를 이끌어내는 것이다. 그것이 이루어지기 전까지, 부모들은 자녀의 백신접종에 대하여 자유롭고, 완벽한 정보에 입각한 결정을 내릴 수 있어야만 한다.

이 글을 쓴 보이드 헤일리(Boyd Haley)는 현재 켄터키 대학 생화학과 명예교수이며 화학부문 학장이었다. 프랭클린 대학에서 화학을 전공했고, 아이다호 대학원에서 석사를, 워싱턴 주립대학에서 화학 및 물리학으로 박사학위를 받았다. 군에서 의학업무를 했고, 예일 대학 메디컬스쿨에서 생리학으로 미국 국립보건원 박사후 과정을 마쳤다. 켄터키 대학으로 가기 전에는 와이오밍 대학에서 가르쳤다. 현재 생명공학회사인 CTI사이언스의 CEO이다. 25년 이상 국립보건원이 지원한 생명의학연구를 진행했고, 국립보건원 연구부문 패널이다. 수많은 정부기관에서 수은독성이 신경발달장애에 영향을 미친다는 증언을 했다.

22. 의료인에 대한 이유 없는 독감 백신접종

연방정부는 영유아, 임산부, 노인을 포함한 모든 연령의 국민들에게 매년 독감 백신접종을 권장하고 있다. 식품의약국은 "백신접종은 유행성 독감 예방에 초석이다."라고 주장하고 있다.[1] 질병관리본부는 "독감을 예방하는 최선의 방법은 매년 백신접종을 받는 것이다."라고 명시하며 생후 6개월 이상의 모든 사람들에게 백신접종을 권장한다.[2] 이렇게 연방정부가 강하게 권고하는 것을 보면, 보건의료인들이 가장 적극적으로 독감 백신을 맞을 것이라 생각하지만, 사실은 아니다. 보건복지부에 따르면, 2008년 보건의료인들 중 계절독감 백신접종을 받은 비율은 전체의 45%였다.[3]

독감 백신접종을 거부하는 9개국 보건의료인을 대상으로 한 21개의 연구는 그들이 독감 백신접종을 거부하는 주요 이유가 부작용이 두렵기 때문이라고 밝혔다.[4] 이런 보건의료인들의 백신거부에 맞서 백신접종 자문위원회는 2012년 2월, 고용주들에게 보건의료인들의 독감 백신접종을 의무화하고, 접종하지 않을 경우 해고할 수 있다고 권고했다.[5]

2010년 보건복지부는 백신접종 자문위원회에 〈건강한 사람들 2020〉이란 목표를 10년 내에 달성하는 방법에 대한 지침을 요청했다. 이 장기목표 중 한 가지는 보건의료인의 90% 이상이 매년 독감 백신접종을 받도록 하는 것이다.[6]

보건의료인에 대한 백신자문 위원회의 독감 백신접종 권고

보건복지부 내에서 백신정책을 결정하는 백신접종 자문위는 주로 제약사업과 연계돼 있는 백신연구원, 연방보건당국, 의사들 중심으로 구성되어 있으며, 1987년에 만들어졌다.[7] 법적으로 자문위에는 시민단체와 노동조합 대표가 포함되지만, 소수에 불과하다. 2010년 보건복지부는 백신접종 자문위에 90% 이상의 보건의료인이 독감 백신접종을 받게 하는 것이 목표인 〈건강한사람들 2020〉을 달성하는 방안을 요구했다.[8]

보건의료인들을 위한 교육 프로그램을 권장하고 추가 연구를 진행함과 동시에, 자문위는 보건의료인들의 고용 의무사항으로 독감 백신접종을 촉구하고 있다. 자문위의 권장사항은 세부사항을 의도적으로 모호하게 하여, 예외나 불복종 허용 등에 대해서는 개별 기관에 맡겼다. 그러나 종합적인 전체 권장사항은 명확하다. 보건의료인들은 매년 독감 백신접종을 받거나 일자리를 잃을 위험을 감수해야 한다.

자문위는 모든 보건의료 종사자들에게 매년 독감 백신을 맞을 것을 추천한다. 그들의 보고서에 따르면 보건의료인은 의사, 간호사, 치료사, 기술자, 약사, 학생, 연수생, 자원봉사자, 환자 치료에 직접 관여하지 않는 사람들까지 포함하고 있다.[9]

　이렇게 정의하면 거의 대부분 사람이 포함되는데, 자문위는 이 정의가 광범위하지 않다고 말한다. 또한 자문위는 권장사항을 이행할 보건의료 고용주들을 매우 광범위하게 정의했다. 이들이 정의하는 보건의료 고용주란 병원, 요양원, 외래진료소, 의사진료실, 재활센터, 가정건강 관리기관을 모두 포함한다. 이 또한 광범위한 정의가 아니라고 주장한다.[10] 이 정의에는 한계가 없다. 즉, 이 의무사항은 결국 모든 병원 방문자, 외래진료소의 모든 환자 및 요양원의 모든 거주자에 해당될 것으로 생각된다.

　자문위의 의무사항에 관한 64쪽의 보고서의 핵심사안 중 한 가지는 "백신접종이 환자와 보건의료 종사자들을 독감 감염에서 보호하는 최선의 방법이다."라고 말한다.[11] 이 주장에 대한 과학적인 참고문헌은 5번, 22번이다. 5번은 라스무센, 제이미슨, 제이 브리스의 『유행성 독감과 임산부』이며, 22번은 콕스와 수바라오의 『독감』이다.[12]

　이 두 개의 참고문헌 모두 독감 백신접종이 환자를 보호하는 가장 효과적인 방법이라는 주장을 뒷받침하지 못한다. 라스무센 등의 결론은 전염병 증상을 보이는 임신부를 위한 새로운 진단과 치료법이 마련되어야 한다는 것이다. 콕스 등의 결론은 새로운 진단검사와 새로운 항바이러스 약물, 새로운 백신은 반드시 우리의 독감통제 방법을 바꾸게 하고, 임상환경에 영향을 끼친다는 것이다. 자문위의 주장을 뒷받침하는 유일한 근거는 과학자료에 근거하지 않은 질병관리본부의 보고서뿐이다.[13]

이 보고서 결론을 보면 자문위는 "참고문헌의 질과 보건의료인의 백신접종이 환자에게 미치는 영향, 인권 등의 문제를 들어 권장사항을 반대하는 개인과 조직이 있다."는 사실을 알고 있었다.[14] 하지만 자문위는 백신접종 의무화를 강력히 추진하기 위해서 이런 의구심을 무시했다. 우리는 효율성, 안전성, 보건의료인의 자율성, 과학적 증거를 조사해볼 필요가 있다.

정부의 과학 증거 부족

보건의료인의 독감 백신접종 의무화에 대한 합리적인 근거는 병원과 요양원의 환자, 아픈 사람, 노인을 보호한다는 것이다. 이 근거가 정당할까? 독감 백신에 관한 과학적인 검사는 긴 의심의 그림자를 드리운다. 질병관리본부 홈페이지에는 보건의료인 백신접종에 관하여 상당한 주의를 기울이고 있다.[15] 보건의료인이 백신접종을 받는 것이 독감 전염, 질병결근, 독감관련 질병 및 사망률을 낮추는 데 도움이 된다는 과학적 증거가 있다고 주장한다.[16]

안전하고 효과적인 예방으로 잠재적으로 생명을 위협하는 질환으로부터 환자를 보호한다는 생각은 타당하지만, 문제는 백신이 그 임무를 수행하는 데 있어 안전하고 효과가 있는지 증명되지 않았다는 것이다. 수백만의 보건의료인을 접종하는 비용과 노력을 고려하면 대규모 연구가 그 주장을 뒷받침해줄 거라 생각할 수 있다. 하지만, 아직 연방정부는 권장사항을 지지하는 공정하고 믿을 수 있는 연구를 만들어내지 못했고, 대신 제약업계에서 만들거나 자금을 지원받은 연구에 의존하고 있다.[17] 미국백신정보센터에 따르면 성인독감 백신 피해사례가 백신상해 보상법원(VICP)에서 보상을 요구하는 최다사례이다.[18]

질병관리본부에서 단순하게 사용하는 증거도 권장사항을 지지하지 않는다. 보정 전 사망률을 사용한 무작위 대조시험에서 두 병원 사이의 백신접종을 한 보건의료인 비율이 현저히 달라도 독감감염 비율은 비슷했다.[19] 즉, 보건의료인의 백신접종 여부가 환자감염률에 큰 영향을 미치지 않는다는 것이다. 추출된 전체 표본은 낮은 백신접종률을 보이는 병원의 표본이 높은 백신접종률의 표본보다 2배 이상 포함되었기 때문에 연구 과정에 있어 편향도 보인다. 이 연구는 또한 독감이 사망원인으로 밝혀지지 않은 사망자의 혈청을 사용하고, 독감상태에 상관없이 혈청 표본을 추출하는 등 타당하지 않은 연구방법을 사용하여 '보정 전 사망률'이라는 보기 드문 용어를 사용했다.[20]

질병관리본부는 권장사항을 지지하는 데 거의 도움이 되지 않는 다른 무작위 대조시험도 근거로 제시했다. 연구결과는 독감접종이 호흡기 감염을 줄이지 못했고(접종군 1.8명이 비접종군 2명), 호흡기 감염으로 고생하는 기간도 줄이지 못했다는 결론이다(접종군 13.5일, 대 비접종군 14.6일).[21] 독감 백신의 대규모 무작위 위약 대조연구도 없었다. 독립연구단체인 코크란의 토마스 제퍼슨 박사는 효과와 부작용을 가늠하기 위한 대규모 무작위 위약 대조 연구가 필요하다고 요구했다.[22]

허술한 연구를 지지하는 사람들은 실험대상자 중 반에게 독감 백신을 접종하지 않는 것은 '비윤리적'이라고 주장한다. 제퍼슨은 이것이 뭔가 반대로 된 것이라고 말한다. 위약 대조 임상시험은 허술하고 불확실한 과학적 증거를 기반으로 집단적인 백신접종 정책이 시행되는 지금 더 필요하다는 것이다.[23]

질병관리본부의 다른 참고문헌들도 단순히 독감 백신을 지지하는 것 이외에 그 입장을 뒷받침해줄 수 있는 과학적 증거를 보여주지는 않는다. 더욱 중대한 사안은 그 자료들의 일부는 감염의 감소와는 아무 상관없이 보건의료인의 백신접종률을 어떻게 하면 증가시킬 것인가에 대해서만 설명한다. 연방정부가 인용한 연구들은 뭔가 한참 벗어나 있다. 사실 지금까지도 보건의료인의 독감감염률에 대한 정확한 자료조차 없다.[24]

독립적인 연구가 제시하는 독감 백신 효과

정부자료와는 극명하게 대조적으로 명성 있는 독립적 연구기관인 코크란은 독감 백신 연구들을 신중하게 수행했다. 코크란은 제약업계로부터 자금지원을 받지 않는다.[25] 코크란의 독감 백신의 검토 결과는 다음과 같다.

우리는 보건의료인의 백신접종이 독감, 폐렴, 장기요양시설에 있는 노인거주자의 폐렴 사망을 방지한다는 증거가 없다고 결론을 내렸다. 손 씻기, 마스크, 비강검사를 통한 조기 독감발견, 항바이러스제, 격리, 방문자 제한과 독감에 걸린 보건의료인의 병가를 권유함으로써 장기 요양원에 있는 60세 이상 개인들을 보호할 수 있을 것이고, 위의 여러 방법을 조합한 무작위 대조 임상시험이 필요하다.[26]

캐나다 앨버타 대학교의 서미트 마준달과 동료들은 독감 백신접종이 질병률과 사망률을 실제로 낮추는지 철저히 검토하기 위해 노인들을 대상으로 독감 백신의 무작위 임상 대조시험을 실시했다.[27] 결과는 일반적으로 알려져 있는 것과 달랐다. 그 시험은 다양한 인구분포를 위해 65세 이상의 700명 환자들을 대상으로 진행되었고, 환자들 중 반은 독감 백신을 맞고 나머지 절반은 맞지 않았다. 나이 같은 조정변수를 통제했을 때, 상대적인 사망 위험도는 통계적으로 무의미했다. 이 연구는 "이전의 연구는 독감 백신의 사망 감소 효과를 과대평가했을지도 모른다."고 결론 내렸다.[28]

독감 백신 과학은 감염률에 혼란을 줄 변수에 대하여 충분한 조사가 되지 않았다. 이것이 특별히 중요한 이유는 독감 바이러스가 어떤 방법으로 감염되는지 알 수 없기 때문이다. 게다가 감염을 방지하는 백신접종의 효능에 대한 연구부족과 보건의료인의 손 씻기 또는 상부 호흡기 감염에 따른 휴식 효과에 대한 연구도 없었다.

자신을 독감에 걸리기 쉬운 환경에 직접적으로 노출시킨 자원봉사자들의 연구에 따르면 독감 바이러스는 높은 전염성을 나타내지 않았다.[29] 이것은 사회 통념과 정반대이다.

매년 맞는 독감 백신을 뒷받침해주는 가정이 틀렸다면 어떻게 해야 할까? 우리가 생각하기에 도움이 될 것 같았던 것들이 실제로 환자에게 해를 끼치거나 죽일 수 있었던 치료법이었다는 것을 나중에 확인한 사례들이 있다.

예를 들어 편도선염에 대한 방사선 치료는 실제로 몇 년 후 갑상선 및 기타 암에 대한 위험을 증가시켰고, 유방암 환자의 경우 고용량 화학요법 후 골수이식은 대체 치료법보다 더 높은 사망률을 보였다. 심

근경색의 예방책인 리도카인은 무작위 대조시험에서 사망률을 높인다
는 것이 증명되었다.[30]

독감 백신의 실제 효과

현실에서 중요한 질문 중 하나는 "독감유사질병 중 몇 %가 독감바이
러스에 의해 발생하는가?"이다. 독감이나 독감과 유사한 증상을 일으
키는 바이러스는 200개 이상이 있다. 비강 및 비인두에서 채취한 표본
으로 실험실에서 실시한 시험을 통해 독감과 유사한 다른 질병들이 실
제 독감인지 확인할 수 있다. 사람들이 보통 독감과 유사한 다른 질병
을 독감이라고 보고 하지만, 대부분 제대로 검사하지 않았다.[31]

질병관리본부에 따르면 인구의 5~20%가 겨울에 독감에 걸린다고
한다. 그러나 이 추정은 독감유사질병에 걸리는 비율이다. 혈청학적
자료를 보면 독감유사질병에 걸리는 사람 중 10% 정도가 실제로 독감
에 걸린 것이라고 한다.

1966년부터 2007년까지 실시된 274개의 독감 백신연구와 28개의 유
행병학 연구에 참여한 3백만 명 이상의 조사참가자들은, 100명 중 7
명이 겨울에 독감유사질병에 걸리고, 그 중 단 1명만 독감에 걸렸다는
것을 보여준다.

게다가 백신접종에 대한 정확한 독감변종을 예측하는 것은 공중보
건당국과 백신 제조업체에도 굉장히 어려운 일이다. 독감 백신은 독감
A와 B에는 효과가 있지만, 독감 A와 B는 독감유사질병을 일으키는
바이러스 전체에서 단 10%에 해당된다. 독감바이러스는 매년 변하기

때문에 정확한 혈청형을 예측하기는 어렵다. 독감유사질병의 위험도에 비해 독감의 위험도는 낮은 것이다.

코크란의 독감 백신에 관한 메타분석 결과에 따르면, 독감 백신의 효율성은 대부분 해마다 30%정도이고, 효과가 좋게 나타날 때에는 59~70%까지 나타난다고 한다.[32] 백신업체는 항체 반응에 따른 효과만을 주장하고 있다. 즉 그들은 백신이 실제로 질병을 예방할 수 있는지 없는지에 관해서는 언급하지 않고 있다. 식품의약국에서는 질병을 보호할지 못할지 확실하지 않아도 오직 항체생산만을 재고 있다. 따라서 백신접종을 받은 상당수의 사람들은 항체가 적절히 만들어지지 않거나 질병을 예방할 수 없는 것이다. 면역력과 면역반응은 적은 면역경로에만 작용할 수 있고, 다른 보조요인이 관계될 수도 있다. 백신으로 유발된 보호기간도 불확실하다.

『이뮤너티』에 발표된 최근 연구를 보면 치명적 잠재력을 가진 바이러스로부터 사람을 보호하는 데 가장 중요한 방법의 새로운 접근을 보여준다. 하버드 의과대학의 울리히 폰 애드리안 박사는 쥐 실험에서 치명적인 잠재력을 지닌 바이러스성 감염은 높은 양의 항체를 만들지 않아서 항체가 존재하지 않아도, 선천적인 비메모리 면역체계가 효과적으로 특정 바이러스와 싸울 수 있다는 것을 보여주었다. 이 결과로 면역과 백신접종 과학에 관한 사회 일반적인 통념을 바꿨다.[33] 영국 웰컴 트러스트 생어연구소는 최근에 항체반응이 반드시 모든 바이러스성 질병의 면역을 만들지 않는다는 것을 확인했다.[34]

면역체계에는 많은 요인이 작용한다. 예를 들어, 비타민D의 양은 선천적인 면역체계에 지대한 영향을 미친다. 독감은 계절에 따라 다르고, 일조량이 적은 달에 더 유행한다. 독감이 유행하는 시기는 북반구와 남반구에서는 겨울이지만, 열대지방에서는 우기에 독감이 유행한다. 일조량은 비타민D의 양과 정비례하고 독감유사질병과는 반비례 관계에 있다.

즉, 일조량이 많을수록 비타민D의 양이 증가하는 반면 독감유사질병의 발생은 감소한다. 비타민D의 양이 떨어지면 독감유사질병에 걸릴 위험이 증가하고, 폐렴 등 상부호흡기 질환으로 병원에 입원을 하게 된다. 수많은 연구들이 같은 결론을 내렸다. 비타민D의 결핍은 사망률을 높이고, 원인이 무엇이든 관계없이 상부호흡기 감염률을 증가시킨다.[35] 연방정부는 비타민D 수치와 독감유사질병을 예방하는 방법을 연구하는 것이 세금을 제대로 쓰는 것이다.

독감 백신의 안전성

독감 백신은 제조방법과 관리감독, 세균오염, 보조제, 백신효과 등 많은 안전 문제가 제기되고 있다.

독감 백신 회수

연방정부는 독감 백신이 안전하고 효과적이라고 엄청 강조하지만, 독감 백신을 포함한 모든 백신은 법적으로 '불가피하게 불안전한' 제품으로 분류된다.[36] 지난 3년간 백신업체인 백스터는 자사의 독감 백신을 2번 회수했다. 2009년에 체코에 보낸 독감 백신이 치명적인 H5N1 조류독감 바이러스에 오염되었다. 회사는 백신검사에서 모든 실험동물들이 사망한 후에야 그 백신을 회수했다. 이 사건을 계기로 백스터의 백신 제조과정에 대한 조사가 있어야 했지만, 조사는 이뤄지지 않았다. 백스터는 그 사건에 대해 제조관련 정보는 누설할 수 없다며 사건을 마무리 지었다.[37]

2011년도에 백스터는 새로운 독감 백신인 프리플루셀의 과도한 부작용으로 30만 도스가 바로 회수조치되었다. 두통, 피로감, 근육통의 부작용으로 고통 받았던 사람들을 위한 후속조치가 취해졌는지 여부는 알 수 없다.[38] 이 백신이 회수되지 않았다면 비극적인 재앙이 일어났을 수 있다.

독감 백신 오염

최근까지 백신 제조용 독감바이러스는 세균오염을 방지하기 위해 항생제를 첨가한 닭의 배아에서 배양했다. 세균오염의 주요 관심사 중 하나는 심각한 감염을 일으키는 제주니균이다. 인간에게 이 균은 주로 덜 익은 닭고기를 먹었을 때 감염되며, 종종 길랭바레증후군으로 진행된다. 자기의 면역계가 신경절을 공격하여, 몸 전체나 부분이 마비된다.[39] 한 이론에 따르면 독감 백신접종 후에 길랭바레증후군에 걸릴 위험은 닭 배아물질에서 키운 제주니균에 의한 것이라고 한다.[40]

제조업체는 오염위험이 있고, 계란 알레르기가 발생할 수 있기 때문에 다른 세포배양방법을 개발해왔다.[41] 예를 들어 백스터는 현재 1962년에 일본에서 만든 아프리카 녹색원숭이 신장 상피세포인 베로세포 라인을 사용하여 백신을 생산하고 있다.

베로세포는 유명한 암세포인 헬라세포처럼 불멸의 세포이며 종양 또는 암 세포로 간주된다. 그 세포들은 거의 소혈청에서 배양되어서 특정 바이러스 또는 프리온(광우병 등 다양한 질병을 유발하는 인자이다. 감염되면 뇌에 스펀지처럼 구멍이 뚫려 뇌기능을 잃게 된다-옮긴이)에 의해 오염될 위험성이 있다. 이런 위험성 때문에 이제 연구소들은 소혈청 사용을 중단해야 할 필요성을 인식했다.[42]

베로세포가 종양이나 발암가능성이 있는 것에 대해 오랫동안 우려의 목소리가 있었다. 백신 생산을 위한 새로운 항원물질을 배양하기 위해, 베로세포들은 2차 배양 또는 세포분할이라고 하는 계대 배양(passage) 과정을 거친다. 이 과정은 적은 수의 세포들을 반복적으로 새로운 라인에 전달하여 배양한다.[43] 어떤 베로세포 라인은 암을 유발하는 것으로 알려져 있고, 나머지들은 특정 계대배양 수준에서만 종양으로 변한다고 한다.[44] 세균오염 및 독감 백신의 발암 위험에 대해서는 굉장히 불확실하다.

독감 백신 보조제

보조제는 독감 백신 안전에 관한 또 다른 문제이다. 보조제는 면역반응을 증가시키는 물질로서 적은 백신 항원을 필요로 한다. 항원물질은 백신의 비싼 구성요소이기 때문이다. 2011년 6월에 보조제 스쿠알렌을 함유한 노바티스 독감 백신 플루아드는 65세 이상의 노인에게 사용되는 것을 승인받았다.[45] 스쿠알렌이 자가면역반응을 일으킬 수 있다는 수십여 개의 논문이 발표되었다.[46] 그러나 플루아드 제조업체인 노바티스 후원을 받아 발행된 연구 한 개만 플루아드의 안전성을 지지했다.[47]

군인들과 다른 여러 곳의 많은 사람들이 독감 백신 보조제로 스쿠알렌을 사용하는 것에 대해 심각하게 우려하고 있다. 많은 과학자들이 스쿠알렌과 걸프전 증후군을 연관 짓는다.[48] 걸프전 증후군은 보조제

스쿠알렌을 포함한 특정 탄저균 백신을 사용하는 나라의 군인에게서만 나타났다. 툴레인 의료센터의 의사들은 걸프전 증후군에 시달리는 군인들에게서 스쿠알렌 항체를 발견했다.[49] 걸프전 증후군으로 몇몇 병사들은 사망하고 많은 병사들은 몸을 쇠약하게 하는 질환인 다발성 경화증, 류마티스 관절염, 소뇌 위축증, 다른 자가면역질환으로 평생을 고통 받으며 살아야 했다.[50]

육군은 처음에 스쿠알렌이 탄저균 백신에 있었던 것을 부정했지만, 결국 식품의약국이 그 존재를 인정했다. 군대는 스쿠알렌이 "배양된 계란에서 자연적으로 발생했다."라고 주장했지만, 계란에서 배양되지 않았기 때문에 말도 안 되는 설명이었다. 결과적으로 육군과 식품의약국은 화장품으로 국소에 사용하는 스쿠알렌의 안전성 연구를 바탕으로 탄저병 백신 실험에서 스쿠알렌 사용을 옹호했다.[51] 아무도 백신보조제로 스쿠알렌의 과학적 안전성에 대해 안심해서는 안 된다.

과거 독감의 공포

독감 백신을 맞은 많은 사람들이 심각한 부작용을 겪었다. 1976년에 국민들은 질병관리본부의 대규모 돼지독감 백신 캠페인 이후, 죽음과 길랭바레증후군의 위험에 직면했다.[52] 백신접종을 받은 4천만 명의 국민들 중 최소 4천 명 이상이 길랭바레증후군을 포함한 심각한 부작용을 겪었다. 많은 사람들이 백신을 맞고 병원에 입원했고, 일부는 영구적으로 장애를 갖게 되었으며, 무려 300명이 죽었다. 백신의 손해배상금으로 35억 달러가 사용되었다.

'전염병' 돼지독감은 발생하지 않았고 국민들에게는 대략 4천 명의 시민이 장애인이 되거나 죽음을 맞이한 것과 함께 막대한 청구서가 남아있었다. 안타깝게도 정부는 1976년의 그 사건으로 아무것도 배우지 못한 것 같다. 2009년에 신종플루 공포가 시작되면서 문제점들이 다시 드러났다.

2009년 4월, 세계보건기구는 유행병의 정의를 바꿔가면서 전 세계에 600건 이상이 발병하고 17명이 사망했다고 신종플루 대유행을 선언했다. 17명의 사망자 중 16명이 처음 신종플루가 발생한 멕시코에서 죽었다.[53] 독립연구단체라고 주장하지만 실제로는 산업자금을 받는 유럽독감연구단체(EWSI)는 세계보건기구에게 가장 높은 유행병 경보를 발령할 때 사용하는 질병의 심각성 기준을 없애고 신종플루를 '대유행'으로 발표하라고 촉구했다.[54]

이렇게 세계보건기구는 유럽 전역의 공중보건 순위를 왜곡하고 백신과 항바이러스제를 비축하기 위해 방대한 양의 공적 자금을 낭비한 신종플루의 캠페인 활동을 시작했다.[55] 대유행선언은 백신승인을 가속화했다.

과학자들은 아이슬란드와 아일랜드의 5~15세의 어린이들의 영구적인 기면증 발병에 대해 연구가 불충분했던 백신인 판뎀릭스를 비난했다.[56] 실제로는 전 세계적인 유행이 없었던 2009년 이후, 유럽의회(PACE)는 국가비축 독감 백신과 항바이러스제인 타미플루의 과도한 재고에 대해 즉각적으로 세계보건기구, 유럽독감연구단체, 백신업체인 GSK와 로슈 사이의 비공개 재무관계를 조사했다.

유럽의회 보고서는 제약업체가 어떻게 공중보건을 볼모로 삼아 돈을 버는지를 요약하고 있다.[57] 코크란의 토마스 제퍼슨, 유럽의회의 볼프강 보다르크 박사를 비롯한 몇몇 독립과학자들은 돈을 벌기 위한 백신캠페인을 규탄했다.[58] 또한 과도한 공포를 부채질하고 불필요한 백

신과 항바이러스제를 비축하기 위해 많은 유럽 정부들을 부추긴 세계 보건기구를 비난했다.[59]

의료인에 대한 독감 백신 의무화의 현재

독감 백신접종 의무화라는 개념은 새로운 것이 아니고 예전부터 이를 실시하기 위한 노력들이 있었다. 전체 보건의료인에 대한 백신접종 의무화 실패사례 중 가장 주목할만한 것은 2009년 뉴욕이다.

2009년 7월 17일, 뉴욕 보건국장 리처드 데인스는 2009년 11월 30일까지 모든 보건의료인들이 신종플루와 계절독감 백신을 맞아야 하고, 만약 맞지 않으면 해고할 것이라고 발표했다.[60] 이 규칙은 뉴욕에 있는 병원, 요양원, 호스피스센터에서 일하는 525,000명의 보건의료인에게 적용되었고, 건강상 이유에 한해서만 면제되었다. 보건국장은 보건의료인의 자발적인 백신접종 권고가 실패했고, 그들이 돌보는 환자를 보호해야 할 의무가 있다고 주장했다.[61] 뉴욕은 모든 보건의료인들에 대한 독감 백신접종을 의무화하려고 시도했던 유일한 주이다.

뉴욕의 규정은 개개 보건의료인, 뉴욕산업 안전보건위원회, 뉴욕 공무원연합, 몇몇 다른 연합과 뉴욕시민 자유연합과의 직접적인 충돌사태를 불러왔다.[62] 보건의료인들과 조합들은 관리권한을 넘은 데인즈 국장에 대해 여러 소송을 제기했다. 보건의료인들은 이런 통제는 입법권한이 필요하다고 주장했다. 뉴욕 올버니시에서는 대규모 시위도 열렸다. 2009년 10월13일, 뉴욕 지방법원 판사는 보건국장에게 의무화 규칙 일시정지 명령을 내리고, 2009년 10월 30일로 예정된 본 재판이 있

을 때까지 의무화를 금지시켰다. 10월 22일, 뉴욕은 그 의무화규정을 철회했다.[63]

데이비드 패터슨 주지사는 신종플루 백신이 부족하여 의무화를 할 수 없다는 이유로, 보건의료인의 백신접종을 강요하지 않을 것이라고 발표했다. 정책을 취소한 주정부의 진짜 이유는 재판에서 질 수 있다는 매우 심각한 위험이 있었기 때문이다. 2009년부터 뉴욕 당국은 보건의료인들에 대한 독감 백신 명령을 시도하지 않았다. 백신접종 자문위원회의 권장사항은 뉴욕의 보건의료인 백신접종 의무화 실패에 대한 대안이 될 수 있다.

고용주의 독감 백신 의무화 권한

2012년 백신접종 자문위의 권고에 앞서, 오늘날 증가하고 있는 개인병원과 건강관리회사들은 이미 고용조건으로 보건의료인의 백신접종 의무화를 시행하고 있다.

주요 건강관리기관들은 감염증협회, 내과의사학회, 감염관리 및 유행병학 전문가협회, 환자안전재단 등이다.[64] 의무를 부과하고 있는 의료고용주로는 병원조합, 존스 홉킨스 보건시스템, 아이오와 대학병원, 펜실베니아 대학병원, 필라델피아 아동병원, 국방부 등이 있다.[65]

대체적으로 법원은 고용측면에서는 보건의료인에 대한 백신접종 의무화를 지지하고 있다. 백신접종 자문위는 백신접종 의무화에 대한 법적 이의제기로 권장사항이 차질을 빚을까봐 우려했지만, 보건의료인에게 백신접종 의무화는 새로운 직업환경이 되어가고 있다.[66]

보건의료인의 백신접종 의무화는 계속 확산될 것으로 예상되는 여러 이유들이 있다. 의무화가 보편화되고 받아들여진다면 대학, 커뮤니티 센터, 심지어 아파트를 포함한 민간기관들도 따라할 가능성이 보인다. 보건의료인들이 독감 백신 의무화라는 전투의 최전선에 있는 것은 의심의 여지가 없지만, 그들만이 유일하게 그 제도에 영향을 받는다고 생각하는 것은 어리석다. 일부 사람들은 백신접종 의무화가 교사, 경찰, 소방관, 요양원 주민, 병원환자들에게 이어질 가능성이 있다고 믿는다.

결론

심각한 안전문제, 독립연구의 부족, 과도한 제약업체의 영향, 부작용 현실을 감안할 때, 보건의료인들이 독감 백신에 대해 스스로 결정할 권리를 가지는 것은 필수적이다. 만약 백신이 정부가 말한 것처럼 제대로 효과를 보인다면 보건의료인들이 제일 먼저 백신접종을 맞으려고 할 것이다. 그들은 이 나라에서 제일 의학지식이 풍부한 사람들이다. 우리는 백신접종과 일자리 중 하나를 선택하도록 강요하는 정부와 고용주를 감시해야 한다.

이 글을 쓴 토니 바크(Toni Bark)는 의사, 건강경제 경영학 석사, 녹색건물인증 인정기술사이다. 일리노이 대학을 나왔으며, 의학 학위는 러쉬 의과대학에서 받았다. 소아과와 재활의학과 수련을 받았다. 바크는 자연의학을 공부하기 위해 학교로 돌아가기 전까지 마이클리즈 병원에서 2년간 소아응급실장으로 일했다. 그녀는 응급실에서 계속 일했고, 공부하는 동안에는 개원을 했다. 건강에 대한 환경의 영향에 관심이 많았기 때문에 녹색건물인증 자격을 위해 공부했다. 지진 후의 아이티에 3번 방문해서 일하는 동안 건강관리 응급의학과 재난계획에 대해 공부하면서 백신 정책, 윤리, 안전성, 생산에 대한 연구를 하게 됐다.

23. 강제적인 아동 격리

당신은 학교에 다니는 자녀에 대한 백신 접종을 종교적 이유로 하지 않고 있다. 아동보호기관(Child Protective Services, 이하 CPS)에서 전화가 와서 자녀가 '의학적 방치' 대상인지 알아보기 위해 만나자고 한다. 당신의 권리를 알고 있는가?

CPS가 집에서 학대를 받았거나, 받고 있는 불쌍한 아동들을 보호하는 중대한 기능을 하고 있다는 것에 이의를 제기하는 사람은 별로 없다. 뉴욕은 학대 의심사건을 조사하고, 아이들과 가정에 신속하고 적절한 보호를 제공하기 위해서 CPS 네트워크를 새로 구축하기도 했다.[1]

좋은 의도에도 불구하고, CPS와 같은 주정부 기관들은 권력을 남용하고,[2] 아이들과 그들 가족의 손상에 대해 적절한 절차를 밟지 못한 오랜 역사를 가지고 있다.[3] 실제적이고 긴급한 해로움이 없다면 CPS의

역할은 대안적인 건강관리법을 선택하는 부모들로부터 아이들을 '보호'하는 것이어서는 안 된다.[4]

주정부는 CPS를 부모의 권위를 박탈하고 아이들에게 무엇이 중요한지에 대한 관점을 강요하는 데 사용해서는 안 된다. 만약 CPS가 의무 백신접종을 따르지 않는 부모의 선택을 면밀히 조사한다면 어떻게 될까? 여기에는 두 가지의 기본적 질문이 필요하다.

1. 부모가 의학적 방치 여부를 조사받음으로써 위험에 처하는가?
2. 주정부가 부모의 의사에 반하여 아이들에게 백신접종을 해도 되는 것인가?

이런 질문들에 간단한 해답은 없다. 소아보호 법률과 그 적용은 관할구역에 따라 매우 다양하다. 그러나 부모들은 이런 질문들에 대한 답이 "그렇다"일 수 있다는 것을 알아야 한다. CPS가 규칙을 잘못 사용하는 방법으로 정부는 백신접종을 강제할 수 있다.

이 문제는 정부추천 접종일정에 따라서 백신접종을 하지 않는 부모들에게는 아주 중요한 관심사이다. 최근 조사한 바는 대다수 부모들이 백신 안전성에 대해 심각하게 걱정하고 있다. 부모들은 백신접종이 자폐증, ADHD, 영아돌연사, 기타 건강 문제를 일으키거나 원인이 될 수 있다고 걱정한다. 예를 들어 가정에 자폐아가 있을 때, 부모들은 아이들에게 대체의학과 영양에 기반을 둔 치료법을 선택할지도 모른다.

예를 들어, 자폐자녀에게 부모가 대체의학을 선택하거나 영양에 기반한 치료를 했을 경우에 CPS는 의학적 방치를 이유로 아이들을 떼어 놓으려 해왔다. 자폐아 부모들을 포함한 많은 부모들이 진실한 종교적 믿음에 근거해서 아이들에게 백신접종을 하지 않고 있다. 두 개의 주를 제외한 모든 주에서 의무 백신접종에 종교적 예외를 두고 있다. 하지만, 이것이 CPS의 백신접종 명령으로부터 모든 아이를 보호하지는 못한다.

CPS와 몇몇 법관들은 자폐스펙트럼장애에 대한 부모들의 선택을 '의학적으로 필요한' 것으로 여기지 않는다. 예를 들면 식이요법, 청각훈련, 비타민 미네랄요법, 고압산소요법, 킬레이션 등은 격렬한 논쟁에 있다.[5] 자녀들에게 최선의 결정을 찾으려는 부모들은 백신의 안전성과 자폐증의 원인에 대한 광대한 논쟁(부모, 정부, 제약산업, 관련 과학자, 의료 전문가가 관련된)의 볼모이다.

의학적 방치

CPS는 의학적 방치 의혹에 대해 즉각적으로 조사를 실시하도록 요구된다. 그러나 '의학적 방치'가 무엇인가? 법률은 다양하지만, 일반적으로 방치는 적절한 관리가 없는 것이다. 머크 매뉴얼에서는 방치를 다음과 같이 정의하고 있다.

> 아이의 기본적인 육체적·감정적·교육적·의료적 필요를 제공하지 않거나 충족하지 못하는 것이다. 방치는 학대와 달리 대개 해를 끼치려는 의도 없이 발생한다.… 의학적 방치는 아이가 적절한 예방조치(예를 들면 백신접종, 일반적인 치아검사) 혹은 상해, 육체적·정신적 장애에 필요한 치료를 보장하지 못하는 것이다.[6]

비슷하게 뉴욕 법률에서 방치된 아이란 아래와 같다.

경제적으로 능력이 있거나, 지원을 받거나, 다른 합리적인 수단
이 있음에도 불구하고 부모가 의학적·치의학적·안과적·외과적
관리를 최소한의 정도만 실행하는 결과로 인해 육체적·정신적·
감정적 건강상태가 손상되어 왔거나 손상되려고 하는 급박한
위험에 있는 아이.[7]

위 내용은 의학적 방치의 정의가 모호하다는 점을 증명하고 있다.
만약 부모가 아이들에게 정부의 명령에 따른 백신접종을 하지 않는다
면, 그 부모는 무관심한 것인가? 명확히 구별할 수는 없다. 왜냐하면
많은 경우에 있어 의무 백신접종에 대해 합법적으로 예외사항을 가지
고 있는 부모와 반대하지는 않지만 단순히 접종시키지 않는 부모를 구
별할 수 없기 때문이다.

뉴욕의 다양한 문서들과 그 밖의 경우들을 보면, 방치의 법적 정의
는 백신접종을 하지 않는 것이 포함되고 있다. 예를 들면 뉴욕시 아동
국의 『뉴욕 아동 학대 및 방치 법률에 대한 부모지침서』에는 다음과
쓰여 있다.

부모 또는 간병인은 18세 이하 소아들에게 충분한 의학적·치과
적·안과적·외과적 관리를 제공해야 한다. 이런 의료관리는 아
이들의 정신적·감정적·육체적 상태에 손상을 입히거나 손상 입
힐 위험이 있는 원인에 대한 적절한 치료를 찾는 것을 포함한
다. 의학적·정신과적·심리학적으로 규정된 치료를 따라야 한

다. 또한 건강진단과 소아마비, 볼거리, 홍역 등에 대한 백신접종과 같은 예방적 관리를 해야 한다.[8]

비슷한 경우로 뉴욕대학 아동연구센터에서는 의학적 방치를 "아이에게 규정된 의학치료(예를 들면 백신접종, 수술, 약물치료와 같은)를 제공하거나 동의하지 않는 것"으로 정의했다.[9] 부모들에게 아동학대와 방치에 대한 법률정보를 설명한 펜실베이니아의 『아이 지키기와 돌려받기』를 보면 "건강진단이나 주사를 맞히지 않는 것"을 의학적 방치의 간단한 예로 제시했다.[10]

어떤 사람이라도 학대 또는 방치를 의심할 경우 CPS에 신고할 수 있지만, 일반적으로 의사들은 의학적 방치의 경우에 반드시 CPS에 신고해야 한다.[11] 그러나 위에 언급한 바와 같이 의학적 방치에 해당되는가는 판단이 필요하다. 의사들은 의무 백신접종을 권장하는 최일선에 있기 때문에, 그 일정에 따르지 않는 부모들을 의심의 시선으로 볼 수 있다. 또한, 의사들은 아이들의 의료기록에 접근할 수 있는 사람들이기 때문에 백신접종과 관련된 의학적 방치사건의 신고자 중 대부분이다.

간단히 말해서 부모가 백신을 접종하지 않기로 한 결정이 의학적 방치라고 믿는 담당의사가 부모를 CPS에 신고할지도 모른다. 소아과학회는 백신접종과 의학적 방치 문제에 대해 말해왔고, 그 의견은 그들 입장에서는 정당하게 보일지 모르지만, 우려스럽다. 소아과학회는 2005년에 다음과 같이 말했다

충분히 검토하여 백신접종을 하지 않는 것은 아이가 심각한 손

상의 큰 위험(예를 들어 전염병 유행기간 동안)에 처해지지 않는 한 존중되어야 한다. 그렇지 않은 경우라면 국가기관이 부모의 판단을 바로잡기 위해 의학적 방치에 근거하여 개입하여야 한다. 의사들은 백신접종의 장점과 비접종 상태의 위험에 대해 말해야 하는 법적 책임이 있다. 또한 의사들은 부모들이 포기문서에 서명하는 것을 요구할 수 있다.[12]

소아과학회 생명윤리위원회는 1997년에 의료의 종교적 예외에 관한 글을 발표했다. 그 글에서 모든 종교적 예외에 관한 법률폐지를 요구하면서, 대신에 부모들에 대한 교육 필요성을 제안했다.[13] 그 글은 모든 종류의 의료적 관리의 예외에 대해 이야기하면서 특별히 백신접종을 언급했다.

"종교적 신념에 따라 주법으로 백신접종을 거부하는 일부 부모들이 있다. 소아과학회는 백신접종을 하지 않는 것과 같은 의학적 방치를 법으로 허용하는 것을 지지할 수 없다."[14]

"접종을 하지 않은 개인들의 위험은 상대적으로 낮다."는 것을 인정하면서도 소아과학회는 대규모 접종을 이렇게 장려한다.

"유행병 상황에서 의무적 집단 백신접종은 면역이 없는 사람들과 공동체를 보호하기 위해 적절한 공중보건 조치이다."[15]

소아과학회는 의사들에게는 이렇게 주의시켰다.

"정부가 개입하여 위협하거나 시도하는 것은 최후수단이어야 한다. 치료가 실질적인 손상이나 사망을 막을 것이 확실할 때만 고려하여야 한다."[16]

소아과학회 글을 보면 몇 가지 우려가 생긴다. 먼저 상당히 패권적이다. 백신접종을 하지 않을 법률이 있음에도 불구하고, 그것이 불법이고, 과학적으로나 의학적으로 불건전한 선택이라는 주장이다.[17]

2005년 글은 백신접종하지 않는 것을 '문제'라고 표현하고 있다.[18] 더 나아가 의사들이 백신을 접종하지 않는 부모들에게 포기문서에 서명하도록 하는 것은 나중에 부모가 방치를 인정한 증거로 사용될 수도 있다.[19] 이 문서는 백신접종의 위험과 장점에 대해 조언 받았으며, 부모가 들은 내용에 대해 동의하는 방식이다.[20]

이 문서에는 "나는 백신접종에 대한 권고를 따르지 않는 것이 내 아이들과 아이들이 접촉할 수 있는 다른 아이들의 건강과 생명을 위험하게 할 수 있다는 점에 대하여 알고 있습니다."와 같은 문장이 있다.[21]

'의사들이 제일 잘 안다'고 암시하고 있지만, 소아과학회의 설명은 무엇이 의사들이 신고해야 할 응급상황인지에 대해서는 지침이 불충분하다.

어떻게 의사들이 무엇이 응급상황인지, 무엇이 위험한지, 무엇이 해로운지 결정할 수 있을까? 불충분한 소아과학회의 지침으로 보면, 필연적으로 이런 지침의 적용에 일관성이 결여될 수밖에 없다. 심지어 2005년 글에는 유행병의 예도 명확하지 않다. 유행병의 주관성에 대한 실례를 알기 위해서 2009년 신종플루를 되돌아볼 필요가 있다. 결국 모든 의사들이 소아과학회의 지침을 따르지는 않는다는 점을 실제 사례가 보여준다. 몇몇 의사들은 백신접종을 하지 않은 가정을, 응급상황이나 질병발생과 같은 아동건강에 대한 위험이 없음에도 CPS에 신고하고 있다.

의무 백신접종에 따르지 않았다는 것 때문에 의학적 방치로 CPS에 신고 된 사례는 적다.[22] 그렇더라도 CPS의 조사에 직면해야하는 가정은 최종적으로 정당함을 입증한다 해도 사회적·감정적·재정적 비용은 헤아릴 수 없다. 어떤 법정에서 배심원들은 '근면하고 사랑스럽고 인정 있는 부모로 보이는' 사람이 홍역이 발발한 동안 딸에게 백신을 접종하지 않았다는 이유로 의학적 방치라고 평결했다.[23] 홍역 백신에 대한 부모의 진실한 반대는 종교적인 이유가 아니라 의학적·과학적 정보에 기초한 것이었다.

다른 어떤 '방치'에 대한 증거가 없고 학교에 다니지도 않았기 때문에, 그 법정은 적어도 아이에게 백신접종을 강요하지는 않았다. 만약 아이가 학령기였다면 평결이 달랐을 것이다. 부모의 반대가 종교 문제가 아니었기 때문이다. 이 사례는 재판과정이 얼마나 시간을 소요할 수 있는지 보여주는데, 그 재판은 최초 공소장이 제기된 날로부터 판결까지 거의 2년이 걸렸다.[24] 부모들이 백신접종 예외에 대한 권리를 행사하는 수가 늘어날수록 그에 반대하는 수 또한 늘어난다. 이것은 논쟁의 영역이고 개인인권센터가 면밀히 감시하고 있는 것이다.

의무 백신접종

가정위탁(foster care, 친부모와의 생활이 불가능한 아동에게 가정환경을 제공해주는 미국의 사회복지제도이다-옮긴이)되어 있는 아이는 친부모가 백신접종에 대해 사전에 공식적으로 반대하지 않았다면 백신접종 대상이다. 심지어 반대했더라도 권리의 행사는 보장받지 못한다. 부모들은 무엇이 '통상적인' 의료관리인지 CPS에 확정적인 대답을 듣기 어렵다. 만약 부모들이 백신접종에 대한 합당한 면제권을 가지고 있다면 그 권리를 포기하지 않도록 주의해야 한다.

연방정부 권고와 주정부의 의무사항에 따른 백신접종은 가정위탁의 기본사항이다. 대부분 가정위탁 아이들은 연방정부가 지원하는 의료보호 대상이다.[25] 예를 들어 뉴욕의 조기 주기적 선별진단치료(EPSDT)의 요구사항은 "뉴욕 최신 권장접종일정에 따른 적절한 백신접종"을 포함한다.[26] 따라서 아이가 뉴욕의 가정위탁시스템을 이용하려면 CPS는 현재의 백신접종 내역을 파악하려고 한다.

최초 EPSDT 의료평가는 "아이의 연령에 적합한 백신접종과 같은 예방서비스"를 포함한다.[27] 초기 평가에 이어서, 소아과 진찰은 "나이별 뉴욕보건국 최신 권고와 일치하는 백신접종"을 포함한다.[28] EPSDT 매뉴얼은 "19세이하 연령은 반드시 가장 최신의 주정부 백신접종 일정에 따라서 접종해야 한다."라고 명확하게 설명하고 있다.

매뉴얼은 또한 "나이에 맞는 모든 권장백신과 맞지 않은 이전 백신의 동시접종"을 추천하고 있다.[29] 의무 백신접종을 따르지 않는 부모들에게 놓친 백신접종을 '따라잡도록' 격려하는 것은 매뉴얼의 가장 중대한 관심사항이다. 매뉴얼은 "널리 사용되는 백신들의 대부분은 일반적으로 안전하고도 효과적으로 동시에 접종될 수 있다. 이것은 특히 접종을 놓친 아이들에게 백신접종 계획을 하는 데 있어 중요하다."고 설명하고 있다.[30]

가정위탁에서는 백신접종을 강조하기 때문에, 부모들은 백신접종 반대를 문서로 기록해야 한다. 부모들은 CPS에 백신접종 면제를 증빙하는 서류나 의학서류 사본을 제출해야 한다.[31] 이미 아이가 백신접종을 했다면 불필요한 재접종을 피하기 위해 CPS에 백신접종 기록사본을 제공해야 한다. 개인상황에 따라서 부모는 가정위탁 아이들이 병원에

갈 때 같이 갈 수도 있을 것이다.

아이가 가정위탁에 있을 때 종교에 따라 백신접종을 반대할 수 있는 부모의 권리는 주에 따라서 다양하다. 예를 들어 뉴욕법정에서는 가정위탁 아이들의 부모들에게 면제 권리를 인정했지만, 부모들이 백신접종 예외에 대한 모든 일반적 요구사항을 충족했을 때에만 한정하고 있다. 이것은 법원이 만족할 수 있을 만큼 진실하고 정말로 종교적인 반대인지 검증하는 것을 의미한다.[32] 많은 주들에서 종교적 예외가 자동적으로 적용되지는 않는다. CPS가 아이들에게 백신을 접종시키기 위해 법원에 중재를 요청하면 그 전에 면제승인을 받았더라도 부모는 그것에 대해 '입증'을 요구받곤 한다.[33]

가정위탁에 아이 둘을 맡기고 있는 한 어머니는 백신접종을 강제로 시키려던 CPS의 소송을 성공적으로 막아낸 사례가 있다.[34] 몇 년 전 이 어머니는 주간 위탁을 맡기던 큰아이에 대해 종교적 예외를 인정받았고, 두 아이 모두 백신을 접종하지 않았다.[35] 기관의 가정위탁 문서에는 어머니의 백신접종에 대한 반대가 종교적 배경에 의한 것이라고 기록되어 있다.[36] 법정은 어머니의 종교적 믿음이 진실하고 정말로 종교적인지 평가하기 위해 심리했고, 인정했다. CPS의 백신접종을 위한 신청서는 인정되지 않았다.[37]

이 어머니는 한 사건에서는 이겼지만, 이 사건은 시스템의 명백한 결함을 노출했다. 가정위탁을 하던 보모가 자기 마음대로 행동했는데, '자기 가족을 보호하기 위해서' 아이 중 한 명에게 백신을 접종한 것이다.[38] 보모가 소송하겠다고 하자, CPS는 다른 한 아이에게도 백신을 접종하기 위해 법원에 접종 신청을 한 것이다.[39] CPS는 어머니의 반대에 대해서 알고 있었지만, 가정위탁 보모에 의한 단독 행위는 한 아이가 어머니의 종교 신념에 반해서 백신접종을 받게 만들었다. 가정위탁 보모의 행위는 뉴욕의 위탁 보모의 임무를 위반했다. 위탁 보모들은 '백신접종을 요구하거나 위임할 법적 권한을 가지고 있지 않기' 때문이다.[40]

다른 사건에서 뉴욕법정은 종교적 예외를 인정하지 않는 판결을 했다. 최근 법정은 아이가 방치되었다고 판결했다. 다른 것 중에서도 집이 청결하지 않고, 의료를 제대로 제공하지 않았다는 이유 등이 종교적 반대보다 크게 차지한다는 이유였다.[41] 그 결과 법정은 CPS가 아이에게 의무 백신접종에 따라서 접종할 것을 허락해달라는 신청을 승인했다.[42]

최근의 애리조나 법정은 가정위탁된 아이의 어머니가 여전히 백신접종에 대한 종교적 반대를 행사할 수 있도록 권리가 주어져 있다고 판결했다.[43] 법정은 그런 판결들은 개별 사례에 기초해서 결정되어야 한다고 조심스럽게 기록했으며 다음과 같이 언급했다.

> 만약 CPS가 아이가 백신접종으로 막을 수 있는 질병에 특히 취약하거나, 영양상태가 불량하거나, 다른 의학적 상태가 나쁘다는 것을 설득력 있게 설명한다면 우리는 그것을 조사하는 데 주저하지 않을 것이다.[44]

아이의 위험과 다른 아이들에게 미치는 위험이 크지 않다는 사실을 확인함으로써 법원은 아이가 어머니의 보호 밖에 있을지라도 종교적 반대를 계속할 수 있는 권리를 인정했다.[45] 이 사건은 부모들이 백신접종에 대한 종교적 반대의 입증뿐 아니라, 법정이 가질 수 있는 의학적이고 과학적인 우려에 대해서도 답변해야 한다는 것을 시사한다.

다른 사례를 보면 법정은 부모가 자녀에 대한 보호를 일시적이거나 영구적으로 상실할 때에는 의료결정을 좌우하는 종교적 믿음에 대한 권리가 상실된다고 판결했다. 2002년 노스캐롤라이나에서는 가정위탁 아이들에 대해 방치로 판단 받은 부모에게 백신접종의 종교적 반대 권리가 거절되었다.[46] 법정은 부모의 신념에 대한 신실함을 조사하는 대신에 종교면제 권한이 없어졌다고 판결했다. 하지만 부모로서의 권리는 삭제할 수 없는 것이다.[47] 법정은 사회복지국만이 아이들에게 백신접종과 다른 건강관리 결정을 할 수 있다고 판결했다.[48]

2002년에 조지아 법정은 아이가 '버림받았기' 때문에 아이를 영구히 격리할 것을 결정했다.[49] 그 결정으로 어머니는 의료적 결정 권리를 상실했다. 법정은 아이의 의료결정 권리를 포함한 보호권을 아이 할머니에게 인정했다.[50]

의무 백신접종으로 인해 바뀐 삶

아이들의 권리는 부모의 권리와 나눌 수 없다. 부모의 권리에 반해서 아이들에게 백신접종을 강제하는 것은 아이들에게 실제로 육체적인 위해를 가한다. 가정위탁 아이들에 대한 강제적 백신접종의 결과는 파괴적일 수 있다. 온라인 뉴스 〈자폐증의 시대〉 편집자인 단 옴스테드는 2008년에 부모의 종교적 신념에 반해서 가정위탁 동안 백신접종 된 어린 소녀에 대한 이야기를 썼다.[51]

CPS는 한 살짜리 아미시교 아이를 가족으로부터 격리했다. 왜냐하면 그 가족은 '의료적 방치'로 보였고, 아이의 만성 귀 염증을 적절히 치료하지 않았기 때문이다. 가정위탁을 받으면서 그 소녀는 아마도 백신접종 일정을 '따라잡기' 위해서 두 학기 동안 복합 백신을 접종 받았다. 그 아이는 현재 자폐증을 가지고 있으며 소녀의 부모들이 양육하고 있다. 올드 오더 아미시 공동체에서 부모들은 자녀들에게 백신접종을 하지 않으며, 자폐증은 거의 없다.

CPS는 아동학대와 방치로부터 아이들을 보호할지 모르지만, 부모들이 의무 백신접종을 따르지 않을 때는 가정에 잠재적인 위험이 될 수 있다. CPS와 가정위탁 보모들은 법에 의해 관할권이 있어도, 친부모들이 항상 백신접종을 하는 것은 아니기 때문에 그 선택들을 존중해야 한다. 아동격리 절차를 실제로 겪는 부모들은 스스로의 권리를 알고, 백신면제에 대한 상세한 문서를 준비하여, CPS와 자세하게 의사소통해야 한다.

....

저자 주: 로스쿨 학생이며 개인인권센터의 인턴인 맬리카 펠릭스가 자료조사를 도와준 것에 고마움을 전한다. 이 글은 개괄적이며, 법적 조언을 대신할 수는 없다. 특히 치료에 대한 종교적 예외 법률은 주마다 매우 다르다. 여기에 쓰인 사례들은 단지 예일 뿐이며, 개인상황에 대해서 논의하기 위해서는 법률전문가와 상담해야 한다.

이 글을 쓴 킴 맥 로젠버그(Kim Mack Rosenberg)는 칼턴 대학에서 정치학 학사를 케이스 웨스턴 리저브 로스쿨에서 법학박사 학위를 받았다. 뉴욕에서 개업하고 있는 변호사이며, 개인인권센터, 미국자폐증협회, 자폐증 법률지원을 위한 엘리자베스 버트 센터(EBCALA)의 임원이다. www.embracingwellness.blogspot.com에서 자폐증과 건강에 대한 글을 쓰고 있다.

24. 미국에 다가오는
엄청난 위협, 백신

미국 가정이 겪어야만 하는 강제적인 소아 백신접종 정책은 이 나라가 지금까지 마주하지 못했던 가장 큰 위협이다. 그저 가볍게 말하는 것이 아니다. 나는 개원한 내과의사이고, 이 나라에서 규모가 가장 큰 통합의학 클리닉을 창립했다. 14권의 책을 썼으며, 유명한 월간뉴스레터인 『헬스 앤 힐링』의 편집자로서, 의학에 있어 널리 받아들여진 많은 관습에 대해 공개적으로 비평해왔다. 하지만 아직도 정부, 언론, 의사들, 심지어 가장 위험에 처해있는 환자들조차도 관례적으로 행하는 의료 행위에 심각하고 위험한 사각지대가 있다는 것을 모르고 있다.

예를 들어, 내 병원에서 예방이라는 것은 환자들이 좋은 식습관을 갖고 꾸준히 운동하고, 보충제를 통해 영양상태를 좋게 하여, 전체적인 건강을 좋게 하는 것을 말한다. 하지만 비합리적이고 관습적인 의학세계에서는 예방이라는 것이 '질병 찾기'를 의미한다. 어릴 때부터 사람들은 아픈지 안 아픈지를 알기 위해서 의사를 만나거나, 정기검진을 받아야 한다고 배운다. 촬영, 피검사와 가장 최근의 검진기술은 의사들에게 과다한 정보를 제공한다. 이 정보는 병을 정의하기보다는 다양한 해석을 가능하게 한다. 대부분 의사들은 전통적인 조언을 하는 것이 아니라 '위험인자'의 발견을 병과 동일시하여 즉시 진단을 내리고 '치료'를 시작하여, 건강한 수십만의 사람들을 걱정에 지배받는 환자로 바꿔버린다.[1]

과잉진단은 필연적으로 불필요한 치료로 연결된다. 비록 몇몇 수술과 침습적 절차가 생명을 살릴 때도 있지만, 너무나 많은 절차들이 불필요하다. 몇 가지 예를 들어보자. 연구를 보면 모든 자궁절제술의 약 70%는 적절하지 못하다.[2] 전립선암과 양성 전립선 비대증에 대한 침습적 절차는 복잡하고 필수성과 장기간의 성공에 대해 의심스럽다.[3] 한 해 100만 명 이상의 사람들이 심장질환의 기본적인 침습치료인 관상동맥 우회로술이나 혈관 형성술을 받을까봐 두려워하고 있다. 하지만 학술논문 대부분에서는 이 시술을 반대한다.[4]

건강과 웰빙에 대한 가장 큰 위협은 의사와 환자와의 관계를 빼앗고, 건강관리 비용을 빠르게 끌어올리고, 수십만의 사람들을 해치는 제약업계이다. 다국적 제약회사는 의학을 끌어들였다. 이것은 자라나는 의학도들이 제약회사에게 돈을 받는 강사들로부터 어떻게 약을 처방하는지 배우는 의대에서 시작한다. 이런 분위기를 잘 따르는 학생들은 권력을 갖게 되고 여론주도자가 된다. 이들은 끊임없이 주류가 된 약의 장점에 대해 과하게 칭찬하고, 당당하게 돈을 받는다. 이 위험한 결합은 심지어 가장 권위 있는 의학 학술지까지 물들이고 있다. 이 학술지들의 수익은 약의 광고에 의존하는 이해관계로 얽혀 있다.

제약회사는 연구 개발보다 마케팅과 프로모션에 거의 두 배 가까이 돈을 쓰고 있다. 이것은 소비자에게 직접 광고하는 데에 쓰이는 비용을 포함해서 50억 달러에 이른다.[5] 미국과 뉴질랜드는 제약회사가 처방약을 소비자에게 직접 광고하게 허락한 유일한 나라들이다. 소비자에게 직접 하는 광고는 우리 문화에 잠입하여 그것을 알아차리지 못할 정도에 이르렀다. "이 약이 당신에게 맞는지 아닌지를 의사에게 물어보라."는 광고가 무엇을 의미하는지 의문을 가져본 적이 있는가?

제약회사는 우리 정부에도 침투해 왔다. 약 2억 5천만 달러를 로비 비용으로 쓰고 있는 다국적 제약회사는 선거에서 최고의 후원자이다. 또한 제약회사는 약의 승인과 안전성을 검사하는 임무를 가진 식품의 약국과 의심스러울 정도로 친밀하고, 남부끄러운 재정적 유대관계를 갖고 있다.[6] 제약업계는 공중보건 캠페인을 벌이는 정부기관과 손을 잡고 진단과 약 복용의 중요성에 대해 우리를 공격적으로 '교육'하여, 자기 상품에 대한 수십만의 새 고객을 창출하려고 노력한다.

예를 들어 몇 년 전에 정책입안자들은 '정상적인' 혈압 범위를 더 아래로 조정했다. 밤새 135만 명의 미국인들이 추가적으로 고혈압 환자가 되었으며 이들은 혈압약을 찾게 되었다. 새로 정해진 콜레스테롤 수치도 400만 명 이상의 사람들에게 콜레스테롤을 낮추는 약을 먹게 만들었다. 새로운 골밀도 기준치는 골다공증을 가진 사람들을 놀랍게도 85%나 증가시켰는데, 이것은 제약회사에게는 또 다른 횡재였다.[7]

오늘날 의사들은 예전보다 안전하고 덜 비싼 대안을 시도하기 전에 처방전을 꺼내 든다. 고객에게 직접적으로 하는 처방약 광고가 실질적으로 시작된 1999년부터 10년 동안 미국에서 발행된 처방전은 28억 장에서 39억 장으로 늘었다. 모든 미국의 남성, 여성, 어린이들이 평균 12.1장의 처방전을 받은 것이다. 인구가 9% 늘어나는 동안 처방전은 39%가 늘어났다.[8]

만약 약이 안전하다면 그렇게 걱정할 일이 아니다. 하지만 현실은 다르다. 의사협회지에 실린 획기적인 연구를 보면 매년 106,000명의 입원 환자가 처방약에 의한 부작용으로 죽는다고 추정된다.[9] 하루에 290명이 처방약으로 죽는다는 것을 뜻하며, 747여객기가 하루걸러 한 대씩 추락하는 것과 동일하다! 이 환자들은 약물 남용이나 약사가 약을 잘못 전달해서 목숨을 잃은 것이 아니다. 그들은 적절하게 처방되고 정상적으로 관리된 약의 부작용으로 죽는다.

피해가 여기서 끝나는 것은 아니다. 1년에 약 450만 명이 처방약의 부작용으로 병원이나 응급실을 찾는다.[10] 2011년 정부기관의 보고서에는 2008년에 종합병원 환자 190만 명에게서 약물과 관련된 부정적인 결과가 있었다고 보고되었다. 이것은 미국 전체 입원환자의 5%에 해당되는 숫자이다. 이런 일은 환자가 실수로 약을 잘못 먹었거나, 처방된 약의 부작용이거나, 잘못된 처방 때문이었다.[11]

넓게 보자면, 매일 13,000명 정도가 병원이나 응급실에 갈 정도로 심각한 약물부작용을 겪었다는 것이고 5,400명의 입원환자들이 도움을 받아야 할 약에 다치고 있는 것이다. 특히 아이용으로 광고하는 약이 우려스럽다. 미국 아이들의 1/4은 만성질환 때문에 적어도 하나의 약을 복용한다. 남자아이 10명 중 1명이 리탈린 또는 비슷한 중독성의 암페타민 같은 약물을 처방 받는다. 처음에는 정신분열증을 치료하기 위해 사용했지만 최근에는 우울증과 불안감을 갖고 있는 아이에게도 처방된다. 강하고 위험한 약인 항정신병약을 소아과에서 사용하는 것이 최근 8년 동안 2배가 되었다. 자살 위험과 이유 없는 폭력행동을 증가시키는 항우울제를 수백만의 아이들이 먹고 있다.[12]

하지만 다른 어떤 종류의 약물과도 비교할 수 없을 정도로 아이들에게 강요되는 것이 있다. 바로 백신이다. 지금까지 의료 행위 중 가장 악랄하고 어리석은 일은 정부에서 강제하고 있는 백신접종 프로그램이다. 가장 소중한 자산인 우리 아이들을 말 그대로 파괴하고 있기 때문이다. 강한 어조로 말해야 할 때이다. 우리는 공중보건의 재앙에 직면하고 있다. 이 재앙을 피할 수 있다는 것이 훨씬 비극적인 현실이다.

이 책의 다른 부분에서도 치명적인 백신이 아이들에게 영향을 주어왔고, 또 계속해서 영향을 주고 있다는 것을 읽었을 것이다. 백신 안전성과 백신 프로그램을 지지하는 유효한 과학데이터가 부족하다는 것도 알았을 것이다. 그러나 이 악몽은 의학이 좋거나 나빠서 생긴 일이 아니다. 이것은 미국인들이 가장 가치 있게 생각하는 개인의 자유가 없어졌기 때문이다. 정부가 감시하고 균형을 잡는 일을 제대로 하지 못했기 때문이다. 해결책은 있다. 먼저 급박한 문제를 살펴보자.

백신과 자폐의 관계

만약 어떤 아이가 없어졌다면, 모두들 즉시 그 아이를 찾아 나설 것이다. 우리는 아이들을 보호하고 지키는 강하고 본능적인 충동을 갖고 있다. 그러나 자폐의 심연으로 '사라진' 수백만의 아이들은 어떤가? 비난과 항의의 소리는 어디에 있는가?

50년 전, 자폐는 1만 명 중 1명으로 보기 힘들었다. 그 비율이 1980년대 초반에 혼란스러운 조짐과 함께 5,000명 당 1명으로 서서히 오르기 시작했다. 그러나 2007년까지 자폐증은 150명의 아이들 중 1명에게 영향을 미쳤다. 오늘날 88명의 미국 아이들 중 1명이, 54명의 남자아이 중 1명이 자폐스펙트럼장애를 가지고 있다. 그것은 5년 안에 78%가 늘어난 깜짝 놀랄만한 수치이다.[13]

  2012년 질병관리본부에 의해 발표된 이 통계는 공포스럽다. 만약 현재 상승곡선에 변동이 없다면, 자폐 아이들의 수는 곧 건강한 아이들을 넘어설 것이다. 이 서서히 퍼져나가는 유행을 뒤집을 만한 무언가를 하지 않으면 사실상 모든 남자 아이들은 2032년까지, 뒤따라 여자 아이들은 2041년까지 자폐스펙트럼장애로 진단 받을 수도 있다. 이 엄청난 상상이 믿기 어려워 보이지만, 이것은 현재 정부통계와 간단한 수학에 기초한 것이다.[14]

〈그림〉 미국 어린이들의 자폐증 발생률 예측

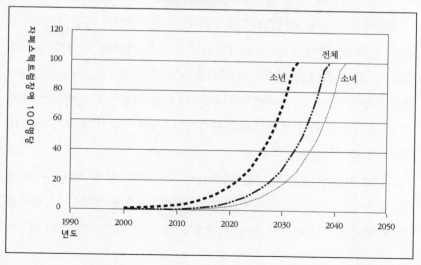

우리 아이들에게 영향을 미치는 다른 정신과 질환도 같이 증가했다. 현재 미국 아이들 6명 중에 1명은 학습장애를 가지고 있다고 확인되었고, 특수교육을 신청한 학생 수도 과거 10년 동안에만 30%가 증가했다. 무슨 일이 일어나고 있는 것일까? 자폐와 학습장애를 가진 아이들의 급격한 증가에 대한 가장 명확하고 절대적인 범인은 백신접종의 급격한 증가이다.

1940년대와 1950년대에 정부는 아이들에게 디프테리아, 파상풍, 백일해, 소아마비, 천연두 백신을 맞으라고 추천했고, 1971년에는 홍역, 볼거리, 풍진이 그 목록에 추가되었다. 그러더니 1990년대와 2000년대에는 '백신의 유행시대'가 왔고 백신투여량은 폭발적으로 증가했다.[15] 오늘날 우리 아이들은 6개월까지 9개의 다른 백신을 25번 접종하는데, 하나는 생후 몇 시간 뒤에 맞고, 두 살까지 15종류 백신을 38번 접종한다. 자발적인 백신접종 정책을 가지고 있는 일본과 비교해보자. 첫 접종은 생후 3개월 때 시행되고 6개월까지는 4개의 백신을 10번 접종하고, 두 살까지는 6개 백신을 17번 접종한다.[16]

미국에서 동시에 자폐스펙트럼장애가 급격히 증가한 것은 우연의 일치가 아니다. 자폐는 질병이 아니지만 이것은 하나의 발달장애로 호도되고 있다. 자폐는 확산되는 심각한 뇌 손상으로, 나는 이것이 임신부, 신생아, 영아, 아이에게 주사되는 백신 독성물질의 덩어리에 의해 거의 단독으로 일어난 것이라고 생각한다. 30년 전, 모든 자폐아는 태어날 때 알 수 있었다.

오늘날 백신의 영향을 받은 아이들의 대다수는 첫 돌이나 두 돌 즈음 전까지는 정상적으로 발육한다. 이렇게 '나중에 발생하는' 자폐증은 퇴행 전에 일상적으로 중요한 단계를 겪는다. 많은 사람들이 15~18

개월에 두 번째 주사를 맞고 나서 갑자기 그렇게 되었다고 말한다.

자폐 아이들을 15년 이상 치료해오던 텍사스 헐스트시의 의사인 메리 안 블롱크는 "많은 부모들은 백신접종 전후에 자신의 아이들을 찍은 비디오를 가지고 있는데 정말 실제 차이는 명백합니다. 처음에 행복하고 일관성 있던 아이들이 나중에 자신만의 세계로 사라져버립니다."라고 말한다.[17]

댄 버튼 하원의원은 2002년 의회 백신청문회에서 '수다스럽고, 장난기 많고, 사교적이고 건강했던' 손자 크리스티안에 대해 이렇게 말했다. "내 유일한 손자가 내 눈앞에서 자폐아가 되었습니다. 그것은 정부에서 추천한 백신을 맞은 직후였습니다.… 며칠 안에 그는 자폐의 신호들을 보여주었습니다."[18]

이것은 단 하나의 사건이 아니지만 백신접종 찬성자들은 백신이 그 원인일 수 있다고 고려하는 것조차 꺼린다.

너무 불필요하고, 불안전한 백신접종

단 하나의 백신에도 박테리아, 바이러스, 알루미늄, 수은, 포름알데히드, 염산이나 수많은 다른 화학첨가물의 혼합물을 포함할 수 있다(백신의 성분과 물질에 대한 부가적인 정보는 부록 참고).[19]

이런 광범위한 독소의 반복 노출에도 불구하고 발달 중인 아이의 신경과 면역계에 누적되는 부작용이 없다고 추정하는 것은 비합리적이고 순진해 빠진 것이고 심각한 일이다. 아마도 믿기 힘들겠지만, 아이들에게 강요되는 늘어만 가는 수많은 백신의 안전을 지지할만한 티끌

만한 증거도 없다. 부모들에게 백신이 완전히 안전하다고 보장하는 모든 의사들은 잘못된 정보를 준 것이거나 정말 정직하지 못한 것이다.

백신접종의 안전과 효과를 확인하기 위해서 통계적으로 상당수의 백신을 맞은 아이들과 그렇지 않은 아이들의 건강에 대한 대규모 비교연구는 반드시 수행되어야 한다. 그것은 반드시 6개나 8개 정도의 다른 백신을 같은 기간에 접종하는 것과 같은 변수들도 포함하고 있어야만 한다. 이런 연구들은 지금껏 시도조차 되지 않았다. 그런데도 이미 너무 많아진 의무 백신접종 목록에 다른 백신이 계속 추가되고 있다.

더욱이 의무가 된 백신 다수는 절대적으로 불필요하다. 태어나서 바로 맞는 B형간염은 주로 성 접촉이나 불결한 주사바늘로 인해 감염되는 것이다. 어째서 건강한 어머니에게서 태어난 신생아에게 이런 백신이 필요한가?[20]

생후 2개월에 맞는 디프테리아와 파상풍 주사도 마찬가지다. 디프테리아는 개발도상국에서는 문제가 될 수 있지만 1980년부터 미국에서의 발생 정도는 1억 명 중에 1개 사례 정도이다. 파상풍은 전염되는 것도 아니다. 이것은 보통 오염된 물체로 인한 깊은 상처를 통해 걸리는 것이다. 당연히 신생아 파상풍은 위생적인 출산환경에서는 거의 없다. 실질적으로 미국에서는 존재하지 않는다.

소아마비 백신은 절대적으로 불필요한 또 다른 백신 중 하나이다. 소아마비를 떠올리면 마비, 철제 호흡보조 장치, 20세기 중반의 죽음 등이 생각날 수도 있지만, 이 병은 이미 수십 년 전에 뿌리 뽑혔다. 지난 30여 년 동안 미국에서 자연적으로 발생한 소아마비는 없었다. 오늘날 소아마비는 자연의 소아마비 바이러스가 아니라 생백신에 의해 일어난다.[21] 현실에서 백신으로 예방하려는 전염병에 대한 심각한 후유증과 치사율은 급속도로 내려가고 있었다. 진실은 백신이 나오기 전에 이런 병은 거의 다 없어졌다는 것이다(부록 미국의 질병사망률 참조).[22]

과거에 수백만 명을 죽였던 전염병의 진정한 정복자는 백신이 아니다. 더 좋은 위생, 더 안전한 음식, 수인성 병원균을 제거한 덕분이었다. 당연히 매년 수십 억 달러의 돈을 개선된 위생과 삶의 조건을 위해 지불할 필요도 없다.

이렇게 관련 증거가 많지만, 제약회사, 관료, 의학 정책입안자, 학교, 주류언론, 의사들은 끊임없이 부모들과 대중들에게 공포 전략을 퍼붓는다. 그들은 "의무 백신접종이 없으면 주요 전염병이 돌아올 것이고, 시체가 거리에 쌓일 것이다."라거나, "소아마비는 돌아올 수 있어서 우리는 매년 600만 명의 아이들에게 백신을 접종하는 것이 필요하다."와 같은 터무니없는 말을 뱉어낸다.

이런 말은 우스꽝스럽기 짝이 없다. 많은 아미쉬파 아이들, 홈스쿨링 아이들, 백신접종에 대해 합법적 면제를 받는 수백만의 아이들은 죽거나 소아마비에 걸리지 않는다. 평범한 많은 어른들도 이 모든 질병에 대한 백신접종을 하지 않았다. 만약 그랬다 하더라도 백신 면역은 시간이 지나면 줄어든다. 치명적인 전염병에 굴복한 수억 명의 어른들은 어디에 있는가?

백신을 찬성하는 선동자들은 우리를 굴복시키고 협박하려고 명백한 근거도 없이 다른 추측을 만들어낸다. 흔한 논쟁 중 하나가 백신접종을 하지 않은 어린이들이 다른 사람들을 전염병의 위험으로 몰아넣는다는 것이다. 만약 백신이 효과가 있다면 왜 백신접종을 하지 않은 아이들을 걱정하는가? 그들은 또한 "한 명의 죽음을 막는다는 이유만으로도 모든 아이들에게 백신을 접종하는 것은 가치 있다."고 말한다.

백신에 의해서 죽거나 다치는 아이들은 뭔가? 그들의 피해나 죽음은 막을 가치가 없나? 만약 백신접종이 한 명의 죽음을 막고 수천이나 그 이상을 회복할 수 없도록 해친다면, 그것은 괜찮은가? 물론 그렇지 않다. 이것은 미친 짓이다!

인유두종 바이러스(HPV) 백신, 완벽한 사기

또 다른 쓰레기 같고 위험한 사기 백신을 살펴보자. 십대 전후의 여자아이, 젊은 여성, 지금은 남자아이와 젊은 남성을 대상으로 하는 인유두종 바이러스(HPV) 백신이다. 머크의 가다실과 GSK의 서바릭스의 목적은 이론상으로는 자궁경부암을 예방하는 것이다.[23] 그러나 내 예측으로는 HPV 백신은 효과뿐 아니라, 젊은 사람들에게 백신으로 인한 발작, 뇌졸중, 만성 두통 등과 더 심각한 일을 겪게 하여 실패로 끝날 것이다.[24]

여기에는 이유가 있다. 제약회사, 질병관리본부, 의사들 누구에게도 HPV 백신이 자궁경부암을 예방한다는 널리 퍼진 주장을 지지하는 데이터가 없다. 이것은 자궁경관의 암 발병 전의 변화를 막기 위해서 나왔지만,[25] 이런 변화가 암으로 진행된다는 추측은 정직하지 못한 것이고 조작한 것이다.

국립암연구소는 HPV 감염의 90%는 2년 안에 자연스럽게 없어진다고 보고했다.[26] 이것을 인지하고 미국 예방의학 태스크포스는 새로운 설명지침을 발행했는데 여성들에게 자궁경부암을 검사할 때(HPV 시험이 아닌) 파프도말 시험을 추천했다. 또한 잦은 검사는 작은 변화에 대한 과잉진료이고, 십중팔구 암이 나타나지 않기 때문에 매년이 아닌 3년에 한 번 권장한다는 것이었다. 태스크포스는 더 나아가 자궁경부암은 21세 이하의 여성에게는 드물게 나타나므로 25세에서 27세의 여성들만 검사하도록 지침을 바꿨다.[27] 왜 정부는 HPV 백신을 11~12살에게 권장하는 걸까?

어떤 경우라도 자궁경부암은 매우 천천히 발전하기 때문에 우리는 20년 또는 30년 동안 집단 백신접종이 치사율을 낮출지 아닐지 모를 것이다. 이것은 모두 가정이고 큰 도박이다. 승리자는 정부에 있는 그들의 친구들에 의해 방조되는 제약회사 외에는 없다.

왜곡된 통계

백신을 지지하는 쪽에서는 14~59세의 미국 여성의 1/4이상, 20~24세 여성의 45%가 HPV에 감염되었다는 정부통계를 내놓으며 집단 HPV 백신접종의 필요성에 대해 강조한다. 그러나 그들은 성적으로 전염되는 HPV종이 40개가 있으며 가다실의 목표 바이러스(6, 11, 16, 18)와 서바릭스의 목표 바이러스(16, 18)가 드물다는 것은 말하지 않는다. 생식기 사마귀를 일으킬 수 있는 HPV 6번과 11번은 여성의 1.3%, 0.1%에서만 발견되었고, 일부 자궁경부암과 연관이 있는 16번과 18번은 1.5%와 0.8%에서만 발견되었다.[28] 더군다나 과학자들은 백신의 목표였던 바이러스가 감소하면, 목표가 아니었던 암을 일으키는 새로운 바이러스가 널리 퍼지는 '혈청형 교체'에 대한 위험을 인정한다.

HPV를 가지고 있는 여성 중 극히 일부만 고위험군이고 자궁경부암에 걸리는 경우는 그보다 더 적다. 미국에서는 매년 1,200명의 여성들이 이 암으로 진단 받고, 4,000명이 이것으로 인해 죽는다. 물론 정상보다 이른 어떤 죽음도 비극이다. 하지만, 최근 국립암연구소의 통계를 보면 자궁경부암 사망이 아니라, 자궁경부암으로 진단되는 경우도 겨우 0.68%이다. 우리는 왜 이 백신을 모든 아이들에게 권장하고 있는가? HPV는 교실에서 누구 옆에 앉아서 걸릴 수 있는 것이 아니다. 그럼에도 불구하고 이 백신은 워싱턴DC와 버지니아에서 학교 입학을 위해 의무화되었고, 다른 20개 이상의 주에서 그렇게 하려고 법 제정을 기다리고 있다.[29]

HPV와 백신의 진실

(1) 4,000명: 미국에서 자궁경부암으로 1년에 죽는 인구, 즉 10만 명의 여성 중 2.4명(여성들은 자궁경부암보다 심장병으로 죽을 확률이 75배 많다.)[30]

(2) 2.3%: 14~49세의 여성이 자궁경부암과 연관된 HPV 2종류 이상에 감염이 된 경우(30%의 자궁경부암의 경우는 HPV와 관련이 없다).[31]

(3) 90%: HPV 감염이 스스로 없어지는 확률[32]

(4) 150억 달러: 대상 연령의 모든 3,000만 명의 여성에게 백신을 접종하는 비용[33]

(5) 수천 명의 NNT: 한 사람을 살리기 위해서 치료해야 하는 수(이론적으로 가장 좋은 시나리오일 경우).[34]

전 세계적인 HPV 백신접종의 모순을 더 강조하기 위해서 의학치료의 평가에 매우 유용한 통계인 NNT라는 개념을 알아보자. 간단히 말해서 NNT는 한 사람을 치료하기 위해 얼마나 많은 사람들이 필요한가를 말해준다. NNT가 낮을수록 치료에는 더 효과적이다. 예를 들어 위궤양은 주로 헬리코박터 파일로리균에 의해 일어나는데 그것을 박멸시키는 항생제는 매우 성공적인 치료법이다. 헬리코박터 파일로리에 감염된 환자 11명을 항생제로 치료하면 10명은 위궤양이 치료된다. 여기에서 NNT는 1.1(11 나누기 10)이다.[35]

그러면 자궁경부암으로 인한 죽음을 막기 위한 HPV 백신의 NNT는 얼마나 될까? 만약 백신이 자궁경부암을 완전히 예방한다고 해도(아무도 이것을 기대하지는 않지만), 수천 명이 1명의 죽음을 막기 위해서 백신접종을 해야 한다. 1명을 제외한 다른 사람들은 이익은 없고, 백신의 위험에 불필요하게 노출된다. 대부분 통계전문가들은 NNT가 40이 넘으면 도박이라고 말한다. 수천이 넘는 NNT는 완벽한 사기이며, 심지어 백신이 한 명이라도 살릴 수 있을지에 대한 증거가 없을 땐 더욱 그렇다.

우리는 이미 자궁경부암을 예방할 준비된 체계를 갖고 있고 그것은 잘 작동되고 있다. 바로 정기적인 팹 테스트이다. 강경한 백신 찬성자들조차도 백신이 팹 테스트의 필요성을 제거하지 못하며, 대부분의 자궁경부암으로 인한 죽음은 5년 동안 검사를 받지 않은 여성들에게서 일어났다고 인정한다. 이 체계는 자궁경부암의 발생정도를 1975년 여성 100,000명 당 15명에서 2009년에는 100,000명 당 6.8명으로 감소시켰다.[36] 잘못되지도 않았는데 왜 이것을 고치는가?

답은 명백하다. 돈을 따라간 것이다. 미국에서는 6개월 간격으로 3번

접종에 소매가로 130달러(총 390달러)를 요구하는 HPV 백신접종을 '할 수 있는' 9~26세까지의 여성들이 대략 3천만 명이 있다. 거의 120억 달러가 다국적 제약회사의 주머니에 바로 들어간다. 여기에다가 의사 수수료를 더하면 3번 접종하는 비용은 500달러에 이른다. 500달러 곱하기 3천만 명은 150억 달러이다. 150억 달러를 어떤 생명도 구해질 것이라는 뚜렷한 증거가 없는 백신접종 프로그램에 사용한다고 상상해 보라.[37]

HPV에 감염된 일부 여성들은 자궁경부암으로 발전될 것이라 걱정하지 않아도 된다. 자궁경부암을 가진 30%의 여성들은 HPV에 감염되지도 않았다. 이 터무니없는 예측이 효과가 있다는 것을 알게 되기까지는 아직 몇십 년을 기다려야 한다.

그래도 이 호화로운 보호막이 실질적으로 효과가 있고 자궁경부암을 예방한다고 '가정'해보자. 이 가장 좋은 시나리오에서 한 생명을 구하기 위해 얼마나 많은 비용이 쓰일 지 계산해보면 750만 달러이다. 만약 우리가 그 150억 달러를 영양을 개선시키고 비만을 줄이고, 다른 증명된 건강정책을 수행하는 데 쓴다면 우리는 수천만 명의 생명을 살릴 수 있다. 그러나 관계자들은 기만적인 백신접종 프로그램에 믿을 수 없을 정도로 돈을 쓰고 싶어 한다.

3천만 명의 여자아이와 젊은 여성들이 충분하지 않다는 듯, 머크는 가다실을 45세까지 승인받으려고 했으나, 다행히도 식품의약국은 이 불합리성은 인식했다. 그러나 다국적 제약회사는 현재 남성들도 그들의 시야에 넣었다. 2012년 2월 백신접종 자문위원회에서는 11~12세 남자아이에 대한 HPV 백신접종을 추가했으며 13~21세의 남성들과 이전에 백신접종을 하지 않았던 '면역 무방비 상태의' 26세까지의 젊은 남성들에게 '따라잡기' 주사를 추가했다.[38] 이 주장은 성적 파트너에게 HPV를 확산시키는 것을 막기 위해 그들도 반드시 백신접종을 해야 된다는 것이다.

여성에게 백신접종을 하는 것도 말이 안 되는데, 남성에게 하는 것은 너무도 비논리적이다. HPV는 남성에게는 중요하지 않은 감염이고, 남성 자신은 거의 이익을 얻을 수가 없다. 더구나 그들은 백신 부작용에도 노출되어야 한다. 실질적으로 그들은 더 큰 피해를 입을 위험이 있다. 이것은 다른 백신접종으로부터 알게 된 것인데, 백신은 여자보다 남자아이들에게 두세 배 정도 부정적인 영향을 미친다. 비용 면에서는 말할 필요도 없다.

우리는 대상 연령에 있는 모든 남성에게 백신접종을 시키기 위해 또 다른 150억 달러를 써야 한다. 게다가 그들은 아무런 이익도 없고 이 '실험'이 궁극적으로 여성 자궁경부암의 비율을 줄일 것이라는 증거도 없다. 하나만 남는다. 이 문제투성이 정책에 쓰는 돈은 대중들에게는 100% 낭비지만, 백신생산자들에게는 어마어마한 이익이다.

제조사는 법적 책임이 없다

백신으로 수십억 달러를 벌어들이는 제약회사는 이 모든 접종에 대한 필요성과 백신이 일으킨 피해에 대한 법적 책임에 대해 정부를 속여왔다. 이들은 득을 보면 봤지 손해는 보지 않는다. 이 전례 없는 사건은 1986년에 레이건 대통령이 국가 소아백신 상해법에 서명하면서부터 일어났다. 이 법은 "백신 제조사들은 백신과 관련된 부상이나 죽음으

로부터 일어난 피해에 대한 민사소송에서 어떤 법적 책임도 지지 않는다."라고 되어 있다.[39]

이런 보호가 필요하다는 것은 제약회사가 스스로 만든 백신이 아이들에게 독성이 있고 면역 반응을 일으키기 위해서 아이들을 아프게 하도록 만들어졌고, 그 고용량의 독성 성분이 죽음을 포함한 심각한 부작용을 일으킬 수 있다고 인정하는 것이다. 그들은 사실상 입법자들에게 만약 제약회사의 법적 책임이 없어지지 않으면 백신피해 소송을 이겨낼 수 없기 때문에, 아이들을 위한 백신접종 계획을 수행할 수 없다고 말한다.

요컨대 대부분 백신이 일으킨 부상과 죽음에 대한 법적 책임은 제약회사에 의해 없어졌는데, 이것은 백신이 매우 위험하기 때문이다. 10만 명의 가족이 자녀가 MMR 백신을 접종한 뒤 심각하게 피해를 입었다며 머크를 고발하는 것을 상상해보라. 그들은 이렇게 말할 것이다.

"아마 홍역은 안 걸릴 겁니다."

지독하게 위험한 백신들로부터 우리를 지키기 위해서 '지금' 법적 조사가 필요한 것은 아닐까? 법적 절차 대신에 이 법은 피해보상을 위해 과학적 배경을 갖고 있지 않는 법률가인 '특별심사관'이라는 독특한 행정 프로그램을 만들었다. 이 '특별 전문가들'의 결정은 법적 효력을 가지며 그들은 지금까지 피해를 입은 아이들의 가족에게 20억 달러를 지급했다.[40] 누가 이 엄청난 돈을 내는지 생각해보라. 제약회사가 아닌 백신소비자들이다. 이 프로그램을 집행하기 위해 세금이 사용된다. 만약 이 법이 백신과 관련된 다국적 제약회사의 법적 책임을 모두 없애지 않았다면, 의무 백신접종 프로그램과 자폐증 유행은 없었을 것이다.

아이들에 대한 강제 백신접종

이 끔찍한 재앙의 이유는 시민 자유의 제한이다. 다국적 제약회사는 그들이 만든 어떤 백신이든, 그것이 불필요하든, 독성이 있든, 정부가 부모들을 강요하여 아이들에게 맞춰야 된다고 설득시켜 왔다. 만약에 부모가 아이에게 백신접종을 시키기 싫어도 그냥 싫다고 말할 수 없다. 그 예외를 얻기 위해 길고 긴 시간을 소비하는 절차를 겪어야 한다. 이런 절차는 주마다 다르며 어떤 주에서는 믿을 수 없을 정도로 혹독하다.

2007년 메릴랜드 프린스 조지 카운티(미국의 주 하위에 있는 행정구역 이름–옮긴이)에서 주 법무장관 글렌 아이비와 교육위원회 오웬 존슨 주니어 위원장은 백신 몰아놓기를 시행했다. 그들은 백신접종 증명서를 제공하지 않았던 아이들 2,300명의 부모들에게 소환장을 보냈다. 부모들은 토요일에 현장에서 아이들에게 주에서 의무화한 백신을 최대 17차례까지 접종시키고 법정에 나타나야 했고, 그렇지 않으면 금고형에 직면했다.[41]

내외과의사협회의 캐서린 서크는 "정부기관과 교육청에 의한 전면적 백신의무화를 잔인하게 강요한 이 협박 캠페인은 부모 권리와 아이의 의학적 상태에 대해 전혀 배려하지 않았다."라고 말했다. 이런 일은 왜 일어났을까? 단순하고도 간단하게 바로 돈이다. 교육청은 만약 학생들이 주의 백신의무화를 따르지 않으면 상당한 자금을 잃게 되어 있었다. 셔크는 이렇게 말했다.

"교육청은 분명히 돈을 원한 것이다. 그것이 아이들을 위한 것임에도 불구하고 말이다."[42]

메릴랜드와 세계 어떤 곳의 독재적인 폭압정치와의 차이점은 무엇일까? 없다.

제약업계는 또한 장황하게 HPV 백신접종을 강요하여 우리의 목구멍으로 넣는 것을 시도할 것이다. 몇몇 주정부는 학교가 6학년 학생들과 그 부모들에게 백신에 대한 안내서와 보험회사가 보상을 해준다는 내용의 통지문을 보내도록 하는 법을 만들었다. 예를 들어 뉴저지에서는 아이들의 가방을 통해 HPV 백신 선전물을 전달했다. 캘리포니아 주지사 제리 브라운은 12살 아이들에게 부모에 대한 고지나 동의 없이 HPV와 B형간염 백신을 접종할 수 있다는 입법안에 서명했다.[43] 부모는 아이들이 학교 현장학습에 갈 때에도 허가서에 사인을 하는데, 부모에게 알려주지도 않고 동의도 없이 12살 아이들에게 독성물질을 주입시킬 수 있다는 것을 상상해 보라.

미친 폭주를 중단시켜야

오직 두 가지 방법만이 이런 미친 짓을 멈출 수 있다. 첫째, 제약회사들에게 법적 책임을 지게 해야 한다. 제약회사들은 백신을 팔면서 거대한 이익을 얻는다. 이 나라의 다른 사업과 같이 그들은 반드시 법적으로 생산품에 대한 안전성과 피해에 대한 금전적 책임을 져야 한다.

두 번째로, 부모들은 반드시 아이들에게 무엇이 접종되는지 결정할 수 있는 권리를 가져야 한다. 그것을 보호하기 위해 격렬한 반대에 직면하더라도 결국 우리가 어떻게 하느냐에 달려있다. 부모로서 할 수 있는 가장 중요한 것은 정확하고 편견 없는 정보로부터 자녀의 건강에 관한 결정에 대한 근거를 가지는 것이다. 현재 풍토에서는 말은 쉽지만 행하기는 훨씬 더 어렵다.

의사가 객관적이라고 확신할 수 없다. 실질적으로 모든 소아과 의사들은 소아과학회, 질병관리본부, 다국적 제약회사의 지침을 따르며, 모든 새 백신을 강력히 지지한다. 백신의 어두운 면에 대한 점점 많아지는 증거를 거부하는 것은 법적 책임을 지지 않는 의사들에게는 안전하지만, 우리 아이들에게는 끔찍할 만큼 위험하다.

나는 부모들에게 철학적으로 준비된 의사를 찾는 데 시간을 보내라고 권한다. 쉽지는 않지만 그들은 제자리에 있다. 이런 의사들은 주의학위원회와 복지부서의 관심대상이 되거나 공격 받는 것을 두려워하기 때문에 대다수는 그들이 선택적으로 백신접종을 하거나 모든 백신을 거부하는 부모들을 받아들인다는 광고는 하지 않을 것이다. 그러나 개인적으로 부모들과 인적 정보망을 형성하거나 협력단체를 통하면 찾을 수 있을 것이다. 당신의 직관과 믿음에 억압을 행하지 않는 의사, 의료에서는 약자인 당신에게 겁을 주지 않는 의사, 그런 의사와 관계를 맺는 것은 충분한 가치가 있다.

마지막으로 과학 연구, 법률 정보, 면제에 대한 지침과 대안적인 백신일정 등에 대해 논의하고 있는 이 책의 뛰어난 자료를 이용하자. 공부하고, 입장을 확고히 하자. 아이들은 친구나 다른 사람에게 영향을 쉽게 받기 때문에 아이들과 HPV 백신에 대한 심각한 위험과 증거 없음에 대해 쉽게 이해할 수 있도록 대화하자. 흐려지고 있지만 충분한 정보에 근거한 선택의 자유는 시민으로서의 당연한 권리이며 부모로서는 책임이다.

불행하게도 몇 년이 걸릴지도 모르고 셀 수 없는 상처와 엄청난 죽음이 있을 수도 있지만, 우리는 다국적 제약회사가 하라는 대로 할 만큼 지식이 없거나 멍청하지 않다. 대중들은 결국 일어날 것이고 강요된 백신이 무엇이었는지를 알게 될 것이다. 과학적으로 부당하고, 위험하며, 악착같이 돈을 긁어모으는 수단이었다는 것을 말이다.

✍ 이 글을 쓴 줄리안 휘테커(Julian Whitaker)는 다트머스 대학을 졸업하고 에모리 대학 메디컬스쿨을 졸업했다. 에모리 대학에서 외과수련을 거친 후, 영양의학 개척자인 나단 프리티킨과 함께 일했으며, 1979년에 Whitaker Wellness Institute를 열었다. 지금까지 5만 명 이상의 환자들이 캘리포니아 뉴포트 비치의 병원에서 식이요법, 운동, 특수영양 보충제와 안전하고 비침습적인 치료를 받았다. 『Reversing Heart Disease』, 『Reversing Diabetes』, 『Riversing Hypertension』, 『Shed 10 Years in 10 Weeks』, 『The Whitaker Diet』, 『Dr. Whitaker' s Guide to Natural Healing』 등 14권의 책을 썼다. 1991년 창간하여 4백만 가정이 받아본 월간 뉴스레터 『Health & Healing』의 편집자이다. 의료 선택의 자유에 대한 강연자이며, Freedom of Health Foundation를 설립했다.

25. 공중보건과 백신에 대한 의사의 견해

브리태니커 백과사전에 따르면, 공중보건은 "조직화된 사회의 노력을 통해 병을 예방하고, 삶을 지속시키며, 건강을 도모하는 과학과 예술"이다. 질병관리본부의 의무는 대중에 대한 이런 건전한 공중보건 정책을 발전시키는 것이다. 공중보건이 위생, 질병예방, 환경독성학, 음식 안전, 깨끗한 물 등에 중요하고 귀중한 역할을 한다는 것에는 이견이 없다. 하지만, 최근 질병예방의 주요 공중보건 정책인 백신접종이 의심을 받고 있다. 이것이 꼭 필요한 것인가에 대한 의문이 심각하게 제기되는 것이다.

질병예방의 초석으로 불리는 백신접종은 공중보건의 가장 값비싼 영역 중 하나이다. 지방정부에서부터 국가, 세계적인 차원에서 매년 백신의 제조, 조달, 분배, 관리에 수십억 달러의 돈을 소비한다. 1983년에는 태어나서부터 18세까지 MMR, DTP, 소아마비 등의 7가지 접종으로 24회 백신을 접종해야 했다. 현재 아이들은 고등학교 졸업 전까지 16종류 70회 백신을 투여해야 한다. 부모들은 이런 많은 백신접종에 의문을 지니기 시작했다. 자기와 자녀들의 몸에 어떤 것이 주사될지에 대한 선택권과 보건관료들에 의해 홍보되는 백신의 이익 사이에 줄다리기가 시작된 것이다.

백신을 거절할 권리에 관한 논쟁은 격화되고 있다. 백신이 안전하고, 효과 있고, 무해하다고 굳게 믿는 이들은 부작용으로 심각한 상해, 만성질환, 죽음까지 경험한 이들과 매우 다른 입장에 있다. 하지만 많은 부모들이 백신접종의 위험과 이익을 알아보고, 그것의 중요성을 인식하면서부터 거부의 행렬은 더 길어지고 있다. 부모들은 건강이 주사바늘을 통해 만들어진다는 이야기를 거부하면서, 아이들의 건강을 직접 책임지기로 결심했다. 이런 부모들은 백신접종의 위험이 질병의 위험보다 받아들일 수 없을 정도로 더욱 크게 느껴진다고 한다.

게다가 과학은 특정 백신이 특정 개인에게 미치는 효과를 증명하지 못했다. 왜냐하면 구체적 병원균에 대한 개인의 민감성을 예측하는 것은 불가능하기 때문이다. 부모들은 백신접종을 하지 않고도 건강한 아이들과 백신접종을 했는데도 병에 걸리는 사람들에 대해 알고 있다. 관료들과 백신 찬성자들은 백신접종 패러다임의 가치를 훼손하는 의문제기를 두려워하면서, 백신접종자들이 병에 걸렸다는 보고를 애써 무시하고 있다.

백신접종을 거부하는 이들이 늘어나자, 놀란 보건관료들은 접종을 하지 않으면 집단면역이 없어질 수 있다고 말한다. 집단면역은 공동체가 보호될 수준의 백신접종을 말한다. 집단면역 약화의 증거로 지난 몇 년간 발생한 수두, 볼거리, 백일해의 발발이 지적되고 있다. 관료들은 완벽하게 백신접종을 한 아이들이 병에 걸렸다는 사실은 외면하고, 이런 병을 접종하지 않은 아이들 탓으로 돌리고 있다.

백신 제조자들과 의학전문가들은 백신이 많은 질병을 제거했다고 주장하지만, 공식 통계를 보면 백신으로 예방하려는 질병들은 원래 자연적으로 없어지고 있었거나, 많은 경우에 백신이 널리 사용되기 전부터 거의 없어진 상태였다. 하지만 이런 과학적 사실이 두 진영의 관점을 변화시키기는 어려울 것 같다.

백신접종 선택은 종종 개인적인 신념에 따른다. 많은 개인들은 개인과 국가 사이에 분리된 영역이 있다고 주장한다. 의무적 주사가 개인 권리를 침해한다는 강한 믿음이 있는 것이다. 또 다른 의문은 국가가 국가의 이익을 위해 개인의 선택을 무시할 수 있는 권리가 있는지의 여부이다. 이 논쟁은 몇 세기 동안 지속되어 왔다.

하지만 논쟁이 될 수 없는 사실 하나가 있다. 아픈 아이들이 너무 많아져서 국가적인 유행병이 되어버린 현실이다. 오늘날 부모들은 작업치료, 물리치료, 언어치료와 같은 것들이 일상이 되어서, 이런 활동들이 축구연습, 피아노 레슨과 같은 평범한 것들이 됐다. 소아과 의사들은 마치 이것이 전형적인 주요 성장단계인 것처럼 "아이들이 천식을 가지기 시작하는 나이는 2살"이라거나 "아이들은 3살 이전에 자폐증을 지닌다."라고 말하기 시작했다.

상식수준에서 아이들에게 이렇게 널리 퍼져있는 유행병을 만드는 요인은 무엇일까? 유전은 아니다. 서로 다른 가족들은 다른 유전자를 지닌다. 운동도 아니다. 몇몇 아이들은 운동을 좋아하지만 몇몇은 아니다. 환경적 노출도 아니다. 몇몇 아픈 아이들은 비위생적 저소득층

주택단지에 살고 있지만, 몇몇은 아주 깨끗한 공동체에서 산다.

대부분의 아이들이 접촉하고, 만성질환의 증가에 기여하는 것은 많은 화학물질, 첨가제, 세제, 보조제, 중금속 등을 포함한 16개의 백신을 18세까지 70번 접종하는 것이다. 과학자들은 이런 물질들이 알려진 것만큼 위험하지 않다는 것을 증명하지 못하고 있다. 왜 우리는 백신접종이 질병과 건강하지 못한 상태의 주요 원인이라는 사실을 받아들이지 못하는 걸까?

이제 우리는 천식, 알레르기, 습진, 만성 중이염, 학습장애를 정상적인 상태라고 받아들인다. 몇몇 감염성 질환을 제거하기 위해서 우리는 수두, 볼거리, 홍역과 같은 가벼운 질병들을 일생동안 고생해야 할 질병과 그에 따른 약으로 바꾼 것이다. 우리는 일시적인 질병과 계속 늘어나고 있는 평생 고생해야 할 질병을 교환했다. 항상 병원과 함께 해야 하는 사람은 건강한 것이 아니다. 이제 사회는 특정한 병원체에 대한 낮은 감염률과 높은 백신접종률을 넘어서 아이들의 진정한 웰빙을 측정해야만 한다.

공중보건의 경제학

1970년대 이후, 보건경제학자들은 손익분석을 통해 백신접종을 정당화했다. 이들은 질병에 걸렸을 때 들어갈 비용에 비해 백신접종이 이득이라는 양적 기술을 사용했다. 보건관료들은 백신접종이 의학비용을 줄이는 손익가치가 가장 좋은 방법이라고 말한다.[1]

하지만, 이런 계산은 전체 인구를 기초로 한 것이지, 개인의 잠재적 비용을 포함한 것이 아니다. 정책입안자들은 부작용 발생을 인정하면서도, 비극적 결과와 부작용을 적게 보이기 위해서 대규모 유행병학 연구를 지속적으로 사용한다. 유감스럽게도 내 경험은 이 이야기의 허점을 드러낸다.

몇 년 전, 나는 젊은 거장 바이올리니스트를 만났다. 그녀는 수많은 대회에서 수상한 경험이 있었으며, 곧 유명한 음악학교에 입학할 예정이었다. 건강하게 자랐고 12년의 학창시절 동안 백신을 거절할 철학적 권리를 행사했던 엄마 때문에 접종은 하지 않았다. 그녀가 입학하기로 한 대학은 그들의 권리를 거절했고, MMR 백신접종을 요구했다. 부모는 걱정이 되었지만, 그녀는 건강했고 대학의 요구를 수용하기로 했다. 접종 며칠 후부터 안 좋아진 건강은 몇 달 내에 악화되기 시작했고, 근육의 급격한 약화와 관절의 극한 고통 때문에 팔을 올릴 수 없었다. 의사들의 관습적이고 전통적인 도움에도 불구하고, 이 미래음악가는 다시는 악기를 연주할 수 없었다. 오늘날에도 그녀는 신경학적인 악화가 계속되고 있으며, 만성 통증으로 고통스러워하고 있다.[2]

의사들과 관료들은 마지못해 백신접종의 부작용이 나타날 수 있다는 것을 인정했다. 질병관리본부는 백신정보서(Vaccine Information Statement, VIS)에 각각의 백신에 대한 사실을 적어 놨다. 백신정보서는 백신의 위험과 추정된 이익에 대한 기본 정보를 제공한다. 연방법에 의해, 모든 백신접종 제공자들은 환자나 그들의 부모, 혹은 법적 대리인에게 적절한 백신정보서를 접종 전에 제공해야 한다.[3]

각각의 백신정보서는 간단명료하게 작성되어 부모들이 쉽게 이해하도록 되어 있다. 여기에는 1) 백신이 예방하려는 병에 대한 설명, 2) 백신에 대한 기본 설명, 3) 누가 백신을 받아야 하고 언제 맞아야 하는지에 대한 정의 4) 백신의 위험성 5) 발생 가능한 경미한, 일반적인, 심각한 부작용이 포함된다.

하지만 백신정보서는 백신접종을 선택한 것이 잘한 일이라는 것을 확신시키기 위해 제공된다. 병에 대한 묘사는 강력하여 입원과 죽음을 묘사한다. 이는 감염이 심각하고 잠재적으로 치명적인 것처럼 보이게 한다. 의료 경험이 없는 사람이 보면 놀랄만한 통계를 보여준다. 반면 백신의 심각한 잠재적 부작용은 최소화하려는 경향이 있다. 거의 모든 백신정보서에는 이런 저런 방법으로 심각한 부작용은 "극도로 드물고, 백만 명당 한 명꼴로 나타나기 때문에 그것이 백신 때문인지 말하기 어렵다."라고 설명한다.[4]

하지만 심각한 부작용은 많은 의사들과 보건관료들이 믿게 하려는 만큼 드물지 않다. 1986년, 의회는 국가 소아백신 상해법을 통과시켰다. 국가가 부작용을 수집하고 평가하는 시스템도 마련됐다. 백신 부작용 신고시스템(VAERS)은 수동적 감시시스템으로 의사, 의료관리 제공자, 부모들, 백신 제조자들이 부작용에 관해 제출한 보고서에 의존하며, 일반적으로 백신접종 후 30일 이내로 제한한다.

1999년 이후, VAERS는 매년 11,000~12,000개의 개인보고서가 등록됐다. 이중 약 15%의 보고서는 '치명적이고, 삶에 위협적이며, 입원을 연장하거나 요구하며, 영구적인 장애나 의학적 중재가 불가능할 정도'로 분류된다.[5] 1993년에 전 식품의약국장이던 데이비드 케슬러는 심각한 약품 부작용 중 단 1% 정도만 보고되는 실정이라고 말했다. 이것은 잠정적으로 매년 백신으로 발생하는 부작용이 120만 건이라는 것을 의미한다.

심각하게 상해를 입은 사람들은 백신상해 보상법원을 통해 보상신청을 할 수 있다. 2010년 11월 3일까지 13,613개의 보상신청이 접수되었고, 2,541명의 사람들이 20억 달러 이상을 보상 받았고, 5,800명이 판결을 기다리는 상태이다. 연방정부는 만성 관절염, 아나필락시스, 뇌병변과 같은 극히 심한 부작용에 대해 보상을 했다. 미미한 장애와 부작용은 보상을 받을 자격이 없다. 의학문헌은 자가면역질환, 시청각 상실, 피부병, 혈액장애, 백신접종 후 나타나는 신경학적 장애 목록의 보고로 가득 차 있다.

공중 보건관료들이 박수치는 긍정적 비용 편익 분석에는 백신 때문에 생긴 질병의 검사와 치료를 위해 수천 명의 사람들이 수백만 달러를 쓰고 있는 현실은 외면되고 있다. 백신 프로그램에 이런 비용이 진정으로 고려되고, 백신 부작용 치료비용까지 더한다면, 백신 프로그램의 경제적 비용 편익 비율은 심각한 의문의 대상이다.

당근과 채찍

공중보건관료들은 사람들이 백신접종 정책에 따르고 협조하도록 회유하고, 만약 거부할 경우에는 직간접적으로 심각한 위협 수단을 사용한다. 이는 건강관리에 있어서 고전적인 당근과 채찍의 방법이다. 환자들은 치료와 수술을 거부할 권리가 있었다. 왜냐하면 부작용은 자신의 건강에 영향을 미치기 때문이다. 보건관료들은 전염성 질환이 공중보건에 위협을 가할 수 있다는 이유로 백신접종을 거부하는 환자와 부모들에게 맹렬하게 달려든다.

아이들 백신접종 거부에 대한 부정적인 태도는 이미 백 년 전에 시작되었다. 1920년대부터 보건관료들의 언어는 디프테리아 백신접종 프로그램에 협조하도록 정중하게 요청하는 수준에서 강한 권위를 강조하는 어조로 바뀌었다. 공익광고, 팜플릿, 의학안내 책자에는 강한 언어가 사용되었다.

관료들은 접종하지 않아 아이들이 병에 걸린다면 부모들에게 과실이 있다고 말했다. 1926년, 소아보건협회는 "모든 디프테리아에 대해 부모에 대한 기소가 이뤄지는 때가 올 것이다. 모든 디프테리아 사망에 대해 범죄 책임을 확정하기 위한 검시관의 조사가 이뤄질 날이 멀지 않았다."라고 주장했다.[6]

소위 '백신으로 예방할 수 있는 병'에 아이들이 걸리거나 죽었기 때문에 형사책임을 진 경우까지는 없었지만, 부모들의 바람과는 반대로 아이들에게 강압적으로 백신을 접종하는 시도들은 있어왔다. 예를 들어 2007년에 2,300명 이상의 아이들이 새롭게 추가된 수두와 B형간염 접종을 하지 않았는데, 메릴랜드는 최후수단으로 부모들에게 법적 조치로 위협했다.

프린스조지 카운티 지역의 아이들이 두 달 가까이 백신 요구를 충족시키지 못해서 결석하게 되었다. 관료들은 이것을 '무단결석 사태'로 규정지었다. 청소년 문제를 다루는 순회 판사 필립 니콜스와 메릴랜드 법무장관 글렌 아이비는 백신 정책에 순응하지 않는 부모들에게 청문회에 나오라는 소환장을 보냈다. 소환장에는 아이들의 무단결석에 대해 형사 고발될 수 있으며, 결석 하루당 50달러부터 10일의 수감생활이 선고될 수 있다고 쓰여 있었다.

주는 부모들이 법원청사에 아이들과 나올 것을 요구했다. 만약 부모들이 주에서 의무화한 백신접종을 맞췄다는 증명이나 적법한 백신접

종 면제서류를 제출하지 않으면, 아이들은 그 자리에서 바로 백신접종될 예정이었다.[7]

많은 부모들이 개인적으로 자기가 다니던 병원에 연락하여 아이의 기록을 업데이트하여 학교에 그것을 넘겼다. 하지만 약 1,700명의 아이들은 부모와 함께 2007년 11월 11일 토요일 아침 법원청사에 나타났다. 재판관은 부모들을 질책했고, 많은 아이들이 법정에서 백신접종을 당했고, 학생들은 월요일 아침 학교로 되돌아왔다.

다른 심각한 상황도 있었다. 만약 부모가 학교에서 요구한 백신접종을 '진정한 종교적 믿음'으로 거부할 경우, 재판에 따라 사회복지부에 의해 엄마의 양육권이 사라질 수도 있는 사례가 2008년 뉴욕에서 발생했다. 부모들은 그들의 백신접종에 관한 반대가 '개인적이고 진지하다'는 것에 대한 '강력한 증거'를 제시해야 하는 부담을 가지게 되었다. 이 사례의 경우에는 엄마가 그 부담을 기꺼이 해결했기 때문에 면제권을 인정받았다. 하지만 의심할 여지없이 이 가족은 겁을 먹어야 했으며, 다른 가족에게 뉴욕은 엄격하게 백신접종을 요구한다는 강한 경고를 줬다.[8]

강압적 백신접종 법은 1800년대 천연두의 첫 백신접종 이후 관료들과 부모들 사이에 갈등의 원인이 되어 왔다. 더 많은 백신접종이 만들어지는 동안, 모든 특허 받은 백신들이 진정 공중보건을 보호하기 위해 필요한 것인지에 대한 질문도 이어졌다. 예를 들어, 많은 주들은 9살짜리들에게 가다실과 서바릭스의 의무화를 논의 중이다. HPV는 공중에 떠다니는 병원체가 아니다. 성적 교류와 성적 접촉에 의해 퍼져 나간다. 공공 교육기관이 초등학생에게 이 백신을 의무화하는 것은 타당한 것일까?

법적으로 거절할 권리

1968년까지 미국의 약 50% 정도의 주가 공립학교 입학을 위해 1개 이상의 백신접종을 요구했다. 1974년까지 40개의 주가 백신을 요구했다.[9] 오늘날, 모든 미국 주에서는 학교 입학을 위해 백신접종을 요구하고 있다. 주목할 것은 초기 백신접종 일정은 일반적으로 사용되는 백신보다 현저하게 적은 종류였다. 1985년까지 학교 입학을 위해 요구된 백신은 소아마비, MMR, DTP 정도였다. 하지만 많은 주정부들이 9개 백신을 별도로 추가했으며, 더 많은 추가접종을 학교 입학조건으로 늘리고 있다.[10]

거의 모든 주의 법은 백신접종 거부를 허용한다. 하지만, 주에 따라 면제 획득의 용이성은 달라진다. 학교와 보건관료들은 좀처럼 백신접종 면제에 대한 이용가능성을 밝히지 않았다. 매번 가을마다 부모들은 학교로부터 개학 전까지 백신접종 기록을 업데이트하도록 상기시켜주는 편지를 받았다. 요구하지 않는 한, 면제신청서는 제공되지 않았다. 많은 부모들은 그들 주의 법이 백신접종 요구로부터 아이들을 면제시킬 수 있는 메커니즘을 제공하는 것을 알지 못한다. 현재 20개 주가 백신접종 원칙과 철학적 반대에 근거하여 백신 거부권을 허용하고 있으며, 웨스트 버지니아와 미시시피 이외의 모든 주는 종교적 이유로 거부할 수 있다.[11]

모든 주는 백신접종의 의학적 면제를 허용한다. 하지만 실질적으로 이를 획득하기는 어렵다. 일반적으로 의사 혹은 정골의사에 의한 의학적 면제만이 허용된다. 소견서에서 의사는 하나 혹은 그 이상의 백신은 아이들의 건강에 해로울 것이라는 것을 언급해야 한다. 주로 모든 백신접종을 면제하기보다는 개별 백신의 의학적 면제를 허용한다.

몇몇 주 건강부에서는, 의학책임자들이 만약 그들이 생각하기에 면제가 정당하지 않으면 환자들의 주치의 소견서를 무시할 권리가 있다. 의사들은 아이들이 의학적으로 면제되어야 한다고 생각하더라도 개인적 치료에 부정적인 영향을 줄까 두려워서 소견서 쓰기를 주저한다. 주 건강부는 때때로 너무 많은 면제소견서를 작성해주는 의사들을 비난한다.

잘 논의되지는 않지만 면제의 마지막 유형은 면역 증명이나 혈청학적 면제이다. 면역증명을 위해서는 적정 농도를 확인하기 위해 혈액검사가 요구된다. 검사결과가 항체 존재를 증명하면, 이는 그 병에 대해 더 이상의 백신접종은 필요 없다는 것을 말해준다. 이 면제를 받아들이는 것은 주마다 다르다. 이것은 과잉 백신접종을 피하기 위한 방법으로 군 지휘관들에 의해 종종 지지된다.

백신의 성분들

다양한 백신은 측정 가능한 60개 이상의 화학물질들을 포함한다. 단 하나의 백신을 접종해도 잠재적으로 독성이 있는 발암물질을 투여 받는 것이다. 회의론자들은 젤라틴같이 일상생활에서도 소비되는 화학물질 정도는 무시해도 되는 정도라고 말한다. 과학자들은 소화기관으로 들어가는 물질과 혈류 속으로 직접 들어가는 물질이 상당히 큰 차이점이 있다는 것을 알고 있다.

예를 들어, 백신 제조업자들은 12개의 백신에 열 안정제로 젤라틴을 사용한다.[12] 대부분 사람들에게 젤라틴은 안전하다. 냄새가 없고, 맛이 없고, 색이 없는 단백질인 젤라틴은 가열되거나 냉동되면 젤리가 된다. 제조자들은 결합조직, 뼈, 보통 소와 돼지의 피부를 가열해서 젤라틴을 생산한다.[13] 연구자들은 백신의 젤라틴이 아나필락시스와 크고 잠재적으로 치명적인 반응을 포함한 알레르기 반응을 유발할 수 있다고 한다.[14] 또한 백신의 젤라틴과 음식의 젤라틴 사이에 교차반응이 발생할 수 있으며, 이는 잠재적으로 '안전한 음식'을 위험하게 만들 수 있다.[15]

의학문헌은 MMR과 수두 백신에서의 젤라틴의 심각한 반응을 보고한다.[16] 이런 반응이 나타나는 이유는 주사에 포함된 많은 양에 기인한다. 수두 백신은 12,500μg의 젤라틴이 들어있다. MMR 백신은 14,500 μg의 젤라틴이 들어있다.[17] 비교를 위해 벌의 예를 들면, 말벌의 침에는 50μg의 독이 들어있는데, 벌에 쏘였을 경우 그 중 2~15μg정도의 독이 전달된다. 이 정도로도 아나필락시스와 죽음을 유발할 수 있다.[18] 벌침과는 독성이 다르지만, 하나의 주사에 엄청난 양의 젤라틴이 들어있기 때문에 어떤 사람들은 거의 죽음에 이르는 반응을 보이는 것이다.

젤라틴이 유일하게 걱정되는 성분은 아니다. 많은 이들이 수은을 포함한 방부제인 티메로살에 대해 들어보았을 것이다. 부모들은 소아 백신접종에 지금은 수은이 없을 것이라고 믿는다. 이는 오해의 소지가 있다. 대부분 소아용 백신에 더 이상 방부제 티메로살이 추가되지는 않지만, 여전히 백신 제조에 사용되고 있다. 여전히 극미량이 많은 백신들에게서 발견된다. 수은은 강력한 신경독성을 보이며,[19] 극미량을 사용하더라도 주사로 투입되면 매우 위험하다.

임신부와 매우 어린 아이들에게 권장되는 대부분의 독감 백신들은 여전히 티메로살을 포함한다. 다회용 주사는 접종당 25μg의 수은을 포함한다. 환경보호국은 2004년 3월 모든 해산물이 미량의 수은을 포함하고 있으며,[20] 식품의약국은 물고기 g당 1μg이상의 수은을 가지고 있을 경우 생선섭취가 위험하다고 경고했다. 일반적인 생선 섭취량은 약 18g이다. 환경보호국과 식품의약국은 임신예정인 여성, 임신부, 수유부, 어린이들에게 높은 수은 함량 때문에 조개류와 몇몇 종류의 생선을 피하길 권한다. 관료들은 그들이 주사하려는 25μg의 수은보다 생선으로 섭취하게 되는 18μg의 수은에 대해 더 걱정을 한다.

많은 백신들이 알루미늄 인산염, 알루미늄 황산염, 알루미늄 수산화물과 같은 형태로 보조제 알루미늄을 포함한다. 알루미늄은 항원인 바이러스나 세균 조각이 면역반응에 미치는 영향을 강화하기 위해 사용되는 강력한 신경독성물질이다. 보조제는 면역체계를 자극하며, 높은 항체를 만들어내도록 한다. 알루미늄염을 처음 사용했을 때 미국에서 이 물질은 상업적 용도로만 허용되었다. 백신 제조자들이 백신에 알루미늄을 50년 이상 사용해왔지만, 알루미늄 보조제의 반응 메커니즘은 복잡하여 완벽하게 모르고 있다.

알루미늄은 주로 신장에서 제거된다. 사구체 여과율로 측정되는 신장기능은 태어날 때는 매우 낮고, 돌까지 완벽한 능력에 도달하지 않는다. 유아들은 효과적으로 알루미늄을 배출할 수 없으며, 반복되는 백신접종으로 축적된 알루미늄의 양은 인식하기 어려운 주요 신경독성물질로 작용한다.[21] 주목할 것은 소아과학회가 알루미늄이 신경계와 다른 조직들에서 신진대사 과정을 방해한다는 것을 인정했다는 점이다.[22]

알루미늄은 그 자체로 위험하지만, 수은과 시너지 효과를 나타낸다. 두 요소가 있으면 효과는 엄청나다. 아이들의 알루미늄 노출은 백신접종 수에 따라 증가한다. 알루미늄은 DTaP, 폐구균, A형간염, B형간염, Hib, HPV가 있다. 예를 들어 가다실 설명서를 살펴보자.[23]

각 0.5ml의 백신투여량에 알루미늄 225μg(0.225mg), 염화나트륨 9.56mg, L-히스티딘 0.788mg, 폴리소르베이트 50mg, 붕사 35 μg, 이스트 단백질 7mg미만, 주사용수가 들어간다.

폐구균 백신인 프리베나의 설명은 아래와 같다.[24]
· 프리베나는 액상이다.
· 각 0.5ml 투여량은 4, 9V, 14, 18C, 19F, 23F 혈청형 당 2μg 의 당류, 투여량 당 혈청형 6B의 4μg(총 16μg 박테리아 당류 장 벽)이 포함하도록 제조되었다.
· 대략적으로 CRM197의 20μg운반단백질(디프테리아), 0.5ml당 알루미늄 보조 인산염으로서 0.125mg의 알루미늄.

식품의약국은 개인이 생물학적 제품을 복용할 때 알루미늄 양이 아래를 초과하면 안 된다고 설명한다.[25]
· 시금(assey. 정량분석법)에 근거하면 0.85mg
· 누적 알루미늄 양에 근거해 계산하면 1.14 mg
· 자료가 알루미늄양이 안전하고 효과적이라고 증명하면 시금 에 근거해서 1.25mg

백신접종은 종종 같이 접종된다. 만약 DTaP(인판릭스-0.625mg), A/B 형간염(트윈릭스-0.85mg), 폐구균(프리베나-0.125mg) 백신이 동시에 접종되면 아이는 1.6mg의 알루미늄을 투여 받게 된다. 이렇게 되면 하루에 식품의약국이 추천한 허용 가능한 알루미늄 복용량을 초과하게 된다. 이는 장단기 합병증 위험을 증가시키고, 아이에게 투여된 축적된 알루미늄의 영향에 관해서는 연구되지 않았기에 특히나 우려스러운 일이다.

의사와 백신접종

부모 혹은 환자들이 백신을 거부할 권리가 있음을 주장하는 의사는 드물다. 의학적 도그마와 백신접종의 가치에 의문을 던진 의사들은 직업적으로는 동료들에게 비난 받고, 개인적으로 의사 사회 내에서 따돌림을 받으며, 정부와 주의 의학위원회에 의해 법적으로 침묵이 요구될 수 있다.

다른 한편에서는 백신접종을 홍보하는 의사들에 의해 강압적인 방법으로 환자들에 대한 백신접종이 실시된다. 의사의 강압은 많은 형태를 취할 수 있다. 강압의 한 가지 방법으로 백신을 접종하지 않았다는 이유로 주정부에 의학적 방치로 아동보호서비스를 요청할 수 있다고 협박하는 것이다. 더 흔한 방법은 소아과학회의 추천 접종을 받지 않았다는 이유로 전 가족에 대한 치료를 거부하는 것이다.[26]

의사들에 의한 융통성 없는 백신 기준의 강화는 의도하지 않은 결과를 낳고 있다. 바로 거부에 대한 부모들의 결심을 더 강화시키는 것이다. 부모들은 단순히 "이것을 해라!"라는 말을 듣고 싶어 하지 않는다. 많은 부모들은 오늘날 아이들을 위해 건강에 대한 결정, 특히 백신접종에 관한 결정에 적극적으로 하려 한다. 백신접종의 안전에 대해 알아보는 부모들은 의사들보다 백신물질과 잠재적 부작용에 대해 더욱 잘 알고 있다.

몇몇 의사들은 이런 개입을 반대라고 인식하고, 많은 이들은 그들의 권위에 의문을 던지는 것을 꺼려한다. 불행히도 대부분 의사들은 그들에게 백신을 파는 제약회사 영업사원에게 들은 것 정도밖에 백신에 대해 알지 못한다.

의사들은 작은 부작용이 있지만, 백신은 안전하고 효과적이라고 알고 있다. 이 가정은 질병관리본부의 말일뿐 어떤 개인적 조사도 이뤄지지 않은 추측이다. 의사들은 전문적인 의학문헌을 읽지만, 그들이 접종하는 백신에 대해 면밀하게 조사하지는 않는다. 상세하게 백신에 대해 공부하는 의과대학은 거의 없다. 심지어 소아과 레지던트 과정에서조차 단지 백신의 이익, 접종법, 미접종자에 대한 접종법 등에만 초점을 맞춘다.

일반적으로 의사들은 백신이 단독으로 소아마비와 천연두를 없앴다고 믿는다. 백신은 무해하고 5~6개 이상의 주사들을 동시에 안전하게 접종될 수 있다고 주장한다. 의학역사를 보면 백신접종의 금지 사유는 평가절하되었고, 백신접종에 관한 상세한 정보들은 간과되었다. 병원방문 시간을 제한함으로써 환자들을 백신접종으로 몰아넣으면서도 백신접종의 다른 방법에 대해서는 이야기하지 않는다.

일반적인 백신접종과 다른 방법으로 접종을 요구할 경우, 소아과 의사들은 추가요금을 청구한다.[27] 부작용이 나타나면 의사들은 다른 이유로 병이 걸렸다는 듯이 무작위로 문제의 원인을 찾기 위해 값비싼 의학검사를 실시한다. 주사 후 바로 나타나는 증상조차 부작용이라고 인정하는 의사들은 거의 없다. 충격적인 것은 많은 의사들이 백신 부작용에 대해 아예 알지 못한다.

백신 반응에 대해서는 두 가지 기준이 있다. 의사들은 페니실린 주사에 대한 심각한 반응을 쉽게 인지한다. 그들은 환자의 차트에 중요 약 경보 라벨을 붙여놓을 것이고, 환자에게 의학적 경고 태그를 달고 있으라고 충고할 것이다. 백신에는 다른 기준이 적용된다. 의사들은 백신 반응을 이례적이라 생각한다. 만약 환자가 백신물질에 알레르기가 있다면, 의학문헌은 '의사의 입회하에' 그 물질이 포함된 백신을 투여하는 것은 안전하다고 말한다.[28] 이것은 마치 의사가 방에 있는 것만으로도 심각하고 치명적인 부작용이 없어질 것처럼 말하는 것이다. 이것은 백신접종을 하는 환자들을 안심시키기 위해 의사들이 부작용을 감당할 수 있다는 거짓해명이다.

무엇보다 먼저 의사들은 해를 끼치지 않겠다는 약속을 반드시 지켜야 한다. 의사들이 환자들의 백신거부 권한을 지켜주지 못한다면 그때는 환자 스스로 그것을 지켜내야 한다. 백신 선택은 법적으로 보장된 개인의 권리가 되어야만 한다.

감염병은 오고 간다. 깨끗한 물, 운동, 적당한 수면, 적절한 생활조건, 이상적인 좋은 음식과 ml당 60mg이상의 비타민D로 유지된 면역체계라면, 감염으로 인해 사망에 이르는 위험에는 전혀 처하지 않게 될 것이다.[29] 실제로 병에도 거의 걸리지 않게 된다. 건강은 주사바늘을 통해서 만들어지는 것이 아니다.

이 글을 쓴 쉐리 텐페니(Sherri Tenpenny)는 정골의학 의사이다. 1986년부터 1998년까지 오하이오 핀들리에 있는 Blanchard Valley Regional Health Center에서 응급의학 관리자였다. 1995년부터 2006년까지 응급의학에 공인자격증을 가지고 있었다. 신경근골의학에 공인자격증을 가지고 있다. 오하이오 미들버그 하이츠에 위치한 텐페니 통합의학센터(전 Osteomed II)의 설립자이다. 오하이오 톨레도 대학을 졸업했고, 미주리 컥스빌 정골의학 대학원을 졸업했다. 그녀는 백신 위험성에 대한 국제적으로 알려진 전문가이다. 텐페니는 라디오와 TV에 자주 초청되는 출연자이며, 백신과 통합의학에 대한 전국 세미나에서 강연한다. 두 권의 책 『FOWL! Bird Flu』, 『Saying No to Vaccines』을 썼다.

26. 건강을 바라보는
전인적인 관점

　　　　　　　백신접종은 일반적으로 당연히 하는 것
으로 여겨진다. 그러나 어떤 공동체에서는 논쟁의 소지가 많다. 많은
사람들이 백신접종은 건전한 면역계를 위협하는 위험한 행위라고 여
긴다. 대중매체, 전문의료진, 국회의원, 일반대중들이 대부분 백신이
론을 인정하는 반면에, 많은 연구자와 전인적 치료집단(카이로프랙틱 의
사, 동종요법 의사, 인지학에 기반을 둔 내과의사 등)에서는 백신접종의 위험
이 이득보다 크다는 확신이 점점 커지고 있다.

　현대의 사회적 관습에 따라 어린이들은 권장되는 일정대로 모든 주
사들을 맞고 있다. 이것에 찬성하는 사람들은 백신이 아동기 질병을
피해갈 수 있는 안전하고 효과적인 방법이고, 공중보건을 향상시킨다
고 주장한다. 그들은 부작용은 드물고 백신의 이득은 위험보다 훨씬

크다고 확신한다. 공립학교에 입학하기 위해 어린이들은 접종확인서를 제출해야 한다. 이런 요구들이 실질적으로 효과를 거둘 수 있는 것은 정부의 정책 덕이다. 비록 주정부나 연방정부가 사전 동의 없이 살에다 직접 바늘을 꽂는 역할을 하지는 않지만, 그들은 백신에 대해 홍보하고, 가족들에게 백신접종을 받으라고 압력을 행사하며, 보육시설과 학교 입학을 위한 규정으로 만들며, 잠재적인 부작용이나 면제가능성을 알기 어렵게 하고 있다. 그러므로 이 같은 정부의 행위는 허가 없이 행해지는 의료시술이라고 말할 수 있다.

백신 이론

중세에는 고름이나 다른 삼출물 같은 자기 몸에서 나온 물질로 병을 고치는 방법을 '아이소파시'라고 불렀다. 여러 증거들은 이런 행위가 영국의 고대 드루이드인들에게서 비롯되었다고 이야기한다. 어떤 특정한 병에 일단 노출되었던 사람들은 결코 그 병에 걸리지 않고, 한 번 겪고 나면 다시는 걸리지 않는다는 것이다.

이발사이자 족부의사였던 에드워드 제너는 1796년 천연두 백신을 만들었다. 그는 한 농부에게서 소 천연두에 걸렸던 우유 짜는 아가씨가 천연두에 걸리지 않더라는 얘기를 들었다. 그는 말 천연두에도 똑같이 적용되리라 여겨서 병에 걸린 말에서 고름을 채취해 바로 사람들에게 주사하기 시작했다. 그는 성공적으로 백신접종을 받으면 그 사람은 다시는 천연두에 걸리지 않는다고 확신했다.

천연두에 대항해 만들어진 백신은 19세기동안 유럽에서 상식적인 처치가 되었다. 그러나 백신이 있어도 천연두는 여전히, 어쩌면 그것 때문에 전염병으로 남아있었다.[1] 오늘날, 천연두는 더 이상 없는 질병이다. 현대의학은 이것을 20세기 백신접종의 덕으로 돌리고 있다. 생각해볼 일은 흑사병은 백신이 만들어진 적도 없었는데 없어졌다.

루이 파스퇴르는 19세기의 프랑스 화학자였는데 맥주, 와인과 유제품의 발효 과정에서 미생물의 역할을 규명하고, 더 나아가 이 연구를 인간과 동물의 질병연구로 확장시켰다. 미생물 역할에 중점을 두어 연구한 결과, 파스퇴르는 미생물이 전염병을 일으키는 유일한 원인이라고 결론 지었다(이것은 세균이론으로 알려진다). 그의 관점에서는 숙주의 건강상태는 하는 역할이 없다. 그래서 질병을 없애는 최선의 방법은 미생물을 없애는 단순한 방법이면 된다.

반대로 그와 동시대 과학자인 안톤 베샹은 미생물은 외재된 것이 아니라 질병과정에서 출현하며 질병은 숙주의 건강상태와 더 관련성이 깊다는 논지를 가졌다(이를 토양이론이라고 한다). 그러므로 그는 질병을 없애는 가장 좋은 방법은 신체의 면역체계를 건강하게 하는 것이라 믿었다. 일단 건강체계가 만들어지면, 박테리아는 가볍게 사라질 것이다.

현대의 백신이론은 본질적으로 제너와 파스퇴르의 모델을 합성한 것이다. 미생물은 질병을 일으키며, 특정한 질병을 없애는 방법은 질병을 인위적으로 몸 안으로 끌어들여 몸이 나중에 '진짜' 질병이 출현할 경우에 대비해 미리 방어체계를 수립하는 것이다.

건강한 면역체계는 특정 질병에 대항하여 핏속에 항체를 만들어내며, 이런 항체들은 태어날 때부터 우리가 환경에 노출된 상태에 의존한다. 백신이론은 하나의 백신이 사전에 질병의 약한 공격 형태를 연출함으로써 감염성 질병에 대항하여 미리 방어체제를 제공하는 것이란 입장을 취한다.[2] 이 이론은 같은 질병에 대해 몸이 방어체계나 면역체계를 형성하는 반응만 가정한다. 다른 반응은 무시하거나 최소화한다. 백신을 찬성하는 이들은 공격적인 백신 프로그램이 집단면역 상태를 유지하기 위해서도 필요하다고 주장한다. 이 이론상으로 만약 높은 비율의 인구(질병관리본부와 세계보건기구에 의하면 85~96%)가 면역이 되면, 면역체계가 없는 사람들을 보호할 수 있다는 것이다.[3]

이 이론은 많은 결정적인 사실을 무시하고 있다. 즉, 백신을 접종한 엄청나게 많은 사람들이 그 질병에 걸렸으며, 몇몇 백신의 경우에는 접종자들이 접종 후 바이러스를 유포하여 질병을 퍼뜨렸으며, 접종 받은 개인들이 비록 증상이 겉으로 보이는 않더라도 질병을 보유할 수 있다는 것이다.

백신 재료들

우리는 항상 상표를 읽고 무엇을 먹고 마시는지, 무엇을 입에 넣고 있는지, 무엇을 주사 맞는지 알고 있어야 한다. 그렇게 하면 우리는 잠깐 멈추고, 좀 더 생각하고, 다른 선택을 할 수도 있다. 하지만 대부분 사람들은 소아과 의사가 아이에게 주사를 놓을 때 "주사기 속에 들어 있는 게 뭐죠?"라고 묻지 않는다.[4] 질병관리본부 웹사이트에서 찾아볼 수 있는 백신첨가제를 보면 눈이 튀어 나올 만하다.[5] 백신별 또는 재료별로 정보를 확인할 수 있다.

백신재료는 여러 종류의 알루미늄, 항생제, 벤젠, 색소, DNA, 알부민, 송아지에서 추출한 혈청, 포름알데히드, 젤라틴, MSG, 폴리소르베이트(20, 80), 계면활성제, 티메로살(수은), 이스트 단백질, 요소 등이 있다.

많은 사람들이 아마도 익숙하게 여길 만한 두 가지 재료로 알루미늄과 티메로살이 있다. 알루미늄은 좀 더 강력한 면역반응을 일으키는 보조제 역할을 하고, 티메로살 또는 수은염은 독감 백신에서와 같이 방부제로 첨가되거나 제조과정에 사용된다. 알루미늄과 수은은 둘 다 잠재적인 신경독극물이다. 몸이 이 중금속을 처리하려면 평생이 걸릴 수도 있다. 수은은 유독한 중금속으로 치아 아말감으로 수은을 사용하는 것은 걱정스런 일이다. 해산물에 있는 수은에 중독될지 모른다는 경고도 1970년대 이후로 일반화되고 있다.

수은과 알루미늄이 백신 속에 든 가장 염려되는 재료로 잘 알려져 있지만, 다른 재료들도 역시 많은 의문이 있다. 이런 백신재료들이 잠재적으로 장기간에 걸쳐 아이들에게 어떤 영향을 끼칠지는 알 길이 없다. 진실을 말하자면, 우리에겐 재료들의 안전성에 대해 적절하게 무작위로 추출된 통제된 의료실험을 했다거나, 공식적인 유행병학적 추적조사를 했다는 확실한 어떤 종적인 연구도 없다.

또한 백신 속 '살아있는 재료들'의 안전성에 대해서도 의문이 제기된다. 과학자들은 백신을 만들기 위해 필요한 바이러스나 박테리아를 어디서 가져올까? 이 유기체들을 주로 찾을 수 있는 장소는 그 질병에 희생당한 개체들에서다. 최근에는 몇몇 백신들이 유전공학을 통해 만들어지고 있으며, 그 유전공학의 안전성은 시간이 한참 지난 후에야 알려질 새롭고 증명되지 않은 형태이다.

B형간염 백신은 유전공학적으로 생산된다. 허가 취득 전 실험은 짧고 의문을 제기할만한 두 개의 가정에 기반을 뒀다. 즉, 이전에 혈청을

재료로 한 B형간염 백신이 오랫동안 성공적으로 사용되었다는 것과 유전공학에 의한 제조과정에 위험요소가 없을 것이라는 가정이다. 그러나 B형간염 백신에 대한 항체는 효모를 이용한 재조합기술에 의해 생성되었기 때문에 이스트에 대해 과민반응이 있다면 백신접종을 금기해야 한다.[6]

많은 부모들은 정부가 허가하고 유통하기 전에 철저히 백신을 실험하리라 믿는 편이다. 사실은 다르다. 많은 백신들은 허가 전 효과에 주안점을 두고 눈에 확 띄는 반응만 확인하는 매우 짧은 실험을 거쳤다. 실험 프로토콜은 때때로 백신접종자들을 며칠이나 몇 주 정도 추적한다. 제조업자들이 안전성을 실험하기는 하지만, 오직 성공적 결과를 얻고자 하는 데 주안점을 두고 실험한다.

백신은 시장에 나올 때 안전성이나 효과에 대한 증거가 거의 희박한 상태로 나온다. 백신이 유통되기 시작하고, 무수한 사람들이 일정에 따라 백신을 맞으면 그때부터 '유통 후 감시'라 알려진 과정을 통해 그 효과가 관찰된다. 영유아에게 유전공학에 의해 제조된 제품을 주사하려면 그 효과를 확신하기 위해 장기적이고 통제된 연구를 해야 한다. 실험이 다 끝나기도 전에 어린이들이 백신접종을 받으며 인체실험의 대상으로 이용되고 있는 것이 현실이다.

백신의 효과와 안전성

백신은 아이들과 어른들 모두를 병에 안 걸리게 미리 예방해준다는 게 널리 알려진 생활의 지혜이다. 그러나 어떤 연구자들은 그렇게 생각하지 않는다. 토마스 매큐언은 『현대의 인구증가』에서 백신은 백일 해나 홍역 같은 전염병이 90% 정도 수그러졌을 때 나왔다고 썼다.[7] 인간 수명에 대한 연구로 유명한 연구자이자 의사인 레오나도 세이건은 『국가의 보건』이라는 책에서 국민전체의 질병에 대한 저항 수준을 높이기 위해서는 특정한 병원체를 제거하기보다는 질병에 의한 사망률을 통제하는 것이 더 중요하다고 지적했다.[8]

백신은 병의 예방에 그리 효과적이지 않을 뿐 아니라, 몇몇 사례를 보면 병의 원인이었다. 과학자들은 어떤 전염병은 백신이 원인이 된다고 관련지었다. 예를 들어 1870년과 1871년 사이에 독일에서 천연두에 걸렸던 이들 중 96%가 발병 전에 적어도 한 번 이상씩 백신접종을 받았다. 1881년 영국에서 천연두가 퍼졌을 때도 마찬가지였다. 유럽에 의무적으로 대중접종이 시작된 이후에 디프테리아는 30~50%가 늘어났다.[9]

홍역도 증가했다. 예를 들어 백신접종 프로그램이 확립되기 전에 LA 카운티의 건강지표에 기록된 홍역 사례는 4,506개였다. 백신접종 일정이 수립된 이후 사례는 13,912개로 늘어났다.[10] 1980년대에 홍역에 대해 최소 18개의 보고서가 발표되었는데, 그 내용은 학교에 다니는 아동 전체 중 71%~99.8%가 확실하게 백신접종이 되어있는 상태라는 것이다.[11] 1994년에 신시내티에서 홍역이 발병되었을 때도 80%의 아동들이 적어도 세 번 정도는 접종을 받았다.[12]

2009년 뉴저지 보건부에서는 헌터돈 카운티에서 백일해에 걸린 24명의 어린이들이 병에 걸리기 전에 모두 백신접종을 받았음을 확인했다.[13] 2010년 뉴욕시의 볼거리 발병은 주로 그리스 정교회를 믿는 유태인에게 일어났다. 질병관리본부는 볼거리에 걸린 이들이 대부분 백신접종을 받았다고 확인했다. 질병관리본부는 MMR 백신이 다른 질병보다 볼거리 예방에 효과가 적었다고 인정했다.[14]

백신이 정말로 전염병을 예방할까? 19세기말 유럽 통치자들은 그렇지 않다고 결론 짓고 환자 격리와 질병퇴치를 위한 위생 강화에 더 의존했다. 이 방법들은 놀랄만한 성공을 거두었고 천연두 발병이 감소하는 결과를 낳았다. 천연두 발병이 접종을 받은 인구와 안 받은 인구 모두에서 줄어든 것이다.[15]

세계보건기구가 1978년에 마지막으로 천연두 백신을 접종한 후에 1980년대에 의무화 규정이 끝났다. 사람들은 한 때 공포의 대상이었던 이 질병이 사라진 것이 백신의 공이라 여겼다. 그렇지만 천연두는 백신접종이 시작되기 전이 아니라 시작된 다음에 유행병으로 번졌다. 병이 백신을 개발하게 하고 반대로 백신이 병을 증가시키고, 다시 증가된 병이 백신을 늘게 했을까? 백신이 줄어들었기 때문에 병도 줄어든 걸까?

천연두 바이러스는 더 이상 존재하지 않은 것으로 짐작된다. 그렇지만 새로운 종두와 관련된 바이러스가 생겨났는데 이들은 원숭이두창과 백두창 같은 것으로 바리올라(천연두) 바이러스와 구별하기가 쉽지 않다.[16]

소아과 의사이자 작가였던 로버트 멘델존 박사는 집단접종을 강력히 반대했다. 그는 사람들이 1940년대와 50년대에 소아마비 유행이 끝난 것을 백신 프로그램 덕이라 생각하지만, 소아마비는 백신을 광범위하게 사용하지 않은 유럽에서도 동시에 끝났다는 사실에 주목했다.[17] 질병은 순환구조를 갖는 것으로 알려졌는데, 림프절 페스트와 성홍열은 백신도 개발되기 전에 거의 사라졌다. 이것은 유행병을 막는 데 백신이 효과적이라는 주장을 약화시킬 수 있는 증거다. 유행병이 사라질 때 병을 막는 요인이 백신일 수도 있지만, 나아진 위생, 더 좋아진 음식, 단순히 시간이 지나서일 수도 있는 것이다.

우리는 무슨 일이 왜 일어나지 않았는지를 증명할 수는 없다. 만약 아이가 소아마비 주사를 맞았고 소아마비에 안 걸렸다 치자. 이 아이가 백신을 맞지 않고도 소아마비에 안 걸릴 수 있었는지 증명할 길이 없다. 아이가 병에 안 걸린 이유가 면역력이 좋아서인지, 집단면역 때문인지, 아니면 그저 운이 좋아서인지 모르는 것이다. 아기가 백신 덕에 소아마비에 안 걸렸다고 생각하는 것이 그저 추정에 불과한 이유는 백신을 안 맞았어도 소아마비에 안 걸린 아이들이 있기 때문이다.

백신이 꼭 전반적인 치사율을 낮추는 것도 아니다. 세이건 박사는 1800년대 초반에 백신이 처음 소개되었을 때 천연두로 인한 사망률이 떨어지긴 했지만, 전반적인 사망률은 소화기관련 질병과 부차적인 다른 질병의 발병률이 올라가면서 상대적으로 영향을 받지 않았다는 점을 지적했다. 한 개의 사망원인이 다른 원인으로 대치된 것이다.[18]

의사 맥큐언은 병을 예방하고 조기 사망을 줄이는 데 의료적 개입이 할 수 있는 일은 최소한에 불과하다고 단호하게 말했다. 더 많은 영향을 끼치는 것은 음식공급이 원활해져서 영양상태가 향상되는 것과 식수 정화, 효율적인 하수처리, 병이 가장 퍼지기 쉬운 음식인 우유의 저온살균 같은 음식의 위생향상, 식생활 위생 등이었다. 그는 널리 알려진 감염성 질병에 대항한 가장 좋은 방법은 적절한 식단이라고 말한다.[19] 젬멜바이스 반사로 잘 알려진,[20] 의사 잉가스 젬멜바이스는 질병이 퍼지는 걸 막는 가장 확실한 방법은 철저하고 꾸준하게 손을 씻는 그 단순한 행동에 있다는 것을 증명했다.[21]

병이 유행할 때, 장기간의 백신접종 효과는 무엇일까? 그 효과는 질병이 더 지독해지고 더 널리 퍼진다는 것이다. 예를 들어 의사 데이비드 레비는 홍역에 걸리기 쉬운 사람들을 선택하여 홍역 근절 프로그램의 효과를 미리 예견하기 위한 컴퓨터 모형을 개발했다. 그는 백신 이전 시대에는 전체 대상 중 대략 10%가 홍역에 걸리기 쉬우며 그 중 대부분이 10살 이하의 어린이들이라는 것을 알아냈다.

컴퓨터모형에 따르면 백신 프로그램을 작동시켜서 병에 걸린 사람의 비율이 1981년쯤 처음으로 3.1%로 떨어졌는데 매해 0.1%씩 다시 올라가기 시작해서, 2050년 즈음에는 10.9%에 이른다는 것이다. 레비는 그때쯤이면 전체 대상인구가 병에 걸릴 취약성에 노출된다고 예측했다. 그는 장기간에 걸쳐 프로그램을 적용해 본 결과, 홍역에 걸릴 가능성이 큰 인구의 정도가 백신이전 시대보다 더 많아진다고 결론 지었다.[22] 일례로 세계보건기구가 오만에서 소아마비 근절 프로그램을 실시하여 98%의 접종률을 만든 적이 있었다. 6개월 후, 오만은 소아마비 대유행 사태를 경험하게 되었다.[23]

생물학자인 로버트 메이는 카오스이론에 따라, 전염병의 생애주기가 백신 프로그램이 소개되면서 달라졌다고 추정했다. 카오스이론은, 비선형 역동이론으로도 알려져 있는데, 인간과 같은 생물체계들을 오랜 시간 동안 계속적으로 움직이고 있는 역동적이고, 복잡한 체계라고 본다. 그러므로 행동에 대한 단선적인 예측은 거의 들어맞지 않는다.

공중보건 영역에서 일단 백신 프로그램이 시행되면, 이론처럼 아래로 내려가면서 매끈하게 질병곡선이 변화하는 것이 아니라, 아래쪽으로 내려가면서 같은 질병이 엄청난 크기로 여기저기에서 마구 나타난다. 영국에서 풍진을 없애기 위해 시행했던 백신 역시 거의 정확하게 비슷한 양상을 나타냈다.[24] 그는 대상포진의 경우도 강력한 증거가 될 수 있다고 보았다. 대상포진은 노인들이 쉽게 걸리는 매우 고통스러운 질병으로 수두를 일으키는 것과 같은 바이러스에 의해 발병한다. 최근 대상포진이 증가하는 이유는 수두백신을 맞아도 사람들이 수두와 비슷한 야생 수두 바이러스에 노출되면 백신 효과가 없어서 발생하는 것이다. 더구나 대상포진은 수두에 안 걸리려고 접종했던 어린이들에게서도 발견된다.

한편 접종 프로그램은 종종 질병을 없애는 대신 병이 생기는 순서를 뒤바꾸거나 변이를 일으키거나 관련된 다른 지역에서 발생하게 한다. 백신개발자들은 돌연변이로 발생하는 변종 질병의 심각한 가능성을 알아채고는, 이 기회를 이용하여 변종에 대항할 새로운 백신을 개발한다. 예를 들어 새로운 소아 폐구균 백신은 원래 7종의 균이 들어있었는데, 현재는 13종의 균이 들어있다. 또한 대상포진같이 이전에 백신접종을 하지 않았던 질병에 대해서도 백신을 접종하려고 한다.

그러나 백신개발자들은 병에 대해 어떤 우선권도 갖고 있진 못하다. 질병은 항상 한 발 앞서 가기 때문이다. 새로운 변종질환에 대한 백신은 바이러스가 변이될 계기가 된다. 개발자들은 새로운 백신을 팔기 위해 그들 스스로 새로운 시장을 만들어내고 있는 셈이다.

접종 후 생기는 뇌염

의학사학자인 해리스 컬터 박사에 의하면 뇌에 염증을 일으키는 뇌염 발병은 예상과는 달리 백신접종을 시작한 다음에 훨씬 더 흔해졌다.

홍역, 소아마비, 광견병 백신들에 의한 사망에 대해 부검을 해보면 미엘린 파괴와 뇌염을 둘 다 일으키는 것으로 보인다.[25] 미엘린은 신경을 싸서 보호하는 일종의 덮개인데 다발성 경화증이나 근위축증 같은 질환 중에 형체가 없어질 정도로 파괴된다.[26] 백신접종 후 뇌염에 걸린 사람을 부검해보면 대뇌, 소뇌, 뇌간, 척수 등에서 하얀색 중 황색에 가까운 붉은 손상들이 보이는데 이는 미엘린 덮개가 파괴된 모습이다.[27]

뇌염은 다른 원인도 있지만 외래 단백질에 대한 알레르기 반응으로 발병할 수도 있다. 백신은 주로 원숭이의 신장세포, 닭의 배양된 배아세포, 우유단백질인 카세인을 함유하며, 손상된 일부 단백질도 포함한다. 이런 외래 단백질이 혈액에 주사되면 아이들은 자극을 받아 알레르기 반응을 일으키고 이는 나중에 알레르기로 나타난다.

어떻게 외래 단백질이 뇌 안으로 들어갈 수 있나? 몸은 피 속에 있는 물질들(호르몬, 아미노산, 무기이온과 기타)이 함부로 들어오지 못하게 혈액과 뇌 사이에 경계벽을 만들어 뇌를 조심스럽게 보호한다. 세포들은 매우 단단하게 밀집되어 포도당 같은 꼭 확실히 필요한 영양소만을 모세관으로 이루어진 벽을 통과해 뇌 안으로 들어가도록 한다.

실험해보면 혈액에 담근 진한 설탕용액은 촘촘하게 밀집되어있던 내피세포들을 느슨하게 하여 혈액과 뇌 사이 경계에서 삼투현상이 발생하게 한다. 흥미롭게도 일단 설탕농축액이 없어지고 나면 벽은 다시 원래의 정상상태로 돌아간다.[28]

찢어지는 울음소리, 달랠 수 없는 비명지르기, 머리 휘젓기, 몸 흔들기, 간질, 발작, 노려보는 증상(무의식 상태의 경련) 등이 모두 뇌에 염증이 생겼을 때 나타나는 증상들이다. 뇌염이 일단 걸린 후에는 말하기와 듣기의 어려움, 시력손상, 과잉행동, 정신지체, 학습장애, 난독증,

반사회적 행동, 인격장애, 정서적 반응이 불가능한 '무감정 효과' 등이 나타난다.

불행하게도 지난 수십 년 동안 뇌염에 걸린 아동의 수가 늘어나고 있는데 이들의 발병은 아동기 질환을 앓고 나서거나 아동기 질환에 대비한 백신접종을 하고 나서 나타난다.[29] 1953년에 애나 리사 아넬은 1920년대 이래로 아동기 질환들이 점점 신경계에 악영향을 끼치는 경향이 늘어나는 것을 지적했다.[30]

1920년대만 해도 신경계에 영향을 미치는 개별 질환도 흔치 않았던 시기였다. 컬터 박사는 이렇게 증가하는 이유가 전에 없었던 알레르기 물질이 출현한 탓이라고 보았다. 새로운 물질이 몸 안으로 유입되어 어린이들이 더 쉽게 알레르기 반응을 만들었기 때문에, 질병과 백신접종의 관계도 그만큼 신경학적으로 복잡해진 것이다. 컬터 박사는 이 새로 유입된 물질이 어린이들이 받은 접종의 수가 증가한 것과 관련 있다고 추정했다.

사실 우리는 백신이 끼치는 장기간의 미묘한 영향까지 알 수 있는 충분한 자료를 가지고 있지 않다. 우리는 어떤 아이가 심각하게 반응하고 어떤 아이는 괜찮을지 예측할 수 없다. 1982년에 만들어진 다큐멘터리의 제목 그대로『백신 룰렛게임』은 그래서 더 위험하게 들린다.[31]

백신의 영향은 다음 세대로 전달될 수 있다

백신이 DNA를 파괴할 수 있을까? 백신으로 인한 손상은 축적될까? 손상은 대대로 유전될까?

로버트 멘델존 박사는 백신접종을 '의학적 시한폭탄'이라 부르며 부모들에게 자기 아이들을 위해서 모든 백신접종을 거부하라고 촉구했다. 그는 대량접종이 어떤 질병을 근절할 수 있다는 어떤 확신적인 과학적 증거도 없다고 말했다. 더 나아가 백신이 심각하게 위협적이며, 수많은 의학적 금기사항이 있는 백신접종은 위험한 것이라고 말했다. 그는 집단 백신접종 프로그램이 자가면역질환이 늘어나고 있는 원인이라고 믿었다.[32]

의사 해롤드 부트람은 이미 1982년에 "현재 아이들에게 시행되는 백신접종으로 인해 대규모 면역체계 이상이 생길 것이다.… 약화된 면역체계는 결국 누적되어 다음 세대에 전달될 수 있다."고 말했다.[33]

미생물학자인 리차드 드롱 교수는 특히 생백신은 위험다고 말했다.[34] 그는 1960년부터 의학계에 활성화되거나 약화된 바이러스성 백신의 위험성에 대해 경고해 왔다. 이런 백신들은 변이, 염색체 이상, 선천성 결손, 암, 신종질환을 일으킬 수 있으며, 독성으로 변성될 수도 있고 다른 백신이나 미생물이 결합하여 오염될 수도 있다.[35] 드롱 교수는 활성화된 생바이러스 백신은 4가지 다른 방법으로 신종질환을 유발한다고 강조한다.

1. 같은 세포에 두 개 이상의 다른 바이러스가 감염되어 유전자 재결합이 일어날 수 있다.
2. 백신을 만들 때 사용한 세포에 있는 살아있는 바이러스로부터 우발적인 바이러스가 만들어질 수 있다.
3. 백신을 제조하는 시험관에서 재생산하는 과정에서 백신바이러스가 유전자 변환이 일어날 수 있다.

4. 백신접종자의 몸 안에서 백신바이러스가 유전자 변환을 일
   으킬 수 있다.

대규모 백신접종은 이런 일들이 일어날 가능성을 증가시킨다. 그는
약화되어 있거나 살아있는 백신 바이러스들을 통제되지 않은 유전자
조작 같은 것으로 여겨서, 이들이 한 세대에서 다음 세대로 전이될 수
도 있다고 본다.[36]

드룽 교수 이론은 1990년대에 소아마비 백신의 위험성에 대한 우려
가 커졌을 때 세상에 알려져 더 많은 지지를 받았다. 아프리카 초록원
숭이의 신장세포에서 추출한 소아마비 백신은 1950년대부터 햄스터에
게 암을 유발할 수 있는 시미언 바이러스(SV-40)로 오염되어 있었던 것
으로 알려졌다. 미생물학자인 하워드 우로비츠는 HIV바이러스가 오염
된 소아마비 백신이 인간의 유전자와 재결합을 하는 동안 생성될 수
있다고 말했다.[37]

아동기 질환을 백신으로 제거하려고 했지만, 우리는 그저 질환이 일
어나는 시기와 독성을 바꾸어 놓았을 뿐이다. 우리는 한 때 어린 시절
에 걸리는 병을 약하게 잠깐 걸린 다음 평생 면역이 되었던 때가 있었
다. 그런데 이제 어린 시절 약하게 걸리고 지나갈 병에 인공적으로 단
기간 면역을 얻게 되었지만, 어른이 되어서는 강력한 위험에 처하게 된
수많은 집단을 만들어가고 있다. 수많은 사람들이 백신시대 전에는 없
었던 신종 바이러스성 면역질환에 걸릴 위험에 노출된 것이다. 우리는
이런 일련의 사건들이 무관하다고 말할 수 없다.

누가 부작용에 시달릴까?

어떤 아이들은 백신에 격하게 반응하는데, 어떤 아이는 그렇지 않다. 반응하는 아이들의 경우 영양 결핍상태와 부작용에 시달릴 가능성이 얼마나 있을까? 분명히 엄마의 영양상태와 수유방식(모유, 분유, 가정 이유식, 상품으로 나온 인스턴트 이유식)은 사람의 기본적인 면역능력을 결정하는 중요한 역할을 한다.

　예를 들어 호주에서 영양상태가 안 좋은 원주민 어린이들이 정기적인 백신접종을 받았을 때 치사율이 1,000명당 500건이 될 정도로 높았다. 일단 그들의 영양상태를 비타민C로 보충한 후에 백신에 대한 그들의 거부반응은 줄어들었으며 치사율도 낮아졌다.[38] 미국 아이들을 대상으로 할 때, 이 가설이 의미하는 바를 진지하게 고려해야 할 것이다. 백신이 신경계에 손상을 입히고 뇌염을 일으키는 변수는 무엇일까? 자연주의 치료법에 의하면 다음에 열거한 것들이 우리 몸을 전체적으로 약하게 만들 수 있는 가장 안 좋은 위험요소들이다.

- 부모의 영양 결핍과 마약 복용과 음주
- 엄마의 나쁜 영양 상태
- 분유 수유
- 유제품 과다 섭취
- 상품화된 음식에 대한 높은 의존성
- 설탕이 든 음식과 음료수 과다 섭취
- 신선한 채소와 통곡식 섭취 부족
- 질 좋은 단백질 음식 섭취 부족

아이의 삶 속에서 이런 요소들이 많으면 많을수록 부작용 위험성은 점점 커질 수 있다. 부수적인 위험요소들로는 알레르기에 대한 개인력 또는 가족력, 경련, 음식 또는 곰팡이에 대한 예민함, 면역체계에 손상을 끼칠 수 있는 모든 상황 등이다.

부작용을 예방하기 위해서 금기사항을 기억하는 것이 중요하다. 금기사항은 백신개발자, 소아과학회, 질병관리본부 백신접종 자문위원회, 개별 소아과 의사들이 만들었다. 개발자들이 제품설명서에 적어둔 경고와 금기사항에 특히 주의를 기울여야 한다. 그것들이 가장 자세하게 쓰여 있기 때문이다. 개발자가 금기사항을 명시한 마당에 부모가 의학적인 근거를 들어 백신을 단호하게 거부할 법적 권리를 행사하는 것은 합리적이다.

백신을 맞은 많은 어린이들에게 눈에 보이는 부작용은 없다. 명백한 반응을 보이지 않았다 하더라도 백신은 아이의 면역계에 심각하게 스트레스를 주고 있다. 아이가 태어나 두 살이 될 때까지 많은 백신과 바이러스성 물질을 맞고, 그때 같이 따라들어 온 방부제와 보조제들은 분명 결과가 따를 것이다. 말 그대로 백신이 건강한 아이들을 아프게 만들 것이다.

우리는 백신이 얼마만큼 뒤에 병에 영향을 줄지, 또 어떻게 줄지 알 수 없다. 카오스이론에 따르면 인간은 '초기 상태에 예민하게 의존'하는 복잡하고 역동적인 체계이다.[39] 어린 시절 접종했던 백신은 조그만 변화를 일으키다가, 나중에 더 심각한 변화를 만들어갈 수 있다. 자연은 가치 판단을 하지 않지만, 이 변화는 인간에겐 영원한 변화를 일으키고 아프게 할 수 있다. 어떤 일이 왜 일어나지 않았는지를 증명할 수는 없다. 우리가 이 시술의 효력을 증명하고자 해볼 수 있는 유일한 방법은 엄격하고, 왜곡 없는 과학적 연구이다. 부모들은 아이들이 아프게 되는 위험을 최소화하기 위해서 매번 모든 백신에 쓰인 개발자들의 금기사항을 철저히 확인해야만 한다. 신중한 소아과 의사 또한 이런 절차를 준수해야 할 것이다.

두려움 마케팅

백신접종 선택권은 건드리기 어려운 문제이다. 백신은 학교, 어린이집, 의사, 심지어 친구나 이웃이 될 수도 있는 다른 부모들에 의해 접종이 요구된다.

백신에 대한 입장이 다 달라도 모든 부모는 궁극적으로 공통 목적을 가지고 있다. 바로 건강하고 행복한 아이들이다. 많은 부모들은 공중보건체계가 이 목적을 이룰 것으로 믿는다. 그들은 문화와 사회에 의해 만들어진 그런 체계에 따르는 것이다. 이 체계가 자주 효과를 거두지만, 어떤 때는 거두지 못하기도 한다. 분명한 점은 위에서 말한 대로 사회의 보건모형에 성실하게 따르는 선의의 부모들이 어느 날부터 신경장애가 있는 아이를 평생 보살펴야 할 처지에 놓이는 것이다. 이것은 비극이다.

백신을 홍보하려고 가장 널리 사용된 마케팅 방법은 두려움이다. 의료계와 공중보건체계가 모두 사람들에게 비합리적인 공포감을 조성하여 사람들이 주저 없이 권고 받은 제품들을 사게 한 것이다. 이 주제로 쓰인 훌륭한 책으로 탐사전문기자 제이니 로버츠(2008)가 쓴 『보이지 않는 것들에 대한 두려움 *Fear of the Invisible*』은 백신접종과 함께 바이러스에 대한 두려움의 정체까지 폭로한다. 예를 들어 그녀는 영국 의회에 제출되었던 증거를 바탕으로 바로 그해 여름에 창궐했던 소아마비가 여름 내내 일상적으로 사용된 중금속과 유기인산화합물에 의한 것임을 입증했다. 만약 그게 사실이고, 이것이 곤충뿐 아니라 사람의 신경기능에 필수적인 효소를 비활성시키고 되돌릴 수 없는 상태로 만든다면, 이 끔찍한 병은 소아마비 바이러스보다는 살충제와 더 관련이 있는 것이다.

병의 위험 vs 백신의 위험

병의 위험과 백신의 위험 중 어느 것이 높은 걸까? 어려운 질문이다. 왜냐하면 양쪽 다 위험하기 때문이다. 백신을 홍보하는 사람들은 끔찍할 수도 있는 사건이 생길 위험의 빈도와 심각성을 경시한다. 백신의 위험성은 현실로 받아들여야지 무시할 일이 아니다. 오랫동안 아동기 질환의 위험에 대한 통계가 의문시되는 것은 잘 알려진 일이다. 한 심포지엄에서 〈백신접종, 이익과 위험 요소〉라는 문제가 다뤄졌다. 발표자들 중 한 명이었던 슈마허는 다음과 같이 발표했다.

> 어쩌면 절대 걸리지 않을지도 모르는 병을 예방하기 위해 건강한 사람에게 접종을 하는 것은 감염의 위험을 안고 있다. 그 위험성은 확률적 가치이다. 모든 의료와 접종은 원치 않는 부작용의 위험에서 자유롭지 않다. 그러므로 모든 사례에서 병의 위험이 백신의 위험보다 큰지 반드시 판단해야 한다.… 의심할 여지

없이 부작용을 겪은 사람은 일반대중의 이익을 위한 특별한 희
생자이다.[40]

한 저명한 의료윤리학자는 만약 아이를 위한 최상의 선택을 해야 한
다면 다른 사람을 보호하기 위해 건강한 아이들에게 백신을 접종하는
일은 없어야 한다고 말한다.[41]

우리는 어른들에게 신장이나 혈액 같은 것을 기증하라고 강요
하지 않습니다. 그런데 아이들에게 다른 아이들의 건강을 위해
'선한 사마리아인(성경에서 유래한 말로 남을 위해 헌신하는 사람을 뜻
한다−옮긴이)'이 되라고 요구하는 것은 차별입니다.[42]

우리가 백신접종을 해야 한다고 알고 있는 아동질환에 대한 몇 가지
사실에 대해 이해할 필요가 있다. 홍역, 볼거리, 천연두, 백일해 등은
백신이 사용되기 전부터 이미 없어지고 있었다.[43] 이런 감소는 영양상
태, 위생, 청결, 상수도 발달, 음식 냉장법, 실내 수세식 변기의 발명
과 전파 등의 공이 크다.

거기에다 이런 질환이 흔했던 20세기 초보다 지금 우리는 더 많은 치
료법이 있다. 셀 수 없이 많은 약과 항생제뿐만 아니라, 대체의학으로
불리는 동종요법, 약초, 식이요법과 침 치료 같은 것들도 있다. 훌륭한
공중위생과 보건시설이 있는 나라들에서 이런 질환은 거의 치명적이
지 않다.

사실 대부분 아동기 질병은 그 병을 예방하기 위한 백신의 수많은
부작용을 가지고 있지 않다. 어떤 질병이든 심각한 피해와 사망이 있

을 수 있지만, 전 세계적으로 수백만 명의 사람들이 아무런 후유증 없이 홍역과 볼거리를 이겨내고 평생 면역을 얻어왔다.

디프테리아, 소아마비, 파상풍, B형간염 등과 같이 좀 심한 질병도 있다. 그러나 좋은 위생상태, 훌륭한 영양상태(특히 설탕과 유제품이 적은, 채소와 곡물이 많은, 충분한 단백질을 제공하는 식단), 건강한 수준의 비타민D, 깨끗한 생활조건 등으로 이런 병을 막는 데는 충분하다.

적어도 1979년부터 소아마비는 일반적으로 백신이 일으킨 질환이 되었다. 백신이 만든 백신원인성 소아마비(VVAP)가 대부분이었기 때문이다.[44] 파상풍과 B형간염도 전염성 있는 어린이 질환이 아니다. 파상풍은 미국에서 매우 보기 어렵지만, 그것도 아이보다는 어른이 걸리기 쉽다.[45] 누군가 산에서 맨발로 녹슨 못을 밟았는데 병에 대한 저항력이 매우 낮은 상태라면 위험에 빠진 것일 수 있다.

다친 데가 없는 사람에게 파상풍 주사를 놓아야 한다고 주장하는 응급의학계의 잘못은 정당화할 수 없다. 파상풍을 일으키는 미생물은 혐기성으로 공기가 없으면 퍼지기 때문에, 이 병을 막을 수 있는 최상의 방법은 피를 흘러나오게 하여 씻어내고 상처를 공기와 접촉하게 하는 것이다. 파상풍은 약으로 치료 가능한 질병이다.[46]

1990년대부터 태어나는 모든 신생아는 퇴원하기 전에 첫 B형간염 주사를 맞는다. 이유는 건강한 아이들에게 백신접종을 하듯이 아이가 '거기 있기' 때문이다. 이 백신은 도움 되는 것이 아무 것도 없지만, 엄마가 바이러스 보유자인 경우를 제외하고 대다수 아기에게는 심각하게 위험할 수 있다. B형간염은 체액이 교환될 때 전해지는 병으로 성적으로 성숙해지는 나이 전에는 거의 감염되지 않는다.

더구나 신생아 B형간염 접종은 나중에 커서 그 아이가 병에 안 걸리도록 예방하지도 못한다. 왜냐하면 백신으로 생긴 항체는 사라지기 때문이다. 십대가 되어 실제 병에 걸릴 위험이 높아질 때는 또 접종을 해야 한다. 만성 B형간염이 미국보다 훨씬 많은 나라들에서도 태어날 때 B형 간염주사를 맞지 않는다.[47]

어설픈 예방은 병보다 나쁠 수 있다

백신을 홍보하는 사람들은 전염성 질환은 나쁜 것이며 무슨 수를 쓰더라도 피해야 한다고 주장한다. 사실은 우리가 병을 피하기 위해 만든 이 시스템은 약한 형태로 병을 만들어 낸다. 병을 피하는 것이 아니라는 말이다. 다시 말해 홍역을 피하기 위해 백신을 맞은 아이는 홍역에 걸리는데, 보통 눈에 보이는 발진 같은 증상은 없다. 의학적인 가정은 이것이 실제 병에 걸리는 것보다는 낫고, 백신으로 병과 맞붙은 항체는 나중에 병에 걸렸을 때 접종받았던 사람을 지켜준다는 것이다. 하지만 진짜 병에 걸렸을 때와 백신이 유발한 병을 비교한 연구는 거의 없었다.

홍역의 경우에는 네덜란드에서 연구가 있었다. 이 연구를 보면 백신으로 발진이 생기지 않고 홍역항체가 생긴 사람은 성인기에 심각한 질병에 걸릴 수 있다.[48] 성인기 질환에는 면역관련 질병, 피부병, 뼈와 연골 이상, 관절염, 루푸스, 결합조직 질환, 크론병, 폐질환, 신경마비, 다양한 종양이 포함된다.

이 연구의 저자는 "홍역과 관계없는 이런 질환에 걸린 사람들은 모두 홍역 바이러스에 감염되었지만, 발진이 일어나지 않은 경우로 추정된다."고 서술한다. 이런 질환들이 모두 백신 부작용으로 생각되지는 않지만 그들은 홍역발진을 보인 사람보다 이런 병들을 많이 가지고 있었다.

자연스럽게 홍역에 걸리는 것이 그렇게 나쁜 것일까? 자연주의 치료자들, 특히 루돌프 슈타이너가 창시한 인지학을 따르는 사람들은 그렇지 않다고 주장한다.[49] 어떤 사람들은 이런 질병을 겪으며 우리 몸이 불필요한 것을 몸밖으로 청소한다고 믿는다.[50] 사실상 어릴 때 작은 병치레를 한 아이들은 자연적인 백신접종을 한 것으로써 나중에 커서 그 병이 다시 나타나도 걸리지 않는다.[51]

의사들은 오랫동안 어릴 때 병에 걸리면 그 면역이 평생 간다고 알고 있었다. 이것은 특히 중요한데 왜냐하면 천연두, 홍역, 볼거리 같은 아동기 질환을 어른이 되어 걸리면 훨씬 더 심할 수 있기 때문이다. 병이 알아서 스스로 사라지도록, 어린이의 면역계는 알아서 작동한다. 다른 신체기관들처럼 면역기관들도 자주 사용하여 반복적으로 노출시켜야 강해진다. 한 차례씩 가벼운 병치레를 해야 점점 더 강해지는 것이다. 아이가 자연스럽게 극복해야 할 병들은 면역계를 강화시키고 나중에 자라서 더 효율적으로 작동하도록 한다.

자연주의 치료의 전형은 아동기 질병이 알아서 지나가도록 돕는 것이다. 밥을 거르거나 쉬거나 자연요법을 쓰면서 지나가게 도울 수 있다. 몇몇 경우에 병이 보이는 증상을 멈추기 위해 약을 사용하면 이는 면역체계에 개입하여 병을 악화시키고 다른 병도 끌어들이는 경우가 된다.

나는 백신접종이 자연적인 질환보다 더 나쁘다고 강하게 믿는다. 자연스럽게 병을 잡는 가능성은 몸에 있는 면역체계의 저항력과 힘에 달려 있다. 우리는 병에 노출되어도 저항할 수 있도록 강한 면역체계를 가지고 있어서 병에 걸리지 않는다. 백신으로 혈액에 직접 병원체를 주사하면 우리 몸이 어떻게 반응할지 예측할 수 없고 어떤 부작용의 가능성도 간단하게나마 대항할 방법이 없다.

이런 위험은 통계적으로 나타날 수도 있고, 안 나타날 수도 있지만, 위험요소가 존재하고, 몇몇은 잠재적으로 신경을 손상시킬 수 있으므로 매우 심각하다. 솔직히 우리는 부작용이 얼마나 자주 일어나는지 정확하게 알 수 없다. 왜냐하면 부작용을 정확하게 추적할만한 시스템이 없기 때문이다. 이 사실을 제대로 알린다면, 신경손상이 아무리 작더라도 그 위험을 무릅쓰고자 하는 부모들이 있을까 싶다. 나는 분명하게 내 아이가 홍역이나 백일해 등에 자연스럽게 걸리도록 두어 평생 가는 면역력을 키우도록 할 것이다. 뇌 손상, 경련, 길랭바레증후군, 소아당뇨, 통제 불가능한 경련과 다른 심각한 백신 부작용에 노출시키는 대신에 말이다.

접종받지 않은 아이들

백신접종을 하지 않는 아이들의 건강은 어떨까? 이 아이들은 우르르 아동기 질환으로 죽게 될까? 아니다. 접종받지 않은 아이들이 더 자주 아프다고 알려져 있지만 사실은 그 반대이다. 내가 1990년대에 인지학에 입각해 시술하는 의사인 필립 잉카우 박사와 인터뷰했을 당시 그는 뉴욕 말렘빌 지역의 자기 병원에서 약 500명의 아이들을 치료하고 있었다.[52] 그 아이들 대다수가 백신접종을 하지 않은 상태였다.

나는 이 아이들의 건강상태에 대해 물었다. 또, 그들이 천식, 알레르기, 과잉행동, 학습장애, 경련 같은 증상을 어느 정도 갖고 있는지 질문했다. 그는 그런 증상은 거의 없다고 대답했다. 또한 자기에게 연구에 필요한 돈이 있어서 다른 여러 지방의 인지학 기반 의사의 환자들을 연구할 수 있다면 마찬가지 결과를 얻을 수 있을 것이라고 확신했다.[53]

백신접종을 하지 않은 사람들을 대상으로 한 진지한 전염병 연구는 아주 유익할 것이다. 여기저기에 인지학자, 크리스천 사이언스 학자들과 그와 비슷한 조직들이 조금씩 있다. 저널리스트인 단 옴스테드는 가장 흥미로운 현장연구를 했다. 그는 백신접종을 하지 않은 아미쉬인들에게 자폐증 사례가 있는지 찾으러 다녔다. 통계적으로 보면 그 인구에 비례해 적어도 50명 이상을 찾아야 했다. 그는 세 경우를 찾았는데, 한 명은 중국에서 입양한 여자 아이였고, 두 아이는 백신접종을 받은 아이였다.[54]

백신접종을 옹호하는 사람들은 자기들 사이에 접종 받지 않은 아이가 있다는 생각에 전염성 강한 병이 돌 때 생길 상황을 가정하여 공포감을 조성한다. 한 동료가 내게 해 준 말이다. 딸을 놀이모임에 집어넣으려고 했는데, 다른 부모들이 그녀의 딸이 접종받지 않은 사실을 알고는 아이를 빼달라고 요구했다고 한다. 그녀는 "태어나 처음으로 차별을 당하는 느낌이었어요."라고 말했다.

접종받지 않은 아이가 접종한 사람에게 위험을 줄 수 있다는 생각은 백신이 정말로 효과가 있다면, 아주 비합리적인 소리이다. 오히려 접종한 사람 옆에 접종하지 않은 사람이 있는 것이 위험한 일이다. 어른들이 최근에 백신을 접종한 유아를 통해 소아마비에 걸렸듯이 말이다.[55]

항상 질병이 비접종자에 의해 시작될 것이라고 여겨진다. 그러나 만약 '첫 감염자'를 분명하게 가려낼 수 있다면 발병이 시작되는 첫 사람은 항상 접종을 받은 사람일 가능성이 높다. 비접종자들이 자연스럽게 병에 걸리면 그들은 스스로 격리를 선택할 수 있다. 한 동료는 접종하지 않은 다섯 아이가 한꺼번에 홍역을 앓았는데, 일단 걸린 상태에서는 홍역 백신은 소용이 없다. 학교책임자는 백신과 격리 중 어느 것을 선택할지 물었고, 당연히 그 친구는 격리를 선택했다.

"아이들이 아파서 마음이 아팠죠. 하지만 장기적으로 보면 아이들의 면역체계는 더 강해졌을 겁니다."[56]

그의 아이들 모두 가볍게 홍역을 앓았고 쉽게 완쾌되었다. 그들은 홍역에 관해서는 평생 면역이 되었다.

백신을 홍보하는 사람들은 백신 프로그램이 중단되면, 어린이 전염병이 몰려올 것이라고 걱정이 많다. 최근 자료를 보면 이 병은 백신을 맞은 사람들에게 어떻게든 나타나고 있다.[57] 어떤 지역은 아이들 중 많은 경우가 백신접종을 하지 않거나 부분적으로만 하고 있다. 대다수 어른들은 정기적으로 접종하지 않기 때문에 어릴 때 받은 접종은 효과가 없어졌다. 그렇다면 전염병은 어디 갔을까? 집단면역으로는 이런 일관성 없는 상황을 설명할 수 없다.

정치와 대중의 압박

공중보건 책임자들은 백신은 좋은 부모와 좋은 의사들이 하는 것이라는 생각을 퍼뜨린다. 그러므로 접종을 시키지 않으면 나쁜 또는 소홀한 부모라는 것이다. 내 경험상 접종시키지 않는 부모들이 평균적인 부모들보다 훨씬 더 건강에 대한 의식이 높고 신경도 많이 쓴다. 아이러니하게도 사회의 보건체계가 그들에게 맞서고 있다는 점이다. 부모들이 의식을 가지고 건강상 이유로 접종을 거부하자 양육할 자격이 있는지에 대한 논란을 일으키고 있다.

많은 이유를 들어 부모가 접종을 거부한 여러 사례에서 보건책임자들은 아동학대나 의학적 방치를 이유로 들어 부모의 법적 양육권을 빼앗아, 아이들을 데려가 '법의 보호'에 있게 하면서 아이들을 접종시켰다. 그리고 아이들을 부모에게 돌려보내 부모 혼자서 부작용을 겪도록 한다.

공식적인 정보

1992년 4월, 보건복지부는 소아과 의사와 보건소에 배포할 백신접종 정보를 제공할 일련의 소책자들을 배포하기 시작했다. 그 소책자들은 접종의 좋은 점이 나쁜 점보다 더 많다고 강조했다. 또한 잠재적인 부작용에 대해서도 분명히 알리고 부모들이 의사들에게 걱정되는 부작용을 문의하라고 썼다. 부모들은 그 책자들을 잘 읽은 다음 아이가 백신접종을 받기 전에 서명을 해서 보내도록 했다.[58]

이 절차가 보여 주는 바는 부모가 잠재적인 부작용에 대한 정보를 알게 된 후에 아이들에게 접종하지 않을 수 있도록 선택하게 한 것이다. 의사들은 책자가 부모들이 읽기에 너무 길고 부모들이 너무 많이 질문한다고 불평했다.[59]

의사들은 또한 부작용에 대해 과하게 강조하면 부모가 이미 잡혀있는 백신일정에 협조하지 않을 것이라고 생각했다. 그 결과 1995년에 질병관리본부는 그 책자를 없애고 각 백신에 관한 가벼운 어조로 쓰인 한 장짜리 유인물을 만들어, 백신의 좋은 점을 설명했고 어린이 모습도 귀엽게 그려 넣었다.

이 유인물은 오늘날에도 그대로 쓰이고 있으며 통상적으로 '당신이 알아야 할'이라는 제목이 붙어있으며 위험요소에 대한 불완전한 정보를 제공하고, 부작용에 대한 내용은 최소화하고, 서명도 요구하지 않는다. 부모들은 제대로 된 정보를 알지도 못하는 상태에서 동의 절차도 없이 자기 아이를 접종하도록 내주는 것이다.

인권을 무시하는 위험한 생각들

사람들에게 자기 뜻과 상관없이 의료 행위를 하는 것은 전제적인 행위이다. 민주적인 정치체제에서는 개인이 사전정보를 제공받고 자유의지로 동의하여 자신과 아이들에게 건강을 위한 선택을 하도록 하는 것이 합리적이다. 비록 백신접종이 유행병을 예방하는 것이더라도, 전체 중 몇몇을 희생시킨다면 잠깐 멈추고 생각할 시간을 가져야 한다. 만약 부모가 접종을 원하지 않고 소아과 의사에게 자신의 염려를 말한다면, 다음 중 하나의 상황이 펼쳐질 것이다.

   a. 동의하든 안 하든 의사는 부모가 자신의 아이를 위해 어떤 의료를 선택할 권리가 있다는 것을 믿고 있으며, 부모가 자신의 양심에 따라 선택하도록 독려할 것이다.

b. 의사는 백신접종이 선택의 문제가 아니라고 강력히 확신하여 아이를 환자로 받는 것까지 거부할 수도 있다. 극단적인 경우, 의사는 부모가 백신접종을 하지 않은 것이 아이에 대한 태만한 양육증거라면서 공중보건 책임자에게 알릴 것이다.

부모들은 백신의무화를 거부하고 법적 면제권을 사용할 자격이 있다. 주에 따라서 부모는 종교적, 의학적, 철학적으로 면제권을 획득할 수 있다. 부모는 면역이 이미 되어있음을 증명하는 검사를 통해 '면역증명서'를 얻을 수 있는지 알아봐야 한다. 부모가 어떻게 면제권을 획득할 수 있는지가 주마다 달라서 어려움이 있기는 하다.

질병을 겪어내어 자연스럽게 면역성을 획득하는 선택이 허락되어야 한다. 백신이 있는 병에 아이가 걸려 아프면 법으로 처벌을 받거나 벌금을 내거나, 부모의 양육태만이란 이유를 들어 부모에게서 아이를 격리시키려는 이상한 생각이 계속 되고 있다. 이것은 위험한 생각이다. 예전 의사들은 일련의 병치레 후에 아이들이 훌쩍 자라면서 건강해지는 과정이 있음을 기록해 두었다.

어떤 경우든 우리가 백신으로 예방하려고 하는 질병들은 유용한 치료법들이 있다. 예를 들어 비타민A 대량요법은 홍역에 걸렸을 때 홍역의 정도와 예후에 영향을 끼치는데, 개발도상국들에서는 그것을 홍역을 고치는데 쓰고 있다. 백신접종을 안 하거나, 선택적으로 하는 결정은 인권을 존중하는 사회에서는 반드시 법적으로 인정되는 선택권이어야 한다.

부모는 무엇을 할 것인가?

건강이 항상 운이 좋다고 유지되는 것은 아니다. 이것은 대부분 우리 선택의 결과이다. 우리가 무엇을 선택한 결과로 무엇을 얻었는지 다 알 수는 없지만 말이다. 많은 교육을 받은 능통한 부모들은 건강을 지키는 가장 최선이자 안전한 방법으로 모유 수유를 하고, 자연에서 나거나 채소를 많이 곁들인 유기농 음식을 먹이고, 약물복용과 백신접종을 피하려고 한다. 백신접종을 안 하기로 했거나, 선택적으로 하려는 부모들은 앞으로 있을 사회적 반향을 고려하여 다른 사람들과 이 문제를 어느 정도 토의할 것인지를 선택해야 한다. 아이에게 백신접종을 안 시키려는 부모는 일반적으로 많은 조사와 성찰 끝에, 양심에 의한 선택으로 그렇게 하는 것이다. 이 부모들은 대개 아래의 이유 중 몇 가지를 들어 접종을 거부한다.

① **종교적 선택:** 부모들이 종교적이거나 영성을 추구하는 조직에 속해 있으면 약과 같은 외래물질이 몸 안으로 들어오는 것을 반대한다(예를 들어 크리스천 사이언스 신자들). 왜냐하면 몸은 영혼을 담고 있는 신성한 성전이기 때문이다. 많은 부모들이 강하고 정당하며 개인적인 영적 믿음체계를 가지고 있을 수 있으며, 그들의 믿음체계는 공식적인 종교단체에 의해 공식적으로 인가를 받거나 안 받았을 수도 있다.

② **건강에 기초한 선택:** 아이가 하나 이상의 백신 부작용으로 고통을 당했기 때문에 이 아이의 건강을 더 해치거나 아이의 형제자매들이 위험을 감수해야 할 상황을 원하지 않는다. 그들은 또한

다른 아이들이 백신으로 인해 받은 손상에 대해 직접적으로 겪었던 경험이 있다.

③ **철학적이거나 건강관련 이론에 기초한 선택**: 서양의학은 백신접종을 촉진하려는 반면에, 자연치료나 인지학적 치료법 같은 다른 여러 치료법들은 우리 몸의 면역체계가 백신 속에 있는 활성화되어 있거나 비활성화된 바이러스와 독소를 다루기보다는 자연스럽게 실제 병과 싸우는 것이 훨씬 낫다고 생각한다. 이런 건강이론들은 백신접종이 예방보다는 해를 끼치는 경우가 더 많다고 주장한다.

④ **연구에 기초한 선택**: 많은 부작용에 대한 논문을 보고 잘 알려진 과학문헌을 연구하고 조사하면 부모들은 아동기 질환이 드물다는 것을 알게 된다. 도리어 백신이 심각한 위험요소가 많고, 이렇게 광범위하게 사용하는 이론이 틀렸다는 것을 알게 된다. 그들은 평생 동안의 간질과 뇌 손상의 위험을 피하고 아동기 질병의 위험을 받아들여서, 그것을 자연치유법, 단식과 휴식 등을 통해 겪어내려고 한다.

문제에 직면하려면

백신의 안전성과 정책에 관한 우려의 목소리를 내는 부모들의 수가 점점 늘어가고, 점점 더 많은 부모들이 정부의 규정에 맞추어 백신을 거부함에 따라서 백신홍보자들의 어조도 강도를 더해가고 있다. 이런 문제에 직면했을 때를 대비해 다음의 행동지침을 따를 것을 권하고 싶다.

① **정보를 얻어라**—백신에 의문을 제기하고 과학문헌과 서적을 읽고 부모들에게 묻고, 의료담당자에게도 문의하라.

② **선택을 분명하게 하라**—새로운 정보를 갖게 되면 나중에 입장을 바꿀 수도 있다. 선택할 수 있는 입장은 접종을 받는다, 부분적으로 받거나 권고된 것보다 나중에 받는다, 접종하지 않는다 중 하나이다.

③ **법에 대해 배워라**—살고 있는 주의 접종법이나 백신접종 관련법을 알고 있어야 한다. 그것들을 자세하게 살펴보라.

④ **법적 기준에 맞추어 행동하라**—선택한 대로 행하기 위한 행동양식을 법에서 찾아라. 알고 있는 최선의 방법으로 가족을 지키고 만약 사는 곳에서 원하지 않는 의료체계를 가지고 있다면, 신중한 접근이 필요하다는 것은 더 말할 필요가 없다. 만약 활동가가 되기로 했다면, 다른 사람 앞에서 연설하고 나중에 또 그 결과를 받아들이면서 보람을 찾을 수 있다.

⑤ **사전 정보제공 후 동의라는 권리를 요구하라**—사전 정보제공 후 동의라는 원칙하에 성인들은 백신을 거부할 수 있다. 하지만 부모가 자신의 아이들에 대해서 똑같은 결정을 할 권리는 법이나 학교 규정에 의해 심각하게 제한되어 있다. 사전 정보제공 후 동의라는 원칙 하에 의사에게 다음의 내용을 설명해달라고 요구할 수 있다.

· 권고 받은 치료나 절차의 좋은 점
· 권고 받은 치료나 절차가 일으킬 수 있는 위험요소
· 치료나 절차에 대한 대안적인 방법

보건 소비자들은 자신의 건강과 의료를 선택할 수 있는 법적 권리를 가진다. 백신접종을 포함하여 어떤 진료를 받기로 결정할지 사전에 정보를 제공받은 후 동의하는 것은 바로 인권 문제이다.

우리가 무엇을 하는냐에 상관없이 아이들은 가끔씩 병이 난다. 백신접종을 추진하는 사람들조차도 백신이 모든 병을 막아 준다고 하지 않는다. 우리가 할 수 있는 것은 사람이 자초하는, 진료 부주의에 의해 발병할 수 있는 위험과 자연스럽게 걸리는 병 사이의 선택이다. 이 선택은 우리 스스로가 개별적으로 하는 것이지, 정부나 보건관료들이 대신해주는 게 아님을 분명히 해야 할 것이다.

✎ 이 글을 쓴 안느마리 콜빈(Annemarie Colbin)은 자연건강 분야에서 상을 받은 유명한 강연자이자 건강상담가이다. 오하이오 신시내티 유니온 대학교에서 『전체적 영양에 초점을 둔 학제 간 연구』로 박사 학위를 받았다. 그녀는 미국에서 가장 오래된 자연요리 학교인 '건강과 요리예술을 위한 자연음식연구소'를 만들었다. 뉴욕 교육국 면허를 받고, 자연요리를 위한 요리사 훈련 프로그램으로 인증 받은 이곳은 일반 대중을 위한 음식과 건강에 관한 교양수업도 진행하고 있다. 콜빈은 1970년대부터 다양한 강의를 하고 있다. 엠파이어 스테이트 대학, 토우로 대학의 영양학 조교수이며, 뉴욕 통합영양학협회 외래 강사이다. 미국 전역에서 워크숍을 열고 있다. 4권의 책을 저술했는데, 가장 널리 알려진 책은 『음식과 치유 Food and Healing』이다. 이 책은 음식과 건강에 대한 관계에 대한 책이며 여러 언어로 번역되고 있다. 영어 버전은 1996년에 재출간되었다. 1990년대에 건강하게 아이들을 키우기 위한 책을 썼는데 출간하지는 않았다. 이 글은 그 내용을 수정한 것이다.

27. 부모는 무엇을 할 것인가?

　　　　　　많은 부모들이 백신 안전성에 대해 크게 걱정하고 있다. 개인인권센터는 의사와 상의하고 나서 개인이 백신접종을 선택할 권리가 있다고 주장한다. 다음의 내용은 백신접종에 대한 의학적 관점이 얼마나 스펙트럼이 넓은지 보여준다. 예정된 모든 백신일정을 따르라는 권고에서부터 세계적으로 유명한 소아과 의사가 백신에 반대하는 것까지 넓다.

　궁금한 것이 많은 부모들은 폭 넓은 관점에서 바라보는 것이 도움이 될 것이다. 우리는 아홉 명의 소아과 전문의와 공인된 여러 전문가들의 의견을 수집하여 요약했다. 이 의견들은 정부권고안과 같을 수도 있고 다를 수도 있다. 이 전문가 중 많은 이들이 백신 선택권을 지지하면서, 질병관리본부가 권장하는 백신일정에 대해 우려를 표하며, 문제

제기를 하고 있다. 지금껏 의학적 조언을 할 만한 권위를 부여 받은 의사 또는 의학협회들은 다음에 소개하는 책 중 하나와 같은 관점을 갖는다.

질병관리본부와 소아과학회에서 발간한 아동기 백신 일정

모든 의사들은 어린이에게 질병관리본부에서 권장하는 백신접종 일정을 따르고 있다. 소아과학회는 60,000명의 소아과 의사 회원들과 소아과학 전문가들에게 이 일정을 지지하고 따르도록 촉구한다. 2008년 소아과학회의 공식월간지인 AAP뉴스는 펜실베이니아 엑스톤에서 개업하고 있는 한 회원이 『올스타 소아과학』에 보낸 편지를 실었다. 이 편지를 읽어보면 질병관리본부와 소아과학회의 의학적 조언을 그대로 드러내고 있음을 알 수 있다. 다음은 2010년 10월호에 실린 그 편지의 일부이다.

> 우리는 모든 어린이들과 청소년들이 질병관리본부와 소아과학회의 일정에 따라 모든 권장 백신접종을 받아야 한다고 확신합니다. 부디 기억해 두세요.… 일정을 미루거나, 한 번에 한 개 또는 두 개의 접종을 받거나 여러 번 접종을 받거나 해서 일정을 깨는 것은 전문가의 권장 내용에 위배되는 것으로 당신의 아이를 심각한 병(또는 사망)에 이르는 위험에 빠뜨릴 수도 있습니다. 마지막으로 만약 우리의 모든 권고에도 불구하고 아이를 접종시키기를 단호히 거부한다면, 생각을 같이 하는 의료제공자를

찾아야 할 것입니다. 우리는 그런 제공자의 목록을 가지고 있지 않고, 어떤 의사도 추천하지 않을 것입니다.… 아이에게 접종을 시키지 않으면, 자녀의 생명을 위협할만한 병이나 장애, 심지어 사망이라는 불필요한 위험에 빠뜨리는 것입니다.[1]

질병관리본부 기금은 주 단위나 지방 단위로 백신접종을 하는 기관과 지방 보건부에 상당한 재정지원을 하고 있다. 질병관리본부법 317 조항 백신접종 프로그램은 국민의 백신접종을 보장하는 데 필요한 활동을 지원한다.[2]

이런 활동에는 정기적인 진료과정에 새로운 백신을 포함시키고, 백신접종률을 올리기 위한 전략 같은 것이 포함된다.[3] 지난 5년 동안 317 조항 기금은 해마다 5억 달러가 넘게 마련되었다. 2009년 미국의 회복과 재투자 법률에 의거하여 기금이 추가로 한 번에 3억 달러가 할당되어, 지난 2년의 기금 활용기간에 비해 40%가 더 제공됨으로써 더 많은 미국인들이 백신 혜택을 받을 역사적 기회를 제공했다.[4] 소아과학회는 비슷한 어조로 높은 접종률에 관심을 보인다. 다음은 2010년 10월에 발표된 언론기사를 일부 발췌한 것이다.

치명적인 질병들이 다시 찾아오고 있습니다.… 이런 질병의 발병 근원지에는 아이들을 접종시키지 않기로 결정했던 부모들이 있습니다.… 우리 모두는 교차로에 서 있습니다. 만약 집단면역 상황이 계속 무너지면 백신에 의해 박멸되었다고 생각했던 질병들에게 문을 열어 주게 됩니다.[5]

1982년, 소아과학회는 회원들이 부모들을 위해 백신의 득실을 알리는 포괄적인 안내를 해주려고 하는 계획을 거절했다.[6] 1993년, 소아과학회의 노력으로 1986년에 제정되었던 국가 소아백신 상해법 중에서 의사가 환자들에게 제공해야 할 백신정보를 상당량 줄이는 데 성공했다.[7] 이는 보건당국과 주류의료계가 개인이 사전 정보제공을 바탕으로 접종을 자유롭게 동의하기보다는 백신접종을 순순히 따르는 것을 선호함을 나타낸다.

『백신: 당신이 꼭 알아야 할 것』 (폴 오핏, 루이스 벨 지음)

오핏과 벨은 백신을 찬성하는 의사들로서 일반인들은 질병관리본부나 소아과학회 같은 전문가의 조언을 따라야 한다고 확신한다. 1999년 처음 출간했다가 개정된 이번 판에는 어린이와 성인들을 위한 백신접종을 다루고 있다. 이 책은 쉬운 언어를 사용하여 백신이 왜 필요하고, 어떻게 작용하고 만들어지며, 안전성과 누구에게 백신이 추천되는지 쓰고 있다.

책은 특별한 상황도 다루고 있다. 즉 여행자, 생물학적 테러리스트, 라임병, AIDS에 걸린 상황 등이다. 각 백신에 대해 설명하는 장이 있고, 병에 대한 설명과 발병사례를 설명하고, 백신 부작용, 소아과학회의 권장사항에 포함된 접종 용량과 나이에 대한 내용도 있다. '실생활을 위한 조언'이라는 장에서는 접종에 대한 공포, 접종받지 말아야 할 대상, 아프거나 알레르기 있는 어린이의 백신접종, 빨리 자라는 아기들, 동시에 여러 백신 접종하기, 백신 시기를 놓쳤을 때, 다른 나라에서 입양한 아기 접종하기 등이 실려 있다. 저자들은 어린이에게 접종되는 백신과 어른에게 접종되는 거의 모든 백신으로 인해 사망이나 심한 손상을 입을 수 있다는 사실은 언급하지 않았다. 그들은 많은 백신의 안전성에 대해 말하며 부작용이 거의 없다고 단호하게 말한다.[8]

저자들은 백신이 어느 정도 부정적 영향에서 완전히 자유롭지는 않다고 설명한다. 그러나 사람들이 매일 겪고 있는 많은 다른 위험부담에 대해서 열거한다. 바로 목욕, 식사, 번개 맞기, 박테리아와 바이러스가 살고 있는 돈에 감염되는 것 등이다.[9] 백신이 안전한가를 질문하자, 그들은 좀 더 합리적인 질문이란 백신의 좋은 점이 위험요소보다 많은지 묻는 것이라고 대답했다. 그들의 대답은 당연히 "그렇다"이다.[10] 저자들은 병원에 한 번 방문한 김에 여러 개의 접종을 받는 것이 좋다고 본다.

> 정례적으로 추천된 모든 백신들은 동시에 접종 받아도 된다. 하나의 백신이 다른 백신이 만든 면역체계를 심각하게 손상한다는 증거는 없다.[11]

그들은 아이들이 너무 여러 번 주사를 맞을 필요 없이 한 번에 복합 백신을 맞게 된 것을 환영한다.

> 좋은 소식이 들리고 있다. 여러 회사들이 백신 여러 개를 하나로 합치기 위해 함께 연구하고 있다(부록에 접종 가능한 복합 백신 목록과 안전과 효과에 대해 논의되어 있다).[12] 다소 경미한 증상이 있지만 권장되는 모든 백신을 아이들에게 접종하는 것은 안전하

다. 경미한 증상으로는 미열, 중이염, 기침, 콧물, 설사, 구토이다. 몇몇 연구들을 보면 이 아이들도 더 심각한 부작용은 보이지 않았으며, 경미한 증상도 없던 아이들과 비슷한 면역반응을 보였다.[13]

'백신에 대한 일반적 우려'라는 장에서 오핏이 공적 저술을 통해서 한 명의 아이가 한 번에 안전하게 100,000개의 백신을 접종받을 수 있다고 한 발언의 배경을 설명했다. 그들은 샌디에고의 소크연구소에 있는 두 면역학자의 이론을 제시한다.[14]

하나의 신체가 반응할 수 있는 미생물 수는 혈액의 세포 수에 달려 있는데, 그 세포들이 미생물로부터 관련된 부분을 인식하여 충분한 항체를 만들어내기 때문이다.… 몸이 반응하는 미생물의 수는 (생물체의) 크기에 달려있다. 그들은 코끼리가 사람보다 수백 배 더 많은 수의 미생물에 대한 면역체계를 만들 수 있다고 측정했다.… 과학자들은 갓난아기도 한번에 100,000개의 서로 다른 미생물에 반응할 수 있다고 보았다. 그러므로 모든 어린이들을 위해 11개의 백신이 필요하다는 말은 유용한 면역 반응 중 0.01%만이 사용되는 것이다.

오핏과 벨은 미국인이 법에 의해 백신을 거부할 권한이 주어진다는 것을 알고 있지만, 면제가 현명한 일인지 의문을 제기한다.
"개인의 권리라는 것이 감염성이 있고 잠재적으로 치명적일 수 있는 병에 감염되고 확산시킬 권리를 포함시켜서는 안 된다."[15]

그들은 종교적 기반으로 인해 백신을 거부했던 공동체에서 발발했던 두 차례의 발병사례를 예로 들었다.

『우리집 백신 백과—내 아이 예방접종을 위한 현명한 선택』 (로버트 W. 시어스 지음 홍한별 옮김)

시어즈는 백신에 찬성하면서 백신 선택권을 지지하는 의사이며, 소아과학회 회원이다. 이 책은 부모들을 위해 쓰였다. 그의 말을 빌리면 "백신접종은 전부를 다 걸어야 하는 결정이 아니다." 의사들은 부모가 백신을 모두 선택하든지, 일부분만 선택하든지, 선택을 안 하는지에 따라서 백신접종을 해야 한다고 주장한다.

모든 백신을 독을 다루듯 해야 한다고 생각하지 않으며, 어떤 병은 더 많이 퍼져있고, 어떤 병은 더 치명적일 수 있다고 설명한다. 아동기 질병과 백신을 하나씩 살펴보면서, 복합 백신접종, 백신 안전성 연구, 부작용, 원료, 면제에 대한 정보를 제공한다. 그는 대안적인 백신일정을 주도하는 입장으로, 다음과 같은 원칙을 바탕으로 자신의 백신일정을 소개한다.

(1) 잠재적 부작용을 방지하기 위해 한 번에 두 개 이상의 백신을 접종하지 말 것.
(2) 한 번에 한 개 이상의 생백신을 접종하지 말 것.
(3) 한 번에 한 개 이상 알루미늄이 든 백신을 접종하지 말 것.
(4) 가능하면 복합 백신을 피하라.

(5) 가능하면 수은이 든 백신을 피하라.

(6) 태어나자마자 맞는 대신 2개월 후에 접종을 시작하라.

'내가 보는 관점'이라는 부분에서 부모들에게 백신 하나하나에 대한 자신의 생각을 밝히고 있다. 가장 중요하다고 여기는 백신들(DTaP, 로타바이러스, Hib, 폐구균)을 열거하고, 유아에게 대부분 쉽게 지나가는 질병에 대해서는 백신접종을 늦추고(A형간염, 풍진, 수두), 아이들이 잘 걸릴 것 같지 않은 질병에 대한 백신은 건너뛸 수도 있다고 조언한다(B형간염, 소아마비, 독감). 그는 복합 백신 개발회사인 머크가 2008년에 생산을 중단할 때까지 유아들에게 MMR 백신을 따로 접종해야 한다고 주장했다.

더 자세한 정보는 www.thevaccinebook.com에서 찾을 수 있다

『예방접종 어떻게 믿습니까』 (스테파니 케이브 지음, 차혜경 편저)

케이브는 몇 가지의 백신사용을 지지하고, 백신 선택권에 찬성한다. 그녀는 가정의학과 전문의이며, 권장되거나 의무화된 백신접종이 많아지면서 동시에 아동기에 만성질병이 늘어가는 것을 우려한다.

우리가 많은 것을 알 수는 없지만 이것만은 확실하다. 바로 부모들이 의사 말을 맹목적으로 따르는 그런 상황이 더 이상 있으면 안 된다는 것이다. 이제 부모들이 접종일정이 나오기 전에 먼저 백신에 대해 질문하고 알고 있어야 한다.[16]

책에는 각각의 아동기 질환과 상응하는 백신에 대해 쓰여 있다. 케이브는 부모들이 접종 전에 의사에게 물어보고 스스로 자문해야 할 질문목록을 만들었다. 백신접종 후 부작용을 줄이기 위한 방법도 제안했는데, 다음의 것들이다.

(1) 아이들이 건강한 상태여야 하며, 특히 열이 없고 박테리아나 바이러스성 감염에 걸린 적이 없어야 한다.
(2) 의사에게 아이의 가족력과 개인병력에 대해 완벽하게 알린다.
(3) 부작용을 예방하기 위해 비타민A와 C를 섭취한다.
(4) 개별 포장된 약병에 든 백신과 티메로살이 안 든 백신을 요구한다.

케이브는 구체적인 권장사항을 제시한다. Hib, 소아마비, DTaP는 일반사람들에게 안전하다고 본다.[17] B형간염 백신은 엄마가 바이러스 양성반응이 나올 때만 아기에게 권장된다. 복합 MMR 백신은 권장되지 않는다. 그녀는 제조사인 머크에게 홍역, 볼거리, 풍진 백신을 나누어 개별적으로 다시 만들 수 있도록 부모들이 노력해야 한다고 말한다.

케이브는 다른 아동용 백신인 수두, 독감, A형간염, 로타바이러스, 수막구균, 인유두종 바이러스 등은 권장하지 않는다.[18] 그녀의 조언은 부모들이 보육시설과 학교입학 시 주정부가 요구하는 조건에 맞출 수 있도록 구성되어 있다. 그녀는 주정부법의 효력 안에서 부작용의 가능성을 줄이기 위한 방법으로 가능하면 오래도록 의무 백신접종의 시기를 늦추라고 주장한다. 케이브는 부모들에게 일방적으로 한쪽의 대답에 만족해서 따르지 말고, 정보를 수집하라고 부탁한다.

『백신접종: 사려 깊은 부모를 위한 안내서』 (에비바 롬 지음)

롬은 백신사용을 지지하는 의사이지만, 부모들에게 백신정보를 주고, 교육받을 기회를 주는 것에 찬성한다. 산부인과와 소아과쪽에서 허브의학으로 잘 알려진 전문가이기도 하다. 이 책은 이런 여러 분야의 관점을 반영하고 있다. 모든 아이에게 통용되는 보편적인 접근법이란 없다고 보고, 특정 백신을 권장하지는 않는다.

각 질병에 대해 충분히 설명하고 발병사례, 증상, 위험요소, 복합적 요소, 관례적인 처치에 관하여 자료를 제시하고 있다. 또한 '생각의 양식'이란 란을 따로 두고서 부모들이 결정하는 데 도움이 될 만한 심도 있는 정보도 제공한다. 예를 들어 백일해에 대해서는 "대체로 제어할 수 있는 질병으로 본인은 불편하고 언짢을 수 있지만 영양상태가 좋고 건강한 사람에게는 거의 손상을 입히지 않는다. 그리고 한 번 발병하면 영구면역이 된다."라고 설명한다.[19] 다음은 백신의 위험에 대해 쓴 구절이다.

> 백신은 경미하거나 심각한 단기적 반응을 나타낼 수 있다. 또한 알레르기, 천식, 당뇨병, 류마티스성 관절염과 같은 수많은 만성 건강문제를 일으킬 수 있다. 수은중독이나 학습장애와 같은 최악의 치명적 문제들과 만성적인 자가면역질환이 발생할 수 있음을 고려해 볼 때, 우리는 어떤 특정 질병을 피하기 위하여 다른 병을 대신 불러들여야 하는지를 생각해 봐야 한다.
> 우리 아이들은 오래 건강하게 살 자격이 있다. 백신은 좋은 점이 있기는 하지만 그것들은 또한 어느 정도 도박이기도 하다.

아마도 백신접종은 질병예방을 위한 하나의 작은 요소일 수도 있지만, 다른 더 안전한 방법으로 면역을 향상시키는 데 주안점을 둘 필요가 있다.[20]

아동기 백신들을 하나씩 되짚어 보고, 백신의 역사, 안전성과 효율성에 관한 연구, 백신 부작용의 위험성에 대해 언급했다. 개인의 선택권, 공공정책, 건강과 면역에 대한 자연적인 접근법에 대한 대략적인 설명도 있다. 백신에 대한 선택권을 존중하고 부모들이 적절한 행동을 하도록 격려한다. 이런 격려의 일환으로 부모들이 지연하거나 피해야 하는 상황을 확인하는 방법을 설명한다.

더 많은 정보는 http://avivaromm.com/books에서 확인할 수 있다.

『백신 가이드: 어린이와 어른을 위한 득과 실』 (랜달 뉴스태터 지음)

뉴스태터는 백신접종을 반대하고 접종 선택권을 지지하는 의사이다. 그는 한의학 박사이며, 홀리스틱 의학으로 어린이를 30년 넘게 진료했다. 이 책은 백신접종을 고려하는 모든 사람을 위해 쓰였다. 책은 다음 4가지 이야기로 시작한다.[21]

(1) 미국에서는 어느 주에서나 의무적인 백신접종법이 존재한다.
(2) 모든 백신은 부작용을 일으킬 위험을 안고 있다.
(3) 모든 부모는 자녀들이 백신접종을 면제받을 수 있는 법적 권리를 가진다.

(4) 백신으로 인해 아동기 질병은 아동들과 성인들 모두에게 영
향을 미칠 수 있는 만성면역질환이나 자가면역질환으로 대
치되었다.

책은 크게 두 부분, 즉 백신 선택권과 백신으로 구성된다. 1부는 부
작용을 일으키는 백신, 오염된 백신, 백신 속에 든 화학물질, 전통적
인 연구들, 건강을 위한 대체의학의 역할, 강한 면역체계 만들기, 백신
접종을 위한 법적 조건들을 다루고 있다.

2부에서는 질병과 그에 대응하는 백신을 서술하고 있다. 사전 정보
를 받은 후 백신을 선택할 때 필요한 세부사항을 설명한다. 자신의 철
학, 안전성, 백신접종으로 실제로 생기는 문제에 대한 이해도를 바탕
으로 최선의 선택을 해야 한다고 주장한다. 그렇게 해야 최종선택이
맹목적인 믿음이 아니라 지적인 이성에 기초할 수 있다는 것이다.[22]

서문에서는 백신접종에 대한 대중적 지지를 얻으려는 정치적 목적을
언급하면서 네 명의 대통령 행적을 나열하고 있다. 포드대통령의 불운
했던 1976년의 돼지독감 백신프로그램, 거의 7배로 증가했던 카터대통
령의 연방정부 기금조성, 소송으로부터 백신 제조업자들을 보호했던
레이건 정부의 1986년법 제정, 1993년 클린턴 정부가 포괄적인 어린이
백신접종법을 제정한 것 등이다.[23] 강제적인 백신접종, 면제, 이민, 군
복무 등에 따른 법적 요구사항과 자연의학의 역할, 백신 부작용에 대
한 치료법 등도 다루고 있다. 아동기 백신에 덧붙여서 탄저병, 천연두,
라임 백신에 대해서도 설명하고 있다.

더 많은 정보는 www.cure-guide.com에서 볼 수 있다.

『백신, 잘 알고 결정하자: 백신접종 부모 안내서』 (메이어 에이젠스타인 지음)

에이젠스타인은 백신접종을 반대하고 백신 선택권을 지지하는 의사이다. 예방의학 전문의이며, 대학원에서 법과 공중보건을 전공했다. 그는 1973년부터 백신을 전혀 접종하지 않거나 몇 종류만 한 35,000명의 어린이들을 진료해왔다. 그가 진료한 무접종 어린이들은 자폐증과 천식, 알레르기, 호흡기 질환, 당뇨병 진단을 받지 않았다.

책은 접종 받은 아이들이 소위 백신에 의해 예방될 수도 있었던 질환에 감염되었을 때, 비난받아야 할 대상은 접종하지 않은 어린이가 아니라, 효과가 떨어지는 제품을 만들어 잘못 판매한 제약회사라고 말한다.[24] 접종에 대한 대안적인 일정에 대해서는 이렇게 말한다.

"아마도 한 번에 많은 백신을 접종하는 것보다는 나을 수 있을 것이다.··· 그러나 잠재적인 위험을 단순히 약화시키는 것 정도이다. 손상을 완전히 없앨 수는 없다."[25]

백신이 질병의 발병사례를 줄일 수 있다는 주장에 대해서도 반박한다.

"결핵, 성홍열, 페스트 같은 병들은 매년 수천 명을 감염시켰지만 결국에 가서는 어떤 백신 없이도 사라졌다. 이것은 어떻게 설명할 수 있을까?"[26]

책은 의학연구 저널리스트인 닐 밀러와 함께 각 질병과 상응하는 백신에 대해 다루고 있다. 또한, 발병, 질환의 복합성, 백신의 제조, 안전성, 효과, 부작용에 대한 문제를 상세하게 다루고 있다. 비타민에 대해서도 쓰고 있는데, 독감에는 비타민D3, 홍역에는 비타민A, 암에는 비타민C가 제시되고 있다. 신경발달장애인 자폐증을 위해 할애된 장도 있다. 이 병이 1943년 전에는 극히 드물었는데 이제는 91명 중에 1명,

특히 남자아이 58명 중 1명에게 발병한다는 점을 주목했다.[27] 책에는 국회의원인 칩 피커링의 말이 인용되어 있다.

"올해 2006년에는 AIDS, 당뇨병, 암을 다 합한 것보다 자폐증 발생률이 더 높았다."[28]

이 책은 여러 백신의 동시접종, 알루미늄과 여러 다른 백신원료 등에 대해 알아보고, 사회적 책무와 집단면역에 대한 문제제기로 끝을 맺는다.

백신접종에 관한 다른 책과 자료는 www.thinktwice.com에서 사용할 수 있다.

『"No 백신"이라고 말하자: 모두를 위한 자료집』 (쉐리 텐페니 지음)

텐페니는 정골의사로 백신접종에 반대하고 백신 선택권을 지지한다. 신경 근골격의학 전문의이며, 2006년부터는 공인된 응급의학 전문의이다. 이 책은 모든 연령을 대상으로 한 백신에 대해 논한다. 백신이 광고로 알려진 것보다 안전하지 않고 병 예방도 안 된다는 것을 의학, 정부, 과학자료에 근거하여 엮어내고 있다. 아동 백신은 물론, 청소년, 성인, 보건종사자, 군인, 외국여행자에게 추천하는 백신에 대해서도 언급하고 있다. 이 책은 백신을 홍보하기 위하여 상식으로 알려왔던 25가지의 논의에 대해 반박한다. 목차를 보면 독자들은 질문에 대한 답을 쉽게 알 수 있다. 주제들은 다음과 같은 것들이 있다.

(1) 승인된 백신의 안전과 효과에 대한 연구들

(2) 천연두와 천연두 근절에 대한 신화들

(3) 백일해와 백일해 백신에 대한 상세한 토의

(4) 감염 질환에 대해 정확하게 확인되지 않은 예방책인 항체 생산

(5) 변종 바이러스, 중금속, 화학물질, 다른 백신 성분들

책은 열의 중요성과 병이 일련의 과정을 거쳐야 할 필요성에 대해 말한다. 증명되지 않거나 과다한 치료는 회복을 방해하고 질병을 더 악화시킬 수 있다는 것이다. 집에서 열을 다루는 법, 실생활에서 유용한 조언과 함께, 언제 의사의 치료가 필요한지 쓰여 있다.

독감바이러스, 집단 백신접종의 정치학과 세계적인 독감 유행이 전쟁과 영양결핍과 관계있다고 설명한다. 책은 의학저널을 300여개 이상 참고문헌으로 인용하고 있다. 마지막 100여 페이지는 상호 참고가 될 표, 상세한 도표, 가장 많이 쓰이는 백신들, 신생아를 위한 접종거부 양식, 학교에 면제를 청구하는 편지, 도움이 될 만한 인터넷 사이트 등의 목록이 있다.

백신에 관한 더 많은 정보는 www.tenpennyvaccineinfo.com에서 찾을 수 있다.

『병원에 의지하지 않고 건강한 아이 키우기』 (로버트 맨델존 지음, 김세미 옮김)

고 멘델존 박사는 소아과 교수이자 저명한 전문의로서 백신접종에 반대하면서 30년 동안 진료했다. 린든 존슨 대통령은 그를 헤드스타트 프로그램의 전국 의료감독관으로 지명했다. 헤드스타트란 연방정부가

저소득층에게 포괄적인 건강교육과 프로그램을 제공하는 사업이다.

멘델존은 일리노이 의학면허 교부위원회 위원장이었으며, 일리노이 대학교 예방의학과 보건의학부문 부교수였다. 그는 모든 백신이 신경학적 손상을 일으킨다고 생각했다.[29] 진료를 처음 시작할 당시에는 백신접종을 했으나, 곧 접종이 득보다는 해가 많다는 것을 알게 되었다.[30] 하지만 그는 1984년부터 부모들에게 백신접종을 거절하라고 하는 조언을 중단했다. 왜냐하면 이 나라의 반에서 접종 선택의 권리가 없어졌기 때문이었다.[31] 그는 이렇게 썼다.

- 집단적인 백신접종이 아동기 질환을 제거한다는 과학적 증거는 없다. 만약 백신이 미국에서 질환을 없앴다면, 왜 유럽 같이 집단 백신접종을 하지 않는 지역에서도 동시에 그 질환이 사라졌을까?

- 모든 백신에는 심각하다고 알려진 위험들과 수많은 부작용이 있다. 그럼에도 불구하고 의료계는 백신접종 포기를 강하게 주저하고 있다. 필요가 없어진지 30년이 지났는데도, 천연두 백신은 천연두와 관련된 사망의 유일한 원인으로 남아 있었다. 생각해보라! 30년 동안 천연두 백신으로 아이들이 죽었다. 아이들이 더 이상 천연두로 생명을 위협받지 않는데도 말이다.

- 아무도 아이들에게 외래 단백질을 주사했을 때 나타날 장기간의 결과를 알지 못한다. 집단접종이 시작된 이래, 자가면역질환이 급격하게 증가했다. 이제 백신의 책임에 대한 의심은 늘어만 가고 있다.[32]

책에는 볼거리, 홍역, 풍진, 백일해, 디프테리아, 수두, 성홍열, 수막염, 결핵, 유아돌연사, 척추성 소아마비, 단핵증을 다루고 있다. 그는 이렇게 말한다.

성홍열은 한 때 무서운 병이었지만, 사실상 사라졌다. 만약 그 병도 백신개발이 되었다면, 의사들은 의심할 것도 없이 백신 때문에 그 병이 사라졌다고 했을 것이다. 백신이 없었기 때문에 그들은 대신 페니실린에 공을 돌렸다. 그 첫 번째 항생제가 출현하기도 전에 그 병이 거의 사라졌는데도 말이다. 모든 가능성을 고려해보면 다른 질병과 마찬가지로 병이 사라지는 확실한 이유는 개선된 생활조건과 더 나은 영양상태 때문이다.[33]
디프테리아는 거의 발생하지 않고, 지금은 효과적인 항생제 치료도 가능하다. 그런데 효과는 의심되고, 그 과정을 관리하는 데만 매년 수백만 달러의 예산이 들고, 예나 지금이나 항상 잠재적인 위험이 있고, 장기간 영향을 받을 수 있는 백신을 사용하고 있다. 디프테리아에 대한 계속 되는 집단접종은 도덕적으로 용납하기 어렵다. 백신접종 후 심각한 악영향이 없다고 하지만, 그렇다고 그게 끝이 아니다. 백신이 사용되고 반세기가 지나는 동안 백신이 장기간에 걸쳐 어떤 영향을 끼치는지 아무런 연구도 행해지지 않았다.[34]

1984년에 발간된 이 책은 아직까지도 계속 출판되고 있으며, 1986년 제정된 백신법에 바로 앞서 발표된 저명한 소아과 의사의 관점을 보여주는 백미로 남아있다. 멘델존은 의료전문직, 미디어, 부모들 간의 백신 논쟁을 '뜨거운 논쟁'으로 묘사하고 있다. 소아과학회가 합리적인 부모들에게 백신의 득과 실에 대해 명쾌하고 간단한 정보를 주자는 결의를 거부한 것에 대해 논평하면서 멘델존은 다음과 같이 썼다.

- 소아과 의사들은 분명히 '합리적인 부모들'이 그런 종류의 정보를 얻을 자격이 없다고 생각했다.[35]
- 점점 더 많은 수의 부모들이 백신접종을 거부하자, 백신으로 인해 병을 얻은 아이들의 부모가 백신 제조업체와 접종했던 의사들을 상대로 부당의료행위 소송을 내고 있으며, 몇몇 백신 제조업자들은 백신생산을 중지했다.[36] 많은 의사들은 부당의료 행위에 대한 소송을 두려워하여 DPT를 접종하는 데 예민해져 있다. 그들은 예민해져야 한다. 왜냐하면 최근 시카고에서는 백일해 주사로 피해를 입은 아이가 5천5백만 달러의 합의금을 받았다.[37]
- 1982년 나는 NBC 텔레비전 다큐멘터리에서 이렇게 말했다. "DPT 백신은 어떤 의사라도 기꺼이 인정할 만큼 위험한 것이다." 의학협회저널(JAMA)은 이 프로그램을 맹렬히 비난하며 나를 비롯하여 출연한 전문가들의 신빙성에 의문을 제기했다. 하지만 그 비난이 실린 같은 호에는 이런 말도 있었다. "DPT 백신은 비교적 조악하고 독성이 있어서 더 안전한 백신이 개발되기를 간절히 기다리고 있다. 광범위한 DPT 백신접종이 시작되면서 1948년 바이어와 몰의 백신과 연관된 뇌병증 연구부터 시작해서 심각한 부작용이 계속 보고되고 있다."[38]

멘델존은 백신 제조업체를 보호하는 1986년법에 반대하여 싸웠다. 결국 1986년법 때문에 지난 25년 동안 어린이들에게 연방에서 추천한 백신 수는 세 배로 증가했다.

부모들이 고려할 사항

대부분의 소아과 의사와 가정의학과 전문의들은 질병관리본부의 추천된 일정을 지지하고 따랐다. 그러나 이 집단에서 떨어져서 선택적 백신 접종을 지지하는 존경받을 만한 소아과 의사들도 있다. 그들이 모든 내용에 대해 서로 동의하지는 않지만, 이 의사들은 접종을 결정할 때에 부모들과 개인들이 다음 사항을 고려하기를 권하고 있다.

(1) 자가면역질환, 크론성 장애, 신경학적 장애, 발달장애, 백신 부작용 등의 가족력
(2) 아이의 최근 질환, 열, 처방약 사용 등의 의료기록
(3) 한 번에 접종하는 백신 수, 생바이러스, 알루미늄 또는 수은을 포함한 백신, 복합 백신에 대한 특별한 주의
(4) 부작용이나 발달지연과 같은 반응은 접종을 당장 중지하거나 연기할 이유가 된다.
(5) 접종 전후에 비타민, 허브, 동종요법을 사용하거나 접종을 대신할 수 있다.
(6) 개인, 시기에 따른 사례별 의사결정-접종 연기는 대안적인 백신접종 일정을 권장하는 많은 의사들의 일반적인 전략이다.

(7) 과학과 의학저널의 백신 부작용 사례와 제조업자의 제품설명서 보기.

개인인권센터는 추가적인 사실을 하나 알리려고 한다. 세계 어느 나라도 미국처럼 자주 또 그렇게 빨리 접종하지 않는다. 1950년대에 미국은 세계에서 세 번째로 유아사망률이 낮은 나라에 속했다. 즉 아기가 12개월까지 생존한 경우를 측정하는 유아사망률이 미국보다 낮은 나라는 두 나라밖에 없었다. 1960년대에 들어서서 미국은 학교 입학을 하기 위해 보편적으로 의무적인 백신접종을 요구하기 시작했고, 그 이후 점차적으로 그리고 심각하게 백신의 수를 늘려가고 있다. 같은 시간동안 미국의 유아사망률 순위는 급속도로 아래로 내려가고 있다. 오늘날 미국의 순위는 폴란드를 제외한 모든 선진국과 많은 개발도상국보다 뒤진 49위이다.[39]

이런 경향은 천식, 자폐증, ADHD와 같은 다른 심각한 소아장애에 대해서도 똑같이 나타나고 있다. 개인인권센터는 포괄적인 연구가 아직 행해지지 않았기 때문에 분명한 연관성에 대해서 언급할 수는 없다. 하지만, 백신이 어떤 역할을 하는지에 대해 연구하는 것이 합리적인 일이다. 분명한 과학적 근거가 없는 상황에서 개인인권센터는 백신접종 전에 주의사항 제공을 주장한다. 또한 의사들에게 백신을 선별적으로 접종하려는 부모들의 권리를 지지하라고 촉구하고 있다.

의학은 환자 개개인의 최선의 이익을 위해 존재한다. 보건의학은 대상이 되는 인구의 최선의 이익을 위한 것이다. 공중보건은 공중의 최선의 이익을 위한 것이다. 정부가 의사들에게 환자 개개인의 요구보다 먼저 공중보건의 요구조건을 최우선적으로 요구한다면, 백신접종에 대한 사전 정보제공 후 자유로운 동의 같은 권리는 없어지는 것이다. 이 결과는 무시무시하게 나타날 것이다. 의사들은 더 이상 의료행위를 한다고 볼 수 없다. 의사와 환자 사이의 고귀한 신뢰가 깨지기 때문이다.

의무접종에 대한 법적 면제

질병관리본부는 '권장' 일정을 발표한다. 공적으로 지원받는 데이케어센터, 유치원, 학교에 들어갈 때까지 접종여부, 접종시기 등을 스스로 지정한 의사의 조언에 따라 부모가 결정하는 것은 권리이며, 책임이다.

모든 주마다 의무적인 학교 백신접종 일정을 가지고 있다. 전국 주의 회의원연맹 사이트 www.NCSL.org에 주 법안이 요약되어 있다. '학교 백신접종'이라고 검색하면 면제에 관한 주의 법률을 살펴볼 수 있다.

미국은 사실상 '선택권 없는 선택권'을 제시하고 있다. 주 법안들이 백신접종 선택권을 제시하지만 그들은 이 정보를 공개하는 경우가 드물고 면제권을 획득하는 것도 어려운 일이다. 모든 주들이 부모들이 의사나 정골의사가 서명한 소견서를 제출하면 의료면제권을 제공한다. 그러나 주의 보건부서에서 부서 판단으로 이를 무효화할 수도 있다. 48개의 주에서 종교적 면제권을 제공한다. 20개의 주에서는 철학적 또는 개인적 신념에 의한 면제권을 제공한다.

개인인권센터는 모든 주에서 전면적인 백신 선택권을 획득하기 위해 일하고 있다. 백신 선택권은 당연한 것이고, 존중받아야 하기 때문이다.

더 많은 정보는 www.centerforpersonalrights.com에 있다. 개인인권센터는 개인과 부모가 자신과 가족을 위해 최선의 선택을 할 수 있도록 자료를 제공하고 있다.

이 글을 쓴 루이스 쿠오 하바쿠스(Louise Kuo Hababkus)는 개인인권센터의 공동 설립자이자 사무국장이다. 다수의 집회를 조직했고, 이런 일은 ABC 월드 뉴스 투나잇, 폭스 앤 프랜즈, 뉴욕타임즈 등 여러 언론에 보도되었다. 스탠포드 대학에서 국제관계학과 프랑스학을 전공했으며 국제정책학으로 석사 학위를 받았다. 미국 대학 우수졸업생 모임인 '파이 베타 카파' 멤버이다. 푸트남 인베스트먼트 임원, 푸르덴셜 금융사의 공동 부사장, 베인 앤 컴퍼니에서 경영 컨설턴트로 일했다.

〈부록〉백신 용량과 복합 백신

질병관리본부는 16가지 다른 백신에 대한 70회 접종을 추천한다. DTaP와 MMR과 같이 특정 백신은 다른 백신과 혼합된 상태로만 접종이 가능하다. 복합 백신은 질병관리본부와 소아과학회에 의해 일반적으로 선호된다.[1] 몇 개를 접종하는지 세어보기 위해서는 개별 질환에 대한 백신을 복합부분에서 분리하여 계산해야 한다.

접종 수 세어보기

다음은 2012년 미국 6세까지의 백신접종 권장일정이다. 6세까지 14종의 백신이 50번 주사된다.

백신 접종 일정표

범례:
- 일반 권고시기 (연회색)
- 고위험군 권고시기 (진회색)
- 일반+고위험군 권고시기 (검정)

백신/나이	출생	1개월	2개월	4개월	6개월	9개월	12개월	15개월	18개월	19~23개월	2~3세	4~6세
B형 간염	HepB	HepB					HepB					
로타바이러스		RV	RV	RV								
디프테리아, 파상풍, 백일해			DTaP	DTaP	DTaP			DTaP	DTaP		DTaP	
Hib			Hib	Hib	Hib		Hib	Hib				
폐렴구균			PCV	PCV	PCV		PCV	PCV			PPSV	PPSV
소아마비			IPV	IPV	IPV	IPV	IPV	IPV	IPV			IPV
독감					Influenza(매년)							
홍역 볼거리 풍진							MMR	MMR				MMR
수두							Varicella	Varicella				Varicella
A형간염							1차	1차	1차	1차		
수막구균						MCV4	MCV4	MCV4	MCV4	MCV4		

0세～6세

질병관리본부는 고위험군을 제외하고는 0～6세에게 14가지 백신에 대한 50회 접종을 권장한다.

  15회: 디프테리아, 파상풍, 백일해(DTaP) 5번 접종으로 총 15회

  2회: A형간염(HepA)

  3회: B형간염(HepB)

  4회: 뇌수막염 백신(Hib)

  6회: 홍역, 볼거리, 풍진(MMR) 총 2번 접종으로 총 6회

  7회: 독감[2]

  4회: 폐렴구균(PCV, Prevnar)[3]

  4회: 소아마비(IPV)

  3회: 로타바이러스(RV)

  2회: 수두(varicella)

DTaP와 MMR은 복합 백신이다. 한 개의 주사에 세 개의 백신이 들어 있다. 아이는 한 번 주사 맞지만, 몸은 서로 다른 세 질병을 예방하기 위한 세 백신의 영향을 받는다.

7～18세

질병관리본부는 고위험군을 제외한 7～18세에게 6가지 백신에 대한 20회 접종을 권장한다.

2회: 수막구균(MCV, Menactra)[4]

1회: 파상풍, 디프테리아, 백일해(Tdap) 총 3회

12회: 독감

3회: 인유두종 바이러스(HPV, 가다실, 서바릭스)

복합 백신

2010년에 질병관리본부와 소아과학회는 "이제는 대부분 사람에게 개별 백신보다 복합 백신 권장을 고려해야 한다."고 선언했다.[5] 이전에 의료진에게 결정하라고 했던 권장사항보다 더 강력한 발언이다.[6] 복합 백신을 선호하는 여러 이유 중에는 경비, 보관문제, 이용가능성, 주사수와 방문횟수, 제공업자 평가, 기록과 추적의 용이성, 특허준수 등이다.[7]

복합 백신 제조는 단순하게 백신 A, B, C를 한 개의 주사에 넣어 섞은 다음 아이의 소매를 걷으면 되는 것이 아니다. 『복합 백신: 개발, 임상연구, 승인』이라는 책의 편집자 로날드 엘리스와 저자들은 아래와 같은 주요 문제가 있다고 썼다.

백신항원들은 개별 백신으로 개발되고 허가 받은 것으로서 물질적인 결합상태가 언제나 안정되고 강력한 효과가 있는 것은 아니다.[8]

개별 백신과 비교하여 복합 백신의 사용을 정당화하기 위해서는, 안전성(부작용 비율)과 효과(항체 수준)에 관한 '동등성'을 증명하는 것이 중요하다.[9]

복합 백신의 안전성

소아용 복합 백신에 대한 책에서, 풍진 백신 개발자이자 기업고문인 스텐리 플로킨과 동료들은 "개별 백신 간의 면역학적 상호작용에 관해서 알려진 바는 거의 없다."고 인정했다.[10] 다중 항원이 한번에 주사되면 더 많은 면역반응을 일으키거나 부적절한 면역반응을 일으킬 수 있다.[11] 그러므로 복합 백신을 개별 백신보다 우선시할 때에는 안전이 최우선이다.[12]

백신과학에서는 복합 백신이 다른 메커니즘과 경로를 통해 작용하기 때문에 더 큰 피해를 입힐 수 있다고 말한다.[13] 복합 백신은 작용하는 경로와 메커니즘이 다르기 때문에 더 큰 손상을 입힐 수 있다. 특정 박테리아가 독소를 내뱉고, 늘어난 내독소의 양이 늘어나면 건강 문제를 일으킬 수 있다. 톡소이드는 독소를 줄인 형태이지만 여전히 면역반응을 일으키는 능력이 있다. 톡소이드가 운반용 단백질로 사용되면 독소들의 흔적이 남고, 이것들이 결합하면 톡소이드의 총량이 넘치게 된다. 백신에 보조제가 투여되면 더 큰 면역반응을 일으키게 된다. 보조제가 항원과 결합하면 위험할 수 있다. 보존제, 완충제, 안정제 등을 결합해서 사용하면 상해를 유발할 수 있다.

복합 백신의 안전성을 평가하기 위해서는 예측가능해야 하고, 무작위 이중맹검으로 적절한 대조군이 있어야 한다.[14] 안전성 평가는 개별 백신과 비교해서 표준적인 기준으로 완벽해야 한다.[15]

머크의 MMRV, 프로쿼드는 복합 백신이 피해를 입힐 가능성이 훨씬 크다는 것을 보여주는 최근의 예이다. 2008년 질병관리본부는 홍역, 볼거리, 풍진, 수두 복합 백신(MMRV)을 동등한 성분으로 구성된 백신(MMR-V)과 비교하여, 더 이상 권장하지 않는다고 밝혔다. 왜냐하면 MMRV가 12~23개월 아이들에게서 발열을 동반한 발작을 더 높은 비율로 일으켰기 때문이다.[16]

2009년에 질병관리본부는 MMRV 백신을 맞을 수도 있지만, "의사들은 부모와 같이 양쪽 백신의 득실을 상의해야 한다."고 말했다.[17] 2010년에 질병관리본부는 4살 이상의 아이에게는 MMRV를 권장한다고 말을 바꿨다. 12~47개월 때 맞는 첫 주사는 둘 중 하나로 맞을 수 있다. 추가접종 시에는 경련의 가족력과 개인력이 있다면 MMRV를 맞아서는 안 된다.[18]

효능

과거에는 대부분 백신이 제네릭(오리지널 의약품의 복제약을 지칭하는 말-옮긴이)이었다. 오늘날은 백신개발 기술이 거듭 발전하면서 훨씬 다양한 제품들이 나오고 있다.[19] 과학자들은 백신으로 유발되는 면역반응을 논할 때, 면역원성이라는 단어를 사용한다. 백신은 항원을 가지는데, 항원이란 주사되었을 때 항체를 생성시키는 물질이다. 복합 백신의 전반적인 효과에 대한 양적, 질적 차이가 여러 가지 문제를 일으키고 있다. 한 번에 주입된 복합 항원은 서로 간섭할 수 있다. 예를 들어 생바이러스가 복합되면, 하나가 다른 것의 복제를 방해할 수 있다. 서로 다른 기능을 가진 바이러스가 붙어서 약한 항원을 강하게 만드는 일이 일어나기도 한다(접합).

백신복합 과정에서 효과가 줄어드는 현상을 '간섭'이라고 부른다.[20] 제약학적 입장에서 몇몇 백신들은 특정 성분과 짝을 이루면, 효과가 떨어진다.[21] 예를 들어 홍역, 볼거리, 풍진, 수두, 소아마비 사백신은 수은방부제인 티메로살과 결합하면 효과가 떨어지고, Hib는 알루미늄 보조제와 결합하면 효과가 덜하다.

효과측정 과정[22]에서 복합 백신은 개별 백신보다 우월하거나 동등한 효과를 보여야 한다. 면역반응도 일관성이 있고 신뢰할 수 있어야 한다. 즉, 서로 다른 제품번호 상품이 검사되어야 하고, 제품번호에 따라 효과가 통계적인 차이를 보여서는 안 된다.

공중보건관료들이 복합 백신을 권장하는 이유는 많은 어린이들에게 접종할 수 있어서 정책을 실행하기 쉽기 때문이다. 백신 제조업자들이 복합 백신을 선호하는 이유는 이익이 많이 남기 때문이다. 부모들은 안전하고 효과적인 아이들 백신을 원한다. 의료인들은 공중보건을 위해 중요한 역할도 하지만, 자신이 돌보는 환자들의 이익을 극대화하기 위해 애써야 한다. 백신 제품설명서에는 부모와 의사들의 백신 의사결정에 도움이 될 만한 자세한 정보들이 들어있다.

어린이에게 사용되는 복합 백신[23]

① 2개 복합 백신

    Comvax: Hib, B형간염 백신

    DECAVAC: 파상풍, 디프테리아

    TENIVAC: 파상풍, 디프테리아

② 3개 복합 백신

    Adacel, Boostrix, DAPTACEL, Infanrix, Tripedia: 디프테리아, 파상풍, 백일해

    MMRII: 홍역, 볼거리, 풍진 생백신

③ 4개 복합 백신

    KINRIX: 디프테리아, 파상풍, 백일해, 소아마비

    ProQuad: 홍역, 볼거리, 풍진, 수두 생백신

④ 5개 복합 백신

    Pediarix: 디프테리아, 파상풍, 백일해, B형간염, 소아마비

    Pentacel: 디프테리아, 파상풍, 백일해, 소아마비, Hib

한국의 예방접종 일정

구분	종류	시기	횟수
국가 예방접종	피내용 BCG	생후 4주 이내	1회
	B형간염	출생시, 1개월 / 6개월	3회
	DTaP/Td 혹은 Tdap	2, 4, 6개월 / 15개월~18개월 만 4세~ 6세 / 만 11세~12세 이후 10년마다 정기접종	6회 이상
	폴리오	2, 4, 6개월, 만 4세~6세	4회
	Hib	2, 4, 6개월, 12개월~15개월	4회
	MMR	12개월, 만 4세~만6세	2회
	수두	12개월	1회
	사백신 일본뇌염	12개월~36개월 사이 3차 접종 만 4세 추가 / 만11세~12세 추가	5회
	생백신 일본뇌염	12개월~36개월 1~2차	2회
	인플루엔자	6개월부터 매년 접종	연 1회
	장티푸스	고위험군	
	폐렴구균	2, 4, 6개월 / 12개월~15개월	4회
기타 예방접종	경피용 BCG	생후 4주이내	1회
	로타바이러스	2개월, 4개월, 6개월	2~3회
	A형간염	12개월~36개월 1~2차	2회
	인유두종 바이러스	만 11세~13세 1~3차	3회

28. 현대의학의 갈릴레이, 앤드류 웨이크필드

웨이크필드라는 이름을 들어본 적이 있을 것이다. 그에 대한 두 가지 상반된 이야기가 존재한다. 영국 의료인 명부에서 '제명 당한' 사기꾼, 비윤리적인 연구자, 장사치이며 자폐증과 장 질환에 대한 1998년 논문이 주요 의학저널에 의해 '철회된' 인물이란 것이 첫 번째 이야기이다. 완전히 다른 이야기를 들었을 수도 있다. 웨이크필드는 아주 훌륭하고 용기 있는 과학자이며, 환자들로부터 사랑받는 인정 많은 의사이자, 자폐증과 백신 부작용을 겪고 있는 가정의 대변자라는 이야기가 그것이다. 무엇이 진실일까?

논쟁의 배경

웨이크필드는 런던 대학교 성 마리아병원 의과대학을 1981년에 졸업했다. 그는 이 의과대학에서 4대째 의학을 공부한 가문의 일원이었다. 그는 위장관 수술분야에서 경력을 쌓았고, 특히 염증성 장 질환 전문가였다. 1985년에 그는 영국 왕립 외과의협회 회원이 되었고, 2001년에는 왕립 병리학협회 회원이 되었다. 로얄프리병원 교수였고, 140편이 넘는 원저 논문, 책의 장(章) 및 해설을 발표하거나 출판했다.

1990년대 초반, 웨이크필드는 홍역 바이러스와 장질환 사이의 관련성을 연구하기 시작했다. 그는 1993년에 "크론병에서 지속적인 홍역 바이러스 감염에 대한 증거"라는 연구논문을 발표했고, 1995년에는 『란셋』에 공저 논문 "홍역 백신은 염증성 장 질환의 위험 요인인가?"[2]를 발표했다. 거의 같은 시기에 웨이크필드는 홍역 백신의 안전성과 관련하여 이용할 수 있는 논문데이터베이스를 검토한 250쪽짜리 미발표 원고를 썼다.[3] 그는 빠른 속도로 홍역 백신의 세계적 전문가 중 한 명으로 떠올랐다.

1996년, 로펌 다우반스의 변호사 한 명이 웨이크필드에게 연락을 취해 소송에서 홍역 백신 때문에 상해를 입은 아이들 편에서 전문가 자문을 해줄 수 있는지 물었다. 그 변호사는 백신이 아이들에게 자폐증을 포함한 여러 장애를 유발했다고 주장하는 부모들의 편에서 소송 중이었다.

이로부터 6개월 전, 소송과는 무관하게 자폐와 심한 장 질환을 가진 아이들의 부모들이 웨이크필드에게 연락을 했다. 홍역 백신에 대한 논문을 보고 아이들이 겪고 있는 고통과 관련해서 도움을 요청하기 위해서였다. 부모들은 아이들이 백신 때문에 고통 받는다고 믿고 있었다.

웨이크필드는 이즈음 중요하지만, 서로 관련이 없는 두 가지 결정을 했다. 하나는 자폐증과 장 질환을 겪고 있는 가정을 돕는 것이었고, 다른 하나는 백신과 자폐에 관련된 소송에서 전문가 자문을 하는 것이었다.[4]

변호사는 웨이크필드에게 두 가지 문제를 연구해달라고 요청했다. 하나는 홍역에 걸린 이후 또는 MMR 백신접종 이후에도 홍역이 없어지지 않고 계속될 수 있는가에 대한 것이었다. 다른 하나는 홍역 바이러스가 크론병이나 자폐증 같은 합병증을 초래할 수 있는가에 관한 것이었다. 병원에서 필요한 절차를 거치느라 일이 지체되어 웨이크필드는 1997년 10월까지 이 소송과 관련된 연구를 시작할 수 없었다.[5]

1997년 7월까지, 웨이크필드와 동료, 존 워커스미스 교수는 이미 『란셋』 연구에 서술된 자폐증과 위장관 증상을 가진 12명의 아이들에 대한 검사를 마친 상태였다. 웨이크필드와 여러 사람들이 이 환자들에게 소아위장병의 세계적 권위자로 동료들에게 인정받던 워커스미스 교수에게 진료를 받아보도록 추천했기 때문이다.[6]

워커스미스 교수는 당시 다른 병원에서 성 마리아 병원으로 자리를 막 옮긴 상태였다. 그는 이전 병원에서 임상 진료와 연구에 대한 윤리적 허가를 받았다. 워커스미스, 사이먼 머치 박사, 다른 의사들로 구성된 팀은 임상적 진단이 필요하다고 생각되는 아픈 아이들에 대해 광범위한 정밀검사를 실시했다.

그동안 웨이크필드는 조직검사에서 얻은 조직에 대한 상세한 연구 리뷰를 작성했다. 임상시험에는 결장경 검사, MRI 검사, 미토콘드리아

장애 여부를 평가하기 위한 요추천자 시술이 포함되었다. '임상진단 연구'는 로얄프리병원의 윤리위원회로부터 승인 받지 않아도 되었는데, 진단이 환자를 위해 필요한 것이기 때문이다.[7] 웨이크필드의 연구는 통상적인 윤리 승인으로도 충분한 것이었다.

1998년, 웨이크필드와 12명의 연구자들이 공저한 논문이 란셋에 게재된 것을 공표하기 위해, 성 마리아 의과대학 학장은 기자회견을 요청했다. 이는 일반적 관행은 아니었지만, 학장은 아마도 최첨단 연구 분야에서 학교의 존재감을 높이고 싶었던 것 같다. 란셋은 그 논문을 '예비연구'로 분류하면서, 그 논문이 "홍역, 볼거리, 풍진 백신과 서술된 증상 사이의 연관을 입증하지는 못했다. 현재 논쟁을 해결하는 데 도움이 될 바이러스학 분야의 연구가 진행 중이다."라고 서술했다.[8]

기자회견에서 웨이크필드는 MMR 백신의 안전성에 관한 질문을 받았다. 영국에서는 1992년에 두 개의 MMR 백신이 안전하지 않다는 이유로 회수된 적이 있었다. MMR 백신접종은 란셋에 논문이 발표되기 전부터 이미 뜨거운 주제였다. 웨이크필드는 MMR 백신 안전성 연구가 부족하기 때문에, 안전성 연구가 진척될 때까지 백신을 각 성분별로 분리해야 한다고 답했다. 그는 이미 동료들에게 이런 의견을 말한 바 있었고, 만약 질문을 받게 되면 그렇게 대답하겠다고 말했었다.[9]

1998년의 기자회견은 언론의 폭발적 반응을 일으켰다. 많은 부모들이 복합 백신의 안전성에 대해 불편한 의문을 제기했고 홍역, 볼거리, 풍진 백신을 따로 요구했다. 논쟁이 한창이던 1998년 8월, 영국 정부는 기이한 조치를 취했다. 홍역과 볼거리, 풍진 백신 성분을 따로 이용할 수 없게 만든 것이다.[10] 그 시점부터 영국의 아동 홍역 백신접종률은 현저히 떨어졌다. 홍역이 점점 발생하기 시작했고, 심각한 합병증과 사망

사건까지 생겼다. 몇몇 사람들은 무책임하게 부모들을 겁주고, 공공건강에 위기를 불러일으켰다는 이유로 웨이크필드를 비난하려 했다.[11]

영국 정부는 큰 문제를 안게 되었는데, 이 문제는 곧 미국으로 번지게 될 문제이기도 했다. 웨이크필드를 둘러싼 논쟁은 점점 더 끓어올랐다. 2004년 2월, 란셋의 리차드 호튼 편집장이 기자회견을 열었다. 그는 1998년 논문은 소송과 관련한 연구로서 금전적 이해관계가 있었다는 것을 밝히지 않았기 때문에 '치명적인 결함'이 있다고 발표했다. 이때가 논쟁이 최고조에 이르렀을 때였다. 영국 기자 브라이언 디어는 이해관계에 대한 의혹을 상세히 다루는 기사를 선데이 타임즈에 게재했다. 디어는 의료를 규제하는 영국의학협회(General Medical Council, 이하 GMC)에 상세한 편지를 보냈다.[12] GMC는 웨이크필드에 대한 청문회를 열었다. 이 청문회는 2010년 5월 웨이크필드의 면허 취소[13]와 1998년 란셋 논문을 철회한다는 결정[14]으로 막을 내렸다.

웨이크필드에 대한 혐의

위와 같이 널리 알려지고, 여러 해에 걸친, 수백만 달러가 들어간 청문회에서 웨이크필드에게 걸린 혐의는 다음과 같다.

   a. 웨이크필드는 란셋에 게재된 연구의 대가로 소송인들에게 55,000파운드(9,500만원)을 받았고, 이런 이해관계를 밝히지 않았다.
   b. 그와 동료들은 1998년 연구에서 아동들에 대해 의학적으로

불필요한 실험을 했을 뿐 아니라 적절한 윤리적 허가도 받지 않았다.

c. 선데이 타임즈에 서술된 것처럼, 1998년 연구의 아동 환자들은 소송목적으로 선별되었고, 아이들의 주치의로부터 위탁받은 것이 아니었다.

d. 그는 아들의 생일날 1998년 연구의 대조 표본을 위해 아이들의 피를 채취했다. 이런 일이 아이들에게 고통을 줄 수 있다는 점을 비정하게 외면했다.[15]

이런 조사 결과를 토대로 GMC는 웨이크필드가 심각한 직무상 위법행위를 저질렀고, 부정직하고, 잘못되었으며, 무책임한 행동을 했기에 의사자격을 박탈할만한 타당한 이유가 있다고 결론 내렸다.[16] 이 같은 GMC의 주장과 그 증거들을 검토해보자.

돈을 받았다는 사실을 밝히지 않았다는 점

웨이크필드는 백신과 자폐증 관련 집단소송을 위한 연구수행자금으로 55,000파운드를 받았다. 그런데 이것은 연구보조금이었고 웨이크필드는 여기서 개인적으로 어떤 이득도 챙기지 않았다. 웨이크필드는 이 연구를 란셋에 논문을 제출할 때까지 시작하지도 않았다. 법률문서들은 웨이크필드의 병원에서 이 연구와 보조금에 대해 알고 있었다는 사실을 증명한다. 돈은 대부분 직원들의 급여로 사용되었다. 나아가 다른 문서들은 웨이크필드가 1998년 논문이 발표되기 1년 전에 이미 전국지에 그가 소송에 참여한 아이들과 함께 일하고 있다는 사실을 밝혔다는 것을 증명한다.[17] 란셋의 호튼 편집장은 이 사실을 알고 있었다. 또한 그는 1998년 논문이 게재되기 전부터 백신소송에서 웨이크필드의 역할을 아주 잘 알고 있었다.[18]

의학적 필요성과 윤리적 허가

12명의 아이들은 아팠다. 모든 아이들은 그들을 도우려는 진단에 응했다. 병원의 관리부서는 진단이 행해지고 있다는 사실과 진단에 대해 아무런 반대도 없다는 사실을 충분히 인지하고 있었다. 모든 진단이 임상적으로 필요한 것이었고 연구목적이 아니었다. 윤리적 허가는 워커스미스 교수가 이미 지니고 있었던 것으로 충분했다. 주목할 점은 어떤 환자도, 부모도, 보호자도 의료윤리 위반이나 의학적으로 불필요한 진단을 했다는 이유로 웨이크필드를 고소하지 않았을 뿐더러 그에게 불리한 증언도 하지 않았다는 사실이다. 웨이크필드와 동료들은 12명의 환자들을 위한 진단이 불필요했다는 GMC의 결정을 틀렸다고 말한다. 나중에 이 아이들의 진단도 정식 윤리승인을 받았다는 증거가 제시되었다.

환자들의 위탁

GMC는 보통의 의료적 경로가 아니라 소송 과정의 일환으로 아이들이 위탁되었다고 주장했다. 이것은 사실이 아니다. 부모들은 소송이 시작되기 한참 전부터, 소송과는 무관하게 웨이크필드와 접촉하기 시작했다. 논문이 완성되고 란셋에 제출될 때까지 소송관련 연구는 시작하지도 않았기 때문에, 이 조사 결과는 거짓이다. 웨이크필드와 동료들은 GMC의 주장이 틀렸다고 말한다. 가족들은 아이들의 치료를 위해 전문 의료진을 직접 만난 것이다.[19]

아이의 생일날 채취한 대조군 혈액 표본

웨이크필드는 자신의 아이 생일날, 건강하고 정상적인 아동들로부터 대조 혈액표본을 채취했다. 대부분 아이들은 병원동료와 친구들의 자녀들이었다. 그는 혈액표본 채취 사실을 아이들과 아이들의 부모들에게 이미 알리고 동의를 얻었으며, 각 아이들에게 대가로 5파운드를 주었다. 채혈 과정은 표준적 방법을 사용하여 자격을 갖춘 의사에 의해 이뤄졌다.

아이들은 도움이 된다는 사실에 기뻐했으며 생일파티를 즐기러 갔다. 이것이 대조혈액 샘플을 채취하는 관습적 방법이 아니라는 점은 인정하더라도, 면허를 박탈할 만한 심각한 직업적 위법행위나 의료윤리 위반에 해당한다고 보기는 어렵다. 이 사건을 아이들의 고통에 대한 '비정한 외면'의 한 사례로 보는 GMC의 묘사는 너무 심한 과장이다.[20] 영국 고등법원은 2012년 3월, 워커스미스 교수가 무죄임을 밝혀주었고,[21] 란셋은 논문철회 결정을 뒤집는 것을 고려하고 있음을 암시했다.[22]

여론 법정

GMC는 웨이크필드에 대한 그들의 주장을 입증하는 데 실패했다. 브라이언 디어의 기사를 증거로 사용하면서 GMC는 금전적 이해관계가 있다는 외양을 만들어내기 위해 란셋 연구와 그 이후에 이어진 소송연구를 하나의 사건으로 합해버렸다. GMC는 심하게 아픈 아이들을 치료하기 위해 실시된 진단에 연구 윤리기준을 잘못 적용했다.

치료와 연구를 구분하지 못하고 합쳐버린 것은 웨이크필드와 동료들에게 심한 피해를 입혔을 뿐만 아니라 의료에 위험한 선례를 남겼다.

전문지식이 없는 정부의 의료규제 담당자가 어떤 진단이 필요한지에 대한 소아위장병 분야의 세계적 권위자인 워커스미스 교수의 임상적 판단을 자의적으로 해석했다.[23] 다음에는 또 어떤 의학적 결정을 뒤집을까?

GMC가 규제위원회 청문회에 웨이크필드 문제를 다루고 있을 때, 언론 특히 브라이언 디어 기자는 여론이라는 법정에 그를 세웠다. 디어는 웨이크필드가 개별 홍역 백신에 대해 특허출원을 내놓고 있으며 부모들로 하여금 복합 백신인 MMR 백신 대신 단일 홍역 백신을 사용하도록 함으로써 '한 몫 잡으려 했다'는 혐의를 제기했다.

웨이크필드가 특허소지자가 아니라는 사실은 증명되었다. 전달인자의 면역성분을 사용한 치료목적의 단일 홍역 백신의 특허는 성 마리아 병원이 가지고 있다. 이 백신은 이미 홍역 바이러스에 감염된 이들을 위한 것이다. 이 백신은 바이러스에 노출되지 않은 사람을 위한 예방약품이 아니다. 즉 웨이크필드가 아니라 성 마리아 병원이 특허를 갖고 있는 이 단일 백신과 예방용 MMR 백신 사이에는 금전적 문제가 일어날 여지가 없다.[24]

2009년에, 디어는 웨이크필드가 자료를 날조했다는 추가의혹을 제기했다.[25] GMC는 이 혐의는 제기하지 않았지만 언론이 이것을 보도했다. 특히 주목할 점은 미 법무부가 연방청구법원의 자폐증 집단소송 과정에서 자주 이 혐의를 이용했다는 점이다. 피해가족들이 MMR 백신이 유발한 자폐증에 대한 보상을 받을 수 있는지의 여부를 결정하는 이 집단소송에서 미 법무부는 논점을 벗어나서 웨이크필드를 사기꾼으로 묘사하려 했다. 그가 소송과는 직접 관련이 없었음에도 불구하고 말이다.[26] 2010년에 발간된 책 『비정한 외면』에서 웨이크필드는 자신을 사

기꾼 취급하는 디어의 혐의 제기가 오히려 날조임을 보여준다.[27]

개인인권센터는 웨이크필드가 사기꾼이라는 증거를 전혀 찾아내지 못했다. 반대로 전 세계의 많은 과학자와 연구원들은 심한 장 염증과 자폐증에 대한 웨이크필드의 연구결과가 사실임을 확증해주었다.[28] 란셋도 2010년 2월 2일의 논문 철회결정에서 자료 날조혐의는 제기하지 않았다.[29] 란셋은 GMC 청문회 결과에만 의존하여 논문 저자들이 환자들을 표본으로 위탁받지 않았으며 연구팀이 병원 윤리위원회의 승인을 받지 않았다며 논문을 철회했다. GMC의 결론과 란셋이 그런 결론에만 의존한 것은 근거가 빈약하다.

웨이크필드 사건의 의미

이 세간의 이목을 끈 사건의 실체는 과연 무엇일까? 사기꾼이 없었고, 밝혀지지 않은 금전적 이해관계도 없었고, 진단 과정에서 의료윤리 위반도 없었고, 부모와 가족들의 항의도 없었다면, 대체 뭐가 문제란 말인가? 국제적 스캔들과 수백만 달러 규모의 청문회가 부모와 아이들의 동의하에, 아이들의 피를 뽑은 한 의사를 꾸짖기 위해 일어났단 말인가? 당연히 아니다.

웨이크필드는 의학계의 정설에 반대하는 반체제인사였고, 현재도 그렇다. 의료계는 반대의견을 말했다는 이유로 그를 현대의 여론조작재판에 시달리게 만들었다.[30] 웨이크필드의 연구는 백신의 안전성과 자폐증의 원인에 대해 근본적인 의심을 불러일으켰다. 웨이크필드는 대중들에게 백신의 위험성을 경고하고 백신 사용을 스스로 판단하라고 촉구하는 무모한 용기 때문에 처벌 받은 것이다. 웨이크필드는 백신접종 선택을 지지했다는 이유로 처벌받았다.

청문회의 목적은 다른 모든 여론 조작용 재판이 그러하듯, 다른 의사들과 연구자들, 대중들에게 '실수'하지 말하는 메시지를 전달하는 것이다. 여론 조작용 재판은 정당한 법적 절차라는 허식을 갖추고 있지만, 핵심에는 권력이 적나라하게 드러난다. 분명한 목적은 웨이크필드의 뒤를 따르려는 다른 사람들을 위협하는 것이고, 의료계나 연구자들 누구라도 감히 백신의 안전성과 효과에 공개적으로 의문을 갖는 사람은 가장 가혹한 처벌을 받게 되리라는 교훈을 가르치려는 것이다.

GMC는 백신과 자폐증 연결고리를 과학적으로 무시하고, 너무도 아픈 아이들의 고통이라는 비싼 수업료를 치르겠다고 결정했다. 웨이크필드 박사는 본보기가 되었다. GMC는 웨이크필드의 직업적 명성과 생계를 파괴했고, 란셋을 비롯한 미디어는 철회 결정을 통해 그의 전문적 성취를 몰수했다. GMC는 란셋, 언론, 영국 보건부, 제약회사, 심지어 미 보건복지부, 미 법무부와 공모하여 웨이크필드의 명예를 짓밟았다. 개인인권센터는 세계가 웨이크필드, 워커스미스, 머치 박사 청문회 사건을 수치와 회한 속에서 뒤돌아보게 될 것을 확신한다.

웨이크필드는 과학과 인권분야에서 아주 오래되고 명예로운 반체제 인사들의 전통에 합류했다. 지금까지 세계는 용기 있는 과학의 반체제 인사들에게 엄청난 혜택을 받아왔다. 태양이 우주의 중심이라 주장한 갈릴레이, 감염을 막기 위해 의사는 반드시 손을 씻고 소독해야 한다고 생각한 젬멜바이스, 납이 아이들에게 신경학적 손상을 가할 수 있음을 증명한 니들먼, 입덧방지용으로 판매된 탈리도마이드가 선천적 결손증을 유발할 수 있음을 증명한 맥브라이드 등이 그들이다.[31] 토마

스 쿤이 설명했듯, 과학적 패러다임의 변화는 고통스런 격변을 동반하는 혁명적 과정이다.[32]

마찬가지로 세계는 인권의 반체제 인사들에 대해서도 적절한 때가 되면 경의를 표했다. 넬슨 만델라는 백인우월주의 치하의 남아프리카 감옥에 갇혀 있던 처지에서 가장 사랑받는 대통령이 되었다. 안드레이 사하로프는 러시아의 수형자였으나 나중에는 러시아의 정신적 지주가 되었다. 바츨라프 하벨은 체코 감옥을 떠나 공산주의 이후 체코공화국의 첫 대통령이 되었다. 중국의 인권운동가 류샤오보는 감옥에 갇혀 있는 바람에 비록 수상식에는 참석하지 못했지만 2010년 노벨 평화상을 수상했다. 조만간 중국은 류샤오보를 받아들이고 더 나은 미래를 만드는 데 기여한 그를 존경하게 될 것이다.

오래지 않아 세계는 그를 비난한 이들이 아니라 웨이크필드야말로 의료와 과학의 목적을 옹호한 사람이라는 사실을 인식하게 될 것이다. 웨이크필드는 억압적인 의료계와 과학계의 기득권 앞에서 굴복하지 않은 반체제 인사로 남을 것이다.

이 글을 쓴 메리 홀랜드(Mary Holland)는 뉴욕대학 로스쿨 법률실무 프로그램 책임자이자 강사이다. 하버드 대학에서 러시아인과 소비에트 연구로 학사를, 컬럼비아 대학에서 법학 석사와 박사 학위를 받았다. 공공부문과 민간부문에 대한 국제법 문제를 다룬다. 로펌, 인권변호사 위원회, Aspen Instituted Justice and Society Program 등에 몸담고 있다. 개인인권센터와 자폐증 법률지원을 위한 엘리자베스 버트 센터(EBCALA)의 창립임원이다. The Autism File의 법률부문 편집자이다. 백신설계 결함에 대한 민사소송 권한을 다룬 대법원 부르스위츠 대 와이어스 소송에서 공동으로 전문가 의견서(amicus brief)를 작성했다.

〈부록〉 영국의학협회 청문회에 대한 웨이크필드의 진술

다음은 2010년 4월 5일, 영국의학협회 청문회에 대한 앤드류 웨이크필드 박사의 진술이다.

4월 7일 수요일에 영국의학협회는 MMR 백신-자폐증 사건과 관련해서 나와 두 명의 의사에 대한 면허를 박탈하고 영국의료인 명단에서 지워야 한다고 주장할 것이다. 의료규제 담당자들은 워커스미스 교수, 사이먼 머치 교수, 나를 윤리위원회의 허가 없이 아이들에 대한 연구를 실행했다는 죄를 묻고 있다. 우리는 광범위한 문서 증거들을 통해 이것이 잘못되었다는 것을 입증할 수 있다.
영국의학협회 청문회가 본질적으로 MMR 백신접종 정책을 보호하려는 것은 분명하다. 이 사건은 반대자들을 탄압하기 위한 정치적

어젠다에 의해 주도되었다. 내가 보기에 이 어젠다는 정부와 제약
산업의 이익에 봉사할 뿐, 아이들의 복지를 위한 것은 아니다. 어
떤 부모도 이 사건과 관계된 의사들에 대해 항의한 적이 없다는
사실을 강조하고 싶다. 부모들은 전적으로 지지와 감사를 보냈다.
내 동료인 워커스미스 교수와 머치 교수는 뛰어난 소아과 의사이
며 소아위장병 전문의이다. 그들은 지난 몇십 년 동안 그들의 삶
을 아픈 아이들을 돌보는 데 헌신하며 소아위장병학 분야를 이끌
어왔다. 이 문제에서 우리의 유일한 '죄'는 부모들의 걱정을 잘 듣
고, 우리가 받은 전문적인 훈련대로 행동했으며, 방치된 아이들에
게 적절한 치료를 제공하려 했다는 것이다. 나무랄 데 없는 경력을
지닌 워커스미스 교수가 마지막에 이르러 그가 치료한 아이들에게
비윤리적 실험을 했다고 여겨지는 것은 상상도 못할 일이다.
일을 하는 동안, 우리는 자폐증을 지닌 아이들에게서 새로운 장
질환 증상을 발견하고 치료했으며, 전 세계의 감염된 아이들의 고
통을 덜어주려 했다. 이것은 칭찬 받아야 할 일이다. 칭찬은커녕
우리는 언론의 비난을 받았고, 보건부의 낭비적인 홍보캠페인은
우리를 악마로 묘사했다. 이런 부정적 홍보의 목적은 백신 안전성
연구에 대한 내 비판의 신뢰를 떨어뜨리려는 것이다. 슬프게도, 내
동료들은 정당한 과학적 조사를 방해하는 노력 때문에 심각한 부
수적 피해를 입었다. 그들이 무죄임이 밝혀져야 한다. 그들이 한
일이 옳은 일이라는 사실이 확실히 되어 명예가 회복되어야 한다.
내 의사면허가 상실되는 것은 직업적인 손실이긴 하다. 이 일을 가

볍게 여길 수는 없겠지만, 무서운 병에 감염되어서 겪지 않아도 될 고통을 겪는 이들을 생각하면 내가 입은 직업적 피해는 상대적으로 적은 값을 치른 셈이다.

백신 안전성에 대해 의문이 남아 있는 한, 안전성 우선 백신정책이 이윤과 사리추구에 종속되는 한, 백신피해를 부정함으로써 백신 공신력을 위태롭게 하고 백신의 이득까지 위협하는 이들이 있는 한, 그리고 이 아이들이 도움을 필요로 하는 한, 나는 내 일을 계속할 것이다.

* 청문회에서 이뤄진 웨이크필드 박사의 진술은 아래에서 볼 수 있다.
www.ageofautism.com/2010/04/statement-from-dr-andrew-wakefield-regardinggmc-hearing-sanctions.html

29. 영국 법원이 인정한 『란셋』 백신-자폐증 논문의 진실

워싱턴DC에 있는 미국내부고발자센터에서 내가 하는 일은 임원들을 돕고 연구 위법행위 프로젝트를 진행하는 것이다(www.researchmisconduct.org). 나는 제도에 기인한 연구 위법행위 사례를 조사하고 있는데, 이는 정부, 기업, 학계 등의 조직에서 정책이나 기업 실정에 반하는 연구를 하는 과학자들에 대한 잘못된 의혹을 찾아내는 것이다.

나는 2011년 자메이카에서 열린 백신 안전성 컨퍼런스를 돕고 있던 자선가 클레어 도우킨의 초대를 받았다.[1] 과학연구 억압사례(부록 참조)를 강연해달라는 부탁도 받았다. 앤드류 웨이크필드 박사도 당시 강연자 중 한 명이었다. 그는 존 워커스미스 교수와 다른 11명의 동료들과 함께 논쟁을 불러일으킨 란셋 자폐증 논문을 쓴 사람이다. 이 논문은 아동환자 12명 중 8명에게서 MMR 백신이 자폐증과 관계가 있다는 것을 밝혔다.[2] 컨퍼런스 동안에 국제적인 언론매체들이 영국의학저널에 브라이언 디어가 웨이크필드의 연구 조작을 의심하는 글을 실었다는 소식이 들려왔다.[3]

나는 웨이크필드 박사에게 연락처를 줬고, 그는 저서 『비정한 외면 Callous Disregard』이라는 책을 보내왔다. 나중에 그는 자신의 개인파일을 볼 수 있게 해줬다. 거기에는 전에 공개된 적이 없던 많은 주요 문서들이 들어 있었다.

2011년 11월에 영국의학저널은 웨이크필드의 문서에 대한 내 글인 〈빠른 응답〉과 피오나 고들리 편집장의 사설, 디어의 특집기사, 두 개의 외부기고를 실었다.[4] 외부기고자 중 한 명인 킹스칼리지 병원의 잉바르 자나슨 박사는 문서를 검토한 후에, 웨이크필드가 란셋에 실은 진단이 날조된 것이 아니라고 믿는다고 『네이처』에 말했다. 그는 자료를 보면 "웨이크필드가 의도적으로 기록을 잘못 해석했다고 볼 수 없다."라고 했다.[5]

나중에 나는 내가 공개한 증거를 디어 기자와 영국의학저널이 조작했다는 항의를 영국 연구진실성 부서(UKRIO)에 제기했다.[6] 이 글은 그런 경험과 웨이크필드 사건에 대한 조사에 기초했다.

브라이언 디어의 의혹 제기

란셋 연구에 대한 논쟁은 2004년에 시작되었다. 당시 루퍼드 머독이 발행하는 선데이 타임즈 기자였던 브라이언 디어는 그 연구가 적절한 윤리적 승인이 빠져있으며, 연구목적으로 참가한 어린이들을 대상으로 임상적으로 불필요한 의료가 실시되었다는 의혹을 제기했다.[7]

변호사 리차드 바가 연구를 위해 법률원조위원회(LAB)에서 주는 지원금을 받게 했다. 이는 백신으로 자신의 아이들이 자폐증에 걸렸다고 주장하는 부모들을 대변하여 MMR 백신 개발자에게 소송을 제기하기 위한 근거를 마련하기 위해서였다. 디어는 이 모든 것이 앤드류 웨이크필드가 자신이 개발한 더 안전한 홍역 백신 특허를 가지고 이득을 보려고 꾸민 계획의 일부분이라는 것이다.

그 의혹을 기사화하기 부담스러웠던 선데이 타임즈는 디어에게 란셋의 리차드 호튼 편집장으로부터 의혹에 힘을 실을 만한 인용문을 녹음해오라고 요구했다. 2004년 2월에 디어는 호튼과 다른 란셋 편집자들을 만났다. 디어는 의회에서 MMR 백신 지지자라고 대놓고 이야기했던 의사 출신의 영국 하원의원 이반 해리스를 대동했다.[8]

당연하게도 호튼 편집장은 자신이 직접 자료를 조사하기 전에는 어떤 인용할 만한 발언도 제공하지 않겠다고 했다. 런던 대학교와 로얄 프리병원에서 란셋 논문의 저자들과 관리자들을 만나고, 이후 해리스와 디어를 만난 지 3일 만에, 호튼과 다른 편집자들은 디어의 의혹과 함께 자신들의 입장을 실어 출간했다.[9]

란셋 편집자들은 연구과정에서 의료에 요구되는 적절한 윤리적 승인이 빠져있다는 것과 환자들이 임상에 연속적으로 참조되지 않았다는 디어의 견해에는 동의하지 않았다. 그들은 웨이크필드가 란셋 편집자들에게 법률원조위원회 지원금과 리차드 바 변호사와의 작업에 대해 알리지 않았다는 점은 분명히 동의했다. 웨이크필드는 지원금은 별도의 연구를 위한 것이며, 자신은 그 당시 란셋에서 요구한 공개의 원칙을 준수했다고 주장했다. 란셋 편집자들은 비공개 의혹이 논문을 철회할 근거까지는 될 수 없다고 결정했다. 간단히 말해, 란셋 편집자들은 존 워커스미스 교수의 의혹은 완벽하게 근거가 없지만, 웨이크필드의 이해관계는 의혹이 있다고 생각했다. 워커스미스는 1998년 란셋 논문의 13명의 공동 저자 중 한 명으로 '소아 위장병학의 아버지'로 널리 알려져 있었다.[10]

불운하게도 웨이크필드는 완벽하게 대응하기 전에 미국으로 이주했고, 란셋은 디어가 과학계에 제기했던 몇몇 의혹에 지지를 표했다. 이런 상황은 후에 웨이크필드가 자신을 방어하기 위해 거쳐야 하는 넘을 수 없는 장애로 작용했다. 디어의 의혹을 평가할 수 있는 유일한 학문 기관인 런던 대학교는 모든 의혹에 이의를 제기했다.[11]

과학자가 위조의혹을 씻기 위해서는 그 행동이 발생한 기관에서 조사하는 것이 일반적이다. 그러나 정부가 이 사건에 관심이 있었기 때문에 이 연구는 영국 하원에서 논쟁을 불러일으켰다. 해리스 의원은 검찰에게 웨이크필드와 공동저자들에게 백신접종을 받지 않아 사망한 아이들에 대한 책임 혐의가 있기 때문에 범죄 행위로 처벌해야 한다고 주장했다.[12] 결국 문제는 영국의학협회(GMC)로 넘어가게 된다.

디어의 비공개 사실들

웨이크필드가 정당한 청문회 기회를 갖지 못하게 된 더 큰 이유는 디어가 주요 증거를 확보하지 못했거나, 아니면 확보한 증거들을 영국의학협회(GMC)를 비롯한 다른 사람들에게 공개하지 않으려고 했기 때문이었다. 예를 들어, 바 변호사와 호튼 편집장이 란셋 연구가 출간되기 9개월 전에 주고받은 편지들은 사실상 호튼이 웨이크필드가 바와 전문가 증인작업을 한 것에 대해 보고받았다는 것을 증명한다.[13] 디어는 바가 란셋 연구를 위해 돈을 지불했다고도 썼다. 이것은 나중에 잘못된 것으로 판명났다.[14]

란셋의 조사 후에 수집된 문서들을 보면, 로얄프리병원 의과대학 쥬커만 학장은 받은 법률지원금을 출판을 위해 연구가 란셋에 보내질 때까지도 집행하지 않고 있었다. 웨이크필드는 1997년 5월에 이 지원금이 불확실한 상태에 있다는 것을 알고 법률원조위원회로 돌려보내자고 주장했다.[15] 쥬커맨은 나중에 GMC에 법률지원금이 란셋 자폐증 논문을 위해 쓰이지 않았다는 것을 다시 확인했다.[16]

문서들을 보면 무엇보다 기막힌 사실은 디어가 란셋 연구의 정당성을 확인할 수 있는 윤리위원회 허가서류 사본을 가지고 있으면서도 GMC에 그것을 공개하지 않은 것이다. 정보공개법(FOIA)을 통해 영국보건서비스(NHS) 런던지방청에 문의한 결과, 디어는 2004년 웨이크필드 교수와 로얄프리병원의 윤리실천위원회가 교환한 서류 사본을 확보했다.[17] 1997년 2월27일 웨이크필드 교수가 그 위원회에 보낸 내용은 다음과 같다.

> 우리는 현재 대장내시경(Code 162-95)생체검사를 실시하기 위한 공식적인 승인을 얻었고, 상부 생체검사에 실시될 연구를 위한 공식승인을 얻고자 이 글을 씁니다.[18]

상부 생체검사를 위한 승인은 나중에 Code70-97로 지정되었다. 웨이크필드 교수 실험실의 한 연구원은 보고서 하나를 윤리위원회에 보냈다. 그 제목은 『1999년도 162-95와 70-97윤리 승인안 제출에 대한 연간 보고서』였다. 거기에는 이런 내용이 있었다.

표본은 충분히 사전설명을 들은 부모들의 동의(제출보고서에 들어 있는 동의서 양식을 사용)를 얻어, 상부와 하부 내시경을 통해 채취되었습니다.…[19]

〈표〉 란셋 연구 동의서[a]

환자 번호	결장경 검사[b]	참고[c]
01	96년 7월 21일부터 26일까지	Day 1, p.10
02	96년 9월 1일부터 9일까지	Day 1, p.08
03	96년 9월 8일부터 13일까지	Day 1, p.11
04	96년 9월 29일부터 10월 4일까지	Day 1, p.12
05	96년 12월 1일부터 6일까지	Day 1, p.17
06	96년 11월 1일~[d]	Day 1, p.14
07	97년 1월 26일부터 2월??일[e]	Day 1, p.22
08	97년 1월 19일부터 25일까지	Day 1, p.21
09	96년 11월 17일부터 22일까지	Day 1, p.15
10	97년 2월 16일부터 19일까지	Day 1, p.23
11	없음[f]	없음[f]
12	97년 1월 6일부터 10일까지	Day 1, p.19

a. 부모의 동의는 1995년 8월 24일에 얻었다.(TA Reed & Co., 각주 23)

b. 퇴원 날짜는 로얄프리병원의 허가를 얻었다.(TA Reed & Co., 각주 8)

c. 영국의학협회 청문회 기록(TA Reed & Co., 각주 8)

d. 1997년 11월 1일 '당일 혹은 즈음'

e. 1997년 2월의 퇴원 날짜는 기록되지 않음(TA Reed & Co., 각주 8)

f. 미국 시민인 환자 11은 영국의학협회가 조사하지 않았다.

란셋 연구 아이들에게 행해진 모든 대장내시경은 1995년 8월 24일이나 그 이전에 부모들에게서 동의를 얻은 다음에 행해졌다. 서명 받은 동의서들과 162-95를 위한 윤리승인 등을 포함한 다른 주요한 문서들은 www.VacccineEpidemic.com에서 볼 수 있다.

란셋 연구가 윤리승인이 부족했다는 의혹을 구체화하기 위해 디어는 GMC에 EPC172-96이라고 불리는 로얄프리병원의 윤리실천위원회 승인안을 제출했다. 이 승인안은 자폐스펙트럼장애와 소화기 이상 증상을 가진 25명의 어린이 연구를 위한 것이었다. 그것은 생체검사를 위한 회장내시경과 상부 소화기 내시경, 요추천자, 다양한 혈액검사 등을 포함하는 임상검사들을 '정상적인 진료'의 일부분으로 묘사했다.[20]

이 연구에는 어린이의 장애에 대한 원인을 검사하기 위한 진단도 포함되었다. 그것은 1997년 12월 18일에 란셋 어린이들 중 7명이 이미 소화기와 신경학적 증상에 대한 임상검사를 받은 다음에 승인되었다.[21] 이것은 EPC162-95 승인 없이, 워커스미스 교수가 윤리적 승인서를 받지 않고 7명으로부터 생체검사를 한 것처럼 보이게 했다. 또한 부모동의양식이 EPC172-96(EPC162-95대신)에 포함되었어야 하는 것처럼 보이게 했다.

결국 란셋 연구의 어떤 과정도 윤리승인을 받지 않은 것처럼 되었다. 결국 웨이크필드와 공동저자들이 란셋에 "이 연구는 로얄프리병원 윤리실천위원회의 승인을 받았고, 부모들은 사전에 설명을 들었고 동의했다."는 말을 거짓말처럼 만들었다.

GMC 청문회

영국의학협회(GMC)는 영국 내 의료 행위를 감독하는 곳이다. GMC는 란셋 논문의 3명의 책임 저자인 웨이크필드, 워커스미스, 사이먼 머크의 윤리적 실책에 대한 의혹을 조사하기 위한 청문회를 개최했다. 청문회는 2004년 2월 선데이 타임즈에 디어가 최초로 제시했던 의혹에 기반을 둔 것으로 2010년 5월까지 계속되었다.

워커스미스 교수의 변호사인 스페판 밀러는 증거 86(a),(b),(c)를 들어서 디어가 란셋 연구에 윤리적 승인(EPC162-95)이 명백히 빠져있다고 하는 주장을 바로 잡으려고 했다.[22] 웨이크필드와 공저자들은 연구는 '예비연구'라고 설명했다.[23] 변호사는 증거 86(a)로 워커스미스 교수가 로얄프리병원 원장에게 보낸 1995년 8월 22일자 편지를 제출했다.

여러 해에 걸쳐… 우리는 연구 목적을 위해 두 개의 예외적인 점막 생체검사를 실시하기 위하여 윤리적 승인을 얻었습니다. 대장내시경을 실시하면서 어린이들은 진단목적(4-6)으로 여러 차례의 정기적인 생체검사를 받았습니다. 부모들은 첨부된 승인양식과 같은 양식에 서명했습니다. 이 생체검사들은 다양한 연구조사를 위해 사용될 것입니다. 예를 들어 사이토킨 생성은, 경우에 따라 연구적 중요성과 함께 어린이 질병과 직접적이고 관련된 정보이므로 조사될 것입니다. 우리가 로얄프리병원으로 옮겨간 후에도 이 연구를 계속할 수 있도록 승인을 해주시면 감사하겠습니다.[24]

86(c)는 1995년 9월 5일 로얄프리병원 윤리위원회에서 워커스미스에게 쓴 편지이다.

어린이들의 대장내시경 과정에서 연구 목적으로 한두 개의 예외적인 점막 생체검사를 실시하는 것과 관련한 답변입니다. 의료윤리 분과위원회는 병원장의 승인을 받았다는 것을 알려드리게 되어 기쁩니다. 이 승인은 다음 전체회의에서 공식적으로 문서화될 것이며, 그 사이에 로얄프리병원에서 위 연구를 자유롭게 연구하실 수 있습니다.

GMC는 EPC162-95와 관련된 서류는 처음 본다고 대답했다. 최근 인터뷰에서 디어는 정보공개법으로 란셋 연구의 자료를 얻었고, GMC에 제출한 증거자료에 포함되어 있다고 주장했다.[25] 이 말은 거짓말이었다. 디어는 2004년 선데이 타임즈 기사에 대해 웨이크필드가 명예훼손 소송을 걸었을 때에도 이 서류들을 제시하지 않았다.[26] 나중에 웨이크필드는 자발적으로 소송을 철회했다. 디어가 정보공개법으로 2004년에 획득한 서류와 GMC에 제출한 서류가 비교됨으로써, 최근에야 GMC 처리 과정에서 그 서류의 중요성이 조명을 받게 되었다.

워커스미스의 변호사는 란셋 연구가 사전에 윤리위원회로부터 승인되었다는 것을 명백하게 증명하는 세 가지 증거를 제출했지만, 디어가 가지고 있던 EPC 162-95 승인문서만큼 확실한 것은 없었다. 다른 말로 하면, 웨이크필드가 청문회 초기에 모든 사실을 밝히려고 노력하는 동안,[27] 디어는 웨이크필드가 필요한 자료를 확실히 깔고 뭉개고 있었던 것이다. 디어는 EPC162-95 승인서류 중 어떤 것도 GMC에 제출하지 않았다.

GMC는 워커스미스의 변호사가 제시한 증거도 간단하게 무시했다. 결국 GMC는 웨이크필드와 워커스미스 교수가 172-96 프로젝트를 위한 승인과 기준을 지키지 않았다고 결론 지었다. 다시 말해 승인날짜 이전에 어린이들을 검사했고, 172-96 프로젝트를 위한 EPC 승인을 받은 후에는 부모로부터 양식에 서명을 받지 않았다는 것이다.[28] 그러나 웨이크필드와 공동저자들은 EPC172-96은 란셋 연구와는 아무 관련이 없다고 끊임없이 주장했다.[29]

청문회 후반에 웨이크필드의 변호사는 란셋 호튼 편집장과 바 변호사가 주고받은 서신을 제출했다. 디어는 결정적으로 중요한 이 증거를 찾는 데 실패했지만, 이 편지는 란셋 편집장이 논문을 출간하기 9개월 전에 이미 웨이크필드와 바가 함께 일하는 것을 알고 있었다는 것을 입증했다. 그러나 GMC 심사위원들은 편집장에게 이 일을 알리지 않았다고 한 혐의를 취소하고, 잘못된 모함에 대해 사과하기는커녕 증거를 제시하는 변호사에게 화를 냈다. 변호사는 심사위원들에게 이렇게 말했다.

"사과를 받는 대신에 웨이크필드 박사는 위원회로부터 엄청난 공격을 받아왔습니다. 심사위원들 앞에 관련된 문서를 가지고 왔다는 것이 당돌하다는 이유로 말입니다."[30]

무죄를 입증할 만한 주요 증거들을 무시하면서 GMC는 2010년에 웨이크필드와 워커스미스 교수가 란셋 어린이들을 연구대상으로 한 것이 잘못되었다고 결론 내렸다. 또한 요추천자, 내시경에 의한 생체검사, 혈액샘플 채취 등의 특정 의료가 임상적으로 필요했고, 병원 윤리위원회가 이 과정을 승인했다는 것도 오류가 있다고 했다. 그러나 앞의 〈표〉에서 본 것처럼 내시경에 의한 생체검사는 승인 받은 것이다.

영국의 의료권위자들은 어린이들이 MMR 백신을 통해서 볼거리 바이러스에 감염되었는지 확인하고자 요추천자로 척수액을 검출해왔다. 그들은 "노팅엄에서는 발열성 경련을 일으킨 모든 어린이들이 요추천자를 받았다."고 보고했다.[31]

더구나 이반 해리스 의원은 그 당시에 윤리적 승인 없이도 연구목적을 위해 혈액표본을 채취하는 것을 승인하는 영국의료 가이드라인이 있었다는 것을 알고 있었다.[32]

별도로 GMC는 웨이크필드가 법률지원금과 다른 소문이 무성한 이해관계에 대해 란셋 편집자에게 공개하지 않았으며, 어린이의 생일파티에 가서 혈액을 채취하는 등 몇몇 어린이들에게 '비정한 외면'을 했다고 말했다. 찾아낸 것들을 바탕으로 GMC는 웨이크필드와 워커스미스 교수의 의료면허를 박탈했다.[33]

미국에서 벌어진 웨이크필드 마녀사냥

2010년 GMC의 결정이 있자, 디어와 영국의학저널(BMJ)은 미국으로 떠난 웨이크필드를 법의 심판을 피해 달아난 도망자라고 비난하기 시작했다.[34] CNN과의 인터뷰에서 디어는 미국 국가안전부에 "어떻게 미국에 들어갈 수 있었는지 웨이크필드의 비자신청을 자세히 검토해야 한다."고 요구했다.[35]

영국의학저널 피오나 고들리 편집장은 웨이크필드가 미국에서 연구를 계속하고, 언론과 정부관계자 등이 그것에 휘둘리고 있다고 이렇게 불평했다.

"그는 자신의 관점을 밀어붙이고 있습니다.… 정부와 연구자, 의료전문가, 언론인들이 이것에 부적절하게 반응하고, 균형을 잃은 보도가 이것을 부추기고 있습니다. 그러는 동안 공중보건은 계속 피해를 입고 있습니다."[36]

이런 불평에 응답이라도 하듯, CNN앵커 앤더슨 쿠퍼는 웨이크필드의 책인 『비정한 외면』에 실린 무죄 증거를 반박하는 영국의학저널을 들이대면서 웨이크필드를 거짓말쟁이로 몰았다.

"선생님, 만약 선생님이 거짓말을 하고 있다면 그 책도 거짓이겠죠? 연구가 거짓이라면 그 책은 말할 것 있나요?"[37]

쿠퍼는 점점 많은 수의 아이들이 백신접종을 하지 않아서 죽어가고 있다며, 이렇게 물었다.

"이런 일에 일말의 책임이라도 느끼긴 합니까?"

빌 게이츠는 CNN 의학전문기자 산제이 굽타와의 대담에서 영국의학저널을 암시하면서 좀 더 자세히 말했다.

"웨이크필드는 완벽하게 위조된 자료를 사용했다는 것을 보여줍니다. 그는 소송과 관련해서 재정적 이해관계가 있었습니다. 그는 사기 논문을 만들었고요.… 이것은 수천 명의 아이들을 죽게 만든 완벽한 거짓말이었습니다. 왜냐하면 엄마들이 그 거짓말을 들었고, 많은 아이들이 백일해나 홍역 백신을 접종하지 않아서 죽었습니다. 백신을 반대하거나 그것에 연관된 사람들은 아시다시피 아이들을 죽이는 겁니다."[38]

브라이언 디어와 영국의학저널

GMC가 웨이크필드와 워커스미스 교수의 면허를 박탈한 이후, 몇 달이 지난 2011년 1월에 영국의학저널은 일련의 글을 실었다. 이 글들은 웨이크필드가 MMR 백신 제조사를 상대로 하는 소송에 관련되어 있음을 비난하면서, 그를 쉽게 돈을 벌고자 음모를 꾸민 딱한 사기꾼으로 묘사했다.[39]

GMC가 웨이크필드에 뒤집어씌운 가장 치명적인 죄목(지금은 무죄로 밝혀진)은 홍역을 치료하는 데 쓰이는 전달인자에 대한 특허를 밝히지 않았다는 것이었다.[40] 웨이크필드가 자신의 백신을 팔아먹기 위해 MMR 백신을 일부러 폄하했다는 것이다. 이것은 디어가 제기한 의혹에 바탕을 두고 있었다.[41]

과학분야에서 학문적인 성취를 상업적인 가능성으로 개발하여 이윤을 추구하는 일은 대학에서 흔히 일어나는 일이다.[42] 연구자들은 모든 특허권을 대학에 양도하도록 요구 받는다. 그리고 대학은 그것의 특허를 신청하고 상업적인 프로젝트를 만들어나간다. 이런 과정은 연구자들을 비도덕적인 장사꾼으로 보이게 만들기도 한다. 하지만 특허보호 없이는 과학과 의학에서의 진보가 상업화될 가능성도 없다.

홍역 전달인자는 1997년 로얄프리병원이 제출한 약식 특허신청서에 처음 언급되어 있다.[43] 신청절차는 란셋에 논문이 발표된 후에 최종적으로 끝났다.[44] 웨이크필드는 신청절차가 완료되기 전에 전달인자를 공개적으로 발표하면 영국 특허청이 신청을 받아들이지 않는다는 위험을 감수했다. 어쨌든 결국에는 이것이 문제가 된 것은 아니었다. 특허신청은 결국 중단되었다.[45] 디어와 GMC가 제기한 위조의혹으로 점점 더 임상시험을 할 수 없게 되었기 때문이다.

특허신청서를 보면 웨이크필드의 연구는 '홍역 전달인자'와 '안전한 홍역 백신' 두 가지이다. 전달인자는 면역반응이 불완전한 환자에게 세포매개 면역을 제공한다.[46] 이것들은 일반대중들에게 백신접종용으로 사용될 수 없다. 왜냐하면 대중 백신접종에 요구되는 항체를 생산하지 못하기 때문이다. 그러므로 전달인자는 머크나 GSK 등에서 생산하는 MMR 백신과 경쟁관계가 아니다.

다시 말해 웨이크필드가 기존 백신을 없애고 돈을 벌 방법은 결코 있을 수 없다는 뜻이다. MMR 백신과 같은 생백신은 면역반응이 불완전한 환자들에게는 종종 안전하게 접종할 수 없다. 그런 의미에서 불완전 면역환자에 대한 전달인자 치료가 '안전한 백신'이라고 생각될 수 있는 것이다. 웨이크필드가 MMR 공포를 조장하여 자기 백신을 팔아먹으려고 했다는 디어와 영국의학저널의 주장은 명백히 틀린 것이다.

웨이크필드 자료

2010년 디어는 영국의학저널에 〈현미경으로 본 웨이크필드의 자폐성 대장염〉이라는 글을 실었다. 디어는 웨이크필드가 란셋 논문에 언급된 아이들의 대장염 진단을 위해 병리학자의 진단서류를 과장했다고 비난했다.[47] 병리학자인 마마 딜런 교수와 의사 앤드류 앤서니는 맹검을 위해 다른 병원에서 가져온 건강한 아이들의 생체 표본과 함께 란셋 표본을 검사했다. 하지만 디어는 진단서류에 대장염과 같은 임상적 진단은 없었다고 주장했다. 디어에 의하면 웨이크필드가 무죄인지 유죄인지 가장 확실한 증거는 생체검사에 대한 진단서류라고 한다.[48] 이것은 GMC가 조사를 시작할 때 없어졌다.

웨이크필드의 자료에는 많은 진단서류가 GMC의 복사본으로 있었다.[49] 진단서류에는 크론병이나 궤양성 대장염 같은 여러 진단란에 딜런 교수의 체크가 되어있었다. 란셋 논문과 마찬가지로 두 병리학자들도 한 아이만 아무 감염 증거가 없다고 진단했다. 앤소니의 진단서류는 계속 검사 중이었기 때문에 란셋 연구가 출판된 직후에 완성되었다. 앤소니의 진단서류에도 대장염이 체크되어 있었다. 웨이크필드 자료 중에는 딜런과 앤소니가 찍었던 여섯 아이들(환자 2,3,4,5,6,9)의 현미경 사진도 있었다.[50] 란셋 논문의 〈표1〉에 있는 여러 세포구조에 대한 묘사는 현미경 사진으로 명백히 볼 수 있었다.

웨이크필드의 주요 서류에는 앤서니의 파워포인트 자료가 포함되어 있다. 이 자료는 앤서니와 딜런이 생체검사의 감염수준을 등급으로 표시하여 빈틈없이 정리한 것이다.[51] 웨이크필드는 딜런과 앤서니가 GMC에 제출한 서약서도 가지고 있었다. 이 서약서는 란셋 논문의 〈표1〉에 묘사된 웨이크필드 서술을 딜런과 앤서니가 검토하고 승인했다는 내용이다. 내 의견으로는 웨이크필드의 자료들은 딜런과 앤소니의 맹검 분석을 란셋논문의 〈표1〉에 확실하게 재현했다는 증거가 된다.

영국의학저널과 디어는 저널에 실린 그의 글이 디어 스스로 분석해서 작성한 것이라고 주장하고 있다.[52] 하지만 과학이나 의학 교육도 받지 않았던 일천한 경력의 프리랜서 기자가 란셋 논문의 기반이 된 역사적 자료와 의료기록을 완벽히 이해한다는 것은 불가능한 일이다. 더구나 란셋 논문과 로얄프리병원의 정기적인 병리학 보고서를 비교하는 비밀보고서를 발견한 일은 놀라운 일을 넘어 '신의 계시'가 필요한 일이다.[53]

그 보고서는 2006년 GMC 내부전문가인 소아 위장병학자인 이안 부스 교수의 것이다. 이것은 디어가 영국의학저널에 실은 기사의 완벽한 밑그림 역할을 했다. 부스 보고서의 발견은 심각한 질문을 하게 한다. 디어가 GMC로부터 직간접적으로 정보를 얻었는가, 영국의학저널에 쓴 글에 그것을 갖다 썼는가? 부스 교수는 내게 이메일로 진실을 밝혀 왔다.

맞습니다. 이것은 내가 쓴 겁니다. 내가 알기로는 이 내용은 나와 GMC 변호사 간 비밀로 하기로 약속했던 겁니다. 란셋 논문 어린이들에 대한 내 분석은 GMC 변호사의 특별한 요구에 의해 작성된 겁니다. GMC를 대변하는 법률팀이 웨이크필드 등에 대항하기 위한 목적의 일환으로 제출된 겁니다.[54]

2010년 5월에 GMC가 웨이크필드와 워커스미스 교수를 제재한 직후, 영국의학저널은 웨이크필드가 딜런과 앤서니의 진단서류에 대장염이라고 진단되지 않은 사례를 위조했다는 디어의 글을 실었다. 〈MMR; 링크 위조〉라는 제목이었다. 디어는 로얄프리병원의 정기적인 병리학 보고서와 란셋 논문의 딜런과 앤서니의 결과 요약인 〈표1〉 간의 불일치가 있다고 지적했다. 이것은 부스가 4년 전에 쓴 보고서와 같다. 영국 의학저널 편집자들은 다음과 같이 디어가 의학기록을 분석하여 웨이크필드가 사기꾼임을 밝힌 최초의 인물이라고 소개하고 있다.

그 논문이 사실상 정교한 조작이란 것을 밝힌 사람은 의학과 과학계의 바깥에서 한 남자가 꾸준하게 의심을 품은 덕분이다.… GMC는 그 연구가 윤리적이었는지에 초점을 맞췄었다. 심의위원들이 공개적으로 어린이들의 의료기록을 조사하는 동안, 디어는 란셋 논문을 비교했다. 그는 연구가 사실이었느냐에 초점을 맞추고 있다.[55]

나는 미국내부고발자센터(NWC) 연구 위법행위 프로젝트 사이트에 부스의 보고서를 올렸다. 또한 GMC 변호사들이 부스에게 부탁했던 분석과 같은 내용을 어떻게 디어가 자기가 썼다고 출간할 수 있었는지에 대해 심각하게 문제를 제기해야 한다고 지적했다. 내가 올린 글에 분노하여, 디어는 나와 NWC 실무자들이 윤리적 위법행위를 저질렀다고 항의했고, 올린 자료를 사이트에서 내리라고 요구했다.[56]

NWC에 보내 온 이메일에서, 디어는 자신은 2011년 6월에 사이트에 올라오기 전까지 부스의 보고서를 결코 본적이 없다고 주장했다.[57] 하지만 그 보고서에 대해 알고 있는 누군가로부터 정기적인 병리학 보고서와 란셋 〈표1〉을 비교해보라는 아이디어를 얻었는지에 대해서는 밝힐 수 없다고 말했다.

영국의학저널의 '빠른 응답'

2011년 9월에, 나는 웨이크필드 자료에서 찾은 증거들과 함께 내 주장을 영국의학저널에 제출했다. 고들리 편집장은 게재를 거절했다. 대신 2010년 디어의 자폐성 대장염 글에 대한 '빠른 응답'의 형식으로 글을 바꾸자고 제안했다. 나는 영국의학저널이 요구하는 대로 글의 형식을 바꾸고 편집자와 함께 몇 가지 추가적인 개고를 거쳤다. 작업이 끝나자마자, 저널측은 가편집 상태의 글을 보내왔다.

이 글에는 딜런의 진단자료, 앤서니의 진단자료, 사라진 생체검사 슬라이드를 찍은 현미경 사진들, 수정한 내 주석 등의 4가지 첨부자료가 포함되어 있었다. 나는 광범위한 여러 논문을 인용하여 GMC의 주장을 반박했으며, 디어가 NWC와 나를 상대로 제기한 윤리적 위법행위가 틀린 것이라고 주장했다.

고들리는 첨부자료를 포함한 '빠른 응답'이 외부 전문가의 검토를 받을 것이라고 말했다. 독자의 온라인 의견을 출판하는 데 전문가검토를 받는 일은 이례적이다. 편집자들과 변호사들은 나의 원고를 완벽하게 고쳐서 진단서류에 대한 짧은 설명과 내가 그것을 어떻게 획득했는지를 설명하는 것으로 만들었다.

고들리는 전문가검토에 따라 고쳐 쓴 것이라고 말했다. 하지만 이런 방법은 동료 간 교정을 보는 학술지에서 행해지는 정상적인 절차라고 볼 수 없었다. 편집자들은 동료들의 검토내용을 보내주지도 않았고, 사본을 보내달라는 내 요구도 묵살했다. 나는 또한 란셋 연구에 대한 내 전체적인 견해를 담아 한 문장을 첨가하고 싶다고 제안했다. 원래 독자들은 모든 논문에 대해 의견을 달 수 있었는데도, 디어의 글에 진단자료가 존재한다는 것에 대해 나만 특별히 의견이 허용된 것이라고 말했다. 부편집장인 토니 델라모스는 "우리는 생체검사에 대한 당신의 의견을 신중하게 저널에 싣고 싶은 뜻이지, 다른 뜻은 없습니다."라고 말했다.[58]

2011년 11월9일, 영국의학저널은 2011년 디어의 글에 대한 내 의견을 출간했다. 그것은 〈MMR 백신 반대 사례가 확정된 과정〉이라는 제목을 달고 있었지만, 모두 편집자들이 다시 쓰고 다시 해석한 것이다.[59] 편집자들과 변호사들이 생체검사의 병리적 부분을 제외한 다른 부분에 대해서는 논평하지 못하게 막았다. 그 이유는 나중에 고들리 편집장이 네이처와의 인터뷰에서 다음과 같이 '빠른 응답'을 일축할 때 드러났다.

> 피오나 고들리 편집장은 영국의학저널이 조작이라고 결론 내린 이유는 병리적 근거에서가 아니라, 어린이들의 기록과 란셋 논문 간에 수많은 괴리가 있기 때문이었다.[60]

내가 편집자들과 변호사들에게 제출했던 문서에 따르면 선택은 두 가지밖에 없다. 하나는 웨이크필드를 사면하고, 디어, 에반 해리스, GMC 사이에 실제로 어떤 일이 벌어졌는지 샅샅이 밝히는 일이다. 다른 하나는 란셋 저자들과 실질적으로 이 일에 가담한 런던 대학교와 로얄프리병원 관계자들이 엄청난 사기극을 벌였다는 이론을 밝히는 것이다.

그들은 후자를 선택했으며, 웨이크필드와 동료를 사면하기 위해 쓸 수 있었던, 웨이크필드 자료 안의 거의 모든 증거를 삭제했다. 그들은 연구조작에 대한 새 이론을 설명하기 위해 '빠른 응답'에 〈제도적인 연구의 위법행위〉라는 사설을 함께 실었다.[61]

고들리는 런던 대학교, 로얄프리병원, 연구에 참여한 13명의 공동저자 모두가 MMR 공포를 조장하여 런던 대학교가 만든 더 안전한 홍역 백신, 진단용 키트, '자폐증 상품'을 판매하려 했다는 의문을 제기했다. 또한 의회가 학계에 만연한 연구조작에 대한 조사를 실시해야 한다고 주장했다.[62] 이 글에 대해 앤드류 밀러 의회 과학기술위원장은 이렇게 대답했다.

"공개적인 로비활동에 쉽게 노출되지 않도록 주의해야 합니다."[63]

연구보전위원회 보고서

2012년 1월, 나는 영국 연구보전위원회(UKRIO)에 167쪽에 달하는 보고서를 제출했다. 그 내용은 영국의학저널 편집자들과 변호사들이 웨이크필드에 대한 자신들의 의혹을 불식시킬만한 주요 증거들을 없애기 위하여 어떻게 '빠른 응답'을 다시 썼는지에 대한 것과 NWC사이트에 증거자료를 못 올리게 하기 위해, 디어가 나와 NWC에게 윤리적 위법행위를 제기한 것에 대한 이야기를 담았다.[64]

제출했지만 삭제된 증거에는 딜런과 앤서니가 란셋 어린이들의 사라진 생체검사 슬라이드를 찍은 현미경사진이 포함되었다. 디어는 이것들을 웨이크필드가 무죄인지 유죄인지 가릴만한 '결정적 증거'라고 불렀다. 앤서니가 여백에 '대장염'이라고 썼던 진단서류, 이것에 대한 나의 코멘트, 디어가 영국의학저널에게 감췄던 주요 서류들도 포함되었다.

사실 확인도 없이 디어는 NWC책임자인 스테판 콘에게 내가 대장생체검사 의료기록에 대해 코멘트할 자격이 없다고 주장했다.[65] 그는 또 내가 윤리적 위법행위가 있었는지 조사해줄 것을 NWC 이사회에 요구했다. 예를 들어 내가 부스 교수에게 이메일을 보낼 때 '부적절하게 대학의 이메일 계정을 이용했다'는 것이다. 내가 NWC 공식 이메일이나 다른 것을 사용했어야 했다는 것이다.[66] 또한 네이처 기자로부터 질문이 있어서 글을 쓴 것처럼 부스 교수를 호도했다는 것이다.

나는 대장생체검사 수집에 관한 전문가로서 연방정부와 주 법정으로부터 인정받았다는 것과 조지아 대학교에서 제도적 연구 위법행위에 대해 조사하기 위해 대학컴퓨터 사용을 승인받았다.[67] 이에 관한 증명을 디어의 이메일과 함께 영국의학저널 편집자들에게 보냈다. 이와는 별도로 사실 나는 개인적인 AOL계정을 사용했으며, NWC의 연구 위법행위 프로젝트의 링크도 부스 교수에게 보냈다. 나에게 부스 교수의 전문가 보고서를 직접 증명하게 하는 것이 어떻겠냐고 제안했던 네이처 기자도 영국의학저널 편집자들에게 연락했으며, 디어의 의혹에 대해 항의했다.[68] 디어의 의혹을 완벽하게 인정하여 피오나 고들리는 내 '빠른 응답' 원고에 다음과 같은 문장을 집어넣었다.

"나는 의학이나 병리역사학 분야에서 자격을 갖추지 않았다."[69]

이런 오도에 항의하기 위해 나는 편집자들에게 대장 내 생체검사 전문가로서의 자격증명을 '빠른 응답'의 첨부자료로 제공했다. 고들리는 잘못된 문장을 없애는 대신 스스로 쓴 것처럼 이런 문장을 삽입했다.

"나는 대장 생체검사 표본을 모으고 검사하는 임상연구 전문가이다."

그리고 내 자격증명은 없애고, 편집자 주석에서 나를 '독자적으로 일하는 환경미생물학자'라고 설명했다.[70] 디어도 마찬가지로 '빠른 응답'

에 반박하는 특집 기사에서 나를 '웨이크필드와 함께 일하는 미국인 환경미생물학 자영업자'라고 묘사했다.[71] 나는 2003년 미국 환경보호국을 떠난 이후로 자영업이든 아니든 환경 미생물학자로 일한 적이 없다. 디어와 고들리가 잘 알고 있듯이, 대장내시경과 관련된 연구는 내 전문영역 중 하나이며, 1998년에서 2008년 사이 조지아 대학교에서 주로 했던 연구분야이다.[72]

2003년, 뉴욕에서는 주정부가 한 의사의 의사면허 박탈과 관련한 청문회에서 대장 생체검사에 대한 전문가로서 나를 지명했다. 나는 네이처, 란셋, 네이처 메디슨과 같은 주요 과학, 의학저널에 논문과 논평을 발표해왔다. 2010년, 『내과학 연보』는 나를 전문 검토자들 중에서 상위 10%로 순위를 매기기도 했다.[73]

연구보전위원회에 보낸 보고서에서 철저하게 규명했듯, 고들리, 디어, 영국의학저널은 웨이크필드를 사면할 수 있는 주요 증거를 없애고, 내 자격요건을 틀리게 알렸다. 디어는 일부러 내 신뢰를 떨어뜨리기 위하여 과학적 위법행위라는 잘못된 혐의까지 제기했다. 이러니 이들이 웨이크필드 사례에서도 똑같은 일을 저지르지 않았으리라 어떻게 장담하겠는가?

웨이크필드 소송

웨이크필드는 2004년 초에 미국으로 이주했으며 다른 이들과 함께 텍사스 오스틴에 THCC(Thoughtful House Center for Children)를 설립했다. 디어가 계속하여 웨이크필드를 비방하자, 2005년에 디어와 영국 방송국을 상대로 명예훼손 소송을 제기했다.[74] 소아 백신의 안전평가를 계속하기 위하여 웨이크필드는 피츠버그 대학교의 영장류 연구단체와 협력하고 있었다.

2005년에 웨이크필드측 변호사들은 런던 법정에 GMC 청문회에 제대로 임할 수 있도록 디어에 대한 소송을 잠시 중지해달라고 요청했다. 이 요청은 거절되었다.[75] 이런 법적, 재정적 한계로 인해 웨이크필드는 GMC 청문회에 충실하고자 디어를 상대로 한 소송을 철회했고, 결국에는 GMC를 상대로 한 소송도 철회했다.

2009년, 웨이크필드와 피츠버그 영장류 연구팀은 『신경독성』에 논문을 발표했다. 연구는 붉은털원숭이 신생아에게 티메로살 함유 B형간염 백신을 접종할 경우 생존반사 습득이 현격하게 지연된다는 내용이다. 통제군은 식염수 접종군과 무접종군이 사용되었다.[76]

그러나 2010년 GMC의 결정이 있자, 란셋은 1998년 MMR 백신에 대한 우려를 일으켰던 1998년 자폐증 아이들 연구를 철회했고,[77] 『신경독성』은 2009년 티메로살에 관한 영장류 연구를 철회했다.[78] 2012년 마침내 웨이크필드 박사는 영국의학저널, 디어, 고들리를 상대로 2011년 1월과 그 이후에 출간한 연구조작 의혹에 대해 명예훼손 소송을 제기했다.[79]

고등법원의 판결

워커스미스 교수는 의료 행위 위반에 관한 청문회에서 GMC위원들이 제기한 의혹을 조목조목 반박했다. 위원회 조사가 부실했다는 것은 2012년 3월 고등법원에서 존 미팅 판사가 워커스미스 교수에 대한 GMC결정을 모두 기각함으로써 일단락되었다.[80]

미팅 판사는 GMC 심의위원에 대해 많은 비판을 쏟아냈다. 예를 들어 위원들이 기본적인 실수를 범했으며,[81] 증거를 왜곡했고,[82] 사실에 대한 부정확한 분석에 기반을 뒀다고[83] 결론 내렸다. 미팅 판사는 위원회가 부적절하고 얄팍한 추론과 설명으로 결론을 내렸다고 판결했다.[84] 또한 부적절하게 증거들을 거부했고, 오류가 있고 잘못된 추리를 했고, 결론에 아주 중요한 많은 부적절성이 있으며, 란셋 어린이들의 개인사례는 특히 부적절하다고 판시했다.[85]

전반적으로 미팅판사는 위원회의 조사가 합법적이지 않고,[86] 왜곡되었으며,[87] 이상하고 지속성이 없으며,[88] 잘못되었고[89] 지지할 수 없는 것으로 묘사했다.[90] 또한 "전반적인 부정확성과 몇몇 오류는 이 사건의 핵심이다. 이것은 교정불가능한 수준이다."라고 말했다.[91] 미팅 판사의 심리가 시작되기 전에 GMC 변호사는 'GMC위원의 추론 과정에 심각한 약점'이 있다는 것을 알고 있었다.[92]

란셋 어린이들에 대해서는 요추천자와 내시경 생체검사 등 연구에서 사용된 의학절차는 임상적으로 필요한 것이었으므로 윤리위로부터 승인 받을 필요가 없다고 판결했다. 이와 같은 고등법원 판결은 웨이크필드와 관련된 GMC의 결정에도 똑같이 적용되어야 한다. 미팅 판사는 복합연구에서는 종종 의료와 연구 요소가 포함되는데, 위원들이 두 요소 간의 차이를 구분하지 못했다고 판시했다. 워커스미스 교수의 판결에서 고등법원은 그의 주된 목적이 란셋 환자들을 진단하고 치료하기 위한 것임을 기록들에 나타난 많은 증거 속에서 발견했다. 사실상 환자들 중 일부는 그의 치료로 좋아졌다. 반면에 그는 "웨이크필드

박사의 목적은 의심할 여지없이 연구였다."라고 말했다.[93]

고등법원은 과학자 각자의 주요한 목적이 현재 연구 중인 환자들에게 도움을 주려는 것인지, 아니면 보편적인 환자들을 염두에 둔 것인지 심의했다. 만약에 과학자의 주된 목적이 란셋 연구대상인 환자들을 위한 것이었다면, 프로젝트 중 연구를 위한 윤리적 승인을 얻을 필요가 없다. 그러나 윤리적 승인이라는 것은 개인이 아니라 프로젝트에 주어지는 것이다. 그러므로 고등법원의 심의는 란셋 연구의 주된 목적이 의료였는지 아니면 연구였는지 직접적인 기준을 제시하지는 않았다.

란셋 연구와 같은 사례연구는 본질적으로 '임상연구'이다. 이런 연구는 대개 한 명이나 그 이상의 의사들이 자신이 치료하는 한 명 이상의 환자들의 상황, 치료, 예후를 기록해놓는 것이 유용하리라 생각할 때 한다. 의사들은 대개 자신의 환자에게 나타나는 평범하지 않은 장애나 질환을 일으키는 원인에 대해 나름의 생각을 갖게 되고 그에 따라 다양한 치료를 시도해 본다.

보통 그들의 주요 목적은 연구 중인 환자들을 진단하고 치료하는 것이다. 그들이 자신의 환자의 상황, 증상, 임상시험의 결과, 자기가 생각한 병인에 대한 가정, 환자의 결과를 기술해 놓은 논문을 써내는 것은 중요하지만 이는 이차적인 목적이다. 사례연구의 다른 두드러진 특성은 전형적으로 임상중심이기 때문에 소수 환자들을 대상으로 한다는 것이다. 사례연구는 통제집단과 실험집단으로 구성된 다수의 환자들이 필요한 연구프로젝트나 복용반응 분석의 출발점 역할을 한다. 란셋 연구는 분명하게 이런 범주에 속한다. 그것은 연구대상이 되는 12명의 아이들을 진단하고 치료하는 데 우선적인 목적이 있었다.

고등법원이 비록 전체 프로젝트보다 과학자 개인의 주요한 목적에 초점을 맞췄지만, 다행스럽게도 워커스미스가 란셋 어린이들을 진단하고 치료하는 것에 주요 목적이 있다는 것을 알았다. 그래서 고등법원은 그의 연구가 본질적으로 임상을 위한 것이기 때문에 윤리적 승인이 필요 없었다고 한 것이다. 다시 말해서 연구가 란셋 환자들을 진단하고 치료하는 데 우선적인 목적이 있다는 것이다.

그러나 고등법원이 란셋 논문에 쓰인 윤리적 진술인 "조사는 로얄프리병원 윤리위원회의 승인을 받았으며, 부모들에게 사전 정보제공 후 동의를 얻었다."는 문장이 틀렸다고 결론 내린 것은 실수이다. 시작부분의 〈표〉에서처럼 아이들의 부모들은 162-95서식에 따라 서명했다. GMC는 란셋 연구가 의료윤리위원회에서 코드 162-95로 승인되었다는 것을 알고 있었다.

디어와 고들리가 제기한 거짓 의혹에 따라 많은 언론매체와 과학문헌들이 웨이크필드를 사기꾼이자 아동살해범으로 몰아갔지만, 고등법원에서의 워커스미스 교수 프로젝트에 대한 무죄 판결은 다른 이미지를 만든다. 웨이크필드가 함께 개발했던 전달인자에 눈길이 쏠렸다. 워커스미스 교수는 란셋 연구에 전달인자를 사용하여 만성적인 홍역감염이 있는 면역이상 아동의 건강을 좋아지게 한 것이다. 2004년 해리스와 디어가 웨이크필드와 공동저자들에게 조작의혹을 제기했고, 런던 대학교는 란셋 연구가 공격당한 이후로 불행하게도 이 새로운 치료법을 더 이상 발전시킬 수 없게 되었다.

이 치료법은 수많은 생명을 살릴 수 있고, 홍역바이러스를 없애는 데 필수적일 수도 있다. 특히 영양결핍과 다른 요소들로 만성 홍역감염에 노출되기 쉬운 환자들이 있는 저개발국가에서는 말이다.[94]

결론적으로 워커스미스 교수를 상대로 한 GMC 조사단의 대부분 결론은 웨이크필드의 혐의와 거의 같고, 조사단은 웨이크필드 박사가 유죄라고 주장했다. 그러므로 웨이크필드에 관한 조사 역시 오류 있고, 잘못되었으며, 왜곡되고, 부정확하고, 지속성이 없고 얕은 것이다. 고등법원의 판결에 따라, 란셋은 현재 웨이크필드와 동료들이 쓴 1998년 논문 철회를 취소할 것을 고려하고 있다.[95]

머크와 GSK의 돈을 받는 영국의학저널 (BMJ)

경험상 영국의학저널(BMJ)과 디어가 한 웨이크필드에 대한 공격은 정상적인 과학저널의 보고서와 사설을 절대적으로 넘어서는 것이었다. 심지어 CNN앵커 앤더슨 쿠퍼마저 "영국의학저널이 과학저널로는 대단히 드문 일을 했습니다. 연구자인 앤드류 웨이크필드를 완전한 사기꾼으로 묘사했습니다."라고 말하며 그 날의 방송을 시작하기도 했다.[96] 왜 그랬는지는 '빠른 응답'에 대한 편집자주에 드러나 있다.

고들리 편집장은 처음으로 BMJ가 MMR 백신 제조사인 머크와 GSK의 돈을 받는다고 밝혔다.[97] 그런 직후에 그녀는 편집자 사설과 편집자가 선택한 두 개의 논문을 고쳤다. 그리고는 좀 더 자세히 저널의 이해관계에 대해 밝혔다.

> BMJ그룹은 백신 제조업체들로부터 광고와 지원금을 받고 있다. 특히 MMR 백신 제조업체인 머크와 GSK로부터 받는다.[98]

BMJ는 디어를 이용하여 간단하게 후원자의 제품에 대한 소비자 신뢰를 보호하려 했던 것이다. 하지만, 디어의 글 어디에도 BMJ의 이해관계를 알만한 정보는 없었다.[99] BMJ의 이해관계 인정은 브라이언 디어의 신뢰성에도 심각한 손상을 입혔다. 그 중 한 가지로 앤더슨 쿠퍼가 디어의 신뢰성에 대한 CNN과의 계약을 언급한다는 것이다.

> 그는 이 일과 관련된 어느 부분에서도 금전적인 이해관계가 없으며, 재정적으로 연관되지 않았다는 것을 보증하는 서류에 서명했습니다.[100]

미팅 판사는 "MMR 백신이 자폐증과 대장염과 인과적으로 연결되어 있다는 웨이크필드의 가설을 지지할 만한 근거는 현재로서는 없다."라고 결론 내렸다.[101] MMR 백신에 풍진바이러스가 포함되고, 풍진바이러스가 자폐증과 인과관계가 인정되고 있다는 사실은 몰랐다고 할 수 있다.[102] 하지만 고등법원이 웨이크필드와 워커스미스 교수에게 취한 GMC의 행동이 의도적이고 직접적으로 그런 근거를 없애기 위한 행동이라는 것을 알아채지 못한 일은 참 아이러니하다. 한 마리를 잡아먹으려는 올빼미를 보고 들판의 쥐들이 다 사라지는 일이 과학계에 벌어지고 있다. 이것은 '두려움의 생태학'이라 불린다.[103]

웨이크필드와 워커스미스 교수가 당한 일이 없었다면, 뛰어난 많은 과학자들이 백신의 안전에 대한 객관적인 연구를 기꺼이 수행했을 것이고, 그 연구가 정부정책이나 산업에 위협을 가하는지에 상관없이 결과를 출판했을 것이다. 시간이 흐르면서, 과학은 정부정책과 산업활동을 지원하기 위한 현학적인 마케팅 도구로 변하고 있다. 고들리가 의회에서 증언했듯이 "심지어 동료 간 리뷰를 할 때조차 저널이 제약산업의 마케팅 조직이라 말하는 것을 들었다. 그건 틀린 말이 아니다."[104]

고들리가 분명히 말했듯이 마케팅은 사실을 출판하기보다 숨기는 것과 더 관련이 많다. 사실상 동료 간에 검토하여 출간하는 과학저술들은 모두 정부기관, 기업, 대학에 의해 지원을 받거나 운영된다. 정부는 과학자들을 고용하여 정책을 지지하게 요구한다. 기업들은 과학자들을 고용하여 상품과 서비스를 개발하고 방어하게 한다. 대학은 과학자들이 정부나 기업으로부터 지원금을 받아내게 하기 위해 고용한다. 이걸 못하는 교수는 종신임용을 받을 수 없다. 모든 과학이 진실하지 않다고 말하는 것은 아니다. 대체로 출간되는 것들 중 많은 내용은 정부나 기업체가 그 결과로 인해 위험부담을 안 느껴도 되는 것이다. 탄압받는 것은 관변단체나 대기업의 정책이나 활동을 개선하라고 압력을 줄 만한 것들이다.

결론

웨이크필드의 연구조작 의혹을 제기한 덕택에 디어는 두 차례에 걸쳐 영국언론상을 받았다. 한 번은 1999년 선데이 타임즈에 실은 〈백신 부작용 아이들부터 숨겨진 비아그라의 부작용〉이라는 기사였으며, 다른 하나는 2011년 GMC가 웨이크필드와 워커스미스 교수를 의료인 등록 명단에서 제명했을 때 받았다. 디어의 사이트를 보면, 영국언론상은 "영국 언론매체들이 가장 탐내는 영예로운 상으로서 종종 '영국 저널리즘의 오스카상'으로 묘사되기도 하고, 미국의 퓰리처상과 비교되기도 한다."라고 적혀 있다.[105] 언론인으로 구성된 심사단이 두 번째 영국

언론상을 그에게 수여했을 때, 그들은 그의 업적을 '잘못을 바로 잡은 굉장히 올바른 행위'라고 설명했다.[106]

그러나 올바른 행위를 한 사람은 앤드류 웨이크필드와 워커스미스 교수이지 브라이어 디어가 아니다. 영국 고등법원은 존 워커스미스 교수의 의혹을 씻어줌으로써 커다란 잘못은 바로 잡았다. 하지만, 완전한 사법조치라면 앤드류 웨이크필드 역시 무죄이어야 했다. 이 부분은 아직 남아있는 숙제이다.

웨이크필드와 공동저자들이 쓴 란셋 연구와 함께, 소화기질병과 갑작스런 발달퇴행에 관해 쓴 여러 논문들은 이제 널리 인정받고 있다. 예를 들어, 콜롬비아 대학교와 하버드 의과대학은 최근에 웨이크필드와 공동저자의 논문을 인용하면서 자폐증 어린이들에 관해 흔히 보고되는 위장관의 이상은 행동이상에 영향을 준다고 결론 내렸다.[107]

란셋 논문이 유일하게 '잘못한' 한 가지는 일부 환자의 부모와 의사들이 MMR 백신접종 이후에 위장관 질환과 갑작스런 발달퇴행이 나타났다는 사실을 문서화한 것이다. 진실은 수많은 부모와 의사들이 둘을 연결시킨다는 것이다. 특히 추가접종을 받으면 더 현저하게 나빠지는 사례가 많다. 자폐스펙트럼장애는 20년 전에는 드문 병이었지만, 이제 미국은 88명 중 1명이 이 장애를 가지고 있고(2012년), 한국에서는 38명 중 1명이다(2011년).[108]

이렇게 빠르고 급격하게 이런 수준으로 도달하려면 유전이 아닌 환경적 요인이 유행병을 일으키고 있는 것이 분명하다. 과학자들은 환경공해 인자들과 소아백신을 유발원인으로 추정하고 있다. 유감스럽지만, 정부와 산업체, 그들의 지원을 받는 학계에서는 이 두 개의 영역에서 연구결과를 미리 결정하도록 강하게 요구받는다. 그들은 정부정책과 산업활동을 지지하는 과학자들에게 그렇게 동기부여를 하고, 자신들을 따르지 않는 과학자들은 공격한다. 이것이 제도적 연구 위법행위가 돌아가는 방식이다.[109]

　다른 말로 자폐증은 주로 정부와 산업이 만들어낸 인간이 만든 위기, 즉 인재이다. 제도적인 연구의 위법행위는 곧바로 재난을 촉발시키고 있다. 이 별의 모든 나라에서 태어나자마자 복합적인 화학물질과 생물학적 물질을 점점 더 많이 주사하고 있다. 이런 무모한 실험을 찬성하는 과학은, 다른 과학계에서는 상상할 수 없는, 정부와 기업의 조작 대상이다. 이것은 백신 안전성에 의문을 제기하는 저명한 과학자들의 입을 틀어막는 것이다. 더불어 과학은 미래 세대에게 희망 대신 세계적 재난을 물려주고 있다.

❖ 알림: 저자의 견해와 의견은 미국내부고발자센터(NWC)를 대표하는 것은 아니다.

🖋 이 글을 쓴 데이비드 루이스(David L. Lewis)는 미국 환경보호국 연구개발부의 선임연구원으로서 미생물학을 연구해왔으며, 조지아 대학교에서 대학원 교수로 재직했다. 란셋과 네이처 메디슨에 실린 그의 치과와 내시경에 대한 연구는 전 세계 보건당국이 치과에 대한 새로운 감염통제지침을 발표하도록 했다. 환경오염물질에 의한 건강위험과 기후변화의 영향에 대한 네이처 논문으로 미 환경보호국 과학공로상을 수상했다. 그는 현재 워싱턴 DC에 있는 미국내부고발자센터의 연구 위법행위 프로젝트를 수행하고 있다.
www.researchmisconduct.org

〈부록〉 거짓 혐의로 과학 연구를 탄압한 실례

치아감염 통제와 바이오솔리드의 토지적용에 대한 실제 탄압 사례를 소개하려 한다. 이 연구들은 정부정책을 바꾸게 한 것들이다. 나는 미국 환경보호국과 조지아 대학교에서 이들 연구들을 수행했다. 민간기업, 기업지원을 받는 단체, 정부관료들은 연구자에 대한 신뢰를 떨어뜨려 연구를 그만두게 하기 위해 연구 위법행위와 윤리적 문제가 있는 것처럼 거짓 혐의를 만들어낸다.

치아감염통제

1998년 웨이크필드와 동료들의 논문처럼, 『란셋』[1]과 『네이처 메디슨』[2] 두 저널에 실렸던 HIV 감염과 치과용 드릴을 연관시킨 내 연구는 상당한 논쟁을 불러 일으켰다. 치과의사들은 치과방문이 급격하게 줄어들자, 세계적으로 치과치료에 대한 공포를 조장하여 적절한 치과치료를 받지 못하게 해서 질환과 사망을 야기했다고 비난했다. 논문 공저자였던 한 치과의사는 전에 치아를 때우기 위한 수은 아말감에 대해서도 논쟁의 중심에 있었는데, 결국 치과의사 면허를 잃기까지 했다.

우리는 고속 치과치료 도구들과 다른 장비들을 반드시 열소독해야 한다고 주장했다. 치과의사들은 당시 질병관리본부의 상급 살균기준이 적용되고 있던 이 기구들에 대한 열소독을 주장하는 우리를 맹비난했다. 우리 연구를 불신하게 하려는 목적으로, 미국 치과의사협회는 내가 치과의사이며, 열소독이 진료 관행이 되면 이득을 취할 수 있는 특허가 있다고 주장하는 사설을 실었다.

나는 결코 치과대학에 다닌 적이 없었다. 내가 그때까지 가지고 있던 유일한 특허는 가정용 워터필터였는데 그것은 상업화된 적이 없었다. 다행스럽게도 미국 해군과 공군이 널리 사용되는 특정 치과장비들로 인해 감염될 수 있다며 열소독을 추천하여, 우리의 결과를 확증시켜 주었다.[3] 우리 연구에 대한 결과로 질병관리본부, 식품의약국, 치과의사협회와 세계적으로 다른 공중보건단체들이 현재처럼 입안 충치에 사용되는 재사용 치과도구들을 모두 열소독하는 방법을 채택했다.

질병관리본부부터 치과의사협회까지 치과보건 정책과 관련된 모든 기관들이 우리의 모든 연구가 비합리적인 대중의 공포감을 조장하여 예방 가능한 치과질환과 사망을 초래했다고 여겼다. 그러나 ABC방송 프라임타임 라이브가 〈잇몸 아래 *Under the Gum*〉라는 프로그램을 방영한 이후에 방향이 달라지기 시작했다.

당시 해럴드 재피 질병관리본부장은 처음으로 우리 연구의 간단한 시연을 보게 되었다. 치과 장비들에 얼마나 많은 양의 피와 침이 고여 있다가 다시 튀어나오는지 보여주기 위해 나는 치과드릴과 치아를 닦는 데 사용하는 프로피 앵글을 소량의 피가 묻어있는 연구용 충치구멍에 넣어 작동시켰다.

그것들을 치과의사에게 건네주고, 질병관리본부 지침에 따라서 재사용할 수 있도록 준비를 부탁했다. 재피 본부장은 환자진료를 위해 준비된 장비들을 흰 도자기에 넣고 돌리자 눈으로 보일 만큼 피가 튀어나오는 것을 지켜봤다. ABC 의료전문기자인 실비아 체이스는 물었다.

"이렇게 피가 전달된다면 주사바늘을 같이 쓰는 것과 같은 것 아닌가요?"

재피는 입을 열고 말을 하려했지만 결국 아무 말도 하지 않았다. 오랜 침묵 끝에 그는 이렇게 말했다.

"분명한 것은 우리는 다른 사람의 피가 환자에게 노출되는 것을 원하지 않는다는 겁니다."

그날 밤, 지난 30년간 정부감염지침을 지지하던 전문가들의 과학논문을 상식이 이겼다. 사실상 치과계와 의학계 모두 기존 치과가 준수했던 상급 살균기준이 완벽하게 감염으로부터 환자를 보호한다는 것은 의심의 여지없이 과학적으로 정립되었다고 여겨왔다.

하지만 우리 모두는 눈으로 직접 봤다. 플로리다에서 치과치료를 받았던 6명의 환자들이 재사용하는 프로피 앵글에 의해 HIV에 감염된 사실을 말이다. 우리는 AIDS 환자들의 피로 오염된 치과윤활제가 FDA승인을 받은 살균제를 가지고 살균한 이후에도, 효과적으로 인간 림프계를 감염시킬 수 있다는 것을 증명했다.

그때까지 치과업계에서 산발적으로 발생했던 감염에 대한 추적 시스템은 없었다. 또한 허술하게 설계된 치과도구 체계도 정비되지 않았었다. 이것이 치과업계의 큰 문제였던 것이다. 이런 경우 환자가 공포감을 갖는 것은 당연한 일이다. 정부단체들이 열소독을 기준으로 채택하자 치과를 방문하는 환자수는 다시 정상화되었다.

질병과 바이오솔리드 관련성

나는 환경보호국 산하 연구개발부(ORD)에서 미생물학자로 일했다. 업무 중에는 처리를 끝낸 하수오물(바이오솔리드)을 토지에 이용했을 때 질병과 사망이 발생하는지 조사하는 것도 있었다. 우리 팀에는 의학 미생물학자, 환경공학 엔지니어, 바이오솔리드에 노출된 어린이를 치료하는 소아과 의사가 함께했다. 우리는 함께 바이오솔리드와 피부, 위장, 호흡 문제의 관련성에 대해 발표했다.[4]

우리 연구를 중지시키기 위해 환경보호국 하수관리과장을 비롯해 환경보호국 수자원부는 바이오솔리드 업체의 임원들에게 도움을 요청했다. 몇 주 뒤에 그 임원들 중 하나가 환경보호국에 내가 연구 위법행위와 범죄적 조작을 범했다는 익명의 투서를 보냈다. 환경보호국 관료 중 한 명은 조지아에서 열린 공식회의에서 이 혐의를 퍼뜨렸고, 기업 임원은 이것을 환경보호국장 크리스티 휘트만에게 전달했다.

환경보호국은 바이오솔리드 문제를 문서화시킨 나와 다른 과학자들이 2000년에 열린 의회 과학위원회 청문회에서 발언하지 못하도록 노력했다.[5,6] 청문회는 전 환경보호국장 캐롤 브라우너와 수자원부 차장 로버트 퍼시아세프가 취했던 조치에 초점이 맞춰져 있었다. 브라우너의 부하관리자들은 내 연구지원금을 삭감했다. 또 환경보호국 과학에 대한 비평을 네이처[7]에 실은 것은 해치법(연방공무원 정치활동 금지법)과 윤리적 규칙을 어겼다는 혐의를 씌웠다. 당시 내 연구에는 멕시코만에서 벌어질 잠재적인 심해 기름유출을 조사하는 것도 포함되어 있었다.[8]

퍼시아세프는 현 오바마정부에서 환경보호국 부국장으로 근무하고 있는데, 당시에는 바이오솔리드 사고처리팀(BIRT)에 대한 기금을 결정하는 권한을 가지고 있었다. 이 기금은 어거스타 시에서 생산된 바이오솔리드와 관계된 조지아의 두 개 목장에서 일어난 소떼 죽음에 대한 연구를 위한 것이었다.[9] 로보트 브롭스트 팀장은 조지아 대학교에 지원금을 대어 어거스타의 바이오솔리드가 소떼들에게 위험을 끼쳤는지 알아내도록 했다. 목장에서 키웠던 소떼들은 어거스타에서 나온 바이오솔리드로 키운 건초를 먹은 후에 AIDS 같은 증상을 나타내더니 다양한 감염으로 죽었다.

목장농부들에게 고용되었던 지방 수의사들과 환경공학 전문가들은 바이오솔리드가 처리된 지역에서 나온 흙과 건초에서 채취한 샘플로부터 심각한 카드뮴, 몰리브덴, 기타 중금속들을 찾아냈다. 또한 소의 간, 신장, 우유 표본에서 잠재적으로 유독한 수준의 중금속도 발견했다. 어거스타의 바이오솔리드는 PCB와 클로데인(살충제 물질)과 같이 잠재적으로 유독한 유기화학 폐기물도 포함하고 있었는데, 이것들은 목장에서 수집한 환경표본에서도 발견되었다.[10]

조지아 대학은 내게 해양과학부서 내에 연구실을 마련해주고 종신고용을 약속했다. 그러나 환경보호국과 국가연구위원회에 익명의 투서를 보냈던 기업들은 다시 조지아 대학에 연구 위법행위 혐의를 제기했다. 몇몇 의혹은 웨이크필드 사례와 거의 같다. 기업들은 환경보호국 직원으로서 내 연구가 적절히 승인되지 않았으며, 환자들 편에서 전문가 증언을 한 행위는 사적 행위로써 심각하게 이해관계가 있는 행위이며, 윤리적 과실을 범했다고 주장했다.

제기했던 혐의는 어떤 사실에도 기반을 두지 않았다.[11] 바이오솔리드와 관련된 사망과 질병에 관한 소송에 전문가 증인으로 선 이유는 내가 환자기록에 접근할 수 있었기 때문이다. 환경보호국은 조지아 대학에 내 연구와 개인적으로 결정한 전문가 증인은 윤리

담당관의 승인을 받은 것이라고 알렸다. 조지아 대학은 기업에 탄원을 받아들이기 어렵다고 알렸다. 이 난관을 극복하기 위해 기업은 지금은 아틀란타 시장인 조지아 상원의원 카시 리드를 고용하여, 조지아 대학에 탄원을 무시하지 말라는 압력을 넣었다.[12] 그 결과 조지아 대학은 이 혐의를 이러지도 저러지도 못하고 놔뒀다.

웨이크필드에 대한 의혹과 궤를 같이 하는 추가의혹들로 인해, 바이오솔리드로 고소당한 시당국이 나에게 소송을 제기했다. 시당국은 바이오솔리드에 대한 연구지원금을 대는 조지아 대학을 위해 내가 전문가 증인 업무비를 기부한 것이 명백한 이해관계 증거라는 의혹을 제기했다. 조지아 대학은 내게 과실이 없음을 확실하게 했다. 하지만 나중에 내 부서장은 조지아 대학은 더 이상 내 고용을 지원할 수 없다고 말했다. 앞으로 있을 환경보호국 자금도 받아야 하고, 폐기물 산업계와 교수진 간의 관계도 있기 때문이라는 것이다.

우리 연구의 신뢰성을 떨어뜨리기 위한 추가적인 방법으로 환경보호국은 조지아 대학에 연구지원금을 댔다. 어거스타의 바이오솔리드를 이용했던 두 개 목장의 소떼 죽음을 덮기 위해 어거스타 시에서 조작한 자료로 연구를 발표하라는 것이었다. 예측한대로 그 연구는 어거스타의 바이오솔리드가 소떼들에게 위험을 끼치지 않았다고 결론 지었다. 조지아 대학은 보도자료에서 주저자인 줄리아 가스킨의 말을 인용했다.

"일부 개인들이 503규제가 대중과 환경을 보호하는지 의문을 제기했다. 이 연구는 그런 두려움을 잠재울 수 있을 것이다."

맥엘머레이 가족은 관련된 목장 중 하나를 소유하고 있었는데, 미국 농업부를 상대로 소송을 제기했다. 자신의 땅이 어거스타 바이오솔리드의 중금속과 다른 위험한 폐기물로 오염되어 생긴 손해를 보상받기 위해서였다. 가스킨의 공동저자였던 로보트 브롭스트는 조지아 대학 연구를 이용하여 바이오솔리드가 토지를 오염시킨 것이 아니라고 항변했다. 그러나 조지아의 남부관할 지방법원 판사 앤소니 앨아이모는 목장의 손을 들어줬다.

"브롭스트는 맥엘머레이의 땅이 오염되지 않았다는 의견을 개진했다. 하지만 브롭스트는 신뢰할 수 없고 어느 정도는 조작된 어거스타 자료에 근거해서 결론 내렸다는 것을 인정했다."[13]

이 판결과 오하이오의 여러 대학에서 인정한 우리 연구는 네이처에서 사설과 뉴스로 다뤄졌다.[14] 편집자들은 환경보호국의 바이오솔리드 프로그램을 "대통령이 3번 바뀔 동안 벌어진 실패"라고 묘사했다.

나와 목장주들은 미국을 대신하여 각각 조지아 대학에 소송을 제기했다. 조지아 대학이 잘못 사용한 환경보호국 자금을 돌려주고, 조작된 자료를 철회하라는 것이다. 선서를 한 가스킨은 논문을 제출할 때, 자료에 문제가 있다는 것을 알고 있었다고 인정했다. 그리고 그녀는 어거스타의 바이오솔리드가 목장에 해를 끼쳤다고 믿는다고 증언했다.[15] 그럼에도 불구하고 환경보호국과 조지아 대학은 조작된 자료를 철회하지 않았다.

2012년 조지아 중부지원 클레이 랜드 판사는 환경보호국과 조지아 대학에게 목장주들과 내게 소송경비인 61,000달러를 지불하라고 명령했다. 이 금액은 그들이 우리가 공개적인 발언을 멈추면 주겠다고 약속한 액수였다.[16]

30. 과학을 탄압하는 의료 권력

나는 우리가 짧지만 드라마틱했던 자폐의 역사에서 어둠의 시기 끝에 왔다고 믿는다. 우리가 빠르고 드라마틱한 변화의 시기에 있다는 것은 명확하다. 처음 미국과 영국에서 자폐증이 나타날 때에는 유행병이라는 것이 부인되었지만, 산업화된 나라 전체에 퍼지고 있는 전 세계적인 유행병이 된 현실은 부정할 수 없게 되었다. 독점적이던 자폐의 유전모델은 환경이 부른 재앙이라는 깨달음에 밀려나고 있다. 많은 의료시스템에서 부모의 통찰을 거부하고, 보험에서 아이들에게 불이익을 주고, 의료적으로 무시하고, 부모의 백신 선택권을 거절하는 등의 행위가 오히려 풀뿌리 혁명을 부추기고 있다.

부모의 설명에 귀 기울이지 않고, 아이들에 대해서도 적절하게 연구하지 않는 현재 의료시스템의 자폐장애에 대한 비정한 외면에 실망감이 들 것이다. 나는 참 부끄럽다. 1950년대와 60년대 사이비과학이 "담배는 건강에 좋다."라고 선전하던 것을 연상시키듯이 과학은 형편없고 부패한 연구로 부모와 아이들을 실망시켰다. 불가피하게 그 실패는 드러나고 있는 중이다. 부패, 부당한 담합, 널리 퍼졌지만 비밀스런 이해관계 등이 밝혀지고 있다.

우리는 또한 백신과 자폐증이 관계가 있다는 과학적 주장에 대한 구조적이고 무자비한 공격에 직면해왔다. 이 공격은 정부정책과 백신기업의 이익을 지키기 위해 비싸고 기만적이며, 자만심에 가득 찬 광고 홍보로 이뤄진다. 호주 울로건 대학교 사회학과 브라이언 마틴 교수가 설명한 것처럼, 지배적인 과학이론을 지지하는 사람들(신성불가침인 백신 프로그램)은 경쟁관계에 있는 소수이론에 대해 적절한 과학적 행동과는 반대되는 공격을 한다.[1] 소수에 대한 관심을 낮추기 위해 백신-자폐증 논쟁에서 했던 것과 같이 주류이론 지지자들은 여러 가지 기술을 쓴다.

(1) 기대에 못 미치는 성과는 감춘다.
(2) 경쟁이론과 지지자들을 깎아내린다.
(3) 주류이론이 적절한 것처럼 각색한다.
(4) 전문가회의나 의사 결정과정에서 주류이론에 우호적인 전문가 패널을 쓴다.
(5) 반대편을 위협한다.

이 모든 방법과 그보다 더한 방법들이 부당하게 일상적으로 행해졌다. 이 방법을 실행하기 위해 거의 무한대의 자금이 쓰인다. 백신의 안전성과 백신접종 선택권에 관한 재정적인 자원과는 심각하게 불균등하다. 주류지지자들이 경쟁자들에 비해 전략적인 이점을 가지고 있는 언론은 확실하게 선호되는 전달자이다. 여러 가지 방법으로 질병관리본부로부터 '교육되는' 언론인들은 주류에게 고용되거나 돈을 받고 글을 쓰거나, 게으르거나, 사실을 외면해왔다.

부모들에게 동정적이거나 의학적 사실에 관심이 있는 언론인은 비난과 협박을 받거나 해고되었다. 주류언론은 거대 제약회사의 광고수익에 의존하고, 거대 제약회사와 경영진이 겹칠 뿐만 아니라, "만약 이런 이론에 관심을 가져서 아이들이 죽어간다면, 책임을 져야 할 것이다."라고 강하게 위협한다. 하지만 이런 협박이 실패할 때가 오면 그 협박은 그들에게로 돌아갈 것이다.

반면에 소셜미디어는 지배적 이론이 거대하고 탐욕적인 거짓을 지탱하는 능력에 아킬레스건처럼 작용한다. 또한 점점 발악하는 참담한 시스템의 역효과를 소셜미디어를 통해 느낄 수 있다. 특별히 MMR 백신과 자폐의 관계에 관한 개인적인 경험으로 말하자면, 영국에서 나와 동료들에게 일어났던 일은 의도된 '본보기'였다. 볼테르가 말한 것처럼 '다른 사람들에게 경종을 울리는 일'이 된 것이다.

1998년 란셋에 발표되었던 12명의 아이들과 그 후 유사한 수천 명의 사례는 장염으로 판명되었고, 이 염증이 신경이상과 연관되어 있다고 믿을만한 이유가 있었다. 그래서 그 논문은 새로운 질병증후군의 본질적인 요소를 찾아낸 것이었고, 잠재적으로는 치료도 가능했기 때문에 어쩌면 작은 축복이 되었어야 했다. 그 아이들의 퇴행은 자연적인 감염에 뒤따른 것과는 아주 다른 반응이었다. 9명의 아이에게 나타난 행동변화와 발달장애는 MMR 백신접종 때문이었고, 거기서 내 이야기가 시작되었다.

백신이 자폐증이라는 재앙에 책임이 있다는 주장은 문제를 일으켰다. 1998년 란셋 논문은 백신과 자폐증 전쟁에 불을 붙였고 격랑에 빠져들었다. 광고수입과 타협하거나 제약회사와 인적 교류가 있는 언론들은 반복되는 짧은 기사들로 공격을 시작했고, 제약회사의 전문가 집단에 의해 지지되었다. 기록말살 정책이 시작되었고, 이 아이들과 그들의 질병에 대한 과학기록을 삭제하려는 가공할만한 노력이 계속 되었다.

1998년 나는 아이들이 백신접종에 의한 감염에서 보호받아야 한다고 권고했고, 대안으로 단일 접종을 할 수 있다고 얘기했다. 나는 부모가 자녀들을 보호하는 선택을 할 수 있어야 한다고 주장했다. 왜 그랬을까? 나는 MMR 백신에 대한 안전성 연구를 했고, 그것은 당연한 절차였다. MMR 백신이 부적절하다는 결론이 나왔고, 다른 사람들도 마찬가지였다.

란셋 논문이 나오고 6개월이 지난 1998년 가을, 영국 당국은 홍역단일 백신 수입을 금지하는 방법으로 부모들의 선택권을 박탈했다. 홍역, 볼거리, 풍진의 단일 백신에 대한 요구가 최고조에 달했을 때 오히려 그 선택이 원천봉쇄된 것이다. 보건당국에 그 이유를 문의하니, 단일 백신에 대한 선택권을 주면 MMR 백신 프로그램을 확립하는 데 방해되기 때문이라는 답변을 들었다. 그러나 부모의 선택권 제한이 의도한 효과를 거두진 못한 것 같다. 부모들은 MMR 백신을 아예 안 맞추는 선택을 해버려서 영국의 MMR 백신접종률은 감소하고 있다. 당국은 여전히 아이들보다는 정책을 선택하고 있다.

들여다보면 볼수록 나는 점점 더 걱정이 되었다. 나는 정부 내부고발자를 알게 되었고, 정부와 제약회사 간 비밀스런 거래의 증거와 위험한 MMR 백신 허가, 담합, 거짓말, 은폐 등을 발견했다. 이 모든 것은 『비정한 외면: 자폐증과 백신-비극 뒤의 진실』이라는 책에 밝혔다. 이것은 시작일 뿐이다. 나는 혼자가 아니다. 나에게 닥쳤던 일은 내 친구이자 동료인 아서 크리그스만에게도 일어났다. 그는 미국 소화기 감염학자로서 자폐아를 치료하기 위해 자신의 경력을 바친 사람이다. 그의 이야기도 언젠가는 할 때가 있을 것이다.

사전 정보제공 후 동의는 선택의 필수요소이다. 사전 정보제공 후 동의는 의료윤리에서 아주 중요한 요소이다. 그 의료의 장점과 위험성에 대해 가감 없이 부모에게 알려야 정보를 알고 선택할 수 있다. 의사는 최선을 다해 설명해야 한다. 조사해보면 접종군과 비접종군 간 중장기적 영향에 대한 설명할 정보가 아예 없다. 예를 들어 영국 정부는 뇌막염을 유발한 2종류의 위험한 MMR 백신의 '안전성' 자료를 소개했는데, 이것은 접종 후 21일 정도 대충 관찰한 보고서였다. 사실 MMR 백신의 뇌막염 부작용의 주요 사례를 보면 21일 전에는 발생하지도 않는다.[2] 그들은 이것을 알고 있었다. 그들은 시기를 놓쳤고, 너무도 늦은 4년 후에야 절대 승인해서는 안 되었던 위험한 MMR 백신을 회수했다.

공적인 신뢰를 위협하는 사람들, 안전제일주의를 지키지 않는 사람들, 선택권을 부정하는 사람들이야말로 백신 프로그램을 가장 위태롭게 하는 사람들이다. 이 사람들이 진짜 안티백신을 하고 있다. 강압적이고 의무적인 백신접종 정책과 비싼 광고홍보비와 함께 무자비하고 탐욕스런 반대자에 대한 마녀사냥을 하고 있는 보건당국과 백신산업은 과연 신뢰 받고 있을까? 미시간 대학의 최근 연구에 의하면 부모 4

명 중 1명은 백신이 자폐와 관련이 있다고 생각하고,[3] 54%의 부모들은 백신 부작용에 대해 걱정한다고 한다. 여론조사기관인 해리스 인터렉티브가 3개월 후 조사해보니, 백신 안전성이나 부모권리, 백신 선택권 등이 부모들의 주요 관심사였다.[4] 정부와 제약회사는 실패하고 있었다.

최근에 새로운 계획이 시작되었다. 제약산업의 지원으로 미 소아과학회가 진행하는 〈내일 프로젝트〉는 "과거의 참혹한 질병을 기억하여 생명을 살리자."는 구호를 외치고 있다. 이것은 근본적으로 공포마케팅이다. 이 캠페인은 정책의 성공을 위한 것이기보다는 오히려 실패를 부추기는 방법이다.

나는 종종 부모들에게 다른 무엇보다 본능을 신뢰하라고 말하곤 한다. 아이들에게 백신을 맞힐지 고민할 때, 반드시 자료를 읽어보고, 공부하고, 의문점이 완전히 이해될 수 있도록 요구해야 한다. 말을 끊거나 돌리거나, 답변이 시원치 않을 때는 본능을 신뢰하는 것이 좋다. 나는 백신연구를 하는 사람이나, 백신 안전성 문제를 알게 되거나, 우리 지식의 한계를 깨닫게 되는 사람들에게도 이런 말을 해준다. 모성 본능은 언제나 진화의 싹을 키우는 밭이었다. 그것이 없다면 인류는 존재할 수 없을 것이다. 부처는 이렇게 말했다.

"무엇을 읽었든, 누가 말했든, 자기의 상식과 맞지 않고 스스로 이해할 수 없다면 아무 것도 믿지 마라."

백신산업, 정부관계자, 보건당국, 의사들, 소아과 의사들, 빌 게이츠 등에게는 "백신 프로그램은 소비자의 자발적인 참여가 있어야 성공할 수 있다."는 말을 하고 싶다. 그러므로 백신 프로그램을 만들어내는 과학자, 의사, 정책입안자들, 제약산업이 성공하기 위한 열쇠는 공적 신뢰이다. 다시 말해 신뢰는 안전제일주의에서 나온다. 안전을 중시하는 사람들은 백신반대론자들이 아니다. 도요타차의 가속페달 결함으로 리콜을 요구한 사람들이 자동차 반대론자들이 아닌 것처럼 말이다.

졸저 『비정한 외면』을 전투에서 부서진 선실 안에서 돛을 고치면서 최후의 일전을 준비하는 불운한 선장의 기록이라고 생각할 수도 있다. 아니다. 이것은 순풍을 받으며 침략자를 물리치기 위해 돛을 활짝 펴고 조타장치를 정확하게 잡고 함교에서 쓰인 것이다. 이성이 승리하는 날이 올 것이다. 백신접종 선택권은 인권이다. 아래로부터 시작된 승리가 있을 것이다. 미국 헌법의 진정한 정신이기도 한 말을 사람들의 입에서 듣게 될 것이다.

"백신접종 선택은 인권이다."

승리는 로비스트집단인 '전문가' 때문에 위에서부터 올 수는 없다. 진정으로 믿을 만한 사람이 대통령과 민중 사이에 서 있게 될 것이고, 봉사를 서약할 것이다. 승리로 향한 길에 한 가지 기억할 말이 있다.

"우리는 하지 않은 모든 선한 일에 책임이 있다."

이 글을 쓴 앤드류 웨이크필드(Andrew Wakefield)는 영국의 소화기병 학자, 외과의사, 병리학자이다. 백신과 장 염증, 신경손상 사이의 관련성을 최초로 제기한 사례 연구인 1998년 란셋 논문의 주저자이다. 런던 대학교 세인트 메리병원 메디컬스쿨에서 학위를 받았다. 염증성 장 질환에 특별한 관심을 가지고 있었고 위장수술 경력을 쌓았다. 수많은 상을 받았으며, 140편의 과학논문, 공저, 과학논평을 발표했다. 백신과 신경학적 손상에 대한 획기적인 연구를 한 결과 그는 직업, 조국, 경력, 의사면허를 잃었다. 그가 쓴 『Callous Disregard: Autism and Vaccine-The Truth Behind a Tragedy』는 베스트셀러가 되었다.

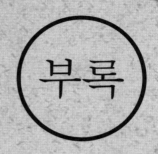

부록

접종 선택을 위한 도구

백신접종 선택에 대한 시카고 원칙

우리는 개인 인권에 대한 우리 신념을 선언한다. 우리 자신과 우리 아이들을 위한 보편적인 건강과 복지를 증진시키고, 정의를 세우기 위해 다음과 같은 원칙을 촉구한다.

1. 백신접종을 포함한 모든 의료에서 사전 정보제공 후 자유로운 동의는 기본 인권이다. 이 권리는 백신접종을 포함한 모든 의료에 대한 거부를 포함한다.

2. 극단적인 공중보건 비상사태를 제외하고, 백신접종 여부에 따라 교육, 취업, 보육, 공공 혜택을 제한하는 법은 백신접종 선택에 대한 기본 인권을 위반하는 것이다.

3. 백신접종을 포함한 의료의 알려진 위험에 대한 비공개를 용인하는 법은 사전 정보제공 후 자유로운 동의에 위배되는 것이다.

4. 안전제일주의는 반드시 백신접종 정책에 적용되어야 한다. 공정한 과학연구가 상대적 안전성을 문서화하기 전까지는 정부는 백신을 권장하거나 의무화할 권한이 없다.
5. 백신을 평가, 추천, 관리하는 사람은 모든 실제적, 잠재적 이해관계에서 자유로워야 한다.

자세한 내용은 www.centerforpersonalrights.org에서 볼 수 있다.

미국 내 즉각적인 조치 요구

1. 모든 주는 모든 의료에 사전 정보제공 후 자유로운 동의라는 인권에 따라 의무 백신접종에 대한 철학적 면제를 허용해야 한다. 실제적으로 거부할 수 없는 현재 정책은 강제적이며, 정당성이 결여되어 있다.
2. 의회는 국가백신 프로그램에 대한 감독청문회를 열어야 한다. 여기에는 군대와 이민자의 의무, 백신 안전성, 이해관계, 과학의 탄압, 백신 부작용 증거, 다른 백신스케줄을 가지고 있는 나라와의 경험적 자료 비교 등이 포함되어야 한다.
3. 의회는 접종군과 비접종군 간의 장기적 건강상태를 비교하는 연구를 즉각 시작해야 한다. 이런 기초연구는 시행된 적이 없었다. 그러므로 백신프로그램은 포괄적인 인간실험이다. 이 법안은 말로니 의원과 오스본 의원이 공동발의한 '백신 접종군과 비접종군에 대한 포괄적인 비교연구법'으로 불린다.
4. 의회는 백신 제조업체와 의료인에 대한 제조물 책임법 면제를 복

원하기 위해 1986년 국가 소아백신 상해법을 개정해야 한다. 1986
법은 책임면제로 인해 백신프로그램만 확대시켰을 뿐, 법이 의도
한 백신 안전성을 확보하지 못했다.

5. 의회는 백신상해 보상법원을 폐지하거나 선택권을 가질 수 있게
해야 한다. 이 보상 프로그램은 백신 상해를 입은 가정에 관대하
고 빠른 행정적 보상이라는 목적달성에 실패했다.

2010년 5월 해리스 인터랙티브 설문조사

2010년 5월, 글로벌 마케팅 조사기관인 해리스 인터랙티브는 17세 이하
자녀를 둔 1,144명의 미국 부모에게 온라인 설문조사를 실시했다. 표
본은 전국 표본을 대표하는 방법을 사용하는 Parent Query omnibus를
사용했다.

이 조사는 개인인권센터의 의뢰로 실시됐다. 연령, 성별, 인종, 민족,
교육, 지역, 가구소득, 어린이 나이를 분석하여 실제 인구비율로 나뉘
었다. 응답자의 온라인 조사에 대한 변수는 가중치로 조정됐다. 조사
참가자들은 설문조사에 동의한 후 참가했다. 데이터는 부모인구 구성
을 반영하도록 조정됐다. 해리스 인터렉티브 패널에 참가하기로 동의
한 사람들로 표본이 구성됐기 때문에, 이론적으로 표본오류는 없었
다. 최종결과는 다음과 같다.

① 52%-정부 명령과 상관없이 부모는 당연히 자녀의 백신접종을 결
정할 권한이 있다.

② 54%-제약산업이 정부의 의무 백신정책에 부당한 영향을 끼치고 있다고 우려했다.

③ 54%-정부가 백신접종군과 비접종군의 장기 건강상태에 대한 독립적 과학연구를 지원해야 한다.

④ 48%-심각한 백신 부작용을 걱정한다.

⑤ 42%(상대적으로 소수집단)-18세까지 연방정부가 권장하는 16회, 69가지 모든 백신을 모든 아이들이 접종해야 한다.

가중치 변수를 포함한 설문조사 결과와 전체 설문조사 방법론을 보려면 개인인권센터 홈페이지에서 78쪽의 통계보고서를 볼 수 있다.

공개발표를 위한 프리젠테이션 자료 제공

개인인권센터는 우리와 우리 아이들을 위한 생명권, 자유, 개인 안전 보장을 추구하는 비영리단체이다. 우리는 모든 의료에 대한 사전 정보 제공 후 동의라는 보편적 인권 기준을 요구한다. 강제적 백신접종은 도덕적으로 법적으로 부당하다. 우리 사명의 일환으로 백신접종 선택권에 대한 공개 발표를 위한 정보와 자료를 만들고 있다. 아래 홈페이지에서 발표를 위한 파일을 다운로드할 수 있다.

www.centerforpersonalrights.org

백신원료 및 백신 부작용
보상목록과 질병사망률 그래프

백신 제조에 사용되는 물질

이 표는 백신 성분(예를 들어 보조제, 방부제)뿐 아니라 최종 제품에는 제거되고 오직 이력 추적에만 표시되는 백신 생산배지를 포함하여, 생산 과정에서 쓰인 물질들을 포함하고 있다. 표시된 물질 외에 대부분 백신들은 염화나트륨(식염)을 함유하고 있다(2012년 2월 업데이트). 괄호 안은 미국 상품명이다.

백신	함유물	제조자 제품정보
DTaP (인판릭스)	포름알데히드, 글루타알데히드, 수산화 알루미늄, 폴리소르베이트80, 펜톤 배지(소 추출물 함유), 라담 수정 배지(소 카세인으로부터 추출), 스테이너–솔트 수정 액체배지	2011년 11월

DTaP-IPV/Hib (Pentacel)	인산 알루미늄, 폴리소르베이트80, 포름알데히드, 글루타알데히드, 소혈청 알부민, 2-페녹시에탄올, 네오마이신, 폴리믹신B 황산염, 뮬러 성장배지, 뮬러-밀러 카스아미노산 배지, 스테이너-솔트 배지, MRC-5 세포, CMRL 1969 배지(송아지혈청)	2011년 7월
Hib(ActHIB)	포르말린, 뮬러&밀러 수정배지, 황산암모늄, 설탕	2009년 5월
B형간염 (Recombivax)	포름알데히드, 수산화알루미늄, 황산 알루미늄 칼륨(백반), 효모단백, 소이펩톤, 포도당, 아미노산, 미네랄염, 비결정인산 황산염,	2011년 7월
HPV (가다실)	효모단백, 비타민, 아미노산, 미네랄염, 탄수화물, 수산화알루미늄 비결정인산 황산염, L-히스티딘, 폴리소르베이트80, 소듐보레이트	2011년 3월
독감 (Afluria)	베타 프로피오락톤, 티메로살(다회용), 일염기 인산나트륨, 일염기 인산칼륨, 염화칼륨, 염화칼슘, 타우로디옥시콜레이트 나트륨, 황산 네오마이신, 폴리믹신B, 계란단백	2011년 11월
수막구균 (MCV4-Menactra)	포름알데히드, 인산 완충액, 뮬러 힌튼 배지, 왓슨 셔프 배지, 뮬러&밀러 수정 배지	2011년 11월
MMR(MMR-II)	비타민, 아미노산, 소 태아 혈청, 설탕, 인산나트륨, 글루타민산염, 재조합사람 알부민, 네오마이신, 소르비톨, 가수분해 젤라틴, 닭배아 세포배양, WI-38 인간 이배체 폐 섬유아세포	2010년 12월
홍역,볼거리, 풍진,수두 (ProQuad)	설탕, 가수분해 젤라틴, 소르비톨, L-글루타민산나트륨, 이염기 인산나트륨, 사람 알부민, 중탄산 나트륨, 일염기 인산칼륨, 염화칼륨, 이염기 인산칼륨, 네오마이신, 송아지혈청, 닭배아 세포배양, WI-38 인간 이배체 폐 섬유아세포, MRC-5세포	2011년 8월
폐렴구균 (프리브나13)	카세인 가수분해 배지, 효모, 황산암모늄, 폴리소르베이트80, 석시네이트 완충액, 인산 알루미늄	2012년 1월

소아마비 (IPV-Ipol)	2-페녹시에탄올, 포름알데히드, 네오마이신, 스트렙토마이신, 폴리마이신B, 원숭이 신장세포, Eagle MEM 수정 배지, 송아지 혈청단백	2005년 12월
로타바이러스 (로타텍)	설탕, 구연산나트륨, 일수소 일염기 인산나트륨, 수산화나트륨, 폴리소르베이트80, 세포배양배지, 소 태아 혈청, 베로세포(돼지 DNA 검출)	2011년 9월
파상풍,디프테리아, 백일해 (Adacel)	인산알루미늄, 포름알데히드, 글루타알데히드, 2-페녹시에탄올, 황산암모늄, 뮬러 성장배지, 뮬러&밀러 카스아미노산 배지	2010년 12월
수두 (바리박스)	설탕, 인산염, 글루타민산염, 젤라틴, L-글루타민산나트륨, 이염기 인산나트륨, 일염기 인산칼륨, 염화칼륨, 일염기 인산나트륨, EDTA, DNA와 단백질을 포함한 MRC-5세포의 잔류 성분, 네오마이신, 소 태아 혈청, 인간 이배체세포 배양	2011년 8월

주요 재료 설명 (옮긴이)

티메로살

수은을 재료로 만든 방부제이다. 유해성 논란의 중심에 있는 첨가물이다. 예전보다는 많은 백신에서 제거됐지만, 현재에도 일본뇌염 백신, 독감 백신, B형간염, DTaP 백신 등의 제조과정에 쓰인다.

알루미늄

치매 유발물질로 증명된 강력한 신경독성물질이다. 다른 독성금속과 상승작용을 일으킨다.

포름알데히드

일반적으로 방부제로 쓰인다. 식품첨가물에도 사용할 수 없는 물질이다. 신경계에 강한 독성을 보이며, 실명과 뇌 손상, 발작을 일으키며, 발암물질로도 알려져 있다.

2-페녹시에탄올

일반적으로 화장품의 방부제로 많이 쓰이는 물질이다. 천연화장품에는 유해성 논란으로 이 물질을 쓰지 않는다. 페놀에서 만들어진다.

네오마이신, 폴리믹신B 황산염

백신에 들어있는 항생제이다.

MRC-5 세포

사람의 세포에서 추출한다. 다른 사람의 유전자가 포함되는 것이다. 다른 사람의 유전자가 포함되는 것은 자가면역질환의 원인으로 지목된다.

인간세포

수두백신, MMR백신, A형간염 백신은 죽은 태아의 세포를 배양해서 만든 배지에서 만들어지기 때문에 자가면역질환과 자폐증을 일으킨다고 주장되고 있다.

폴리소르베이트80

일반적으로 화장품에 유화제로 쓰이는 물질이다.

글루타알데히드

방부제로 사용되는 글루타알데히드는 한국 환경부 「아토피 유발 화학
물질 관리정책 수립」 최종보고서에서 '과민성 물질 46종'으로 분류되
어 있으며, 「유해화학물질관리법」에서 유독물(97-1-5)로 관리하는 물
질이다. 강력한 소독작용으로 소독 및 방부용으로 사용되며, 독성이
강한 편이어서 모든 점막을 자극하고 두통, 졸리움, 어지러움 등을 유
발한다. 장기간 노출되면 자극성 외에도 접촉성 피부염, 천식을 유발
할 수 있다.

황산암모늄

질소비료의 원료로서 가장 많이 사용되는 물질이다.

미국 정부의 보상대상 백신 부작용 목록

백신	병이나 장애 또는 상해 드러나지 않은 건강상태	처음 증상이 나타나는 기간이나 접종 후 중대하게 악화되는 시기
I. 파상풍 독소를 함유하고 있는 백신 (예 : DTaP, DTP, DT, Td, TT)	A. 과민증 혹은 과민성 쇼크	4시간
	B. 상완신경염	2~28일
	C. 급성 합병증 혹은 질병, 장애, 손상의 후유증(사망 포함) 혹은 위의 질병, 장애, 손상과 관련된 상태 혹은 규정된 기간 내에 발생한 상태	적용할 수 없음
II. 백일해 박테리아 전 세포, 추출되거나 백일해 박테리아 부분 세포, 혹은 특정 백일해 항원 (예: DTP, DTaP, P, DTP-Hib)	A. 과민증 혹은 과민성 쇼크	4시간
	B. 뇌장애 (혹은 뇌염)	72시간
	C. 급성 합병증 혹은 질병, 장애, 손상의 후유증(사망 포함) 혹은 위의 질병, 장애, 손상과 관련된 상태 혹은 규정된 기간 내에 발생한 상태	적용할 수 없음

III. 홍역, 볼거리, 풍진 백신 혹은 그 성분 (예: MMR, MR, M, R)	A. 과민증 혹은 과민성 쇼크	4시간
	B. 뇌장애(혹은 뇌염)	5~15일(5일미만, 15일이상은 아님)
	C. 급성 합병증 혹은 질병, 장애, 손상의 후유증(사망 포함) 혹은 위의 질병, 장애, 손상과 관련된 상태 혹은 규정된 기간 내에 발생한 상태	적용할 수 없음
IV. 풍진 바이러스를 포함하는 백신들 (예: MMR, MR, R)	A. 만성 관절염	7~42일
	B. 급성 합병증 혹은 질병, 장애, 손상의 후유증(사망 포함) 혹은 위의 질병, 장애, 손상과 관련된 상태 혹은 규정된 기간 내에 발생한 상태	적용할 수 없음
V. 홍역 바이러스를 포함하는 백신들 (예: MMR, MR ,R)	A. 혈소판 감소성 자반병	7~30일
	B. 면역결핍된 사람에 대한 백신균주 홍역 바이러스 감염	6개월
	C. 급성 합병증 혹은 질병, 장애, 손상의 후유증(사망 포함) 혹은 위의 질병, 장애, 손상과 관련된 상태 혹은 규정된 기간 내에 발생한 상태	적용할 수 없음
VI. 소아마비 생독소를 함유한 백신 (OPV)	A. 마비성 소아마비	
	−면역결핍이 없는 사람	30일
	−면역결핍된 사람	6개월
	−백신이 연관된 집단사례	적용할 수 없음
	B. 백신에 의한 소아마비 바이러스 감염	
	−면역결핍이 없는 사람	
	−면역결핍된 사람	30일
	−백신이 연관된 집단 사례	6개월
	C. 급성 합병증 혹은 질병, 장애, 손상의 후유증(사망 포함) 혹은 위의 질병, 장애, 손상과 관련된 상태 혹은 규정된 기간 내에 발생한 상태	적용할 수 없음
VII. 소아마비 사독소를 함유한 백신 (IPV)	A. 과민증 혹은 과민성 쇼크	4시간
	B. 급성 합병증 혹은 질병, 장애, 손상의 후유증(사망 포함) 혹은 위의 질병, 장애, 손상과 관련된 상태 혹은 규정된 기간 내에 발생한 상태	적용할 수 없음

VIII. B형간염 백신	A. 과민증 혹은 과민성 쇼크	4시간
	B. 급성 합병증 혹은 질병, 장애, 손상의 후유증(사망 포함) 혹은 위의 질병, 장애, 손상과 관련된 상태 혹은 규정된 기간 내에 발생한 상태	적용할 수 없음
IX. Hib 백신	어떤 조건도 기록되지 않음	적용할 수 없음
X. 수두 백신	어떤 조건도 기록되지 않음	적용할 수 없음
XI. 로타바이러스 백신	어떤 조건도 기록되지 않음	적용할 수 없음
XII. 폐렴구균 백신	어떤 조건도 기록되지 않음	적용할 수 없음
XIII. A형간염 백신	어떤 조건도 기록되지 않음	적용할 수 없음
XIV. 인플루엔자 백신	어떤 조건도 기록되지 않음	적용할 수 없음
XV. 수막구균 백신	어떤 조건도 기록되지 않음	적용할 수 없음
XVI. 인유두종 바이러스(HPV) 백신	어떤 조건도 기록되지 않음	적용할 수 없음
XVII. 질병관리본부 추천에 의해 보건복지부 장관이 발표한 새로운 권장 백신	어떤 조건도 기록되지 않음	적용할 수 없음

미국의 질병 사망률

많은 사람들이 현대의 전염병으로 인한 사망률 감소를 백신접종 덕분이라고만 생각한다. 하지만 이런 질병들은 백신접종이 보편화되기 이전에 감소해 있었다. 역사적 사실은 위생시설, 영양, 의료 때문에 이 병들이 없어졌다는 것을 보여준다.

〈그림〉미국 질병사망률

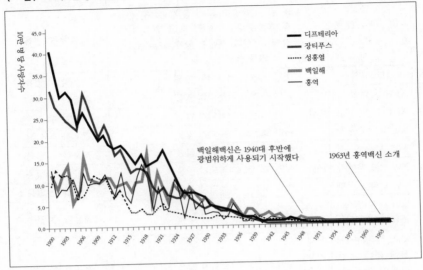

* 참고문헌
인구동태통계(1937, 1938, 1944, 1949, 1960, 1967, 1976, 1992); 『식민지시대
부터 1970년까지』; 2004년 보건복지부 발표 '보건'; 2003년 인구조사국 통계요약;
1950~2008년 백신으로 예방가능한 질병에 관한 사망보고

백신에 대해 자주 하는 질문

문 백신은 현대의학의 가장 큰 성과이다. 백신은 전염병으로부터 우리를 보호해오지 않았나?

답 좋아진 영양, 깨끗한 물, 현대적인 위생시설, 개인위생, 개선된 생활, 작업환경, 항생제 등이 공중보건에 핵심적이고 고마운 역할을 했다. 대부분 전염성 질병은 집단 백신접종이 시작되기도 전에 거의 사라졌다. 백신은 전염병을 줄이기도 했지만, 상해와 죽음을 일으키기도 했다. 백신 제품설명서에는 접종 후 발생할 수 있는 수많은 부작용과 사망에 대해 기록되어 있다. 정부는 백신 부작용과 사망을 보상하기 위한 특별 법원을 운영한다. 어떤 백신접종에 대한 결정이든 그것은 생사를 결정하는 것이며, 삶의 질에 영향을 미칠 수 있다. 그러므로 사전 정보제공 후 자유로운 동의는 필수적이다. 모든 개인은 자신과 자녀를 위해 접종 여부와 시기를 결정할 권리가 있어야 한다. 만약 백신이 진정으로 안전하고 효과적이라면 대부분 개인은 이것을 원할 것이다. 그러므로 의무화는 필요 없다.

📖 백신은 생명을 살린다. 백신은 개인과 사회에 엄청난 혜택을 주지 않는가?

📋 오늘날 미국 어린이들의 건강을 살펴보자. 6명중 1명은 학습장애를 가졌고, 9명 중 1명에게 천식이 있고, 12명 중 1명은 ADD가 있으며, 88명 중 1명은 자폐증이 있다. 미국은 세계에서 폴란드를 제외한 모든 산업국가 중 유아사망률에 있어 49번째이다(www.tinyurl.com/24s4d7, 1등이 유아사망률이 가장 낮은 나라이다-옮긴이). 백신이 전염병을 감소시켰다고 건강을 보장하는 것은 아니다. 우리 아이들에게 다양한 만성적, 신경적, 면역학적 질병과 장애가 놀라울 정도로 증가하고 있다. 백신이 이런 질병과 장애에 어떤 역할을 하는지는 총체적으로 연구되지 않았다. 하지만 몇몇 증거는 강력한 상관관계를 제시하고 있다.

📖 백신은 효과가 있다. 백신은 치명적인 질병으로부터 우리를 보호하지 않나?

📋 백신의 면역은 일시적이며 시간이 지남에 따라 떨어진다. 자연적인 실제 감염만이 평생 면역을 제공한다. 백신은 항체를 유지하기 위해 추가접종에 의지한다. 디프테리아, 파상풍, 백일해는 6회, 소아마비, Hib, 폐구균은 4회, B형간염, 로타바이러스, A형간염은 3회를 접종받는 이유이다. 과학자들은 처음에는 백신이 평생 면역

을 줄 것이라고 생각했다. 백신접종을 받은 사람들에게 질병이 발생하자 추가접종은 일상적인 것이 됐다. 심지어 인구의 98%이상이 특정 질병에 '완벽하게 백신접종'을 받은 지역사회(소위 집단면역이라 불리는 상태)에서도 질병은 발생한다(www.tinyurl.com/d5l8vm, www.tinyurl.com/27sexxd).

문 백신 부작용은 매우 드물다. 어쩔 수 없는 부작용과 죽음은 공동체 구성원으로서 받아들여야 하는 것 아닌가?

답 모든 인간은 개인의 생명, 자유, 안전보장을 받을 자격이 있다. 기본적인 인권이 보호되는 사회는 연령이나 유전성향에 근거하여 차별하지 않는다. 또한 진짜 위급한 공중보건 상태도 아니고 평화로운 상태에서 상해와 죽음을 유발하는 강제적 의료는 하지 않는다. 의사들은 종종 부작용을 무시하고 그것을 보고하지 않는다. 왜냐하면 부작용 보고시스템이 자발적이기 때문이다.

부작용을 보고하지 않아도 처벌은 없다. 1~10%의 부작용만 보고된다고 평가되고 있다. 보고된 부작용도 원인을 조사하지 않는다. 백신 부작용에 대한 연구는 거의 이뤄지지 않는다. 대부분 의사들은 부작용에 대해 교육받은 적이 없으며, 부작용이 일어나도 어떻게 환자를 도울지 모른다. 의사는 법적으로 백신 부작용에 대해 어떤 책임도 지지 않는다. 백신이 일으키는 상해와 죽음에 대한 메커니즘과 특성에 대해 우리가 알고 있는 것은 별로 없다. 이것은 완전히 접종한 사람들과 접종하지 않은 사람들에 대한 장기적인 건강상태를 비교한 연구가 없는 것도 이유 중 하나이다.

문 백신은 과학적으로 완전하다. 백신은 최고의 안전과 어린이와 사회의 최대의 이득을 위해 독립적인 정부 과학자들이 잘 연구하지 않았나?

답 모든 처방약과 마찬가지로 백신은 법적으로 '불가피하게 불안전'하다. 의사들은 이 '불가피하게 불안전'한 약품을 상세한 정보제공 후 동의도 없이 15개월이 되기 전에 30회 이상 투여한다. 그럼에도 불구하고 질병관리본부는 "백신은 가장 높은 수준의 안전성을 가진다."고 말한다(www.tinyurl com/2dwf8x9).

진실은 백신이 별로 연구되지 않았다는 것이다. 완전히 접종한 사람들과 비접종 사람들에 대한 장기적 건강상태 연구는 한 번도 행해지지 않았다. 백신접종이 누적되는 것에 대한 연구도 없었다. 백신은 개별적으로 실험되고, 백신업체가 자체적으로 단기간에 실험한다. 이마저도 모든 법률책임으로부터 보호된다. 백신접종 권장과 의무를 결정하는 의사결정자들은 심각한 이해관계를 가지고 있다. 이들 중에는 백신특허를 소유한 사람도 있다. 2007년 질병관리본부 외부 과학자문가 대부분이 이해관계 규칙을 잠재적으로 위반한 것으로 드러났다(www.tinyurl.com/24u4jen).

문 부작용은 경미하다. 부작용이 있더라도 주사 부위가 아프거나 미열이 있는 정도이지 않나?

답 모든 백신은 상해나 사망을 유발할 수 있다. 법적으로 백신은 '불가피하게 불안전'한 제품이다. 이것이 의회가 백신상해 보상법원을 만든 이유이다. 의회가 몇몇 사람들에게 백신이 상해나 죽음을 유발한다는 것을 인지했던 것이다. 위험에서 보호하기 위해 위험

요소와 메커니즘이 조사될 수 있지만, 그런 것들은 현재 없다.

버너딘 힐리 전 국립보건원장같이 누가 백신 부작용에 위험한가를 연구하라고 요구하는 선구적인 목소리도 있다(www.tinyurl.com/59wns7). 이런 상황에도 불구하고 미국의 50개 주는 보육과 학교입학을 위해 가족력이나 아이 몸무게 등을 무시하고 획일화된 의무 백신접종을 요구하고 있다.

문 모든 주요 연구가 백신과 자폐증 사이에 관계가 없다고 결론 내리지 않았나? 이 책은 너무 편파적이지 않은가?

답 1995년 5월 31일, 소아백신 자문위원회와 국가백신 자문위원회의 백신 안전성에 대한 분과위원회에서 질병관리본부 로버트 첸 백신 안전 개발국장은 다음과 같이 말했다.

"백신 안전성 연구를 위한 예산은 연간 2백만 달러보다 적다. 이것으로는 백신 부작용 보고시스템을 운영할 정도밖에 되지 않는다." 2008년에 백신발명가이자 전 소아과학회장인 루이스 쿠퍼는 백신 안전을 연구하는 과학예산이 백신 구매, 홍보, 유통에 들어가는 비용의 0.5%인 2천만 달러밖에 되지 않는다고 인정했다(www.pediatrics.org/cgi/content/full/122/1/149). 20년 동안 엄청나게 증가한 자폐증을 생각한다면 이것은 특별하게 중요하다. 1990년대 초에 1만 명 중 4~5명이던 자폐환자가 지금은 88명 당 1명이다. 정부연구는 피해의 인과관계를 부정하기 위해 행해지므로 결함과 한계가 많다(www.fourteenstudies.org).

여러 엄격한 연구가 백신과 발달장애, 만성질환 사이의 연관성을 발견했다. 예를 들어, 스토니브룩 대학의 B형간염 백신과 발달장애 연구(www.tinyurl.com/2ejdrd8)와 DTP 백신의 지연접종이 어린이 천식을 감소시킨다는 캐나다 매니토바 대학 연구(www.tinyurl.com/2edrl7c)가 있다. 퇴행성 자폐증에 대한 연구도 있다. 2004년 의학회 보고서는 백신이 자폐증을 일으키기 쉬운 집단이 존재할 가능성을 부정하지 않았다. 2009년 후반에 자폐증의 정부 대변인인 토마스 인셀은 현실적인 자폐증 유행이 부분적으로 환경적 원인이 있을 것이라고 인정했다.

🗨 티메로살은 명백한 증거가 아니다. 백신은 자폐증을 일으키지 않는다. 수은 방부제인 티메로살을 모든 소아 백신에서 제거했는데도 왜 자폐증은 계속 늘어나는가?

🗨 혼재된 원인을 고려하지 않아서 그렇다. 잠재적으로 고려해야할 주요 원인이 동시에 일어났다는 이야기이다. 예를 들어 소아 백신에서 티메로살 양이 줄어든 동시에, 백신의 수가 늘었고, 알루미늄 등의 다른 신경 독성물질도 늘었다. 장기적인 비교대조연구를 하기 위한 자금이 투여되기 전에는 백신으로 인해 자폐증이 극적으로 증가했는지 여부를 규명하는 것은 불가능하다.

그리고 티메로살도 아직 몇몇 소아 백신에 남아있다. 독감 백신은 모든 어린이에게 권장된다. 임신부와 소아 정기접종을 포함한 대부분 독감 백신에는 10~25μg이나 약 10,000~25,000ppb의 티메로살을 함유하고 있다. 티메로살은 거의 50%가 에틸수은이고 (www.tinyurl.com/y7pdm5m), 많은 백신 제조공정에서 계속 사용되고 있다. 여과 후에도, 백신은 여전히 0.5μg이나 2,000ppb 정도의 티메로살이 남아있다. 200ppb는 환경보호국 기준 유해폐기물로 분류되고, 2ppb는 안전한 식수의 허용치이다(www.tinyurl.com/y2zfe58).

수은은 지구상에서 신경독성이 가장 큰 비방사성 물질이다. 수은은 처방전 없이 살 수 있는 의약품에서 제거됐으며, 동물 백신에서도 제거됐다. 수은은 나이가 어떻든, 양이 어느 정도든 주입되어서는 안 된다.

문 소아과 의사는 지식이 풍부하다. 소아과 의사들은 백신의 위험과 이득에 대해 교육을 잘 받았다. 특정 어린이에게는 접종하지 말아야 한다고 말해주지 않을까?

답 백신을 연속해서 접종하는 것에 대한 연구는 없기 때문에 백신접종 일정에 대한 복잡한 영향은 알 수 없다. 소아과 의사와 가정의학과 의사는 발생가능한 부작용에 대한 교육을 거의 받지 않는다. 일반적으로 그들이 아는 백신정보는 질병관리본부 일정, 접종법, 모든 백신을 맞게 하는 방법, 접종을 놓친 아이들의 따라잡기 접종법 등과 같이 제한적이다.

보건당국은 '과도하게 많은' 의료적 면제서류를 작성하는 의사들에게 압력을 넣는다. 대부분 의사들은 부모와 백신접종 결정을 협의하지 않으며, 부모 권리와 법적 면제에 대한 정보를 거의 제공하지 않는다. 심지어 소아과학회는 회원들에게 백신접종 일정에 따라 접종할 생각이 없는 부모를 고발하는 것을 지원한다(www.tinyurl.com/4mdze2).

문 공중보건은 개인의 선택보다 우선이다. 당신과 당신의 자녀가 접종하지 않으면, 다른 사람을 위험에 처하게 하는 것이 아닌가?

답 만약 백신접종을 받았고, 백신이 효과가 있다면 다른 사람이 백신을 접종했든 안 했든 보호 받을 것이다.

최근에 생백신을 접종한 사람들이 접종했어도 항체가 떨어진 사람과 비접종 사람들에게 병을 옮기고 있다. 어떤 사람들은 나이나 건강상태 때문에 백신접종을 할 수 없다. 백신 제품설명서는 생백신이 사람 간의 가까운 접촉에 의해 병을 옮긴다는 것을 부정하지 않는다(www.tinyurl.com/24ldtn).

진짜 공중보건의 응급상황이 아닌데도 다른 사람을 보호하기 위해 백신접종을 하라는 도덕과 건강한 사람에게 상해를 입히고 사망을 유발할 수 있는 의료를 강제하는 도덕은 주의 깊게 저울질되어야 한다.

문 의무 백신접종은 법이다. 백신접종법은 헌법적이고, 공공 이익을 위한 것이 아닌가?

답 1905년 대법원 제이콥슨 소송 판례는 공중보건 비상사태 동안 주에서 접종 명령을 할 수 있다는 선례를 만들었다. 100년 전에 치명적인 천연두 발생에 근거한 이 결정은 사전 정보제공 후 자유로운 동의, 의료 자주성 원칙과 20세기에 많은 과학발전이 있기 전의 일이다. 1905년 천연두 발생 때의 의무 백신접종과 오늘날 현실은 근본적으로 다르다.

1905년에 천연두가 유행했고, 이 단일 백신이 의무화됐고, 제이콥슨은 이를 따르지 않았다. 그는 벌금을 물었다. 그는 백신접종을 하지 않았다고 고용을 거부당하지 않았고, 아이가 입학이 거절되지도 않았다. 그와 아이에게 이종 단백질과 신경독성 화학물질을 포함한 16가지 백신을 70회 접종하라고 강요당하지도 않았다.

심지어 의무 백신접종을 지지한 제이콥슨 판결에서조차 이 규칙이 '독단적이고 억압적이며, 더할 나위 없이 잔인하고 비인간적인' 위험성이 있다고 언급되어 있다. 제이콥슨은 모든 주의 의무접종에서 의학적 면제를 받았다. 위급상황이 아닌 현재의 의무 백신접종은 부적절한 과학과 의문이 제기되는 헌법적 기반에 의지하고 있다.

문 의회는 1986년 국가 백신공급을 보호하기 위해 의사와 백신업체의 책임을 면제했다. 책임 면제는 정당하다. 백신공급을 보호하기 위해 의사와 백신업체의 책임을 면제해야하는 것 아닌가?

답 1986년 의회는 의사와 백신산업에게 백신 상해와 사망에 대한 법적 책임을 면제했다. 이는 백신 피해를 받은 사람들이 백신업체나 접종한 의사를 고소할 수 없다는 것을 의미한다. 2011년, 대법원은 브루스위츠 대 와이어스 소송에서 백신상해 가족이 민사법원의 배심원 앞에서 결함이 있는 제품설계에 대한 소송을 제기할 권리가 없다고 판단했다.

소토 메이어 대법관은 반대의견에서 백신업체가 진보된 과학기술을 사용했다는 것에 대해 정부기관도, 배심원도 어느 누구도 규제하지 않는 규제진공을 만들어냈다고 말했다. 이미 큰 이익을 내고 있는 기업입장에서는 제품설계를 개선하기 위한 동기가 전혀 없다. 무조건 덮어주는 책임면제와 사전 정보제공 후 자유로운 동의의 부재는 소아기 의무 백신접종을 거대하게 증가시켰다. 책임 있는 대중 백신접종 프로그램은 안전에 관한 엄격하고 공정한 과학, 사전 정보제공 후 자유로운 개인의 동의, 기업의 책임이 필수적이다. 현재의 소아 백신접종 프로그램에 대한 진정한 선택과 진정한 책임을 위해 우리는 반드시 법을 바꿔야 한다.

문 학교는 울타리다. 학교가 아이들의 백신접종 상태를 감독하는 것은 합리적이다. 학교가 백신접종을 요구하는 것은 당연한 것 아닌가?

답 교육은 아이들의 기본권이며 부모의 의무이다. 교육 받을 권리가 백신접종 여부에 따라 달라져서는 안 된다. 학교를 백신접종 순찰대로 변화시키려는 것은 매우 어리석은 일이다. 전염병이 발생하면 백신을 맞지 않은 아이는 집에 있으면 된다. 이것이 학교에 가는 보편적 권리를 제한하지 않는 방법이다.

문 백신의 혜택은 무제한이다. 백신으로 정복할 수 있는 질병은 무한하다. 과학자들은 암과 HIV 백신을 만들고 있다. 이것은 맞아야되지 않나?

답 모든 의료와 마찬가지로 백신접종도 사전 정보제공 후 자유로운 동의라는 권리가 있어야 한다. 위험과 이득이 완벽하게 공개되어야 하고, 모든 백신은 사용 전에 안전과 효과에 대한 엄격한 연구가 되어야 한다. 다양한 가족력, 병력, 다양한 위험평가, 병에 대한 민감성 등을 고려하면 모든 사람들이 위험과 이득이 동일할 수는 없다. 선택은 정부나 과학자가 아닌 개인이 해야 한다.

문　백신은 다다익선이다. 독감, B형간염, HPV 백신과 같은 비교적 새로운 의무 백신은 치명적 질병으로부터 우리를 보호하니까 맞아야 하는 것 아닌가?

답　의무 백신접종이 법적 정당성을 가지려면 엄청나게 감염성이 높은 질병이 유행하거나 진짜 공중보건의 응급상황에서 사람들을 보호하기 위한 것이어야 한다. 대법원의 1905년 판결은 천연두가 유행하는 동안의 선례이다. 오늘날 시민들은 주에 따라 의료, 종교, 철학적 이유로 백신접종을 면제받을 권리가 있다. 백신접종 의무범위는 공중보건 응급상황에 비례해야 한다. 예를 들어 B형간염은 미국에서 유행하지도 않는데, 성관계로 감염되는 질병의 백신을 아기들과 아이들에게 의무화하는 것이 '더 나은 가치'를 위한 일인가? 백신접종이 많아진다고 무조건 더 좋아지는 것은 아니다. 정부는 기본적인 인권을 존중해야 한다.

【 맺는 글 】

말이 아니라 행동으로 나서자

단도직입적으로 말하고 싶습니다. 미국에서 백신접종 선택권은 너무 위태롭습니다. 이건 그냥 말이 아니라 이미 현실입니다. 지금 소아과학회와 그 대변인들은 철학적이고 종교적인 면제 권한의 폐지를 추진하고 있습니다. 그들 뒤에는 제약산업과 보건당국, 정부, 언론 등의 힘있는 세력들이 뒷받침하고 있습니다.

주 정부들은 하나둘씩 강제적 백신접종에서 부모권한을 약화시키는 법률제정을 하고 있습니다. 2011년 5월, 워싱턴 주지사인 크리스 그레고어는 ESB5005법에 서명했습니다. 이 법은 부모가 보건의료인의 서명 없이 강제적인 백신접종에 대해 비의학적인 면제를 받지 못하게 합니다. 2011년 10월, 캘리포니아 주지사인 제리 브라운은 AB499법에 서명했습니다. 이 법은 B형간염과 인유두종 바이러스 같은 성관련 질환에 대한 백신을 부모에게 통고도 없이 12살 아이들에게 아이들의 '허락'만으로 접종할 수 있게 합니다.

우리는 위기에 놓여 있습니다. 더 많은 백신이 연방정부 권장백신에 추가될 것입니다. 어린이집, 학교, 회사에 취직하기 위해 더 많은 강제

접종이 시행되고, 출시 전에 안전성이 증명되지 않은 백신은 더 늘어날 것이며, 부작용을 부정하는 업계와 정부의 노력은 더 강해질 것이고, 신종플루에서 겪은 것과 같이 감염성 질환에 대한 공포마케팅은 더 심해질 것이며, 백신접종 선택권을 약화시키고 없애려는 극악한 압력은 세질 겁니다.

그에 따라 백신이 일으킨 피해와 죽음은 더 많아질 겁니다. 이런 경향은 강제적 백신접종이 시작된 이후 계속 강화되고 있고, 특히 1990년대 이후 가속화되고 있습니다. 우리가 흐름을 바꾸지 않는다면, 이런 예상은 현실이 될 겁니다.

여러분이 백신접종 선택에 관한 개인의 권리에 관심이 있다면 할 일이 많습니다. 개인인권센터는 '백신접종 선택에 관한 시카고 원칙(부록 1)'이라는 탄원운동을 하고 있습니다. 이 탄원서에는 이 책에서 이야기했던 5가지 기본 원칙을 제시하고 있습니다.

(1) 백신접종 선택에 관한 인권
(2) 접종 여부에 따른 차별금지
(3) 백신접종 위험성의 완전한 공개
(4) 국가 백신정책에 있어 안전제일주의 원칙
(5) 국가 백신정책에 존재하는 유착관계에 대한 무관용 원칙

또한, 개인인권센터는 아래를 즉각적으로 요구하고 있습니다.

(1) 모든 주에서 백신접종에 대한 철학적인 면제
(2) 국가 백신프로그램에 대한 의회의 감독과 청문회

(3) 백신접종 집단과 비접종 집단 사이의 장기간에 걸친 건강상태 연구

(4) 백신 제조업자와 의료인에 대한 불법행위 처벌 면제를 규정한 1986년 백신법 수정

(5) 현재 시행되는 방식의 백신 부작용 보상프로그램 중지

이와 같은 문제에 관심이 있다면 지금 할 수 있는 일은 다음과 같습니다.

1. 입장을 확실히 하자

백신접종 선택에 관한 시카고 원칙과 미국 내에서 요구되는 즉각적 행동을 읽어 보세요. 이 문서는 〈부록1〉에 있습니다.

2. 정보와 함께 하자

개인권리와 백신접종 선택에 관한 뉴스 업데이트를 위해 개인인권센터 메일링 리스트 가입을 권합니다.

3. 손을 내밀자

이 책에 관해 친구와 이야기해 봅시다. 소아과 의사와 국회의원, 동료에게 복사본을 줄 수도 있습니다. 이 책을 윤리학, 법학, 철학, 과학사, 공중보건 등 독서목록으로 추천할 수도 있습니다. 개인적 모임에서 토론을 해볼 수 있습니다. 개인인권센터에 연락하여 저자들 중 한 명이 본인의 교회, 대학, 지원단체, 학부모단체, 교사단체 등에서 강의할 수 있도록 협의할 수도 있습니다.

4. 나누자

가진 것을 나눌 수 있습니다. 백신접종 선택의 필요성에 대한 대중의 각성을 위해 자발적인 참여가 필요합니다. 재정적인 기부일 수도 있고, 시간일 수도 있습니다. 부모들 대다수는 백신접종 선택을 지지합니다. 단지 우리는 우리가 다수라는 사실을 알지 못할 뿐입니다. www.centerforpersonalrights.org에서 더 많은 것을 볼 수 있습니다. 백신접종 선택권이라는 인권보호를 위해 행동하는 개인인권센터에 가입해서, 이런 생각을 빠른 시일 안에 우리의 현실로 만들어 갑시다.

【 감사의 글 】

아무런 보상 없이 그들의 이야기와 글이라는 선물을 개인인권센터에 맡긴 저자들의 아름다운 아량에 감동했습니다. 스카이홀스 출판사의 토니 라이온즈(Tony Lyons)가 없었다면 이 책은 존재하지 않았을 겁니다. 우리는 작은 소책자를 직접 만들기 위해 도움을 요청했는데, 출판 제안을 해줘서 너무 기뻤고 더 많은 영감을 불러 일으켰습니다. 전문성, 시간, 자료를 개인인권센터의 사명을 위해 기부해주신 많은 분들께 감사의 말씀을 전합니다.

다음 분들에게는 특별한 감사를 전하고 싶습니다.

Ed and Teri Arranga, Miranda Bailey, Twila Brase, Maureen Drummond, Claire Dwoskin, Laura&Rick Hayes, Jennifer VanDerHorst-Larson & David Larson, Barbara Mullarkey, Barry&Dolly Segal, F. Edward Yazbak(MD, FAAP)

다음 분들과 단체의 다양한 지원과 기여에 감사를 전합니다.

Laraine Abbey-Katzev(RN), Stacy Senior Allan, Casey Alls, Jo Antonetti, Conne Bard, Kevin Barry(Esq.), Melody Benbow, Chris Birt, Christina Blakey, Victoria Bloch, Jessica Burckhard(DC), Karen Burns, Sandy Caldwell, Hugh Califf, Amy Carson, Gayle Casas, Theresa Cedillo, Laura Cellini, Angela Chiu, Sue Collins, Chris Conley, Teresa Conrick, Joni Cox, Mary Coyle(DI, Hom) Hilary Downing, Jacqueline Dulin, Rebecca Estepp, Malika Felix, Megan Fennelly, Jim Fick(OD), Amy Galarowicz, Kristin Selby Gonzales, Sandy Gottstein, Marian Greene, Ronald Habakus, Janelle Hall, Brian&Carla Hasenkamp, Mary Hirzel, James F. Holland(MD, ScD(hc)), Jimmie Holland(MD), Therese Holliday, Greta Huizenga, Diane Hunter, Laurette Janak, Steve Janak, Max Kane, Jennifer Keefe(Esq.), Penney Kersten, Abdulkadir Khalif, Carly Krakow, Kitty Kurth, Lori Lee(ND, CTN), Sandy Lee(MD), Janelle Lewis, Christina Liberatore, Curt & Kim Linderman, Claudine Liss(Esq.), Sandra Liu, Manette Loudon, Dawn Loughborough, Alison MacNeil, Bobbie Manning, Jennifer Margulies, Karen McDonough, Angela Medlin, Maurine Meleck, Tiffany Montanti, Erik Nanstiel, Mia Nitchun, Gary Nul(PhD), Julie Obradovic, Tetyana Obukhanych(PhD), Peggy O' Mara, Michael D. Ostrolenk, Larry Palevsky(MD, FAAP), Alan Phillips(Esq.), Sylvia Pimentel, Kathryne Pirtle, Rebekah Pizana, Nancy Potts, Lisa Purdon, Heidi Roger, Robert Schecter, Kim Scheutte, Harry & Gina Tembenis, Wade Rankin(Esq.), Sym Rankin(RN), Jeanna Reed, Laura Rowley, Lisa Rudley, Lisa Rupe, Linda Smeltzer, Karen Steinberg, M. Kelly Sutton(MD), Eva Vanamee(PhD), Carlos & Branca Veloso, Heather Walker, Angela Warnerm, Tim Welch, Focus Autism, Inc., Holistic Moms Network, New Jersey Coalition for Vaccination Choice, ParentalRights.org, Weston A. Price Foundation

【 참고문헌 】

1장. 백신접종 선택권

1. 백신접종 선택은 기본 인권이다

1. 유엔헌장의 서문은 다음과 같다. "우리는 국제연합의 시민들로서, 개인의 존엄과 가치에 대한, 남성과 여성의 동등한 권리에 대한 믿음 속에서 기본적인 인권에 대한 믿음을 재확인하고자 한다." www.un.org/en/documents/charter/index.shtml.

2. 세계인권선언 서문 www.un.org/en/documents/udhr/index.shtml 한글판 udhr60.humanrights.go.kr.

3. 뉘른베르크 강령은 첫 번째 규칙으로 "인간 피실험자의 자발적인 동의는 절대적으로 필수적이다."라고 언급하고 있다. www.hhs.gov/ohrp/irb/irb_appendices.htm#j5.

4. 유럽의회의 1997년 유럽생명윤리협약 5조는 다음과 같이 서술한다. "건강분야의 개입은 오직 관련된 사람이 사전에 정보를 제공받은 후, 자유롭게 동의한 후에 행해질 수 있다."
   유네스코의 2005년도 생명윤리와 인권보편선언 6조는 다음과 같이 서술한다. "예방, 진단, 치료를 위한 어떤 의학적 개입이라도 관련된 개인이 적절한 정보를 바탕으로, 사전에 정보를 제공받고 자유롭게 동의해야 행해질 수 있다." 유럽생명윤리협약 5조 http://conventions.coe.int/Treaty/en/Treaties/Html/164.htm. 유네스코 생명윤리와 인권보편선언 6조 www.unesco.org/new/en/social-and-humansciences/themes/bioethics/bioethics-and-human rights.

5. 1986년 소아백신 상해법을 보면 "백신은 적절히 준비되고 적절한 절차와 주의에 따라 접종되었더라도 불가피하게 상해와 사망을 일으킬 수 있다."고 설명되어 있다. 법 조항에 쓰인 '불가피하다'는 표현은 '현재의 인간의 지식상태로는 도저히 안전하게 만들 수 없는 제품'에 적용되는 법률용어이다. 42 U.S.C. 300aa-22(b)(1)., Restatement(Second) of Torts Section 402A, comment k(1965).

6. 연방법은 특정 백신접종이 행해지기 전에 백신정보서가 먼저 배포되어야 한다고 규정한다. 백신정보서(VISs)는 질병관리본부에서 제작한 정보 문서이다. 질병관리본부 홈페이지 참조. www.cdc.gov/vaccines/pubs/vis/default.htm.

7. 1986년 소아백신 상해법을 보면 백신 제조업자들이 '백신이 적절히 준비되고

적절한 지시와 경고를 했는데도 불가피한 부작용으로 인해 상해나 사망이 발생했을 경우' 제조물 책임에서 자유롭다고 되어 있다. 42 U.S.C. 300aa–22(b)(1).

8. Jacobson v. Massachusetts, 197 U.S. 11 (1905).

9. 마틴 루터 킹의 녹음은 www.entertonement.com/clips/cbrtmmrrvb?Arc–of–the–moraluniverseMartin–Luther–King–Jr–MLK–Civil–Rights–How–long–. 시오도어 파커가 인용한 글의 기원을 알고 싶다면 National public Radio 웹사이트를 참고. www.npr.org/templates/story/story.php?storyId=129609461.

10. 의무적인 백신접종에 대한 법적 문제인 제이콥슨 판례와 1986년 소아백신 상해법에 대한 더 자세한 설명은 Mary Holland의 Reconsidering Compusory Childhood Vaccination 참조. http://papers.ssrn.com/sol3/papers.cfm?abstract_id=1677565.

2. 생명윤리와 의학에 관한 국제 인권 기준

1. 나이지리아에서 100명의 아이들을 대상으로 한 트로바플록사신 임상시험은 많은 희생자를 낳았는데, 5명의 아이가 죽고 많은 아이들이 심각한 상해를 입었다. 생존자들은 이 임상시험을 은밀하게 진행한 화이자에게 소송을 걸었다. 이들은 화이자를 위해 일하는 의사들이 실험 전에 동의를 구하지 않았기 때문에 국제관례법을 위반했다고 주장했다. 미국 연방항소심은 동의가 없는 의학실험을 금지하는 구속력 있는 국제 관례법을 인정하는 이정표가 되는 결정을 했다. 재판당사자들은 결국 합의했다. Abdullahi v. Pfizer, Inc. 562 F. 3d 163 (2009).

2. 뉘른베르크 전범 재판기록, Vol. I and II, Medical Case, U.S. Government Printing Office(1949) at the National Insititutes of Health website, http://ohsr.od.nih. gov/guidelines/nuremberg.html.

3. 유엔 총회 217A (III), U.N. Doc A/810 at 71 (1948), www.un.org/en/documents/udhr/.

4. 위의 글 5조.

5. G.A. res. 2200A(XXI), Dec. 16, 1966, 993 U.N.T.S.3 at the United Nations website, http://treaties.un.org/doc/Publication/UNTS/Volume%20999/volume–999–I–14668–English.pdf.

6. Jonathan Todres, "개발도상국에서의 임상시험 피시험자들이 의사 연구자들을 인권 위반으로 고소할 수 있는가? Can Research Subjects of Clinical Trials in Developing Countries Sue Physician Investigators for Human Rights

Violations?" 16 N.Y.L. SCH. J. HUM. RTS. 737, 745 (2000).

7. Convention on Human Rights and Biomedicine, Apr.4, 1997, 2137 U.N.T.S. 171 유럽의회 웹사이트 http://conventions. coe.int/Treaty/en/Treaties /Html/164.htm.

8. 『생명윤리협약 해설서』 34절, http://conventions. coe.int/Treaty/en/Reports/ Html/164.htm.

9. 위의 책

10. 유네스코 웹사이트, http://portal.unesco.org/en/ev.php—URL_ID=31058& URL _DO= DO_TOPIC&URL_SECTION=201.html.

11. 위의 글, 3조.

3. 인권 원칙

1. Jonathan Mann et al, 『보건과 인권 Health and Human Rights』 A Reader, New York: Routledge, 1999, 3.

2. 위의 책 9.

3. 위의 책 47–48.

4. 1945년 6월 26일에 서명된 유엔헌장 전문, www.un.org/en/documents/charter/ preambleshtml.

5. Jacobson v. Massachusetts, 197 U.S. 11 (1905), 31.

6. 위의 글 28.

7. "연방자문위원회법: 이해관계와 백신 개발–보존 과정의 진실성FACA: Conflicts of Interest and Vaccine Development—Preserving the Integrity of the Process." 하원 정부개혁위원회 청문회, 2000년 6월 15일, 106기 의회 두 번째 회기, http:// frwebgate.access.gpo.gov/cgi–bin/getdoccgi?dbname=106_house_ hearings& docid=f:73042.wais.

8. Mary Holland, "강제적 아동기 백신접종의 재검토 Reconsidering Compulsory Childhood Vaccination." http://papers.ssrn.com/sol3/papers.cfm?abstract_id= 1677565.

9. Bernard Guyer et al., "인구동태통계 연간 요약: 20세기 미국의 보건동향 Annual Summary of Vital Statistics: Trends in Health of Americans During the 20th Century." Pediatrics, 106 (2000):1315, www.pediatrics.org/cgi/content/full/106/ 6/1307.

10. 위의 보고서.

11. Takis Panagiotopoulos et al., "그리스에서의 풍진 백신접종 후 선천적 풍진 발생률 증가: 회고 조사와 체계적 문헌고찰 Increase in congenital rubella occurrence after immunization in Greece: retrospective survey and systematic review," BMJ(1999), December 4, 319(7223):1462–1467, www.ncbi.nlm.nih.gov/pmc/articles/PMC28289/?tool=pubmed.

12. "학교 요구 백신접종의 면제 Exemption from School Immunization Requirements," 2010년 6월 주 의회 의원연맹 목록, www.ncsl.org/IssuesResearch/Health/SchoolImmunizationExemptionLaws/tabid/14376/Default.aspx.

13. James Colgrove, 『국가면역: 20세기 미국 백신접종의 정치학 State of Immunity: The Politics of Vaccination in Twentieth-Century America』 Berkeley: University of California Press, 2006, 158.

14. 위의 책.

15. 위의 책 81.

16. 위의 책 113.

17. 위의 책 158.

18. Benjamin M. Nkowane et al., "백신접종한 학생들에서의 홍역 유행: 유행병학, 전염경로, 백신실패의 역할 Mealses Outbreak in a Vaccinated School Population: Epidemiology, Chains of Transmission and the Role of Vaccine Failures," American Journal of Public Health, 1987 April; 77(4): 434–438, www.ncbi.nlm.nih.gov/pmc/articles/PMC1646939/; TL Gustafson et al., "완벽하게 백신접종한 중학생의 홍역 유행 Measles outbreak in a fully immunized secondary-school population," New England Journal of Medicine, 1987 March 26, 316(13):771–4, www.ncbi.nlm.nih.gov/pubmed/3821823; HJ Brockoff et al., "높은 수준으로 백신접종된 네덜란드 학생들 사이의 볼거리 유행 Mumps Outbreak in a Highly Vaccinated Student Population, The Netherlands, 2004," Vaccine, 2010 April 9, 8(17):2932–6, E-pub 2010 Feb 25, www.ncbi.nlm.nih.gov/pubmed/20188683; BD Tugwell et al., "높은 수준으로 백신접종된 학교에서의 수두 유행 Chickenpox outbreak in a highly vaccinated school population," Pediatrics, 2004 March, 113(3 Pt1):455–9, www.ncbi.nlm.nih.gov/pubmed/14993534.

19. "질병관리본부: 대부분 미국 학생들은 권장된 백신을 접종한다." Pediatric Supersite, 2010년 9월 16일, www.pediatricsupersite.com/view.aspx?rid=70382.

20. GM Lee et al., "청소년과 성인의 백일해: 백신을 접종해야 하는가? Pertussis in adolesents and adults: should we vaccinate?" Pediatrics, 2005 June, 115(6):

1675-84, www.ncbi.nlm.nih.gov/pubmed/15930232; "뉴저지에서 백일해 증가하는 중 Whooping cough on the rise in New Jersy," The Record, July 6, 2012, http://www.northjersey.com/news/Whooping_cough_on_the_rise_in_North_Jersey.html.

21. "백일해에 대해서 알아야 하는 것" 질병관리본부, www.cdc.gov/features/pertussis/.

4. 헌법과 적법 절차

1. 백신상해 보상법원, www.hrsa.gov/vaccinecompensation/statistics_report.htm.

2. 생물학제제 평가연구센터(CBER)는 보건복지부 산하 식품의약국 내에 있는 센터이다.

3. Joseph Edward Smadel은 내과의사, 바이러스 학자이다. 임상의학 연구에 대한 앨버트 래스커상의 첫 번째 수상자였다. 1950년대에 스매델의 지휘아래 월터 리드 육군 연구소는 감염성 질환 연구에 관한 최고 연구소로 자리 잡았다. http://en.wikipedia.org/wiki/Joseph_Edward_Smadel.

4. 2002년 1월 23일 미국 캘리포니아 상원 보건복지위원회에서의 발언. www.whale.to/vaccines/fisher.html.

5. 1999년 8월 3일, 미국 의회 정부개혁위원회에서의 증언. "백신: 공공안전과 개인의 선택 사이의 균형 찾기 Vaccines: Finding a Balance Between Public Safety and Personal Choice." www.whale.to/vaccines/fisher.html.

6. www.exemptmychild.com/media//DIR_16101/Arkansas$20Vaccine$20Exemption$20Laws.pdf section d(4).

7. 미국의 모든 주는 특정 백신에 대한 의무접종을 법으로 정하고 있다. 면제규정은 주마다 다양하지만, 모든 학교 백신접종법은 의학적 면제를 허용한다. 미시시피와 웨스트버지니아를 제외한 모든 주들은 백신접종에 반대하는 종교 신념이 있는 사람들에게 종교적 면제를 허용한다. 20개 주에서는 개인적 신념, 도덕적 신념, 다른 신념을 이유로 백신접종에 반대하는 사람들에게 철학적 면제를 허락한다. 주 의회 의원연맹의 2010년 6월 표 〈학교 백신접종 요구로부터 면제되는 사람들〉에는 각 주의 면제규정이 나타나 있다. www.ncsl.org/IssuesResearch/Health/SchoolImmunizationExemptionLaws/tabid/14376/Default.aspx.

8. Furman v. Georgia, 408 U.S. 238 (1972).

9. 발병률이 높고, 백신의 효과가 아주 잘 증명된 상태라면, 특정 백신을 의무화

할 수도 있을 것이지만, 이런 일은 별로 없다.

10. Cruzan v. Dir., Mo. Dep't of Health, 497 U.S. 261, 278 (1990).

11. Parham v. J.R., 422 U.S. 584, 602; Troxel v. Granville, 530 U.S. 57 (2000).

12. 예를 들어 마요클리닉이 제출한 의료기록에 따르면, 델라로사는 뇌염, 췌장염, 볼거리뿐 아니라, IQ가 115에서 77로 감퇴하고, 치매와 흥분, 공격적인 행동, 의학적으로 난치인 부분간질로 고생했다. Dela Rosa v. Sec'y of HHs, 2001 U.S.Claims LEXIS 173, No.93-433V at*3,4; 다른 재판에서는 뇌병변과 발작을 일으켰다고 결정됐다. Rice v. Sec'y of HHS, 2000 U.S.Claims Lexis 277, No. 98-438V at*39; 급성 뇌병변과 후유증, 즉 발작과 발달지체를 포함한 영구적인 신경학적 손상 판례 Miller v. Sec'y of HHS, 2000 U.S. Claims Lexis 277, No. 95-0196 V, reissued 2002, at *1, 33.

13. 국가 소아백신 상해법, 42 U.S.C. 300aa-1 et seq.

14. Jacobson v. Massachusetts, 197 U.S. 11 (1905).

15. McCarthy v. Boozman, 212 F.Supp.2d 945(W.D.ArK.2002); and Boone v. Boozman, 217 F. Supp. 2d 938 (E.D. Ark. 2002).

16. Jacobson, 위 14번, 30.

17. 위의 판례 33, Wisconsin R.R. Co. v. Jacobson, 179 U.S. 287, 301; 1 Dillon Mun. Corp., 4th ed., 319-325 and Freud's Police Power, 63 et seq.

18. State v. Martin Lipe, 134 Ark. 420(1918) and Brazil v. State, 134 Ark. 420(1918)

19. 위의 판례, Brazil v. State, 427.

20. Brazil, 428.

21. Brockman, Leslie N., "에이즈 환아들에 대한 공공교육 권리의 시행 Enforcing The Right To a Public Education For Children Afflicted With AIDS," 36 Emory Law Journal, 603, 615 n.70 (1987). 이 사례는 다름 판례를 포함한다. Burrroughs v. Mortensen, 312 Ill. 163, (1924); Blue v. Beach, 155 Ind. 121 (1900); Osborn v. Russell, 64 Kan. 507 (1902); People ex rel. Hill v. Board of Educ., 224 Mich. 388 (1923); State ex rel. Freeman v. Zimmerman, 86 Minn. 353 (1902); State ex rel. O;Bannon v. Cole, 220 Mo. 697 (1909); Glover v. Board of Educ., 14 S.D. 139 (1900); McSween v. Board of School Trustees, Tex. Civ. App. 270 (1910); State ex rel. Adams v. Burdge, 95 Wis. 390 (1897).

22. 위의 글 615 n. 70. 이 사례는 다음 판례를 포함한다. People ex rel, Jenkins v. Board of Educ., 234 Ill. 422 (1908); People ex rel. Lawbaugh v. Board of Edc., 177 Ill. 572 (1899); Potts v. Breen, 167 Ill. 67 (1897); Rhea v. Board of Educ., 41 N.D. 449 (1919).

23. United States v. Quinones, 205 F. Supp. 2d 256 (S.D.N.Y.), rev'd, 313 F.3d 49 (2d Cir. 2002), cert. denied. 540 U.S. 1051 (2003).

24. United States v. Quinones, 196 F. Supp. 2d 416, 420 (S.D.N.Y.), rev'd, 313 F.3d 49 (2d Cir. 2002), cert. denied, 540 U.S. 1051 (2003).

25. Quinones, 205 F. Supp. 2d, 256.

26. Quinones, 196 F. Supp. 2d, 420.

27. United States v. Quinones, 313 F.3d 49 (2d Cir. 2002), cert. denied, 540 U.S. 1051 (2003).

28. Herrera v. Collins, 506 U.S. 390 (1993), concurring opinion.

5. 백신 부작용에 대한 법적 보상

1. 1986년 소아백신 상해법을 보면 "백신은 적절히 준비되고 적절한 절차와 주의에 따라 접종되었더라도 불가피하게 상해와 사망을 일으킬 수 있다."고 설명되어 있다. 42 U.S.C. 300aa-22(b)(1). 조항에 쓰인 '불가피하다'는 표현은 '현재의 인간의 지식상태로는 도저히 안전하게 만들 수 없는 제품'에게 적용되는 법률 용어이다. Restatement(Second) of Torts Section 402A, comment k(1965).

2. 질병관리본부는 "백신은 승인되기 전에 법적으로 검사를 받으며, 승인된 후에도 지속적으로 안전성과 효과에 대해 관리되고 있다."고 말한다. www.cdc.gov/vaccinesafety/Vaccines/Index1.html.

3. 1986년 국가 소아백신 상해법, 42 U.S.C. 300aa-1 et seq.

4. 42 U.S.C. § 300aa-14; see also www.hrsa.gov/vaccinecompensation/table.htm.

5. 백신상해 보상에 대한 보건복지부 정보. www.hrsa.gov/vaccinecompensation/statistics_report.htm.

6. 마틴 스미스 소아과학회장은 "백신법은 도달할 수 있는 최고의 타협안"이라고 회원들에게 말했다. Martin H. Smith, National Childhood Vaccine Injury Act, Pediatrics 82 (1988):264. 다른 입장이던 미국백신정보센터 바바라 로 피셔 대표는 소아백신 자문위원회에서 행한 연설에서 "우리는 아이들에게 '최소한의 정의'를 보장하는 법을 만드는 데 참여했다고 믿었다."라고 말했다. www.nvic.org/injury-compensation/vaccineinjury.aspx.

7. 2010년 5월 26일 시카고에서 열린 미국 개인 인권대회에서의 로버트 크라코의 발언 www.americanpersonalrights.org.

8. 위 5번 보건복지부 정보 참조.

9. 자폐증 집단소송은 약 5,000명의 소송참가자 중 여섯 사례를 선택하여 백신이 자폐증을 일으켰는지 알아봤다. 이 소송은 거의 8년이 지속됐다. 이 과정에서 수천 쪽의 과학증거가 제시됐고, 수십 명의 증언자들이 나섰다. 수은방부제인 티메로살이 단독으로 자폐증을 일으킨다는 이론과 티메로살과 MMR 백신이 함께 자폐증을 일으킨다는 2가지 이론이 제시됐다. www.uscfc.uscourts.gov/sites/default/files/autism.background. 2010_0.pdf.

10. 물론 개인으로서 특별심사관은 독립적일 것이다. 백신상해 보상법원이라는 기관을 비판하려는 것이지, 각 특별심사관을 겨냥하는 것은 아니다.

11. 질병관리본부의 Information on the Vaccine Safety Datalink, www.cdc.gov/vaccinesafety/Activities/VSD.html.

12. 의학회 자료인 "백신안전 연구, 자료접근성, 공적 신뢰"를 보면(www.iom.edu/Reports/2005/Vaccine-Safety-Research-Data-Access-and-Public-Trust.aspx), 질병관리본부 백신안전 데이터링크의 티메로살 관리에 투명성이 부족하다고 언급되어 있다. 자료들은 표준적인 방법으로 축적되지 않았고, 재분석할 수 없었다. 질병관리본부 담당자는 연방자료관리법(Federal Data Quality Act)을 위반하지 않았는지 법적 조언을 구해야 할 정도였다. 비판적인 백신안전 데이터링크의 정보는 민간 보건관리자들의 자료에서 얻을 수 있었다. 연방소송에서 특별심사관은 이 정보를 법정에 제출하도록 할 수 있었지만 그렇게 하지 않았다. 이것에 대한 상세한 정보와 자폐증과 티메로살과의 관계에 대한 내용은 다음 책에서 살펴볼 수 있다. David Kirby, 『유해의 증거: 백신 속 수은과 자폐증 유행: 의학논쟁 Evidence of Harm: Mercury in Vaccines and the Autism Epidemic: A Medical Controversy』 New York: St. Martin's Press, 2005.

13. Althen v. Secretary of HHS, 418 F.3d 1274 (Fed. Cir. 2005).

14. "연방법원에서 정부가 백신-자폐증 사건을 인정했다! 무슨 말일까?" Huffington Post, 2008년 2월 25일, www.huffingtonpost.com/david-kirby/government-concedes-vacci_b_88323.html.

15. 연방청구법원 보상결정 웹사이트, Child Doe/77 v. Secretary of HHS, 2010, www.uscfc.uscourts.gov/sites/default/files/CAMPBELLSMITH.%20DOE77082710.pdf.

16. Hazlehurst v. HHS, 연방청구법원, 2009, ftp://autism.uscfc.uscourts.gov/autism/vaccine/Campbell-Smith%20Hazlehurst%20Decision.pdf; and Hazlehurst v. HHS, 연방순회항소법원, 2010, www.cafc.uscourts.gov/images/stories/opinions-orders/09-5128.pdf.

17. Mary Holland, Louis Conte, Robert Krakow, and Lisa Colin, "백신보상법원

이 답변하지 않은 질문: 백신유래 뇌 손상 보상사례 고찰 Unanswered Questions from the Vaccine Injury Compensation Program: A Review of Compensated Cases of Vaccine—Induced Brain Injury." 28 Pace Envtl. L. Rev. 480 (2011). Available at: http://digitalcommons.pace.edu/pelr/vol28/iss2/6. 이 글의 요약은 다음 링크에서 찾을 수 있다. www.ebcala.org/unanswered—questions.

18. 예를 들어 국가 백신상해 보상법원의 백신상해 보상 최근 정보, 어린이 백신접종 자문위원회(2012년 3월 8일), http://www.hrsa.gov/vaccinecompensation/divisionupdate030812.pdf(4번째 슬라이드).

19. Cedillo v. HHS, 2010—5004, (Fed. Cir. August 27, 2010), www.cafc.uscourts.gov/images/stories/ opinionsorders/10—5004.pdf.

20. 미셸 세디요는 1994년 8월 30일에 태어났다. 그 당시 미국에서 태어난 다른 아이들과 마찬가지로, 에틸수은이 들어있는 12개의 의무 백신접종을 맞았다. 15개월 때 미셸은 MMR 백신을 맞았다. 7일 후 40도가 넘는 고열이 발생했다. 그때 이후로 그녀는 여러 심각한 의학적 문제들(자폐증, 정신퇴행, 목숨이 위험할 정도의 발작, 염증성 장 질환, 포도막염, 부분적 실명, 관절염)을 겪고 있다. 미셸은 말할 수 없고, 혼자 걸을 수도 없으며, 스스로 돌볼 수 없다. 그녀는 24시간 돌봄을 필요로 한다.

백신상해 보상법원(VICP) 특별심사관은 법무부측 전문가인 의사 조지 부스틴의 보고서를 근거자료에 대한 타당한 검증 없이 채택했다. 이 보고서는 미셸 세디오의 자폐증이 홍역 바이러스에 의한 것이 아니라는 결정에 결정적인 역할을 했다. 연방순회 항소법원의 판사는 부스틴 보고서의 근거 자료부족이 문제가 있다는 것을 알고 있었지만, 추가 자료를 요청하지 않았다. 왜냐하면 일반 민사소송 규칙이 적용되지 않았기 때문이다.

자폐증 집단소송에서 법무부는 앤드류 웨이크필드 박사의 성격과 실험실에 대해 자주 언급했다. 그는 소송에 참가한 사람도 아니었고, 소송과 직접적인 관련도 없었다. 법무부는 웨이크필드의 실험실에서 일했던 의사 채드윅의 증언을 제출했다. 하지만 그는 미셸 세디오의 홍역 바이러스 조직 검사와 분석이 실제로 행해진 실험실에 대해서는 전혀 모르고 있었다. 비슷하게도 법무부 수석 변호사인 빈센트 마타노스키는 최후변론에서 "이런 모든 사례를 종합해볼 때, 앤드류 웨이크필드는 나쁜 과학을 대변한다고 할 수 있습니다."라고 말했다. Cedillo v. HHS, 2009 WL 331968 at 56., Cedillo Transcript, June 26, 2007, 2898—99 at A599—A600.

21. Daubert v. Merrell Dow Pharmaceuticals, Inc., 43 F.3d 1311 (9th Cir. 1995).

22. Althen v. Sec'y of HHS, 418 F.3d 1274, 1280.

23. 자폐증 집단소송에 참가하는 아이의 부모이며, 백신안전 지지자인 Rebecca Estepp 의 발언, 백신안전연합의 보도자료에서 인용, www.coalitionforvaccinesafety.org/ press.htm.

24. 예를 들면 Carolyn Gallagher & Melody Goodman, "1~9세 미국 아동의 발달장애와 B형간염 백신 Hepatitis B Triple Series Vaccine and Developmental Disablility in U.S. Children Aged 1-9 Years," Toxicology and Environmental Chemistry 997 (2008); Kara L. McDonald et al., "DPT 백신접종 지연과 어린이 천식 위험의 감소의 관계 Delay in Diphtheria, Pertussis, Tetanus Vaccination Is Associated with a Reduced Risk of Chilhood Asthma," Journal of Allergy and Clinical Immunology 121 (2008):626. 25. 131 S. Ct. 1068, 1086, 179 L. Ed. 2d 1 (2011).

26. Bruesewitz v. Wyeth at 1086.

27. 1986년 의회기록 보고서 26, U.S. Code Cong.& Admin.News, 1986, at p.6367.

28. Bruesewitz v. Wyeth at 1090-91.

29. Bruesewitz v. Wyeth at 1091-92.

30. Bruesewitz v. Wyeth at 1097-99.

31. 위의 판례.

31. Bruesewitz v. Wyeth at 1100-01.

32. Ante, at 1080.

33. 구두변론, Bruesewitz v. Wyeth, No. 09-152, October 12, 2010, 30, www. supremecourt. gov/oral_arguments/argument_transcripts/09-152.pdf.

6. 부모의 권리와 국가의 권리

1. 일찍이 하나님은 모세를 통해 신성법을 가르쳤고, 부모는 이 계율을 가정에서 가르쳤고, 아이들에게 이해시켰다. 아이들은 부모에게 순종하고 존경해야 한다. 신명기5:16, 에베소서6:1-3에서 하나님은 계율을 따르는 자에게 영원한 안녕을 약속했다. 잠언에는 신성한 지혜가 있는데, 아이들을 어떻게 훈육하는지에 대해 안내하고 있다. 이렇게 하면 아이들이 성장하면서도 이 지혜가 사라지지 않을 것이라고 되어 있다. 잠언 22:6. 하나님은 올바른 원칙을 가지고 훈육하라고 했는데, 그 원칙은 사랑에 기초한 것이다. 잠언13:24. 바울이 에페소에 보내는 편지에서도 부모들은 반드시 '주님의 안내'에 따라 아이들을 훈육하여야 한다고 확인하고 있다. 에베소서6:4.

2. 여호수아 24장 15절을 보시오.

3. 예를 들어 푸펜도르프, 그로티우스, 로크의 글들은 부모가 자녀 양육에 관한 결정에 대해 방향을 정하고 통제할 권리가 있다고 분명히 말하고 있다. 푸펜도르프는 자연법에 따른 『남자와 시민의 의무에 대한 두 권의 책』을 썼는데 3장 1절과 2절에서 부모와 아이들에 대해 다음과 같이 논하고 있다. www.constitution.org/puf/puf-dut_203.txt.Pufendorf.

결혼으로 아이가 잉태되고 그때부터 부모의 권위가 확립되어 가는데, 이것은 가장 오래되고 동시에 가장 신성한 규율이다. 여기서 아이들은 계명을 존중하고 부모의 권위를 인식하게 된다. 아이에 대한 부모의 권위는 두 개의 주요한 원인에서 기인한다. 먼저 자연법 자체가 인간은 사회적으로 살아가야함을 알려주어 부모는 자녀를 양육해야만 한다. 동시에 부모는 자녀에게 가장 온화한 애정을 불어 넣었다. 아이를 양육하기 위해선 아이들의 복지를 위해 그들의 행동에 방향을 제시해줄 힘이 요구된다. 아이들은 아직 판단의 부족으로 자기 스스로 깨닫지 못한다. 부모의 권위는 이런 자녀의 암묵적 동의에 기인한다.
만약 아기가 태어날 때부터 합리적이라고 가정해보자. 자신이 부모의 양육과 권위 없이는 생명을 지킬 수 없다는 것을 알게 될 것이다. 그렇다면 아이 스스로 기쁘게 생각하여 자신에게 알맞은 양육을 위해 부모에게 동의할 것이다. 부모의 자녀에 대한 권위는 아이를 맡아 키우는 바로 그때에 수립되며, 최선의 능력을 다하여 자식을 인간 사회에 맞는 구성원으로 만들려고 하는 것이다.

푸펜도르프는 같은 책 11장에서 부모가 편안하게 아이들을 지원해야 한다고 말한다. 능력껏 현명하게 아이의 몸과 마음을 교육시켜서 사회에 적절하고 유용한 일원이 되게 해야 한다는 것이다. 이런 부모는 훌륭하고 현명한 품성을 가진 어른으로 아이를 커가도록 안내한다.
그로티우스도 마찬가지로 자연법에 관한 자신의 글에서 아이를 위한 양육 방향을 정하고 아이를 통제하는 부모들의 권리를 인지하고 있었다. 『Hugo Grotius, The Rights of War and Peace, Book 1, The Preliminary Discourse XV』 로크 또한 부모들이 아이들의 안녕을 위해 자신의 지시사항을 포함하여 아이들의 양육을 위한 방향성을 정하고 통제할 자연적 권리를 가지고 있다고 생각했다. John Locke, 『The Second Treatise of Government』 96, Prentice Hall 1952, (1690).

4. John Locke, 『The Second Treatise of Government』 96-99 (Prentice Hall 1952) (1690).

나는 이것들은 다른 것이라고 말해왔다. 서로 뚜렷이 다른 권력을 혼동하여 같은 것이라고 생각함으로써 통치에 대한 내 견해에 심각한 오해가 있는 것 같다. Section 169.

먼저 부모의 힘은 자녀에게 좋은 것을 해주기 위해 아이들에게 행해지는 것일 뿐이다.… 하느님은 부모의 가슴에 아이들을 향한 사랑과 온유함을 심어놓았다. 이것은 마음대로 아이들을 통제하는 것을 가리키는 것이 아니라, 교육과 안전을 위해서 아이들을 도와주기 위한 것이 확실하다. Section 170, 96~97.

부권은 자연스런 통제권인 것이 사실이지만, 그것이 결코 정치적인 목적과 정당성으로 확장되는 것은 아니다. 아버지의 권력은 자녀의 재산에 미치지 못한다. 자기 자신의 재산에만 권한이 있는 것이다. Section 170, 97.

둘째로 정치권력은 자연적인 모든 사람들이 포기하여 사회의 손에 대신 쥐어준 힘이다. 사회는 유언의 또는 무언의 신뢰로써 모든 사람의 안녕과 재산을 지키기 위해 통치자에게 그 권한을 준 것이다. Section 171.

자연은 이들 중 첫 번째 권력, 즉 부권을 아이가 어렸을 때 아이들의 이익을 위해 부모에게 준다. 아이들이 부족한 능력을 채우고 자신의 재산을 운영하는 방법을 알게 하기 위해서이다…두 번째 권력은 자발적인 동의에 의한 것이다. 즉 정치적 힘을 통치자에게 주어 피지배자들의 이득을 위하여 그들의 소유물들과 재산을 안전하게 지켜주도록 한다. 군주에게 자기의 모든 재산을 주어 세 번째 전제적 권력을 주는 것은 스스로의 이익을 위한 것이다. Section 173, 98~99.

자연법 학자들은 부모가 자녀를 양육하는 것이 위임받은 것이라고 인식했다. 푸펜도르프는 다음과 같이 썼다.

아이들을 교육시킬 의무는 자연적으로 부모에게 있지만, 같은 방향성을 가진 믿을 수 있는 다른 사람에게 맡기는 것을 금지하는 것은 아니다. 아이의 욕구 충족과 이익을 위해 충분히 알아본 다음에 말이다. 그러나 다른 사람에게 맡겨도 자녀 관리에 대한 부모의 권한은 그대로 유지된다. Pufendorf, 『The Two Books on the duty of man and citizen according to the natural law』, Chapter3, section 9, www.constitution.org/puf/pufdut_203.txt.

5. 특히 부모들은 아이들을 관리, 보호, 교육을 위한 권위와 책임감을 가진다. 블랙스톤은 『개인의 권리』라는 책에서 이렇게 말했다.

부모가 자신의 아이를 지켜야 하는 의무는 자연법에 정해진 규율이다. 푸펜도르프는 이것이 너무나도 자연적이라고 말한다. 부모가 아이를 세상에 내보낸 행동에 대한 적절한 의무라는 것이다. 아이에게 그저 생명만 준다면 아기는 죽게 되기 때문이다. 아이를 낳음으로써 부모는 자발적인 의무를 갖게 된다. 즉, 자신이 만든 생명이 지원받고 유지되도록 노력해야 하는 것이다. … 부모가 아이에게 지는 마지막 의무는 아이에게 자기 삶에 맞는 교육을 시켜주는 것이다. 이 의무는 합리적인 것이며 가장 중요하다. 푸펜도르프가 잘 관찰했듯이, 부모가 양육과정에서 자녀에게 큰 이익을 주어 세상에 내보내는 것은 당연한 일이다. 만약 부모가 아이에게 문화를 알려주지 않고, 교육을 전적으로 소홀하게 했다면 단순히 짐승을 키우는 것과 같고, 결국 남에게는 쓸모없고, 스스로는 부끄러운 사람을 만들게 되는 것이다. Blackstone 『The Rights of Persons』 Book I. Ch. 16, 435-36; 439-42, Chapter 16, "Parent and Child".

6. Pierce v. Society of Sisters, 268 U.S. 510 (1925).
7. Wisconsin v. Yoder, 406 U.S. 205 (1972).
8. 예를 들어 독립선언서를 보시오.
9. 제이콥슨과 매사추세츠 소송의 대법원 판결은 의무 백신의 핵심적 판례이다. 국가적으로 천연두가 확산되는 가운데, 대법원은 정부의 성인 백신접종 의무화를 지지했다. 법원은 "거대한 위험에 직면했을 때 개인의 자유에 대한 권한은 일반 대중의 안전이라는 요구에 따라 제한될 수 있다."고 판결했다. 197 U.S. at 26.

7. <u>백신 안전성 연구, 더 이상 미룰 수 없다</u>

1. Institute of Medicine, "백신접종 안전성 리뷰: 복합 백신접종과 면역 기능장애 Immunization Safety Review: Multiple Immunizations and Immune Dysfunction," Inst. of Med.,2002, ix.
2. Institute of Medicine, "백일해와 풍진 백신의 부작용 Adverse Effects of Pertussis and Rubella Vaccines," Institute of Medicine 1991, 8.
3. Institute of Medicine, "백신관련 부작용 평가의 연구전략 Research Strategies for Assessing Adverse Events Associated with Vaccines," Inst. of Med., 1994, 1.
4. 위의 글, 16.
5. 위의 글, 16-17.
6. Institute of Medicine, "백신 안전성 포럼: 2번의 워크샵 요약 Vaccine Safety Forum: Summaries of Two Workshops," Inst. of Med., 1997, 1.

7. 위의 글, 2.

8. Institute of Medicine, "백신접종 안전성 리뷰: 티메로살 포함 백신과 신경발달장애 Immunization Safety Review: Thimerosal—Containing Vaccines and Neurodevelopmental Disorders," Inst. of Med., 2001, 82.

9. 위의 글, 74.

10. 위의 글, 65.

11. 위의 글, 66.

12. 위의 글, 75.

13. Institute of Medicine, "백신접종 안전성 리뷰: 복합 백신접종과 면역 기능장애 Immunization Safety Review: Multiple Immunizations and Immune Dysfunction," Inst. of Med., 2002, 18.

14. 위의 글, 36.

15. 위의 글, 14.

16. 위의 글, 2.

17. 백신안전에 대한 소아백신자문위원회와 국가백신자문위원회 소위원회, 1995년 5월 31일, 메릴랜드 로크빌 파크론 빌딩, 컨퍼런스 룸 D, 백신상해보상국 기록, Room 8A—35, 5600 Fishers Lane, Rockville, Maryland 20857.

18. Louis Z. Cooper et al., "백신접종에 대한 공공신뢰 보호 Protecting Public Trust in Immunization," Pediatrics 122:1 (2008): 149—153, www.pediatrics.org/cgi/content/full/122/1/149.

19. R. Nordness, 『유행병학과 생물통계학 비밀 Epidemiology and Biostatistics Secrets』 Philadelphia: Elsevier, 2006, 27.

20. Hennekens, M.D.; Buring, J.E.; Mayrent, S.L., eds., 『의학에서의 유행병학 Epidemiology in Medicine』 Phiadelphia: Lippincott Williams & Wikins, 1987.

21. Institute of Medicine, "백신접종 안전성 리뷰: 백신과 자폐증 Immunization Safety Review: Vaccines and Autism," Inst. of Med., 2004, www.iom.edu/Reports/2004/Immunization—Safety—Review—Vaccines—and—Autism.aspx.

22. Wikipedia, "근거중심의학 Evidence—based medicine," http://en.wikipedia.org/wiki/Evidence—based_medicine.

23. Wikipedia, "무작위 비교 연구 Randomized Controlled Trial," http://en.wikipedia.org/wiki/Randomized_controlled_trial.

24. 2009년에 제출된 H.R. 3069법은 보건복지부 장관이 국립보건원을 통해 백신을 접종한 주민과 접종하지 않은 주민 사이의 자폐증 위험도를 포함한 종합적인 건강상태를 비교하고, 백신이나 백신성분이 자폐스펙트럼장애나 다른 신경

질환에 어떤 역할을 하는지 연구하도록 규정하고 있다. 또한 이 법은 종교나 다른 이유로 백신접종을 하지 않은 상태로 남아있는 집단을 조사하도록 하고 있다.

25. Mark Blaxill, "로마에서부터 웨이크필드 종교재판까지 From the Roman to the Wakefield Inquisition," Age of Autism blog, www.ageofautism.com/2010/01/ from-the-roman-to-the-wakefield-inquisition.html.

26. DeLong, G, (2012). "백신 안전성 연구의 이해관계 Conflicts of interest in vaccine safety research," Accountability in Research 19:2(2012): 65-88.

27. Sharyl Attkisson, "Leading Doctor: Vaccines-Autism Worth Study" CBS News, May 12, 2008, www.cbsnews.com/stories/2008/05/12/cbsnews_investigates/ main4086809.shtml.

28. 위의 글, 9.

29. 위의 글, 6.

30. Institute of Medicine, "백신접종 안전성 리뷰; 백신과 자폐증 Immunization Safety Review: Vaccines and Autism" 서문, 2004년 5월 18일, http://vaccinesafety.ecbt. org/ecbt/Website_documents/IOM_Executive_Summary/Opening_Statement.pdf.

31. 관계된 언론보도, "부모 4명 중 1명은 백신이 자폐증을 일으킨다고 생각한다." MSNBC, 2010년 3월 1일, www.msnbc.msn.com/id/35638229/ns/health-kids_ and_parenting/.

32. T. Neale, "백신과 약 안전성은 부모들이 최우선으로 생각하는 연구이다." Medpage Today, 2010년 10월 12일, www.medpagetoday.com/Pediatrics/ GeneralPediatrics/22696.

33. 미국 소아아카데미 뉴스 "안티백신운동이 미국 아이들을 위협하는 방법" 2010 년 10월 4일, www.aap.org/pressroom/Offitfinalantivaccine.pdf.

34. Institute of Medicine, "백일해와 풍진 백신의 부작용 Adverse Effects of Pertussis and Rubella Vaccines," Inst. of Med., 1991, 7; Stratton et al., "백일해와 풍진 백신 외의 소아 백신과 관련된 부작용 Adverse Events Associated with Childhood Vaccines Other Than Pertussis and Rubella," JAMA, 271:20 (1994):1602-1605, http://jama.ama-assn.org/cgi/content/abstract/271/20/1602.

35. 국가 백신상해 보상법원 백신 상해목록. www.hrsa.gov/vaccinecompensation/ table.htm.

36. Last, JM., 『유행병학 사전 A Dictionary of Epidemiology』 4th ed., Oxford University Press, 2001.

37. Kennedy, RC, Shearer, MH, Hildebrand, W, "백신의 안전성과 면역원성 평가

를 위한 비인간 유인원 모델 Nonhuman primate models to evaluate vaccine safety and immunogenicity," Vaccine 15 (1997): 903-908.

38. Hewitson L, Houser LA, Stott C, Sackett G, Tomko JL, Atwood D, Blue L, White ER, "Delayed acquisition of neonatal reflexes in newborn primates receiving a thimerosal-containing hepatitis B vaccine: influence of gestational age and birth weight." J. Toxicol. Environ. Health A., 73:19 (Jan. 2010): 1298-313.

39. Hewitson L, Lopresti BJ, Stott C, Mason NS, Tomko J, "Influence of pediatric vaccines on amygdala growth and opioid ligand binding in rhesus macaque infants: A pilot study." Acta Neurobiol. Exp.(Wars), 70:2 (2010): 147-64.

40. Gallagher, CM, and Goodman, MS, "Hepatitis B triple series vaccine and development disability in U.S. children aged 1-9 years." Tox. & Envir. Chemistry, 90:5 (2008): 997 ? 1008 www.informaworld.com/smpp/content~content=a905442343~db=all~jumptype=rss.

41. Gallagher CM, Goodman MS, "남아 신생아에 대한 B형간염 접종과 자폐증 진단, 미국 국민건강조사 1997-2002 Hepatitis B Vaccination of Male Neonates and Autism Diagnosis, NHIS 1997-2002," J Toxicol Environ Health, Part A, 73 (2010): 1665-1677, www.progressiveconvergence.com/Hepatitis%20B%20Vaccination%20male%20neonates%201997-2002.pdf.

42. McDonald KL, Huq SI, Lix LM, Becker AB, Kozyrskyj AL, "Delay in diphtheria, pertussis, tetanus vaccination is associated with a reduced risk of childhood asthma," J Allergy Clin Immunol. 121:3 (2008): 626-31. Epub 2008 Jan 18. www.ncbi.nlm.nih.gov/pubmed/18207561.

43. 2006년 1월 27일 CBC News, "어린이 천식 비율이 4배로 뛰다." www.cbc.ca/canada/story/2006/01/27/asthma-report060127.html.

44. DeSoto, MC and Hitlan, RT, "Sorting out the spinning of autism: heavy metals and the question of incidence." Acta Neurobiol Exp, 70 (2010): 165-176.

45. Palmer R, Wood S, Blanchard R, "자폐증 유행의 예측인자로서 환경적 수은 배출과의 근접성 Proximity to point sources of environmental mercury release as a predictor of autism," Health and Place 15 (2009): 18-24. DeSoto MC, "오컴의 면도날과 자폐증: 신경발달질환의 원인이 되는 신경독성 증례 Ockham's Razor and autism: The case for developmental neurotoxins contributing to a disease of neurodevelopment," Neurotoxicology 30(2009): 331-337.

46. Eskenazi B, Marks AR, Bradman A, Harley K, Barr DB, Johnson C, Morga N, Jewell NP, "유기인산염 농약 노출과 멕시코계 미국인 유아의 신경발

달 Organophosphate pesticide exposure and neurodevelopment in young Mexican-American children," Environ Health Perspect, 115 (2007): 792-798.

47. Tamm C, Duckworth J, Hermanson O, Ceccatelli S, "메틸수은 독성에 대한 신경줄기세포의 높은 감수성: 세포생존과 신경세포의 분화에 미치는 영향 High susceptibility of neural stem cells to methylmercury toxicity: effects on cell survival and neuronal differentiation," J Neurochem 97 (2006): 69-78.

48. Stern AH, Smith AE, "제대혈 평가: 어머니의 메틸수은 비율: 위험도 평가 결과 An assessment of the cord blood: maternal blood methylmercury ratio: implications for risk assessment," Environ Health Perspect 111 (2003): 1465-1470.; Morissette J, Takser L, St-Amour G, Smargiassi A, Lafond J, Mergier D, "세인트 로렌스 강변 주민들의 생선소비 이력과 임산부 혈액과 모발 수은수치의 시간에 따른 변화 Temporal variation of blood and hair mercury levels in pregnancy in relation to fish consumption history in a population living along the St. Lawrence River," Environ Res 95 (2004): 263-274.

49. www.all.org/pdf/McDonaldPaul2010.pdf.

50. The Autism File, Issue 37. 허락을 받고 편집한 내용이다.

51. Dan Olmsted and Mark Blaxill, 『자폐증 시대: 수은, 의학, 그리고 사람이 만든 유행병 The Age of Autism: Mercury, Medicine, and a Man-Made Epidemic』 New York: St. Martin's Press, 2010, 234-43.

52. J. Bertrand 등이 보고한 자료에 근거했다. "미국에서의 자폐증 유병률: 뉴저지주 브릭 타운십 조사 Prevalence of Autism in a United States Populations: The Brick Township, New Jersey investigation," Pediatrics(2001) 108: 1155-61; 저자들은 자료를 세이프 마인드의 샐리 버나드에게서 제공받았다.

53. 위와 같음.

54. Falco, M., "캘리포니아에서 백일해로 10명의 유아 사망" CNN, 2010년 10월 20일, www.cnn.com/2010/HEALTH/10/20/california.whooping.cough/index.html.

55. Tomljenovic, L, Shaw, CA, "알루미늄 보조제가 자폐증 유행의 원인인가? Do aluminum vaccine adjuvants contribute to the rising prevalence of autism?" Journal of Inorganic Biochemistry. 105:11(2011): 1489-99. Epub 2011 Aug 23.

56. 알루미늄이 들어있는 백신은 DTP, DTaP, 일부 Hib, 폐구균, B형간염, A형간염, 인유두종 바이러스, 탄저균, 광견병 백신 등이다. 백신 속 알루미늄에 대한 자료는 다음 사이트 참조. www.immunizationinfo.org/issues/vaccine-components/aluminum-adjuvants-vaccines, www.askdrsears.com/topics/vaccines/vaccine-faqs.

57. Miller, NZ, Goldman, GS, "백신투여량에 대한 유아사망률 회귀분석: 생화화적 독성 상승작용이 있는가? Infant Mortality rates regressed against number of vaccine doses routinely give: Is there a biochemical synergistic toxicity?" Human Experimental Toxicology 30:9 (2011): 1420–1428.

58. Hallmayer, J, Cleveland, S, Torres, A, Phillips, J, Cohen, B, Torigoe, T, Miller, J, Fedele, A,Collins, J, Smith, K, Lotspeich, L, Croen, LA, Ozonoff, S., Lajonchere, C., Grether, JK, Risch,N, (2011). "자폐증을 가진 쌍둥이들의 유전과 환경적 영향 Genetic heritability and shared environmental factors among twin pairs with autism," Arch Gen Psychiatry 68:11 (2011): 1095–102. doi: 10.1001/archgenpsychiatry.2011.76. Epub 2011 Jul 4.

59. Lathe, R, (2006). 『자폐증, 뇌, 환경 Autism, Brain and Environment』 London, UK: Jessica Kingsley Publishers.

60. Schieve, LA, Boulet, S, Blumberg, S, Kogan, MD, Yeargin–Allsopp, MY, Boyle, CA, Visser, SN, Rice, C, "부모 출생지와 ASD의 관계: 미국 출생 비히스패닉계 백인과 히스패닉계 아이들 Association between parental nativity and autism spectrum disorder among US–born non–Hispanic white and Hispanic children," 2007 National Survey of Children's Health, Disability and Heath Journal, 5 (2012): 18–25.

61. DeLong, G, "미국에서 자폐증 유행과 소아 백신접종의 명확한 연관성 A positive association found between autism prevalence and childhood vaccination uptake across the US population," Journal of Toxicology and Environmental Health A 74 (2011): 903–916.

62. Hertz–Picciotto, I, Delwiche, L, "자폐증 증가와 진단에서 나이의 역할 The Rise in Autism and the Role of Age at Diagnosis," Epidemiology, 20:1(2009): 84–90.

63. 2012년 미 질병관리본부 질병 및 사망 주간보고서. 자폐스펙트럼장애의 유병률과 발달장애 모니터링 네트워크, 14 Sites, 미국, 2008, Surveillance Summaries, 61(SS03); 1–19. March 30th.

64. www.nj.com/news/index.ssf/2009/04/nj_air_ranked_by_cleanair_grou.html, discussing the American Lung Association's 2009 "State of the Air" report.

65. 뉴저지 보건 및 노인복지부 학교 입학을 위한 최소 백신접종 참조 www.nj.gov/health/forms/imm.doc

8. 오랜 저항의 역사를 기억하자

1. 이 주제에 대해서는 다음 책에서 자세히 다뤄지고 있다. Robert D. Johnston, 『역사적 관점에서 본 현 시대의 백신반대 운동 Contemporary Anti-Vaccination Movements in Historical Perspective』 in Johnston, ed., 『힐링의 정치학: 20세기 북미 대체의학의 역사 The politics of Healing: Histories of Twentieth-Century North American Alternative Medicine』 Routledge, 2004, 259-286.
2. Tony Williams는 최근에 이 문제를 다룬 책을 냈다. 『천연두와 계약: 미국의 운명을 바꾼 매더, 프랭클린 그리고 유행병 The Pox and the Covenant: Mather, Franklin, and the Epidemic that Changed America's Destiny』 Sourcebooks, 2010.
3. Joan Retsinas, 『천연두 백신접종: 신념의 급증 Smallpox Vaccination: A Leap of Faith』 Rhode Island History 38 (1979): 122.
4. 밀워키 폭동에 대해서는 다음 책을 참조하시오. Judith Walzer, Leavitt, 『가장 건강한 도시: 밀워키와 건강개선의 정치학 The Healthiest City: Milwaukee and the Politics of Health Reform』 Princeton University Press, 1982.
5. 이 주제에 대한 더 많은 정보는 다음 책을 참조하시오. Robert D. Johnston, 『급진적인 중산층: 포퓰리스트 민주주의와 오레곤 포틀랜드의 진보시대 The Radical Middle Class: Populist Democracy and the Question of Capitalism in Progressive Era Portland』 Oregon, Princeton University Press, 2003, 175-190.
6. Johnston, 『급진적인 중산층 The Radical Middle Class』 197-213. 인용문은 202.
7. 나는 『현 시대의 백신반대 운동 Contemporary Anti-Vaccination Movements』에서 최근의 이 역사를 강조하고 있다.

9. 홀로코스트의 교훈

1. Leo Alexander, "독재국가의 의학 Medical Science Under Dictatorship," New England of Medicine, 241(1949) 39-47, www.physiciansforlife.org/content/view/1333/33/.
2. 위의 글.
3. Sofair AN and Kaldjian LC, "우생불임과 나치의 유사점: 1930년부터 1945년까지의 미국과 독일 Eugenic sterilization and a qualified Nazi analogy: the United States and Germany, 1930-1945," Annals of Internal Medicine 132:4 (2000): 312-319. www.annals.org/content/132/4/312.

4. "나치독일에서의 안락사-T4 프로그램 Euthanasia in Nazi Germany—The T4 Programme," www.life.org.nz/euthanasia/abouteuthanasia/history—euthanasia6/.

5. "T4 안락사 프로그램 The T-4 Euthanasia Program," www.jewishvirtuallibrary. org/jsource/Holocaust/t4.html.

6. Gardella, J., "비용 대비 효과적인 살인: 나치 안락사 개관 The Cost—Effectiveness of Killing: An Overview of Nazi Euthanasia," Medical Sentinel, July/August 1999, 4(4):132?135.

7. Leon R. Kass, "반대의 지혜 The Wisdom of Repugnance," New Republic 216:22 (June 2,1997), www.catholiceducation.org/articles/medical_ethics/me0006.html. 리온 카스는 내과의사이자, 과학자, 교육자, 의료윤리학자로서 시카고 대학에서 근무한다. 2001년부터 2005년까지 생명윤리위원회 의장이었다.

8. 국제형사재판소에 관한 로마 규정 7조 참조, UN 웹사이트 http:// untreaty.un. org/cod/icc/statute/romefra.htm; Forum on Public Policy, "인종차별적인 미국 우생학 프로그램: 인간성에 대한 범죄 The Racist American Eugenics Program: A Crime Against Humanity," Earnest N. Bracey, 남네바다 대학 정치학과 아프리카계 미국인 역사학 교수, www.forumonpublicpolicy.com/archivespring07/ bracey.pdf; and Karl Brandt, 뉘른베르크 전범재판 1권과 2권 사건번호 1. Trial of War Criminals before Nuremberg Military Tribunals, volumes I and II, Case No.1.

9. Whitney LF, 「불임수술 The Case for Sterilization」, New York: Frederick A. Stokes, 1934, 193-204. 위 3번에서 재인용.

10. Grace Nauman, "우생학과 그것의 윤리적 영향 고찰 Eugenics and Its Ethical Implications Revisited," The Dartmouth Apologia: A Journal of Christian Thought, http://dartmouthapologia.org/articles/show/135.

11. Brandon Miller, "윤리학자들은 강제 불임정책에 대해 주 정부들이 사과해야 한다고 주장한다." UVA Top News Daily, 2004년 3월 2일, www.virginia.edu/ topnews/03_02_2004/lombardo_paul.html.

12. 위 3번.

13. Jacobson v. Massachusetts, 197 U.S. 11 (1905).

14. 위와 같음.

15. 다음 글을 보라. Paul Lombardo, "우생학 불임법, 우생학 아카이브 Eugenic Sterilization Laws, Eugenics Archive," Dolan DNA Learning Center, Cold Spring Harbor Laboratory, www.eugenicsarchive.org/html/eugenics/essay8text.html.

16. 위 3번과 같음.

17. Jess Bravin and Louise Radnofsky, "그냥 유감이면 끝인가? 하와이 원주민들은 미국의 사과에 따른 보상을 원한다." 월스트리트 저널, 2009년 3월 12일, http://online.wsj.com/article/SB123682336964803763.html.

18. 2010년 10월 1일, 1946–1948년 연구에 대해 클린턴 국무부 장관과 시벨리우스 보건복지부 장관은 공동 성명을 발표했다. www.state.gov/secretary/rm/2010/10/148464.htm.

19. Goldman, D, and Murray, M. "16명의 정신질환자에 대한 냉동치료 연구 Studies on the Use of Refrigeration Therapy in Mental Disease with Report of Sixteen Cases," Journal of Nervous and Mental Diseases, 97 (1947): 152–165.

20. Talbott, JH and Tilotson, KJ, "정신장애에 대한 추위의 영향 Effects of Cold on Mental Disorders," April 1941, Diseases of the Nervous System.

21. Beam, A. 『우아한 정신이상: 미국 최고의 정신병원의 흥망성쇠 Gracefully Insane: The Rise and Fall of America's Premier Mental Hospital』 Perseus Books, 2001, 74–77에서 재인용.

22. Stateville Penitentiary Malaria Study, Wikipedia, http://en.wikipedia.org/wiki/Stateville_Penitentiary_Malaria_Study.

23. Philip Pecorino, 의료윤리 온라인 교과서 7장, "인간실험 사례: 윌로우브루크 실험 Human Experimentation, Case: Willowbrook Experiment," www2.sunysuffolk.edu/pecorip/SCCCWEB/ETEXTS/MEDICAL_ETHICS_TEXT/Chapter_7_Human_Experimentation/Case_Study_Willowbrook_Experiments.htm.

24. Shuster, E., "50년 후에: 뉘른베르크 강령의 중요성 Fifty years later: the significance of the Nürnberg Code," New England Journal of Medicine 337 (1997): 1436–1440.

25. 뉘른베르크 전범재판 동안 뉘른베르크 강령은 집단수용소에서 인간을 대상으로 생의학실험을 자행했던 의사와 과학자들을 판결하는 주요 기준이 됐다. 이 강령은 후에 인간 피실험자가 참여하는 연구가 윤리적인 방법으로 실행될 수 있도록 만들어진 많은 강령의 기준이 됐다. 의학 및 행동연구 피실험자 보호를 위한 국가위원회의 벨몬트 보고서(1979)를 참조하라. http://ohsr.od.nih.gov/guidelines/belmont.htm.

26. Glantz, L., "아동 연구 Research with children," American Journal of Law & Medicine, 24(1998): 213–244. Ramsey quotation, 235, no. 254.

26. 위의 글, 236.

27. Leonard Glantz, "비치료적 아동 연구: 그라임스 대 케네디 크리거 연구소 Nontherapeutic Research with Children: Grimes v Kennedy Krieger

Institute," Am. Journal of Public Health 92 (2002): 1070–1073, http://ajph. aphapublications.org/cgi/content/full/92/7/1070; see Grimes v. Kennedy Krieger Institute, Inc., 782 A.2d 807 (Md. Ct. of Appeals, 2001),www.law. uh.edu/healthlaw/law/StateMaterials/Marylandcases/grimesvkennedykreiger. pdf.

28. 메릴랜드 항소법원의 인간연구 보호연합의 아미쿠스 쿠리에 보고서 참조 Grimes,www.ahrp.org/children/AmicusKKI.php.

29. 45 Code of Federal Regulations 46 Subpart D: 연구 피험자 아동 보호에 대한 보건복지부 조항은 48 Federal Register 0818, 1983년 3월 8일.

30. Solomon, J., "연구자들이 아이들에게 에이즈 약을 실험했다." 2005년 5월 4일 Associated Press, www.ahrp.org/infomail/05/05/04.php.

31. Vera Sharav, "임상연구에서의 아동: 도덕적 가치의 충돌 Children in clinical research: A conflict of moral values," The American Journal of Bioethics 3(1)2003, http:/mitpress.mit.edu/journals/ajob/3/1/sharav.pdf.

32. National Digestive Disease Information Clearing house, http://digestive.niddk. nih.gov/ddiseases/pubs/gerdinfant/.

33. Willman, D., "프로펄시드: 식도역류 약이 아이들의 죽음과 관계되다." 2000년 12월 20일 LA타임즈 www.pulitzer.org/archives/6474.

34. 1986년 국가 소아백신 상해법 42 U.S.C. 300aa-1 etseq.

35. 머크매뉴얼, 일상적인 백신접종 www.merck.com/mmpe/sec14/ch169/ch169b. html.

36. 질병관리본부 "미국 유아사망률의 최근 동향 Recent trends in infant mortality in the U.S," 2008년 10월, www.cdc.gov/nchs/data/databriefs/db09.htm.

37. 국가별 유아사망률 목록, 위키피디아, http://en.wikipedia.org/wiki/List_of_ countries_by_infant_mortality_rate.

38. Harris, G., "미국의 유아사망 Infant Deaths in U.S." 2008년 10월 15일 뉴욕 타임즈, www.nytimes.com/2008/10/16/health/16infant.html.

39. Pine DS, Coplan JD, Wasserman GA, Miller LS, Fried JE, Davies M, Cooper TB, Greenhill L, Shaffer D, Parsons B., "펜플루아민에 대한 소년들의 신경 내분비 반응 Neuroendocrine response to fenfluramine challenge in boys," Archives of General Psychiatry 54 (1997): 839–846.

40. David Shaffer, M.D., 콜럼비아 대학병원 소아청소년정신과장, http://asp.cumc. columbia.edu/facdb/profile_list.asp?uni=ds18&DepAffil=Psychiatry.

41. Halperin JM "ADHD를 가진 아동들의 공격성과 세로토닌계의 작용 사이에 있

어서의 나이에 따른 변화 Age-related Changes in the Association between Serotonergic Function and Aggression in Boys with ADHD," Biological Psychiatry 41 (1991): 682-689; Halperin JM, "ADHD 아동에 있어서의 세로토닌성 공격성과 부모의 정신병리 Serotonin Aggression and Parental Psychopathology in Children with Attention-deficit Hyperactivity Disorder," Journal of the American Academy of Child Adolescent Psychiatry 36: (1997): 1391-1398.

42. McCann UD, Seiden LS, Rubin LJ, Ricaurte G., "펜플루아민과 덱스펜플루아민에서 오는 뇌 세로토닌 신경독성과 원발성 폐 고혈압 Brain serotonin neurotoxicity and primary pulmonary hypertension from fenfluramine and dexfenfluramine," JAMA, 278(1997): 66-672.

43. Washington, HA., 『의학적 인종차별: 식민지 시대부터 현재까지 아프리카계 미국인에 대한 의학 실험의 어두운 이야기 Medical Apartheid: The Dark History of Medical Experimentation on Black Americans from Colonial Times to the Present』Random House, 2007.

44. Hilts, P., "아동 실험에 대한 재고" 1998년 4월 15일 뉴욕타임즈, www.nytimes.com/1998/04/15/nyregion/experimentson-children-are-reviewed.html. 위의 책을 참조할 수 있다.

10. 의무 백신접종은 철학적으로 정당한가?

1. 2010년 0-6세 미국 백신접종 권장스케줄 www.cdc.gov/vaccines/recs/acip.
2. 2009년에 발의된 백신접종군과 비접종군에 대한 포괄적인 비교연구에 대한 H.R. 3069법을 보라. www.govtrack.us/congress/bill.xpd?bill=h111-3069.
3. Michael Sandel, 『Justice: What's the Right Thing to Do?』New York: Farrar, Straus and Giroux, 2009.

2장. 백신 부작용, 침묵을 깨다

11. 15년의 소송, 정의의 부활을 기다리며

1. 식품의약국과 질병관리본부에 따르면 한나가 맞은 특정 백신은 39건의 응급실행, 6건의 입원, 2명의 사망을 포함한 65건의 부작용을 발생시킨 것과 동일

한 것이다. 한나의 의사는 소송과정에서 이렇게 부작용이 많은 제품번호의 백신이라는 것을 알았다면 백신을 접종하지 않았을 것이라고 말했다. Brusevitaz v. Wyeth Inc., 561 F.3d 233, 236 (3d Cir. 2009), aff'd, Brusevitz v. Wyeth LLC, 131 Sup. Ct. 1068(2011).

2. O'Connell v. Shalala, 79 F.3d 170(1st Cir. 1996); 60 FR7678, et seq., 1995년 2월 8일 www.gpo.gov/fdsys/granule/FR-1995-02- 08/95-2945/content-detail. html.

3. Bruesevitz v. Sec'y of Health Human Servs., No.95?0266V, 2002 WL 31965744,1 (Ct. Cl., Dec. 20, 2002).

4. From the U.S. Court of Federal Clasims website: Laura D. Millman은 1991년 4월 25일에 특별심사관으로 임명됐다. 그녀는 뉴욕시립대학에서 1966년에 영어학에서 우등으로 학사 학위를 받고 졸업했으며, 1971년엔 Herbert H. Lehman College에서는 영어학에서 문학 석사를 받았고, 1976년 Fordam 로스쿨에서 우등으로 법학박사 학위를 받았다. www.uscfc.uscourts. gov/laura-d-millman.

13. 아픈 것이 당연해진 아이들

1. American Gastroenterological society, "산을 줄이는 약이 의존성을 일으킬 수 있다 Acid Reducing Medicines May Lead To Dependency," 2009년 7월 1일, Bethesda, MD, www.gastro.org/news/articles/2009/07/01/acid-reducing-medicines-may-lead-to-dependency; Cooper WO et al, "미국 어린이에 대한 항정신병약 처방 동향 Trends in Prescribing of Antipsychotic Medications for US children," Academic Pediatrics 2006; 6:2 (2006): 79–83; Forgacs I and Loganayagam A., "PPIs의 과잉처방 Overprescribing proton pump inhibitors," BMJ, 336:7634 (2008):2; Kuehn BM, "소아정신병약 처방의 경향과 위험에 대한 연구 Studies Shed Light on Risks and Trends in Pediatric Antipsychotic Prescribing," JMA, 303:19 (2010): 1901–1903 ; Nyquist AC et al, "아동의 감기, 상기도감염, 기관지염에 대한 항생제 처방 Antibiotic Prescribing for Children With Colds, Upper Respiratory Tract Infections, and Bronchitis," JAMA, 279(1998): 875–877.

2. Gibney MJ, Margetts BM, Kearney JM, and Lenore, A eds. 『공중보건영양 Public Health Nutrition』 Oxford, U.K., Blackwell Science, 2004.

3. Caulfield L et al, "설사, 폐렴, 말라리아, 홍역과 관련된 아동 사망의 기초원

인, 영양실조 Undernutrition as an underlying cause of child deaths associated with diarrhea, pneumonia, malaria, and measles," Am J Clin Nutr, 80:1 (July 2004): 193–198; World Food Programme and United Nations Children's Fund, "행동을 위한 세계적 공조: 아동 영양실조 해결을 위한 결단 Global framework for action : Ending child hunger and undernutrition initiative," Rome, Italy and New York, NY, USA, 2006; Department for International Development, "영양실조 위기의 무시: 행동을 위한 증거 The Neglected Crisis of Undernutrition: Evidence For Action," Glasgow, U.K., 2009.

4. Pelletier DL et al., "개발도상국의 아동 사망률에 대한 영양실조의 영향 The effects for malnutrition on child mortality in developing countries," Bulletin of the World Health Organization 73:4(1995): 443–448; Bryce JE et al., "아동 영양실조를 줄이자: 공중보건은 제대로 가동되고 있는가? Reducing child mortality: Can public health deliver?" Lancet, 362:9387 (July 12,2003):159–164; Kinnell HG, "자폐증의 특징, 이식증 Pica as a feature of autism," British Journal of Psychiatry 147 (1985):80–82; Cubala–Kucharska, M., "자주 발생하는 자폐증의 병리학과 치료법에 대한 고찰 The review of most frequently occurring medical disorders related to aetiology of autism and methods of treatment," Acta Neurobiol Exp 70(2010):141–146; Cannell, JJ, "자폐증 병리학 On the aetiology of autism," Acta Paedeiatr, 99:8 ; "자폐스펙트럼장애 Autistic spectrum disorder," Child Care Health Dev, 34:2 (March 2008):276–8; and Conveyers F Efron D., "자폐소년의 불안과 체중감소 Agitation and weight loss in an autistic boy," J Paediatr Child Health, 43:3 (march 2007): 186–7.

5. Wagener DK et al, "공중 건강법 요약: 건강한 사람들 2010의 첫 번째 목표는 기대수명을 늘리는 것이다." 질병관리본부 Healthy People 2010 Statistical Notes, 2001년 9월, 22호.

6. Olshansky SJ et al, "21세기 미국의 기대수명의 잠재적 하락 A Potential Decline in Life Expectancy in the United States in the 21st Century," N Engl J Med, 352(2005): 1138–114; Child Trends (2010). Life Expectancy, www.childrendsdatabank.org/?q=node/326; Meunnig P and Glied s., "생존률 변화가 말해주는 미국 보건 What Changes In Survival Rates Tell Us About US Healthcare," Health Affairs 2010, http://content.healthaffairs.org/cgi/content/abstract/hlthaff.2010.0073; and Van Cleave J et al., "어린이의 비만과 만성 건강상태의 역학 Dynamics of Obesity and Chronic Health Conditions Among Children and Youth," JAMA, 303(2010):623+630,665+666.

7. Hooper E., 『HIV와 에이즈의 근원으로의 여행 The River : A journey to the Source of HIV and AIDS』 Boston: Little, Brown and Company, 1999.

8. Converse JM, 『의사가 틀린 것: B형간염 백신과 자폐증 When Your Doctors Is Wrong: Hepatitis B Vaccine and Autism』 Philadelphia: Xlibris, 2002.

14. 딸에게 일어난 자궁경부암 백신의 비극

1. Charlotte J. Haug, "인유두종 바이러스-경고의 이유 Human Papillomavirus—Reasons for Caution," New England Journal of Medicine 359(August 21, 2008):8.

2. 사법감시단은 HPV 백신의 부작용을 조사한다. www.judicialwathc.org/gardasil.

3. 정부는 보상신청자들이 주장한 다발성 경화증과의 인과관계는 부인했지만, 3천 5백만 달러에 무마하려 했다. Jane Doe 89v. Sec'y of HHS, Laura D. Millman, Special Master, No. 2010년 10월 5일 원본파일, 2010년 10월 12일 수정파일, www.uscfc.uscourts.gov/sites/default/files/Millman.Doe%2089%20damages.pdf.

16. 백신에 희생되는 군인들

1. "군인연구는 참전 군인들의 건강에 해로운가? 반세기 동안에 배운 교훈 Is Military Research hazardous to a Veteran's Health? Lessons Learned Spanning Half a Century." 1994년 12월 8일 미국 상원 향군위원회에 제출된 보고서 www.gulfweb.org/biodoc/rockrep.cfm.

2. Lea Steele, "캔자스 예비역들의 걸프전 증후군의 유병률과 패턴: 복무 기간, 장소, 성격에 따른 증상의 연관성 Prevalence and Patterns of Gulfs War Illness in Kansas Veterans: Association of Symptoms with Characteristic of Person, Place, and Time of Military Service," American Journal Epidemiology, 152:10(2000):992—1002 (doi: 10.1093/aje/152.10.992), http://aje.oxfordjournal.org/content/152/10/992.full.; 걸프전 증후군에 대한 예비역 연구자문위원회, 걸프전 증후군에 대한 과학적 접근에 관한 보고서와 권장사항 2004년 9월 www1.ScientificProgressinUnderstandingGWVI_2004.pdf.; Goss—Gilroy, "캐나다인 걸프전 참전 군인 연구 Study of Canadian Gulf War Veterans: NR—98.050." 캐나다 국방부와의 계약에 의한 연구, 1998년 6월 29일 http://web.

archive.org/web/20000925233153/www.dnd.ca/menu/press/Reports/Health/health_study_eng_1.htm.; Unwin C, Baltchley N, Coker W, Ferry S, Hotopf M, Hull L, et al., "걸프전에 참가한 영국 군인의 건강 Health of UK servicemen who served in Persian Gulf War," Lancet, 353:9148(Jan.16,1999): 169-78.

3. 위 1번 1장 2절, "Is Military Research".

4. Pieta Wooley, "백신, 어두운 면을 드러내다 Vaccines Show Sinister Side." Straight.com, 2006년 3월 23일, www.straight.com/article/vaccines-show-sinister-side; 질병관리본부, 백신 첨가물과 매개물 요약 1부, 2부 2010년 3월, www.cdc.gov/vaccines/pubs/pinkbook/downloads/appendices/B/excipient-tabel-2.pdf; 위 2번 걸프전 증후군에 대한 과학적 접근에 관한 보고서.

5. 미국 회계감사원 보고서 GAO-01-13, 국가안전보장 소위원회, 예비역, 국제관계, 정부개혁에 관한 의회 위원회, "전투연합: 걸프연합군들은 생화학적 위협에 대한 정의와 방어법이 다르다 COALITION WARFARE: Gulf War Allies Differed in Chemical and Biological Threats Identified and in Use of Defensive Measures." 2001년 4월.

6. 미국 상원 예비역에 대한 위원회 청문회 "군사적 접종: 계속되는 보살핌과 보상 Military Exposures: the continuing challenges of care and compensation." 2002년 7월 10일, 107회 의회, 2번째 회기.

7. 대통령 명령 13139, http://frwebgate.access.gpo.gov/cgi-bin/getdoc.cgi?dbname=1999_register&docid=fr05oc99-135.pdf.

8. 이 원칙은 미국 대법원 판결이다. 복무 중 사망이나 부상 때문에 군인이나 그 가족이 정부를 상대로 손해배상을 청구하는 것도 막혀 있다. Feres v. United States 340 U.S. 135(1950).

9. 탄저병 백신 제품설명서 http://web.archive.org/web/19991009123133/www.dallasnw.quik.com/cyberella/Anthrax/Product.html.

10. Lee Williams and Hiran Ratanake, "도버 기지 사령관은 군인들이 기니피그처럼 사용됐다고 말하다." Delaware Online, 2004년 10월 10일.

11. "노바티스가 임상시험 중인 보조제 첨가 조류독감 백신 아프로노브는 지속적인 교차면역반응을 보여준다 Novartis Investigational Adjuvanted (MF59) Pre-pandemic Avian Influenza Vaccine Aflunov Shows Long Lasting, cross-protective Immune Response." Medical News Today, 2009년 5월 2일, www.medicalnewstoday.com/articles/148563.php.

12. http://www.vaccine-a.com.

13. 1999년 11월, 나는 델라웨어 도버 공군기지 글로벌 활동센터에서 독감 백신과

탄저균 백신을 동시 접종한 이 젊은 소녀를 목격했다.

14. 클라렌스 글로버는 탄저균 백신접종 후에 알 수 없는 심장질환으로 죽었다. 내가 알기로는 군은 그녀의 가족에게 부검결과를 알려주지 않았다.

15. Garth L Nicholson, Meryl Nass, Nancy L Nicholson, "탄저병 백신: 안전성과 효과에 대한 논쟁 Anthrax Vaccine: Controversy Over Safety and Efficacy," www.gulfwarvets.com/anthrax5.htm.

16. Pratap Catterjee, "군사계약의 과다지출 역사" 2010년 10월 10일, 가디언, www.guardian.co.uk/commentisfree/cifamerica/2010/oct/17/pharmaceuticals-industry-anthrax.

17. 스쿠알렌 보조제가 들어간 제품 번호 FAV008, FAV020, FAV030, FVAV038, FAV043, FAV047, www.fda.gov/ohrms/dockets/dockets/80n-0208-c000037-15-01-vol151.pdf.

18. 스쿠알렌 항체가 유도된 백신 제품번호는 다음과 같다: FAV041, FAV070 and FAV071, 다음을 참조하라. Pamela B. Asa, Russell B. Wilson, Robert F. Garry(2000) Antibodies to Squalene in Recipients of Anthrax Vaccine Department of Microbiology, Tulane University Medical School.

3장. 백신의 진실

18. 백신은 제약산업의 생존전략

1. Merck Manual, 온라인 의학도서관, "뇌염 Encephalitis," www.merck.com/mmhe/sec06/ch089/ch089f.html.

2. www.immunizationinfo.org/issues/vaccine-safety/cause-or-coincidence.

3. Melody Petersen, 『Our Daily Meds』(New York: Picador, 2008), 306.

4. Merriam-Webster Dictionary, www.merriam-webster.com/medical/iatrogenesis.

5. Vaccine Adverse Events Reporting System, 2010년 12월 4일 기준, www.medalerts.org/vaersdb/findfield.php?TABLE=ON&GROUP1=APPY.

6. David Kessler et al, "메드워치 소개: 의료기기와 투약에 대한 부작용과 문제에 대한 새로운 접근 Introducing MEDWatch: A New Approach to Reporting Medication and Device Adverse Events and Product Problems," JAMA 269(21): (1993) 2765-2768. "한 연구에 따르면 심각한 부작용의 1%정도만 식품의약국에 보고된다." http://jama.ama-assn.org/cgi/content/summ ary/269/21/2765?m

axtoshow=&hits=10&RESULTFORMAT=&fulltext=David+Kessler+accine&sear
chid=1&FIRSTINDEX=0&resourcetype=HWCIT.

7. www.medalerts.org/vaersdb/index.php.

8. http://emedicine.medscape.com/article/1176205-overview.

9. www.merckmanuals.com/professional/sec19/ch283/ch283c.html.

10. "백신접종 후에 발생한 열성경련에 대해 자주하는 질문", 질병관리본부, www.
    cdc.gov/vaccinesafety/Vaccines/MMRV/qa_FebrileSeizures.html.

11. Michael Belkin, "B형간염 백신: 공중보건의 아군인가, 적군인가? Hepatitis
    B Vaccine: Helping or Hurting Public Health?" 의약품 정책과 복지에 관
    한 의회 정부개혁위원회 중 사법제도에 관한 소위원회 청문회, 106회 의회 1
    차 회기, 1999년 5월 18일, http://frwebgate.access.gpo.gov/cgi-bin/getdoc.
    cgi?dbname=106_house_hearings&docid=f:63308.wais.

12. Julie Steenhuysen, "질병관리본부가 수십 년 동안의 독감사망률에 대해 한발
    빼는 듯한 반응을 보이다." 로이터, 2010년 8월 26일, www.reuters.com/article/
    idUSTRE67P3NA20100826?type=domesticNews.

13. Natasha Singer, "의학 대필에 대해 더 많은 규제가 필요하다." 뉴욕타임즈, 2010
    년 6월 24일, www.nytimes.com/2010/06/25/health/25ghost.html?ref=health,
    www.plosmedicine.org/static/ghostwriting.action.

14. Rob Stein, "제약회사와 결탁해서 세계보건기구가 신종플루 위협을 과장했다
    는 혐의가 제기되다." 워싱턴 포스트, 2010년 6월 4일, www.washingtonpost.
    com/wp-dyn/content/article/2010/06/04/AR2010060403034.html.

15. "얼마나 많은 신약이 엉터리인가? 도널드 라이트에게 묻다 How Many New
    Drugs Are Lemons? Ask Donald Light." 텍사스 의과대학 의료인간성기구 사
    무국장이며 『중독: 윤리, 의료전문직, 제약산업 Hooked: Ethics, the Medical
    Profession, and the Pharmaceutical Industry』의 저자 Howard Brody, MD, PhD
    의 홈페이지, http://brodyhooked.blogspot.com/2010/08/how-many-new-
    drugs-are-lemons-ask.html.

16. www.merck.com/newsroom/news-release-archive/corporate/2009_1221.
    html.

17. http://sphweb02.umdnj.edu/sphweb/files/bio/cv/Bresnitz_Aug-05-2008_
    CV.doc.

18. Kreesten Madsen et al, "MMR 백신과 자폐증에 대한 집단연구 A Population-
    Based Study of Measles, Mumps, and Rubella Vaccination and Autism," New
    Engl. J. of Med. 347 (2002): 1477-1482, www.nejm.org/doi/full/10.1056/

NEJMoa021134; Kreesten M. Madsen et al., "티메로살과 자폐증 발생: 덴마크 집단연구에서 생태학적 증거는 없었다 Thimerosal and the Occurrence of Autism: Negative Ecological Evidence From Danish Population—Based Data," Pediatrics 112 (2003): 604—606, http://pediatrics.aappublications.org/cgi/content/full/112/3/604.

19. 아르후스 대학 프로젝트에 대한 의사 폴 토르슨의 관계에 대한 발언, 2010년 1월 22일 아르후스 대학, www.rescuepost.com/files/thorsen-aarhus-1.pdf.

20. M. Asif Ismail, "둘째가라면 서러울 약품 로비: 제약산업이 워싱턴에 영향을 미치는 방법 Drug Lobby Second to None: how the pharmaceutical industry gets its way in Washington," The Center for Public Integrity, 2005년 7월 7일, http://projects.publicintegrity.org/rx/report.aspx?aid=723.

21. 아동 백신 재료에 대한 진실, 제약연구와 미국의 제약회사(PhRMA), www.immunize.org/concerns/vaccine_components.pdf.

22. 헤르페스 백신을 테스트할 때 위약으로 사용된 것은 A형간염 백신이었다. Maggie Fox, "국립보건원은 글락소의 헤르페스 백신이 실패했다고 밝혔다." 로이터, 2010년 9월 30일, www.reuters.com/article/idUSTRE68T33Z20100930.

23. 위 21번과 같음.

24. Beatrice A. Golomb et al., "위약이란 무엇인가: 누가 아는가? 무작위 분석과 통제군 시험 What's in Placebos: Who Knows? Analysis of Randomized, Controlled Trials," Annals of Internal Medicine, 2010년 10월 19일, www.annals.org/content/153/8/532.abstract.

25. "연방자문위원회법: 이해관계와 백신 발전—과정의 완벽함을 유지하기 위해 FACA: Conflicts of Interest and Vaccine Development?—Preserving the Integrity of the Process," 의회 정부개혁위원회 청문회, 106회 2번째 회기, 2000년 6월 15일, http://frwebgate.access.gpo.gov/cgibin/getdoc.cgi?dbname=106_house_hearings&docid=f:73042.wais.

26. "1,400억 특허절벽 앞에 있는 제약사 Drugmakers face $140 bln patent 'cliff'—report." 로이터, 2007년 5월 2일, www.reuters.com/article/idUSL0112153120070502.

27. Café Pharma, www.cafepharma.com/.

28. www.bloomberg.com/news/2010-11-17/u-s-companies-profit-fret-in-the-chinese-market-survey-says.html.

29. Global Immunization Vision and Strategy, WHO, www.who.int/immunization/givs/en/index.html; and Global Immunization Vision and Strategy, www.gavialliance.org/vision/strategy/gi_vision_strategy/index.php.

30. Bill Hendrick, "미국에서의 처방약 사용 증가" Medscape Today, 2010년 9월 3일, www.medscape.com/viewarticle/728064.

31. "카니날 헬스는 보건종사자들을 돕기 위해 2010-2011 독감시즌을 준비하고 있다." Medical News Today, 2010년 10월 3일, www.medicalnewstoday.com/articles/203235.php.

32. "약 400개의 치료제와 백신이 감염성 질병과 싸우기 위해 개발되고 있다." Medical News Today, 2010년 9월 12일, www.medicalnewstoday.com/articles/200689.php.

33. "백신판매는 16%가 급증하여 350억 달러에 이르렀다." Fierce Vaccines, 2010년 8월 13일, www.fiercevaccines.com/story/vax-sales-16-2009/2010-08-13.

34. Kate Kelland, "폐구균 백신이 새로운 문제를 야기하다." 로이터, 2010년 9월 8일, www.reuters.com/article/idUSTRE6873U420100908.

35. John Treanor, MD, "독감 백신-바이러스 변이와 싸우다." New England Journal of Medicine, 2004년 1월 15일, 350:3, www.nejm.org/doi/pdf/10.1056/NEJMp038238.

36. Erwin Haas MD et al, "접종 14년 후 발생한 이례적 홍역 Atypical measles 14 years after immunization." JAMA, 236(9):1050 (1976), http://jama.ama-assn.org/cgi/content/summary/236/9/1050.

37. Donald Light, ed., 『처방약의 위험 The Risks of Prescription Drugs』 New York: Columbia Univ. Press 2010.

38. Kogan, MD, et al., "2007년 미국에서 부모들이 보고한 자폐스펙트럼장애의 진단 Prevalence of Parent-Reported Diagnosis of Autism Spectrum Disorder Among Children in the US 2007," Pediatrics (published online Oct. 5, 2009).

39. Lorna Wing, "자폐증의 정의와 유병률: 고찰 The Definition and Prevalence of Autism: A Review," European Child and Adolescent Psychiatry, 2:2 (1993):61-74, Hogrete & Huber Publishers, www.springerlink.com/content/m522g204l111445k.

40. "미국 조사에서 10명당 1명의 아이가 ADHD로 나타났다. 관심이 요구된다." Associated Press, 2010년 11월 10일, http://abcnews.go.com/Health/wireStory?id=12109129&tqkw=&tqshow=.

41. "미국 사회는 자폐증으로 큰 비용 부담을 안고 있다." 하버드 공중보건대학 보도자료, 2006년 4월 25일, www.hsph.harvard.edu/news/press-releases/2006-releases/press04252006.html; Walecia Konrad, "자폐증의 재정적 부담 다루기" 뉴욕타임즈, 2010년 1월 22일, www.nytimes.com/2010/01/23/health/23patient.

html?ref=health&pagewanted=all.

42. Ray Moynihan and Alan Cassels, 『질병판매학: 제약회사들은 어떻게 우리를 환자로 내모는가 Selling Sickness: How Drug Companies are Turning Us All Into Patients』 Allen and Unwin 2005.

43. 성인 백신접종률을 올리기 위한 전략, 질병관리본부, www.cdc.gov/vaccines/recs/rate-strategies/adultstrat.htm.

44. Harry Schwartz, "돼지독감 대실패" 뉴욕타임즈, 1976년 12월 21일, http://select.nytimes.com/gst/abstract.html?res=F00E1FFA3F5E1B7493C3AB1789D9542 8785F9&scp=1&sq=Schwartz%20Swine%20flu%20fiasco%201976&st=cse.

45. Feifei Wei et al, "백신거부자의 성격과 정의 Identification and characteristics of vaccine refusers." BMC Pediatrics, March 5, 2009, 9:18 doi:10.1186/1471-2431-9-18, www.biomedcentral.com/1471-2431/9/18.

46. www.therefusers.com.

47. "대부분 미국 어린이들은 권장백신을 접종하고 있다." Pediatric Supersite, 2010년 9월 16일, www.pediatricsupersite.com/view.aspx?rid=70382.

19. 백신 허가과정의 민관유착

1. "연구실에서부터 시장까지: HPV 백신," The NIH Record, 59:4(2007):5

2. 위의 글.

3. D.R. Lowy and J.T. Schiller. "HPV 백신" Journal of Clinical Investigation, 116:5(2006):1167-73.

4. http://ppp.od.nih.gov/regulations/coi.asp 2012년 4월 28일 접속.

5. 예를 들어 US5437951.

6. Lowy v. Frazer, Patent Interference 104,775, 미국 특허상표국 특허심판원, 2005년 9월 20일.

7. "국립암연구소 과학자들이 올해의 연방공무원이 되다." The NIH Record, 59:21 (2007):5.

8. http://servicetomaricamedals.org/SAM/recipients/profiles/fym07_lowy_ schiller.shtml 2012년 4월 28일 접속.

9. http://www.ott.nih.gov/about_nih/statistic.aspx 2012년 4월 28일 접속.

10. http://www.fda.gov/BiologicsBloodVacciens/Vaccines/Approvedproducts/ ucm111283.htm 2012년 4월 28일 접속.

11. Nancy B. Miller, "머크가 제조한 HPV 6,11,16,18 L1 바이러스 파티클 백신에 대한 생물학 면허의 임상 고찰 Clinical Review of Biologics License Application for Human Papillomavirus 6,11,16,18 L1 Virus Like Particle Vaccine (S. cerevisiae) (STN 125126 GARDASIL), manufactured by Merck, Inc," 식품의약국 생물학제제 평가연구센터 2006년 6월 6일.

12. http://dictionary.reference.com/reverseresults?q=efficacy&db=reverse 2012년 6월 27일 접속.

13. L.L. Villa et al. "어린 여성에 대한 4개의 HPV 유사바이러스 파티클 백신의 예방: 무작위 이중맹검 비교대조군 다중 효과시험 prophylactic quadrivalent human papillomavirus (types 6,11,16 and 18) L1 virus-like particle vaccine in young women: a randomised double-blind placebo-controlled multicentre phase II efficacy trial," Lancet Oncology. 6(2005):271-8.

14. K.S. Reisinger et al. "청소년에 대한 HPV 6, 11, 16, 18 L1 유사바이러스 파티클 백신의 안전성과 면역원성의 지속: 무작위 대조시험 Safety and persistent immunogenicity of a quadrivalent human papillomavirus types 6, 11, 16, 18 L1 virus-like particle vaccine in preadolescents and adolescents: a randomize controlled trial," Pediatric Infectious Disease Journal. 26 (2007):201-9.

15. Miller, STN 125126.

16. http://www.merck.com/product/usa/pi_circulars/g/gardasil_pi.pdf 2012년 4월 28일 접속.

17. Millers, STN 125126, p.379.

18. http://www.deathriskrankings.com/default.aspx?AspxAutoDetectCookieSupport=1 2012년 4월 28일 접속.

19. L.E. Markowitz et al. 질병관리본부 백신접종 자문위원회, "4가 HPV 백신: 백신접종자문위 권장사항" MMWR Recommendations and Reports.56 (2007):1-24.

20. Personal communication, 2010년 4월.

21. 2007년 4월, 텍사스주 의회는 페리 주지사가 명령한 의무 백신접종을 폐지하는 HB1098법을 통과시켰다. 페리의 행정명령은 이후에 2012년 공화당 대통령 후보자 선거운동에 큰 걸림돌이 됐다.

22. Sheila M. Rothman and David J. Rothman. "HPV 백신 마케팅: 청소년 보건과 의료 전문주의의 영향 Marketing HPV vaccine: implications for adolescent health and medical professionalism," JAMA. 302 (2009):781-6.

23. Cindy Bevington, "연구자가 HPV마케팅을 비난하다." FW Daily News, 2007년 3월 14일.

24. 위의 글.

25. http://www.nvic.org/vaccines-and-disease/HPV/HPV_Vaccine_Safety_ ReptPart_III_0851507_rev.aspx 2012년 4월 28일 접속.

26. http://www.judicialwathch.org/documents/2008/JWReportFDAhpv VaccineRecords.pdf, 2012년 4월 28일 접속.

27. Charlottte J. Haug. "HPV 백신접종-경고의 이유 Human papillomavirus vaccination-reasons for caution," New England Journal of Medicine. 359 (2008):861-2.

28. Elizabeth Rosenthal, "증거의 차이: 제약사들이 암 백신을 늘리기 위해 밀어붙이고 있다." 뉴욕타임즈 2008년 8월 20일. http://www.nytimes.com/2008/08/ 20/health/policy/20vaccine.html?_r=0.

29. Bevington, 2007.

30. Susan Edelman, "내 딸은 가다실의 실험용 쥐로 죽었어요." 뉴욕포스트 2008년 7월 20일, www.nypost.com/p/news/regional/item_i4nmIcAdDoQtE4ubmxqGVM.

31. http://www.jenjensfamily.blogspot.com/ 2012년 4월 28일 접속.

32. http://truthaboutgardasil.org/memorial/ 2012년 4월 28일 접속.

33. http://leavittpartners.com/ 2012년 4월 28일 접속.

34. http://www.pharmanet-i3.com/index.htm 2012년 4월 28일 접속.

35. http://www.bcg-usa.com/ 2012년 4월 28일 접속.

36. '백신법정'의 문제는 '5. 백신 부작용에 대한 법적 보상' 참조.

37. http://www.iom.edu/~/media/Files/Report%20Files/2011/Adverse-Effects- of-Vaccines-Evidence-and-Casuality/summary2.pdf 2012년 4월 28일 접속.

38. http://www.anapolschwartz.com/practices/vaccines/tetlock-petition.asp 2012 년 4월 28일 접속.

20. 정부의 눈속임과 언론의 받아쓰기

1. 1997년 7월 7일 미국 공중위생국과 소아과학회의 공동 성명, www.hhs.gov/ nvpo/vacc_safe/bthil.htm.

2. National Research Council, 『메틸수은의 독성학적 영향 Toxicological Effects of Methylmercury』 Wash., D.C.: National Academic Press, 2000, 11, www.nap. edu/openbool.php?record_id=9899/7page=R1; 질병관리본부, "수은과 티메로살에 대해 자주하는 질문," www.cdc.gov/vaccinesafety/updates/thimerosal_

faqs_mercury.htm; 미 보건복지부 공중위생국 독성물질과 질병등록부, Toxicological Profile for Mercury, (Atlanta, GA, 1999), www.atsdr.cdc.gov/ToxProfiles/TP.asp?id=115&tid=24, www.atsdr.cdc.gov/ToxProfiles/tp46-c7.pdf.

3. Steve G. Gilbert and Kimberly S. Grant-Webster, "발달 중 메틸수은 노출의 신경행동학적 영향 Neurobehavioral Effects of Developmental Methylmercury Exposure," Environmental Health Perspectives 135:6(1995):103.

4. Arthur Allen, "그렇게 별나지 않은 자폐증 이론" 뉴욕타임즈, 2002년 11월 10일, www.nytimes.com/2002/11/10/magazine/10AUTISM.html?ei=1&en=99d1b535fa33bba3&ex=1037894857&pagewanted=print&position=top.

5. 위 1번과 같음.

6. 베르스트래트는 연구가 출간될 때는 백신 제조사인 GSK의 직원이 됐다. Thomas Verstraeten, "티메로살, 질병관리본부, 글락소스미스클라인 Thimerosal, the Centers for Disease Control and Prevention, and GlaxoSmithKline," Pediatrics 113 (2004):932.

7. Vestraeten T, Davis RL, DeStefano F, Lieu TA, Rhodes PH, Blaxk SB, Shinefield H, Chen RT, Vaccine Safety Datalink Team, "티메로살 함유 백신의 안전성: 컴퓨터화된 건강유지조직의 데이터베이스에 대한 2단계 연구 Safety of thimerosal-containing vaccines: a two-phased study of computerized health maintenance organization databases," Pediatrics 112(2003): 1039-48.

8. Thomas Verstraeten, "티메로살, 질병관리본부, 글락소스미스클라인 Thimerosal, the Centers for Disease Control and Prevention, and GlaxoSmithKline," Pediatrics 113(2004):932, http://pediatrics.aappublications.org/cgi/reprint/113/4/9352.pdf.

9. 위 1번과 같음.

10. 위 1번과 같음.

11. David Kirby, 『유해의 증거: 백신 속 수은과 자폐증 유행; 의학논쟁 Evidence of Harm :Mercury in Vaccines and the Autism Epidemic: A Medical Controversy』 New York: St. Martin's Press, 2005.

12. "백신 관리" PUB-WA 841.pdf

13. Michael F. Wagnitz, "백신의 명성과 그것을 지키는 사람들 Reputation Of Vaccines And The People Who Defend Them," Pediatrics, 121(2008): 621-622, eLetters published: (2008년 3월 13일), http://pediatrics.aappublications.org/cgi/eletters/121/3/621#36839.

14. 위의 글.

15. "미사용 신종플루 백신을 소각합니다." 2010년 7월 23일, http://ohsonline.com/articles/2010/07/23/service-will-incineratie-unused-h1n1-vaccine.aspx?.

16. 미국 보건복지부 산하 백신상해 보상법원의 백신상해목록 www.hrsa.gov/vaccinecompesation/table.htm.

17. Paola GiovanardiRossi, Antonia Parmeggiana, Veronique Bachb, Margherita Santuccia and Paola Viscontia, "자폐증을 가진 뇌전증 환자의 EEG 특징 EEG features and epilepsy in patient with autism." Brain and Development 17:3 (May-June 1995):169-174.

18. Jon S. Poling, MD, PhD, Richard E. Frye, MD, PhD, John Shoffner, MD, Andrew W. Zimmerman, MD, "자폐증 아동의 발달퇴행과 미토콘드리아 기능장애 Developmental Regression and Mitochondrial Dysfunction in a Child With Autism," Journal of Child Neurology 21:2 (February 2006).

19. David Kirby, "백신-자폐증 법원의 문서는 모든 미국인이 꼭 읽어봐야 한다." The Huffington Post, 2008년 2월 26일, www.huffingtonpost.com/david-kirby/the-vaccineautism-court-d_b_88558.html.

20. David Kirby, "정부는 연방법원에서 백신-자폐증을 인정한 것인가? 이건 무슨 말인가?" The Huffington Post, 2008년 2월 25일, www.huffingtonpost.com/david-kirby/government-cincedesvacci_b_88323.html.

21. 위 19번과 같음.

22. Jim Giles, "자폐증 비용이 백신논쟁을 재점화하다." New Scientist, 2008년 3월 8일, www.newsscientist.com/article/mg19726464.100-autism-payout-reignites-vaccine-controversy.html.

23. Sharyl Attkisson, "백신보상법원은 사상 처음으로 백신이 자폐증을 일으킨 보상금으로 이 가족에게 150만 달러를 지급했다." CBS News Investigate Blog, 2010년 9월 9일, http://www.cbsnews.com/8301-31727_162-200158982-10391695.html.

24. Ginger Taylor, "질병관리본부장이 백신이 자폐증을 유발할 수 있다고 인정하다." 2008년 4월 2일, 유튜브, www.youtube.com/watch?v=Dh-nkD5LSIg.25. "하우스콜: 자폐증의 미스테리 풀기 Housecall: Unraveling the Mystery of Autism, with Sanjay Gupta." CNN, 2008sus 3월 29일.

26. David Kirby, "이어지는 자폐증 폭탄: 50명 중 1명이 잠재적으로 위험하다고?" The Huffington Post, 2008년 3월 26일, www.huffingtonpost.com/david-kirby/the-next-big-autism-bomb-_b_93627.html.

27. 이 아이들은 무작위로 선택된 것은 아니고, 같은 자폐증 치료 프로그램을 받고 있었다.

28. Anne Schuchat, "백신의 이익은 위험보다 크다: 자폐증 주장에 부모들이 동요해서는 안 된다." The Atlanta Journal Constitution, 2008년 3월 26일, www.aj.com/opinion/content/opinion/stories/2008/03/25/vaccinesed_0326.html.

29. 위의 글.

30. NBC, "The Today Show" 2008년 3월 11일, Adventures in Autism 블로그 참조. http://adventruesinautism.blogspot.com/2008/03/aap-president-tells-giant-easily.html.

31. 백신상해목록, 백신상해 보상법원, www.hrsa.gov/vaccinecompensation/table.htm.

32. Forehand v. Taylor, E. District of North Carolina, verdict May 1, 1985.

33. www.karneylaw.com/Verdicts-Settlements/Top-5-Verdicts-Settlements.shtml#2.

34. "소아과학회 리더였던 테일러 박사는 메디컬 홈 지지자였다." AAP News, 31:8 (August 2010), 36, http://aapnews.aappublications.org/cgi/content/full/31/8/36-a.

35. Robert F. Kennedy, Jr. and David Kirby, "백신법원: 자폐증 논쟁은 계속된다." The Huffington Post, 2009년 2월 24일, www.huffingtonpost.com/robert-f-kennedy-jr-and-david-kirby/vaccine-court-autism-deba_b_169673.html#.

36. "독감에 대해 알아야할 모든 것." The Doctors, 2009년 10월 26일, Stage 29, LLC.

37. Mary Holland, Louis Conte, Robert Krakow, and Lisa Colin, "백신상해 보상법원으로부터 답변 받지 못한 질문: 백신유래 뇌손상 보상 사례 고찰 Unanswered Question from the Vaccine Injury Compensation Program: A Review of Compensated Cases of Vaccine-Induced Brain Injury," 28 Pace Envtl. L. Rev. 480 (2011), http://digitalcommons.pave.edu/perl/vol28/iss2/6.

38. Jon Baio, "자폐스펙트럼장애 유병률." 미국 자폐증과 발달장애 모니터링 네트워크 14개 장소, 2008년 3월 30일, 2012/61(SS03);1-19 http://www.cdc.gov/mmwr/preview/mmwrhtml/ss6103a1.htm?s_cid=ss6103al_w.

39. 2012년 4월 2일, 카나리아 파티(The Canary Party)와 풀뿌리 자폐증 단체들은 새로운 자폐증 유행에 책임을 물어 보건공무원 해고를 요구했다. http://canaryparty.org/index.php/the-news/100-the-canary-party-and-grassroots-autism-organizations-call-for-firings-of-health-officials-in-the-wake-of-new-autism-numbers.

40. Dan Buton, "자폐증 유행을 다시 돌아봐야 할 때이다." The Hill's Congressional Blog, 2012년 4월 24일, http://thehill.com/blogs/congress-blog/healthcare/223265-it-is-time-to-re-engage-on-the-autism-epdemic.

41. "백신, 티메로살, 백신 안전성" 질병관리본부, www.cdc.gov/vaccinesafety/concerns/thimerosal/index.html, 2010년 2월 11일 최종 수정.

42. Arthur Allen, "H1N1: The Report Card," 리더스 다이제스트, 2010년 3월, www.rd.com/health-slideshows/h1n1-the-report-card/article174741-1.html.

43. P Balint, G Balint, "젬멜바이스 반사." Orv Hetil. 150:30 (July 26, 2009):1430.

44. Notable Name Databse, "Ignaz Semmelweis," www.nndb.com/people/601/000091328/.

45. Ginger Taylor "어떤 연결의 증거도 없음 No Evidence of Any Link." AdventuresInAutism.com, 2007년 6월 14일, 2012년 5월 1일 접속, http://adventuresinautism.blogspot.com/2007/06/no-evidence-of-any-link.html.

46. "부모들은 백신 안전성에 대한 연구를 원한다." UPI, 2010년 10월 12일, www.upi.com/Health_News/2010/10/12/parents-want-research-in-vaccine-safety/UPI-39721286941024/.

21. 수은 독성과 백신 부작용

1. DG Fagan, et al, "수은계 소독제를 사용한 배꼽탈장 영아의 장기 수은 레벨 Organ mercury levels in infants with omphaloceles treated with organic mercurial antiseptic," Arch. Dis. Child., Br. Med J., 52(12) (1977);962-4.

2. 식품의약국은 1998년에 1978년부터 처방전 없이 살 수 있었던 수은 함유 약품에 대한 재평가를 통해, 머큐로크롬(한국에서는 빨간약으로 불렸다-옮긴이)을 '일반적으로 안전한 등급'에서 제외시키고, 1998년에 '검증되지 않음'으로 분류했다.

3. Boyd Haley. "수은 독성: 유전적 민감성과 상승 효과 Mercury Toxicity: Genetic Susceptibility and Synergistic Effects," Medical Veritas. 2 (2005) 1-8.

4. Branch DR, "성별에 따라 달라지는 티메로살 독성 Gender-selective toxicity of thimerosal," Exp. Toxicol. Pathil., 61(2) (Mar 20009):133-6; Epub 2008 Sep 3.

5. C. Migdal, et al, "티메로살의 민감도는 세포 외에서 이뤄지는 활성산소와 칼슘신호의 영향을 받는다 Sensitization effect of thimerosal is mediated in vitro via reactive oxygen species and calcium signaling," Toxicology, 2010 July-Aug.: 274(1-3):1-9. pub 2010 May 10. www.generationrescue.org/science for

additional studies.

6. SJ James, et al, "자폐아동에 있어 증가된 산화스트레스와 메틸화 능력 장애의 대사적 지표 Metabolic biomarkers of increased oxidative stress and impaired methylation capacity in children with autism," Am. J. Clin. Nutr., 2004 Dec;80(6):1611-17, www.generationrescue.org/science for additional studies.

7. R. Nataf, et al, "아동기 자폐장애의 포르피린뇨증: 환경적 독성의 영향 Porphyrinuria in Childhood Autistic Disorder: Implications for Environmental Toxicity," Toxicol. Appl. Pharmacol., 2006 Jul 15; 214(2):99-108, Epub 2006 Jun 16.

8. JS Woods, et al, "수은에 노출된 인간에게 있어 코프로포르피리노겐 산화효소의 유전적 다형 현상과 이례적 포르피리노겐 반응 The association between genetic polymorphisms of coproporphyrinogen oxidase and an atypical porphyrinogenic response to mercury exposure in humans," Toxicol.Appl. Pharmacol., 2005 Aug 7 ; 206(2):113-20.

9. GC Rampersad, et al, "적혈구의 식균작용과 관계된 면역을 억제하는 단핵식균 세포의 티올-이황화물에 작용하는 화학성분 Chemical compounds that target thiol-disulfide groups on mononuclear phagocytes inhibit immune mediated phagocytosis of red blood cells," Transfusion, 2005 Mar;45(3):384-93.

10. M Waly, et al, "인슐린 유사 성장인자1과 도파민에 의한 메티오닌 합성효소 활성화; 신경발달 독성과 티메로살 Activation of methionine synthase by insulin-like growth factor-1 and dopamine; a target for neurodevelopmental toxins and thimerosal," Mol. Psychiatry., 2004 Apr;9(4):358-70.

11. PV Usatyuk, et al, "초점접착역, 접착, 밀착연접 단백질에 의한 내피 장벽 기능장애와 관련된 4-hydroxy-2-nonenal 산화 환원조절 Redox regulation of 4-hydroxy-2-nonenal-mediated endothelial barrier dysfunction by focal adhesion, adherens, and tight junction proteins," J. Biol. Chem., 2006 Nov 17;281(46):35554-66. Epub 2006 Sep 17.

12. RH Waring and LV Klovrza, "자폐증의 황화물대사 Sulphur metabolism in autism," J. Nutr. Environ. Med. 2000. 10(1):25-32.

13. 위의 글.

14. 『백신전쟁 The Vaccine War』Frontline, PBS, 2010년 4월 27일, www.pbs.org/wgbh/pages/frontline/vaccines.

15. M Heron, et al, "2007년 연간 인구동태통계 요약" Pediatrics, 2010 Jan. 125(1):4-15. Epub 2009 Dec 21; The World Factbook, 유아사망률 국가 간 비교, Central Intelligence Agency, http://www.cia.gov/library/publications/the-

world-factbook-rankorder/2091rank.html.

16. CM Gallagher and MS Goodman, "미국 1-9세 아동의 발달장애와 B형간 염 백신 Hepatitis B triple series vaccine and developmental disability in U.S. children aged 1-9 years," Toxicological Environmental Chemistry, 2008 Sept-Oct. 90(5):997-1008; and CM Gallagher, MS Goodman, "남아 신생아의 B형간 염 백신접종과 자폐증 Hepatitis B Vaccination of Male Neonates and Autism," Annals of Epidemiology, 2009 Sept. 19(9):659.

22. 의료인에 대한 이유 없는 독감 백신접종

1. 식품의약국은 2011-2012 독감시즌의 백신을 승인했다(2011년 6월 11일). www. fda.gov/NewsEvents/Newsroom/PressAnnouncements/ucm263319.htm.
2. 계절독감 백신의 핵심 사실. http://www.cdc.gov/flu/protect/keyfacts.htm.
3. 건강한 사람들에 대한 백신접종과 감염병 목표 IID-12.9, http://www. healthypeople.gov/2020/topicsobjectivelist.aspx?topicId=23.
4. 국가백신자문위원회, 건강한 사람들 2020의 보건전문직에 대한 독감 백신 보급률 목표를 위한 추천 전략. 2012년 2월 8일, www.hhs.gov/nvpo/nvac/influenza_subgroup_final_report.pdf(국가백신자문위원회 권장사항), 9.
5. 위의 글.
6. 건강한 사람들에 대한 백신접종과 감염병 목표 IID-12.9. http://www.healthypeople.gov/2020/topicsobjectivelist.aspx?topicId=23.
7. http://www.hhs.gov/nvpo/nvac/; DeLong, G.(2012). Conflicts of Interest in Vaccine Safety Research.
8. 국가백신자문위원회 권장사항, 1.
9. 위의 글.
10. 위의 글, 2.
11. 위의 글, 3.
12. 위의 글, 3, 36, 37.
13. 위의 글, 3, footnote 17.
14. 위의 글, 23.
15. 보건종사자에 대한 독감 백신접종 정보, www.cdc.goc/flu/healthcareworkers.htm.
16. 위의 글.

17. 보고서, 권장사항과 추진방안(2012년 2월 2일), 보건복지부 www.hhs.gov/nvpo/nvac/reports/index.html.

18. "국가백신자문위원회는 보건종사자들이 의무적으로 독감 백신을 접종해야 한다고 말한다." National Vaccine Information Center, 2012년 2월 21일, http://www.nvic.org/NVIC-Vaccine-News/February-2012/Feds-Recommend-Flu-Shots-Mandates-for-Health-Care-W.aspx.

19. Carmen, W. F. (2000). "보건종사자들의 독감 백신접종이 장기요양노인의 사망률에 미치는 영향: 무작위 대조군 시험 Effects of influenza vaccination of health-care workers on mortality of elderly people in long-term care: a randomised controlled trial," The Lancet, 355 (9198), 93-7; Bueving, H. (2003). "천식아동에 대한 독감 백신접종 Influenza Vaccination in Children with Asthma," The American Journal of Respiratory and Critical Care, 169(4), 488-493.

20. 위의 글.

21. Saxen, H.,&Virtanen,M. (1999). "보건종사자들의 결근에 대한 독감 백신접종의 효과: 무작위 위약 이중맹검 대조군 연구 Randomized, placebo-controlled double blind study on the efficacy of influenza immunization on absenteeism of health care worker," Pediatric Infectious Disease Journal,(9), 779-83.

22. Brownlee,S., & Lenzer,J. "백신이 문제라고?" 2009년 11월, The Atlantic Monthly, 1-3. www.theatlantic.com/magazine/archive/2009/11/does-the-vaccine-matter/7723/.

23. 위의 글.

24. 위의 글.

25. Roos, R. (2001, October 25). "엄정한 메타분석은 독감 백신의 효과에 의문을 제기한다." CIDRAP. http://www.cidrap.umn.edu/cidrap/content/influenza/general/news/oct2511lancet.html.

26. 위의 글.

27. Majumdar, S. (2008) "폐렴환자의 독감 백신에 의한 사망률 감소는 독감시즌의 다면발현적 이익인가 아니면 잔류교란인가? Mortality Reduction with Influenza Vaccine in Patients with Pneumonia Outside "Flu" Season Pleiotropic Benefits or Residual Confounding?" American Journal of Respiratory and Critical Care Medicine, 178(5), 527-533.

28. 위의 글.

29. Viboud, C.,& Simonsen, L. (2010, April 6). "계절독감 백신접종이 2009년 신종

플루 유행의 위험을 증가시켰는가?" PLoS Medicine, http://www.plosmedicine.org/article/info:doi/10.1371/journal.pmed.1000259.

30. Djulbegovic, B. (2000). "변화된 의료의 무작위 시험 Randomized trials that changed medical practice. RCT-practice change," Http://personal.health.usf.edu/bdjulbeg/oncology/RCT-practice-change.htm

31. Jefferson, T., & Di Pietrantonj, C. (2010, July 7). "건강한 성인에 대한 독감예방 백신 Vaccines To Prevent Influenza in Health Adults," Cochrane Summaries. http://summaries.cochrane.org/CD001269/vaccines-to-prevent-influenza-in-healthy-adults.

32. 위의 글.

33. Cell Press (2012, March 1). "특정 바이러스에 대한 면역을 위해 항체가 필요하지 않다." ScienceDaily, www.sciencedaily.com/releases/2012/03/120301143426.htm

34. Fedson, D.(1998) "보호측정: 효과 대 유효성 Measuring protection: efficacy versus effectiveness," Developments in biological standardization, 95, 195–201. http://www.curehunter.com/public/pubmed9855432.do.

35. Hayes, D. P. (2010). "독감유행, 태양활동주기, 비타민D Influenza Pandemics, solar activity cycles, and vitamin D," Medical Hypothesis, 74(5), 831–4; Cannell JJ, Vieth R, Umhau JC, et al. "독감유행과 비타민D Epidemic influenza and vitamin D," Epidemiol Infect 2006;134:1129–40; Laaksi I, Ruoholo JP, Tuohimaa P, et al. "핀란드 젊은 남성의 급성 호흡기 감염과 혈청 비타민D 농도 〈40 nmol/L과의 상관성 An association of serum vitamin D concentrations 〈40 nmol/L, with acute respiratory tract infection in young Finnish men," Am J Clin Nutr 2007;86:714–7; Karatekin G, Kaya A, Salihoglu O, Balci H, Nuhoglu A. "신생아와 산모의 하부호흡기 감염과 무증상 비타민D 결핍과의 관계 Association of subclinical vitamin D deficiency in newborns with acute lower respiratory infection and their mothers," Eur J Clin Nutr 2009;63:473–7; and Ginde AA, Mansbach JM, Camargo Jr CA. "25히드록시 비타민D 레벨과 상부 호흡기 감염과의 관계-3분기 국가 보건과 영양 조사 Association between serum 25-hydroxy vitamin D level and upper respiratory tract infection in the Third National Health and Nutrition Examination Survey," Arch Intern Med 2009;169:384–90.

36. Bruesewitz v. Wyeth, 562 U.S (2011), www.supremecourt.gov/opinions/10pdf/09-152.pdf.

37. "백스터는 살아있는 조류독감 바이러스가 포함된 제품이 있음을 인정했다." 2009년 2월 27일, CTV News(토론토), www.cta.ca/CTVNews/Health/20090227/Bird_Flu_090227/.

38. Bigongiari, J. 2011년 10월 28일, "백스터가 프리플루셀 백신을 리콜하다." Vaccine News Daily.

39. Goddard, E. (1997). "길랭바레증후군에서 캄필로박터 0:41 분리 Campylobacter 0:41 isolation in Guillain—Barre syndrome," Archives of Disease In Childhood; and Nachamkin, L. (1998, December). "길랭바레증후군 환자에 있어 캄필로박터 종류에 대한 미생물학적 접근 Microbiologic approaches for studying Campylobacter species in patients with Guillain—Barre syndrome," PubMed. http://www.ncbi.nlm.nih.gov/pubmed/9396692.

40. Haber,P. (2004) "독감 백신접종 후 길랭바레증후군 Guillain—Barre Syndrome Following Influenza Vaccination," JAMA, 292(20), 2478—2481.

41. Rappuoll, R. (2006) "세포배양 백신 생산: 기술적 옵션 Cell—Culture—Based Vaccine Production: Technological Options," National Academy of Engineering—The Bridge. 3(3). http://www.nae.edu/Publications/Bridge/EngineeringandVaccineProductionforanInfluenzaPandemic/Cell—Culture—BasedVaccineProductionTechnologicalOptions.aspx.

42. 위의 글.

43. Patriarca, PA, (2007년 4월 10일). "독감바이러스 백신의 세포라인 사용 Use of Cell Lines for the Production of influenza Virus Vaccines," http://www.who.int/vaccine_research/diseases/influenza/WHO_Flu_Cell_Substrate_Version3.pdf.

44. Barrett, P.N. (2009년 5월 28일). "백신생산에 있어 베로세포 플랫폼: 세포배양방식 바이러스 백신으로의 이동 Vero cell platform in vaccine production: moving towards cell culture—based viral vaccines," PubMed. www.ncbi.nlm.nih.gov/pubmed/19397417.

45. 노인을 위한 플루아드 독감 백신 정보는 다음에서 찾아볼 수 있다. http://vran.org/about—vaccines/specific—vaccines/influenza—vaccine—flu—shot/fluad—influenza—vaccine—for—seniors/.

46. "스쿠알렌은 동물에게서 자가면역질환을 일으킨다." 2009년 6월 10일. Vaclib.org. http://docs.google.com/viewer?a=v&q=cache:5Z0GWbipKnEJ: www.vaclib.org/basic/flu/web—swine/Squalene%2520references%2520for%2520Edda.doc+injected+squalene+and+autoimmunity&hl=en&gl=us&pid=bl&srcid=ADGEESiWLIzNacOeI—21zXMkqnLbLy—Ecs16eDAsP352vA1NZ8YkT_

B2L_1dPERRpm3b_yvdhmTMm3OJcNDKUc5DXfyq9Cd6haJZp4YKV
KM67nKeshJaQmlKxEontc9WAuDLJSDBf5Ag&sig=AHIEtbRXSaRJD_
tzlszx0AajqlIIrhNiiQ&pli=1.

47. Guidice, D. (2006). "MF59보조제가 쓰인 백신은 스쿠알렌 항체반응을 일으키지 않았다 Vaccine with the MF59 adjuvant do not stimulate antibody responses against squalene," Clinical Vaccine Immunology, 13(9), 1010-1013.

48. Wilson, P.B. (2002) "탄저병 백신접종자의 스쿠알렌 항체반응 Antibodies to squalene in recipients of anthrax vaccine," Experimental and Molecular Pathology, 73(1) 19-27.

49. Cohen, D. (2010). "WHO와 신종플루 대유행 '음모' WHO and the pandemic flu conspiracies," The British Medical Journal, 340 doi:10.1136/bmj.c2912; and Flynn,P. (2010년 6월 7일). "신종플루 대유행의 대응: 보다 큰 투명도가 요구된다 The handling of the H1N1 pandemic: more transparency needed." http://assembly.coe.int.

50. Matsumoto, G. (2004). 『백신A: 정부 비밀실험이 우리 병사들을 죽이고 있다— 왜 군인이 첫 번째 희생자가 되어야 하나? VACCINE A: The Covert Government Experiment That's Killing Our Soldiers— And Why GI's Are Only the First Victims』 USA: The Perseus Books Group.

51. 위의 글.

52. Robin, R. 2009년 5월 5일. "1976년 돼지독감 실패에서 배우는 교훈." USA Today.

53. Toppo, G. 2009년 5월 1일, USA Today, http://www.usatoday.com/news/health/2009-04-30-swine-flu-us-thursday_N.htm.

54. Cohen, D. (2010). "WHO와 신종플루 대유행 '음모' WHO and the pandemic flu conspiracies." The British Medical Journal, 340 doi:10.1136/bmj.c2912.

55. 위 49번과 같음.

56. "신종플루 백신이 기면증을 일으킨 것으로 확인되다." 2011년 9월 6일. icenews.is; Obrien, C.(2012년 4월 19일). "25명의 아이들에게 독감 백신이 기면증을 일으켰다." Irishtimes.com , www.irishtimes.com/newspaper/ireland/2012/0419/1224314925694.html.

57. Flynn,P. (2010년 6월 7일). "신종플루 대유행의 대응: 보다 큰 투명도가 요구된다 The handling of the H1N1 pandemic: more transparency needed." http://assembly.coe.int.

58. Smith, J. (2010) "WHO가 신종플루 대유행에 대한 엄밀한 비평조사를 시작했다." Lancet, www.thelancet.com/H1N1-flu/egmn/0c03f4ed.

59. 49번과 같음.

60. NYCRR Subpart 66-3, et seq. (NYS Register, Sept. 2, 2009).

61. 공개편지, "보건종사자들에 대한 의무적 독감 백신." 2009년 9월 24일, www.health. ny.gov/press/release/2009/2009-09-24_health_care_worker_vaccine_daines_ oped.htm.

62. ACLU, Maintaining Civil Liberties Protections in Response to the H1N1 Flu, 2009년 11월 9일, www.aclu.org/files/assets/H1N1_Report_FINAL.pdf.

63. 위의 글.

64. Andrew T. Pavia, "독감과 관련한 보건으로부터 환자를 보호하기 위한 의무 Mandate to Protect Patients from Health Care-Associated Influenza," Clin Infect Dis. (2010) 50 (4): 465-467, 466.

65. Immunization Action Coalition. Honor roll for patient safety, www.immunize. org/laws/influenzahcw.asp.

66. 백신자문위원회 권장사항 18-19.

23. 강제적인 아동 격리

1. 뉴욕사회복지법 §411.

2. 몇몇 사람들은 연방정부가 가족에게 양육권을 빼앗는 주정부에게 재정지원을 한다는 의혹을 제기했다.

3. 권력남용은 보육원 아이들에 대한 약물 임상시험에서 볼 수 있다. 어떤 사례에서는 적절한 사전 정보제공 후 동의도 없었다. 연방정부와 주정부 모두 이런 짓을 저질렀다. 이 주제에 대한 더 많은 내용은 www.ahrp.org에서 볼 수 있다. 아이를 보호하려는 좋은 의도가 광기어린 일에 잘못 사용되기도 한다. 1980년대에 바이올렛 아미롤트와 그녀의 성인 자녀는 그들이 돌보던 아이들에 대한 성범죄로 기소됐다. 언론인 도로시 래비노위츠는 아미롤트의 증거에 대해 자세하게 월스트리트 저널에 기고했다. 『잔인한 폭압은 그만: 혐의, 허위 증언 그리고 우리 시대의 다른 테러 No Crueler Tyrannies: Accusation, False Witness And Other Terror of Our Times』 Free Press, 2003.

4. 어린이집, 유치원, 학교에 들어가기 위한 백신접종을 의무화하고 있지만, 모든 주에는 의료면제에 대한 양식이 있다. 48개 주에는 종교적 면제양식이 있다. 20개 주에는 철학적 면제가 있다. 부모 권한은 강하다. 부모가 아이를 위해 최선의 선택을 한다는 것이 받아들여지긴 하지만, 절대적이지 않다. 특히 응급상

황에서는 부모 권한이 정부에게 이양된다.

5. 아이들과 부모만 조사되는 것이 아니라 이런 치료를 한 의사들까지 조사된다.

6. www.merckmanuals.com/professional/sec19/ch301/ch301a.html.

7. N.Y. Family Court Act §1012(f)(i)(A).

8. www.nyc.gov/html/acs/downloads/pdf/stateguide_english.pdf.

9. Elissa J. Brown, Ph.D. and Shamir A. Khan, "아동 학대와 방치−정의, 결과, 처치 Child Abuse and Neglect−Definitions, consequences, and treatment," www.aboutourkids.org/files/articles/mar_apr_1.pdf.

10. "Keeping Your Children and Getting Them Back," presented by Edie Mannion, MFT, Mental Health Assoc. of Southeastern Pennsylvania, through the U. Penn. Collaborative on Community Integration. www.upennrrtc.org/resources/view.php?tool_id=177 as the source for the PowerPoint of this presentation.

11. 주법은 학대나 방치가 의심될 경우 의무적으로 신고하도록 되어 있다.

12. Diekema, Douglas S. and the Committee on Bioethics, "아동 백신접종을 거부하는 부모에 대응하기 Responding to Parental Refusals of Immunization of Children," Pediatrics 115:5 (2005); 1428−31, http://aappolicy.aappublications.org/cgi/reprint/pediatrics;115/5/1428.pdf.

13. 미 소아과학회 생명윤리위원회, "의료에 대한 종교적 거부 Religious objections to medical care," Pediatrics 99−2 (1997): 279−81, http://aappolicy.aappublications.org/cgi/reprint/pediatrics;99/2/279.pdf. "아동 학대 상태에서의 종교적 면제 Religious Exemptions From Child Abuse Statutes," Pediatrics 1988; 81(1):169−71, http://aappolicy.aappubliacations.org/cgi/reprint/pediatrics;81/1/169.pdf.

14. 미 소아과학회 생명윤리위원회, "의료에 대한 종교적 거부 Religious objections to medical care," Pediatrics 99−2 (1997): 279−81, http://aappolicy.aappublications.org/cgi/reprint/pediatrics;99/2/279.pdf.

15. 위의 글.

16. 위의 글.

17. 예를 들어 머크매뉴얼에는 이렇게 적혀 있다. "백신접종 거부가 정말 의학적 방치인지는 명확하지 않다. 이것은 종교적인 이유로 생명을 살리는 의학처치를 거부하는 것과 비슷하다. 일반적으로 아이가 건강한 경우에는 거부가 의학적 방치라고 생각할 필요는 없다. 하지만, 병에 걸린 경우에는 과학적으로나 의학적으로 받아들여진 처치를 거부하는 것을 자세히 조사하고, 법이 개입할 필요

가 있다." www.merckmanuals.com/proffessional/sec19/ch301/ch301a.html.

18. 비접종 환자를 만나는 1차 진료 의사들에게 저자들은 "백신을 거부하는 가족을 성가시거나 위협적인 존재가 아니라, 복잡하고 특별한 사람들"이라고 인식할 것을 제안한다. 또한 "부모의 반대에도 불구하고 아이에게 백신을 접종하는 일은 다른 사람에게 실질적으로 엄청난 상해를 입힐 경우를 제외하고는 설득력이 떨어진다."고 말한다. 저자들은 아이들은 공공이익을 위해 백신을 접종해야 한다고 제안한다. 저자들이 백신 비접종 아이들이 위험하다고 직접 이야기하지는 않았지만, 이 생각은 의학적 방치 조사에 기초가 될 수 있다. Lyren, Anne and Leonard, Ethan, "백신거부: 1차진료 의사를 위한 주제 Vaccine Refusal: Issues for the Primary Care Physician," Clinical Pediatrics, June 2006 Issue, 403 http://cpj.sagepub.com/content/45/5/399.full.pdf+html?rss=1.

19. www.aap.org/immunixatino/pediatricians/pdf/RefusaltoVaccinate.pdf.

20. 위의 글.

21. 위의 글.

22. 대체의학적 선택을 하거나, 의무 백신접종 일정을 따르지 않는 가족은 아동보호기관이 조사할 가능성이 좀 더 많다.

23. In re Christine M., 157 Misc. 2d 4, 595 N.Y.S.2d 606 (Fam. Ct., Kings Co. 1992)

24. 위 23번의 사건은 1991년 1월 24일 고발되었고, 거의 2년이 지난 1992년 12월 21일에 판결이 내려졌다.

25. 미국 감사원, "가정위탁: 건강요구에 대한 사정, 접근성 보장, 아동보호 모니터링에 대한 국가적 실행 Foster Care: State Practices for Assessing Health Needs, Facilitating Service Delivery, and Monitoring Children's Care," (GAO-09-26) (Feb.2009), 11-12, www.gao.gov/new.itens/d0926.pdf; Sheryl Dicker and Elysa Gordon, "가정위탁 영아의 건강한 발달 보장: 판사, 지원자, 아동복지 전문직을 위한 안내 Ensuring the Healthy Development of Infants in Foster Care: A guide for Judges, Advocates and Child Welfare Professionals," 2004년 1월, http://main.zerotothree.org/site/DocServer/Infant_Booklet.pdf?docID=1847.

26. 뉴욕주 보건부 메디케이드 담당부서, "메디케이드 아동을 위한 EPSDT/CHTP 제공자 매뉴얼." Version 2005-1, www.emedny.org/ProviderManuals/EPSDTCTHP/PDFS/EPSDT-CTHP.pdf.

27. "함께 일해요: 가정위탁 아동을 위한 건강서비스" 2009년 3월 1일, 1-10, Working Together, www.ocfs.state.ny.us/main/sppd/health_sevices/maual/Chapter%201%201Initial%20Evaluation.pdf.

28. 위의 글, 2-4. www.ocfs.state.ny.us/main/sppd/health_services/manual/Chapter%202&20Preventive%20and%20Ongoing.pdf. 뉴욕 위탁부모 매뉴얼 30항(2007년 1월)에는 "정기적으로 의학검사를 받아야 하며, 여기에는 백신접종 상태 평가와 필요한 백신접종 기록이 포함되어야 한다."고 되어 있다. www.ocfs.state.ny.us/main/publications/Pub5011%20%NYS%20Foster%20Parent%Manual.pdf.

29. EPSDT/CTHP 제공자 매뉴얼, 위 25번 40.

30. 위의 글.

31. 예를 들어, 뉴욕법에서는 어린이가 위탁될 때 일상적인 치료를 위해서 부모 동의가 필요하다. 만약 부모 동의를 얻을 수 없으면, 이런 요구사항은 법적 중재를 통하는 방법 등으로 피해갈 수 있다. "Working Together," 위 26번, 6-5.

32. 나소카운티 사회복지국이 백신을 접종하지 않은 위탁아동들에게 방치를 이유로 백신을 접종하려던 결정은 법원에서 거부됐다. 이 아이들은 어머니와 종교지도자의 서류에 근거하여 백신을 접종하지 않고 학교에 다니던 아이들이었다. In re: A.Y. v. R.B., 2008 N.Y. Misc. LEXIS 7311 (Fam. Ct., Nassau Co., Dec. 18, 2008), 출간되지 않은 결정은 다음과 같다 In re Shmuel and Ester G, 6 Misc. 3d1018A, 800 N.Y.S.2d 357, 2005 N.Y.LEXIS 199 (Fam. Ct., Kings Co. Feb. 7, 2005).

33. 법은 백신접종과 학교출석에 대해 특별한 잣대를 들이댄다. 어떤 사례에서 법원은 백신 의무정책 때문에 학교에 가지 않는 아이들을 의학적 방치가 아니라 교육적 방치로 여겼다.

34. In re Shmuel and Ester G, 위 31번.

35. 위의 글, *2-3.

36. 위의 글, *3.

37. 위의 글, *11.

38. 위의 글, *6.

39. 위의 글.

40. N.Y.S. Foster Parent Manual, 31, 위 26번.

41. In re Isaac J., 2010 N.Y. Slip. Op. 5997, 75 A.D.3d 506, 904 N.Y.S.2d 755, 2010 N.Y. App. Div. LEXIS 5880 (2d Dep't July 6, 2010).

42. 위의 글.

43. Diana H. v. Hon. Stephen M. Rubin, 171 P.3d 200 (Az.App.2007).

44. 위의 글, 208.

45. 위의 글, 208-09.

46. In re Stratton, 571 S.E.2d 234 (N.C. App. 2002).

47. 위의 글, 238.

48. 위의 글.

49. In re C.R., 257 Ga. App. 159, 570 D.E. 2d 609, 2002 Ga. App. LEXIS 1088 (Ga. Ct. App. Aug. 23, 2002).

50. 위의 글, *5-6.

51. Dan Olmsted, "Olmsted on Autism," Age of Autism blog, www.ageofautism. com/2008/04/olmsted-on-au-3.html (2008년 4월 30일).

24. 미국에 다가오는 엄청난 위협, 백신

1. Redberg R, et al. "진단검사: 간결함의 선두주자 Diagnostic tests: another frontier for less is more," Arch Intern Med. 2011 April 11;171(7):619.

2. Lawson EH, et al. "미국 수술절차 변화에 대한 평가의 적절한 기준 Appropriateness criteria to assess variations in surgical procedure use in the United States," Arch Surg. 2011 Dec;146(12):1433-1440.

3. Welch HG, et al. 『과잉진단: 건강을 추구하는 사람들을 아프게 만들기 Overdiagnosed: Making People Sick in the Pursuit of Health』 Boston, MA: Beacon Press:2011.

4. Boden WE, et al. "안정적인 관상동맥 심장질환에 대한 PCI 유무에 따른 최적의학요법 Optimal medical therapy with or without PCI for stable coronary disease," N Engl J Med. 2007 Apr 12;356(15):1503-1516; Trikalinos TA, et al. "비급성기 관상동맥질환에 대한 관상동맥 중재시술 Percutaneous coronary interventions for nonacute coronary artery disease.";"20년 동안의 양적연구 개요 및 메타분석 A quantitative 20-years synopsis and a network meta-analysis," Lancet. 2009 March 14;373(9667): 911-918. NOTES TO PAGES 249-255 451.

5. Gagnon MA, et al. "약 밀어내기의 비용: 미국 약 홍보비의 새로운 평가 The cost of pushing pills: a new estimate of pharmaceutical promotion expenditures in the United States," PLoS Med. 2008 Jan 3;5(1):e1.doi:10.1371/journal. pmed.0050001.

6. "영향력과 로비: 제약/보건 상품, 산업 프로파일 2011 Influence and lobbying: pharmaceuticals/health products, industry profile 2011," http://www.opensecrets. org/lobby/indusclient.php?id=H04&year=2011.

7. Abramson J. 『미국의 약물남용 Overdosed America』. 2004, HarperCollins, New York, NY.

8. Lundy P. "처방약 동향 Prescription drug trends," Kaiser Family Foundation. 2010년 5월. www.kff.org/rxdrugs/upload/3057-08.pdf.

9. Starfield B. "미국 보건이 정말 세계 제일인가?" JAMA 2000;284(4): 483-485.

10. Sarkar U, et al. "약 부작용으로 응급실을 찾은 미국 성인 Adverse drug events in U.S. adult ambulatory medical care." Health Services Research, 2011;46: 1517-1533. doi:10.1111/j.1475-6773.2011.01269.x.

11. Lucado J, et al. "미국 병원과 응급부분에 있어 투약과 관련된 부작용 결과 Medication-related adverse outcomes in U.S. hospitals and emergency departments, 2008," Statistical Brief #109. Healthcare Cost and Utilization Project (HCUP). 2011년 4월. Agency for Healthcare Research and Quality, Rockville, MD. www.hcup-us.ahrq.gov/reports/statbriefs/sb109.jsp.

12. Berkrot B. "미국 아동들에 대한 처방약 사용이 증가하고 있다." 로이터, 2010년 5월 19일. www.reuters.com/article/2010/05/19/us-medco-children-idUSTRE64I5N420100519.

13. 질병관리본부, "자폐스텍트럼장애 데이터와 통계" www.cdc.gov/ncbddd/autism/data.html. 2012년 4월 17일 접속.

14. Shawn Siegel, 질병관리본부 자료를 바탕으로 편집, 2011년 7월 31일.

15. Generation Rescue, Inc. "세계의 자폐증과 백신: 백신스케줄, 자폐증 비율, 5명 이하 사망률 Autism and vaccines around the world: vaccine schedules, autism rates, and under 5 mortality," 2009년 4월.

16. 『계간 캠브리지 의료, 윤리 특별판: 국제부분, 2010 Cambridge Quarterly of Healthcare, Ethics Special Section: International Voices, 2010』 19: 283-289. Doshi P, et al. "일본 아동기 백신접종 정책 Japanese childhood vaccination policy," Cambridge University Press.

17. 정골의학 의사인 Mary Ann Block는 2005년 7월에 내과의사로 전환했다.

18. Burton, D. 정부개혁위원회, "백신안전과 자폐증 연구 현황 The Status of Research into Vaccine Safety and Autism," 2002년 6월 19일; 식품의약국, "백신 속 티메로살" 2005년 3월 21일. www.fda.gov/cber/vaccine/thimerosal.htm#t1.

19. Olmsted D, and Blaxill, M. 『자폐증의 시대: 수은, 약, 인간이 만든 유행병 The Age of Autism: Mercury, Medicine, and a Man-Made Epidemic』 Thomas Dunne Books. New York, NY. 2010.

20. 미국과 달리 덴마크, 영국, 프랑스, 독일, 네덜란드, 아일랜드, 이탈리아, 일본, 노르웨이, 스웨덴 등의 많은 선진국은 B형간염 백신을 위험한 환경에 있는 신생아에게만 태어났을 때 접종한다. http://ecdc.europa.eu/en/Pages/

home.aspx, http://venice.cineca.org/Report_Hepatitis_B_Vaccination.pdf, http://www.who.int/immunization_delivery/new_vaccines/4.Coreinformation_ Hepatitis%20B.pdf.

21. 질병관리본부, "소아마비 질문과 대답" www.cdc.gov/vaccines/vpd-vac/polio /dis-faqs.htm. 2012년 4월 17일 접속.

22. Roman Bystrianyk이 미국의 1937, 1938, 1943, 1944, 1949, 1960, 1967, 1976, 1987, 1992년 인구동태통계 자료를 바탕으로 만든 자료; 『미국 역사적 통계-식 민지 시대부터 1970년대까지 파트 1 Historical Statistics of the United States - Colonial Times to 1970 Part 1』, 미국 통계국; 『미국의 건강 2004』, 보건복지부; 필수기록과 건강자료, 미시간 보건부; 미국 통계 요약, 미국 통계국, 2003; "미 국에서 백신으로 예방 가능한 질병으로 인한 사망과 보고된 사례 1950-2008." www.tinyurl.com/y59zz17.

23. 국립암연구소, "HPV 백신" www.cancer.gov/cancertopics/factsheet/prevention/ HPV-vaccine.

24. Habakus LK, and Holland M. 『백신 에피데믹 Vaccine Epidemic』 Skyhorse Publishing. New York, NY. 2011.

25. Sawaya GF, et al. "HPV 백신접종-더 많은 질문, 더 많은 대답 HPV vaccination -more answers, more questions." N Engl J Med. 2007 May 10;356:1991-1993.

26. 국립암연구소, "작가들을 위한 암연구소 최신 건강정보: 인유두종바이러스 백신" 2012년 1월 5일, www.cancer.gov/newscenter/entertainment/tipsheet/ human-papillomavirusvaccine/print. 2012년 4월 18일 접속.

27. USPSTF. "자궁경부암 검사: U.S. Preventive Services Task Force Recommendation Statement(초안)" 2011년 10월 18일, www.uspreventiveservicestaskforce.org/ draftrec4.htm.

28. Gostin LO. "의무적 HPV 백신접종과 정치 논쟁 Mandatory HPV vaccination and political debate." JAMA. 2011 Oct 19;306(15):1699-1700.

29. Jason L. Schwartz, "HPV 백신접종의 두 번째 법안: 홍보, 경쟁, 강요 HPV Vaccination's Second Act: Promotion, Competition, and Compulsion," American Journal of Public Health, October 2010, Vol. 100, No. 10, pp. 1841[en dash] 1844. doi:10.2105/AJPH.2010.193060. http://ajph.aphapublications.org/doi/abs/ 10.2105/AJPH.2010.193060.

30. U.S. Cancer Statistics Working Group, 『미국 암 통계: 웹을 기반으로 보고 된 1999-2007 발생률과 사망률 United States Cancer Statistics: 1999-2007 Incidence and Mortality Web-based Report』 Atlanta (GA); 보건복지부 산하 질

병관리본부와 국립암연구소, 2010. http://www.cdc.gov/uscs. (full site)

31. 위 28번과 같음.

32. 질병관리본부, "생식기 인유두종 바이러스 감염 보고문" www.cdc.gov/std/hpv/stdfact-hpv.htm. 2012년 4월 17일 접속.

33. 국립암연구소의 HPV, 암, HPV 백신에 대한 자주 하는 질문과 대답을 참고로 평균 가격과 집단 자료를 근거로 산출, www.cancer.org/Cancer/CancerCauses/OtherCarcinogens/InfectiousAgents/HPV/HumanPapillomaVirusandHPVVaccinesFAQ/hpv-faq-vaccine-cost. 2012년 4월 17일 접속.

34. 치료가 필요한 사람의 숫자를 기반으로 계산. Andrew Moore MA. "NNT란 무엇인가?" 참조. www.medicine.ox.ac.uk/bandolier/painres/download/whatis/NNT.pdf.

35. Andrew Moore MA. "NNT란 무엇인가?" 참조. www.medicine.ox.ac.uk/bandolier/painres/download/whatis/NNT.pdf.

36. 국립암연구소, "모든 나이의 암 병소에 의한 나이 보정한 SEER 발생률, 여성 1975-2009." http://seer.cancer.gov/faststats/selections.php?#Output. 2012년 4월 18일 접속.

37. "HPV 백신 자주하는 질문" www.cancer.org/Cancer/CancerCauses/OtherCarcinogens/InfectiousAgents/HPV/HumanPapillomaVirusandHPVVaccinesFAQ/hpv-faq-vaccine-cost. 2012년 4월 17일 접속.

38. 백신접종 자문위원회 성인 권장 스케줄, 미국 2012년, Ann Intern Med. 2012 Feb 7;156(3):211-217.

39. Public Law 99-660-Nov. 14, 1986. 100 Stat. 3773. Wikisource. http://en.wikisource.org/wiki/Page:United_States_Statutes_at_Large_Volume_100_Part_5.djvu/299.

40. 백신상해 보상법원, 국가 법 도서관, www.jurisearch.com/NLLXML/getcode.asp?datatype=S&statecd=US&sessionyr=2008&TOCId=41074&userid=PRODSG&cvfilename=&Interface=&noheader=0.

41. Hernandez N. "Get kids vaccinated or else, parents told", 워싱턴 포스트, 2007년 11월 14일.

42. Serkes K., "의사들은 메릴랜드의 백신정책을 비판한다: 아이들을 소처럼 대우하는 것은 위험한 행동이다." Association of American Physicians and Surgeons. 2007년 11월 16일, www.aapsonline.org/press/nr-11-16-07.php.

43. Neale T. Calif. "12세 아이는 부모 허락 없이 HPV 백신을 맞을 수 있다." 2011년 10월 11일, www.medpagetoday.com/Pediatrics/Vaccines/28987.

25. 공중보건과 백신에 대한 의사의 견해

1. James Colgrove, 『국가 면역: 20세기 미국 백신접종의 정치학 State of Immunity : the Politics of Vaccination in Twentieth—Century America』, University of California Press; 1 edition (2006), 8.
2. 사생활 보호를 위해 이름과 더 자세한 상황은 밝히지 않는다.
3. 백신정보서 제공은 1986백신법에 의해 법적 의무사항이다. 미국 질병관리본부는 개인적으로 백신정보서를 홈페이지에서 볼 수 있도록 하고 있다. 42 U.S.C. 300aa—27, www.cdc.gov/vaccines/hcp/vis/index.html.
4. DTaP 백신정보서 내용, www.cdc.gov/vaccines/hcp/vis/vis—statements/dtap.html.
5. 미국 하원 정부개혁위원회에서 보건복지부 산하 보건과 의무부감인 David Satcher, MD, PhD의 발언, 1999년 8월 3일.
6. 위 1번 98.
7. Gail Russell Chaddock, "메릴랜드 카운티의 거친 백신접종 정책" 크리스천 사이언스 모니터, 2007년 11월 19일.
8. A Neglect Proceeding under Section 1012, 1031 of the Family Court Act, Nassau County Dep't of social Services, Petitioner, on behalf of A.Y., Y.Y., Y.Y. v. R.B., Respondent, 2008년 12월 18일.
9. "미국의 홍역." 주간 질병과 사망보고서, 26 (1997): 109—111.
10. Hib와 폐구균 프리베나, B형간염, 로타바이러스는 3회 접종한다. 수두와 MMR은 2회 접종한다. A형간염과 수막구균은 1회 접종한다. HPV는 버지니아에서 의무화되어 있고, 20개 주에서 의무화법안이 제출되어 있다. 연방정부는 6학년 아이들에게 HPV를 권장한다.
11. "학교 요구 백신접종의 면제" The National Conference of State Legislatures, www.ncsl.org/IssuesResearch/Health/SchoolImmunizationExemptionLaws/tabid/14376/Default.aspx.
12. 젤라틴이 들어있는 백신은 다음과 같다. TriPedia(DTaP), TriHiBit(DTaP+Hib), pediatric Fluzone, adult Fluzone, FluMist(이상 독감), ProQuad(MMR+수두) Varivax (수두), Zostavax(대상포진), MMR, 황열, 광견병, 일본뇌염.
13. 젤라틴이 만들어지는 방법, www.madehow.com/Volume—5/Gelatin.html.
14. Sakaguchi M, Toda M, et al, "생선 알레르기가 있는 환자에 있어 생선 젤라틴에 대한 IgE 항체 IgE antibody to fish gelatin (type 1 collagen) in patients with fish allergy," J Allergy Clin Immunol., 2000 Sep;106(3):579—84; Kelso

JM, Jones RT, Yunginger JW, "젤란틴의 IgE에 의한 MMR 백신 아나필락시스 Anaphylaxis to measles, mumps, and rubella vaccine mediated by IgE to gelatin," J Allergy Clin Immunol. 1993 Apr, 91(4):867-72; Coop CA, Balanon SK, et al, "독감 백신에 의한 아나필락시스 Anaphylaxis from the influenza virus vaccine," Int Arch Allergy Immunol. 2008; 146(1):85-8. Epub 2007 Dec 14; and Ozaki T, Nishimura N, et al, "일본에서 시행된 젤라틴 프리 백신의 안전성과 면역원성에 대한 유행병학적, 혈청학적 연구 Safety and immunogenicity of gelatin-free vaccine in epidemiological and serological studies in Japan," Vaccine. 2005 Jan 26; 23(10):1205-8.

15. Sakaguchi M, et al, "젤라틴 음식 알레르기가 있는 아동들의 아나필락시스를 포함한 백신 급성 전신반응 Food allergy to gelatin in children with systemic immediate-type reactions, including anaphylaxis, to vaccines," Journal of Allergy and Clinical Immunology, 1996 Dec; 98(6 Pt 1):1058-61.

16. Singer, Sanford, et. Al, "젤라틴 알레르기와 연관된 수두 백신접종 후 두드러기 Urticaria following varicella vaccine associated with gelatin allergy," Vaccine 17 (1999) 327-329.

17. Chief Editors, John M. Kelso, MD and James T. Li, MD, PhD, "백신 부작용 Adverse reactions to vaccines." Annuals of Allergy, Asthma and Immunology, 103 (October 2009):83.

18. www.insectstings.co.uk/waspsting.shtml.

19. 티메로살은 무게로 약 50%가 에틸수은이며, 많은 백신을 만드는 과정에 사용되고 있다. 필터링을 하고 난 후에도 백신에는 0.5µg나 2,000ppb의 티메로살이 들어있다. 200pbb는 환경보호국 유해물질기준이고, 2ppb는 안전한 음료수 기준이다. Michael F. Wagnitz, eLetter, "백신의 명성: 교훈과 그것을 지키는 사람들 Reputation of Vaccines: Lessons and the People Who Defend Them(2008년 3월 13일),"은 다음 글에 대응하여 발표된 것이다. Rahul K. Parikh, "백신의 명성을 위한 싸움: 미국 정치의 교훈 Fighting for the Reputation of Vaccines: Lessons for American Politics," Pediatrics 2008, 121:621-622, http://pediatrics.aappublications.org/cgi/eletters/121/3/621#36839.

20. "어류와 조개류에 있는 수은에 대해 알아야 할 것" EPA-823-R-04-005, www.fda.gov/food/foodsafety/product-specificinformation/seafood/foodbornepathogenscontaminants/methylmercury/ucm115662.htm.

21. Zatta PF, Alfrey AC, 『유아의 건강과 질병에 미치는 알루미늄 독성 Aluminium Toxicity in Infants' Health and Disease』 1997. World Scientific Publishing. "유

아기 알루미늄 Aluminium in Infancy."부분을 참고.

22. "유아와 아동의 알루미늄 독성 Aluminum Toxicity in Infants and Children (RE9607)," Pediatrics Volume 97, Number 3 March, 1996, pp.413-416, http://aapolicy.aappublications.org/cgi/reprint/pediatrics;97/3/413.pdf.

23. 머크 제품설명서, 2010년 9월 28일,

24. 와이어스 제품 설명서.

25. FDA Code of Federal Regulations Title 21. Vol. 7. PART 610 — GENERAL BIOLOGICAL PRODUCTS STANDARDS. Subpart B—General Provisions Sec. 610.15 Constituent materials.

26. 편집자에게 보내는 편지, "올스타 소아과 백신정책에 대한 발언" AAP News. 2008년 5월, Vol. 28. No. 9.

27. 위의 글.

28. Kelso and Li, note 17 above.

29. Cannell JJ, Hollis BW, "임상에서의 비타민D 활용 Use of vitamin D in clinical practice," Altern Med Rev.13 (1) (March 2008):6-20.

26. 건강을 바라보는 전인적인 관점

1. H. Lindlahr, 『자연치유철학 Philosophy of Natural Therapeutics, 1918』; Leon Chaitow, 『백신접종과 면역: 위험, 망상, 대안(모든 부모가 알아야할 것) Vaccination and Immunization: Dangers, Delusions, and Alternatives (What every parent should know)』 Essex, Great Britain: The C.W. Daniel Company Limited, 1987, 4-5.에서 재인용.

2. Wilson, Sir Graham S., MD, 런던 위생 열대의학대학원 세균학 명예 교수, 『백신접종의 위험 The Hazards of Immunization』 London: The Athlone Press, 1967, 3.

3. J. John and R. Samuel, "집단면역과 집단영향: 새로운 이해와 정의 Herd immunity and herd effect: new insights and definitions." European Journal of Epidemiology, 16:7:601-606, DOI: 10.1023/A:1007626510002.

4. 두 권의 책을 소개한다. Dr. Mayer Eisenstein, 『백신 잘 알고 결정하자 Make An Informed Vaccine Decision For the Health of Your Child』 Santa Fe, New Mexico: New Atlantean Press, 2010; Dr. Robert Sears, 『우리집 백신백과: 아이 예방접종을 위한 현명한 선택 The Vaccine Book: Making the Right Decision

For Your Child』New York: Little, Brown and Company, 2007.

5. 백신 첨가제와 매개물 요약, 질병관리본부, 1부, 2부, 2010년 3월, www.cdc.gov/vaccines/pubs/pinkbook/downloads/appendices/B/excipient-table-1.pdf and www.cdc.gov/vaccines/pubs/pinkbook/downloads/appendices/B/excipient-table-2.pdf.

6. Maurice R. Hilleman, "효모 유전자조작 B형간염 백신 Yeast Recombinant Hepatitis B Vaccine," Infection, Volume 15, Number 1, 3–7, DOI: 10.1007/BF01646107, 1987, www.springerlink.com/content/x3404r658780146n/fulltext.pdf.

7. Thomas McKeown, 『근대 인구 증가 The Modern Rise of Population』New York: Academic Press, 1976.

8. Leonard A. Sagan, MD, 『국가의 건강: 웰빙과 병의 진짜 이유 The Health of Nations: True causes of sickness and well-being』New York: Basic Books, 1987, 68.

9. Walene James, 『백신접종: 신화 뒤의 실제 Immunization: The reality behind the myth』Westport, Conn.: Bergin and Garvey, 1995.

10. Sotille, Robert, D.C., "의무적 백신접종, 당신은?" Life Foundation, Inc., Marietta, GA.

11. Poland, GA; Jacobson, RM, "홍역제거라는 목표 달성 실패. 백신을 접종한 사람에게서 홍역이 감염되는 명백한 패러독스 Failure to reach the goal of measles elimination. Apparent paradox of measles infections in immunized persons," Department of Internal Medicine, Mayo Vaccine Research Group, Mayo Clinic and Foundation, Rochester, MN, Archives of Internal Medicine, August 22, 1994; 154(16):1815–20.

12. Celia Christie et al, "1993년 신시내티의 백일해 유행–높은 비율로 백신접종된 아동집단에 대한 질병의 부활 The 1993 Epidemic of Pertussis in Cincinnati– Resurgence of Disease in a Highly Immunized Population of Children," N. Engl. J. Med. 331:16–21 (July 7, 1994), www.nejm.org/doi/full/10.1056/NEJM199407073310104.

13. Christopher Dela Cruz, "헌터돈 카운티에서 백일해로 확진된 사례는 27건으로 늘었다." The Star Ledger, 2009년 2월 21일, www.nj.com/news/index.ssf/2009/02/whooping_cough_outbreak_in_hun.html.

14. Anemona Hartocollis, "유대계 청년들이 볼거리 유행의 중심이다." 뉴욕타임즈, 2010년 2월 11일, www.nytimes.com/2010/02/12/nyregion/12mumps.html.

15. 위 1번 Leon Chaitow, Vaccination and Immunization, 4–5.

16. Viera Scheibner, 『백신접종: 면역체계에 대한 의학적 폭력 Vaccination: The Medical Assault on the Immune System』 Victoria, Australia: McPherson's Printing Group, 1993, 205–15.

17. Robert Mendelsohn, MD, 『병원에 의지하지 않고 아이키우기 How to Raise a Healthy Child—In Spite of Your Doctor』 New York: Ballantine Books, 1984, 210.

18. Leonard Sagan, MD, 『국가의 건강: 웰빙과 병의 이유 The Health of Nations: True causes of sickness and well-being』 New York: Basic Books, 1987, 68.

19. McKeown, Thomas, PhD, "건강 결정 Determinants of Health." Human Nature, 1978년 4월, 60–67.

20. Farago O. Hanninen et al, "이그나츠 필립 젬멜바이스, 세균학의 선구자 Ignaz Philipp Semmelweis, the Prophet of Bacteriology," Infect. Control, 1983 Sept–Oct; 4(5):367:70, http://web.archive.org/web/20080404214853/www.general-anaesthesia.com/semmelweis.htm; William Broad and Nicholas Wade, 『진실의 배신자: 과학에서의 속임수와 사기 Betrayers of the Truth: Fraud and Deceit in the Halls of Science』 New York: Simon and Schuster, 1982; 18장 참조.

21. 작가 로버트 안톤 윌슨은 젬멜바이스 반사를 "생각도, 조사도, 실험도 하지 않는 자동적이고 노골적인 거부"로 정의했다.

22. Levy, DL, "높은 비율로 백신접종된 집단에서의 홍역의 미래 The Future of Measles in Highly Immunized Populations," American Journal of Epidemiology, 1984;120:39–48.

23. "오만에서의 소아마비 유행: 완벽하게 백신접종된 아동들에게서 일어난 광범위한 전염의 증거 Outbreak of paralytic poliomyelitis in Oman: evidence for widespread transmission among fully vaccinated children," Lancet, Sept. 21, 1991;(338);715–720.

24. James Gleick, 『혼돈: 새로운 과학 만들기 Chaos: Making a New Science』, New York: Penguin Books, 1987, 79.

25. Wiersbitzky, S, Schroder, C, Griefahn, B, et al., "생바이러스 백신, HiB, DTP 백신 동시접종 후 뇌염 Encephalitis after simultaneous DPT and oral trivalent poliomyelitis (Sabin vaccine) and HiB preventive vaccination," Ernst Moritz Arndt Universität Zentrum für Kinder und Jugendmedizin Klinik und Poliklinik für Kindermedizin, Greifswald, Germany, Kinderarztl Praxis, June 1993;61(4–5):172–3; and Chen, Y, "햄스터 신장에서 만들어진 세포배양 광견병 백신의 신경합병증: 임상병리 사례보고서 Neural complications of cell culture rabies vaccine prepared from hamster kidney: Clinicopathological

report of a case," Nanjung Neuropsychiatric Hospital, Chung Hua Shen Ching Ching Shen Ko Tsa Chih, Aug. 1991;24(4):242-3, 254.

26. 『로렌조 오일』이라는 영화에서 이 질환이 묘사됐다.

27. Harris L. Coulter, 『백신접종, 사회적 폭력, 범죄: 미국인의 뇌에 대한 의학적 폭력 Vaccination, Social Violence, and Criminality: The Medical Assault on the American Brain』 Berkeley, CA: North Atlantic Books, 1990, 157-58.

28. Goldstein, Gary W. and Betz, A Lorris, "뇌혈관 장벽" Scientific American, 1986년 9월.

29. 유명한 영화 『Awakenings』는 1920년대의 만성뇌염 환자들을 다루고 있다.

30. Annell, Anna-Lisa, "유아기 백일해-아동 발달장애의 원인 Pertussis in infancy -a cause of behavioral disorders in children," Acta Societatis Medicorum Upsaliensis LVIII, Supp. 1 (1953), quoted in Coulter, Vaccination, Social Violence, note 27,160.

31. 에미상 수상 다큐멘터리 『DPT: Vaccine Roulette』은 1982년 4월, 워싱턴DC에 있는 WRC-TV의 Lea Thompson이 제작했다. 리 톰프슨은 현재 NBC 데이트라 인 기자이다. www. msnbc.msn.com/id/3949442/.

32. Mendelsohn, 『병원에 의지하지 않고 아이 키우기 How to Raise a Healthy Child』, 위 17번, 209-230.

33. Buttram, Harold E., MD and Hoffman, John Criss, 『백신접종과 면역기능장애 Vaccinations and Immune Malfunction』 Quakertown, PA: The Humanitarian Publishing Co.,1982, 42.

34. 생백신은 경구용 소아마비, 홍역, 볼거리, 풍진, 수두, 독감, A형간염, 로타바 이러스, 일본뇌염 백신 등이다.

35. DeLong, Richard, 『생바이러스 백신: 생물학적 오염 Live Viral Vaccines: Biological Pollution』, New York: Carlton Press, 1996, 9.

36. DeLong, Richard, 독자투고, Science News, 1976년 7월 31일.

37. Moriarty, TJ, "소아마비 백신과 시미안 바이러스 40: 39년 후에 주요 소아마 비 백신 연구자가 원숭이 바이러스 오염혐의를 인정하다." OLNews@aol.com, 1996년 12월 12일.

38. Kalokerinos, Archie, MD, 『매일 우리 아이 Every Second Child』, New Canaan, CT: Keats Publishing, 1981, 120-150.

39. James Gleick, Chaos, 위 24번, 8.

40. Schumacher, W., "백신접종의 법적 윤리적 관점 Legal/Ethical Aspects of Vaccinations," Immunization; "이익 대 위험 요인 Benefit Versus Risk Factors,"

1978년 11월 15~17일 벨기에 루뱅가톨릭 의과대학에서 열린 생물학 국제표준 연합에서 주최한 36차 심포지엄에서 발표되고 Biological Standardization, vol. 43에 발표된 자료.

41. John Lantos, MD, 캔자스시 멀시병원, 아동생물윤리학 센터장, www.seattlechildrens. org/research/initiatives/bioethics/events/pediatric-bioethics-conference/ john-lantos-md/.

42. Health Letter, Public Citizen's Health Research Group, 1995년 8월 3일; Physician's Weekly, 1995년 7월 10일; BMJ 310 (1995년 1월 7일), www.ncbi. nlm.nih.gov/pmc/articles/PMC2548429/pdf/bmj00574-0006.pdf.

43. Bernard Guyer, Mary Anne Freedman, Donna M. Strobino and Edward J. Sondik, "인구동태통계 연간 요약: 20세기 미국 보건 경향 Annual Summary of Vital Statistics: Trends in the Health of Americans During the 20th Century," DOI: 10.1542/peds.106.6.1307, Pediatrics 2000;106;1307-1317, www.ncbi.nlm. nih.gov/pubmed/11099582.

44. Gorman, Christine, "백신이 소아마비를 일으킬 때" Time Magazine, 1995년 10월 30일.

45. "파상풍: 질문과 대답." www.immunize.org/catg.d/p4220.pdf.

46. "파상풍이 위협적인 이유?" www.medicinenet.com/tetanus/page2.htm# 6howis.

47. "2006년 세계의 신생아에 대한 B형간염 백신 실시 현황 Implementation of Newborn Hepatitis B Vaccination? Worldwide, 2006." 주간 질병과 사망보고 서, 질병관리본부, 2008년 11월 21일, www.cdc.gov/mmwr/preview/mmwrhtml /mm5746a1.htm.

48. Tove Ronne, "발진 없는 아동기 홍역발생은 성인기 질병과 상관이 있다 Measles Virus Infection Without Rash in Childhood is Related to Disease in Adult Life," Lancet, 325:8419 (Jan. 5, 1985): 1-5, www.thelancet.com/journals/lancet/ article/PIIS0140-6736(85)90961-4/abstract.

49. Rudolf Steiner, 『자서전: 내 인생의 과정 Autobiography: Chapters in the Course of My Life: 1861-1907』, Lantern Books, 2006 ISBN 088010600X, xvi.

50. 1992년 6월 3일 직접 나눈 대화.

51. Payer, Lynn, 『의학, 과학인가 문화인가 Medicine and Culture: Varieties of Treatment in the United States, England, West Germany, and France』 New York: Henry Holt and Company, 1988, 145.

52. 잉카우 박사는 현재 콜로라도 크레스톤에서 진료하고 있다.

53. 인터뷰 녹취록.

54. www.whale.to/vaccine/olmsted.html.

55. Lynne McTaggart, 『백신접종 바이블 The Vaccination Bible』, London, U.K.: What Doctors Don't Tell You Ltd, 1998, 15.

56. 1995년 8월 23일에 나눈 대화.

57. Christian Weber et al., "30년간 전세포 백신이 사용되던 프랑스에서 지난 10년간 백일해의 변이형이 돌고 있다." Journal of Clinical Microbiology, December 2001, 4396-4403, vol. 39, no. 12 0095-1137/01/$04.00+0 DOI: 10.1128/JCM.39.12.4396-4403.2001, http://jcm.asm.org/cgi/reprint/39/12/4396; "백일해가 헌터돈 카운티에 돌아오다." The Star Ledger, 2009년 2월 21일, "감염된 아동들은 백신접종한 상태였다." www.nj.com/news/index.ssf/2009/02/whooping_cough_returns_to_hunt.html.

58. "디프테리아, 파상풍, 백일해에 대해 알아야할 것", "홍역, 볼거리, 풍진에 대해 알아야할 것", "소아마비에 대해 알아야할 것", 보건복지부 산하 공중보건국 질병관리본부, 아틀란타, Georgia 30333: 1991년 10월 15일.

59. 2008년 소아과학회는 펜실베니아 소아과학회 소식지에 견본 편지를 하나 실었다. 이 편지에는 권장된 백신접종 일정을 수정하길 원하는 부모들을 진료할 수 없다는 내용이다. http://aapnews.aappublications.org/cgi/content/full/29/5/26-a; 소아과학회는 회원들에게 이 '시간을 절약할 수 있는' 편지를 자신의 사정에 맞게 고쳐 쓰라고 권장했다. www.immunize.org/catg.d/p2067.doc

27. 부모는 무엇을 할 것인가?

1. Letter to Editor. "All Star Pediatrics' Vaccine Policy Statement." AAP News, 28:9 (May 2008).

2. 질병관리본부의 백신접종 프로그램 317항은 미국의 모든 50개 주와 6개 도시지역, 8개 영토와 보호지역에 대해, 백신으로 예방 가능한 질병의 낮은 발병률과 높은 백신접종률을 유지할 수 있는 공중보건 인프라를 계획, 발전, 유지하는 것을 지원하기 위한 연방재정지원 프로그램이다. 317프로그램은 모든 통치지역의 백신프로그램을 위한 주요한 연방기금이다. 질병관리본부는 주의 백신접종 사업을 지원하기 위해 백신의 구매계약, 실행, 인프라구축에 대한 기금지원을 한다. 317프로그램 기금의 90%이상이 각 주에 보조금으로 지급된다. Justification of Estimates for Appropriations Committees, Department of

Health and Human Services Fiscal Year 2010, Centers for Disease Control and Prevention, 35.

3. 위의 글, 35.
4. 위의 글, 38-39.
5. "안티백신운동이 미국 어린이를 위협하는 방법" American Academy of Pediatrics Press Release, 2010년 10월 4일, www.aap.org/pressroom/ Offitfinalantivaccine.pdf.
6. Robert S. Mendelssohn, 『병원에 의지하지 않고 아이키우기 How to Raise a Healthy Child···In spite of Your Doctor』, New York: Ballatine Books, 1984, 233.
7. Kristine Severyn, "제이콥슨 대 메사추세츠: 백신 정보제공 후 동의 정책에의 영향 Jacobson v. Massachusetts: Impact on Informed Consent and Vaccine Policy," 5 J. Pharmacy Law, 249, 270-72.
8. Paul A. Offit and Louis M. Bell, 『백신: 당신이 꼭 알아야 할 것 Vaccines: What You Should Know』John Wiley& Sons, Inc., 2003.
    이 책에는 백신 안전성에 대해 다음과 같이 말한다. 새로운 DTaP백신은 부작용이 극적으로 낮아졌다(p.36), 디프테리아 백신은 심각한 부작용을 일으키지 않는다(p.41), 파상풍 백신은 안전하다(p.44), 소아마비 백신은 완벽하게 안전하다(p.48), Hib 백신은 안전하고, 부작용은 경미하다(p53), 홍역 백신의 심각한 부작용으로 사망할 확률은 거의 제로이다(p.60), 볼거리 백신이 심각한 부작용을 일으킬 확률은 거의 제로이다(p.62), 풍진 백신의 심각한 부작용 대부분은 길게 가야 일주일 정도의 관절 증상이다. 만성 관절염이 되지는 않는다(p.65), B형간염 백신으로 사망한 사람은 한 명도 없다(p.74), 수두 백신은 심각한 부작용이 없다(p.82), 폐구균 백신은 심각한 부작용을 일으키지 않는다(p.86), 백만 개 이상의 광견병 백신이 접종됐다. 백신은 안전하다(p.123), 독감 백신은 심각한 부작용을 일으키지 않기 때문에 모든 아이들에게 백신의 위험보다 이득이 명백히 많다(p.130), 수막구균 백신은 안전하고, 심각한 부작용이 전혀 없다(p.133) 결핵 백신은 안전하다(p.139), 비교적 새로운 백신이지만, 수십만 명이 A형간염 백신을 아무런 심각한 부작용 없이 맞았다(p.149), 오늘날 쓰이는 장티푸스 백신은 안전하고 확실하게 효과가 있다(p.159), 황열 백신의 부작용은 드물다(p.161).
9. 위의 책, 18, 22.
10. 위의 책, 22.
11. 위의 책, 91.
12. 위의 책, 179.

13. 위의 책, 88-89.

14. 위의 책, 101.

15. 위의 책, 9.

16. Stephanie Cave, 『예방접종 어떻게 믿습니까 What Your Doctor May Not Tell You About Children's Vaccinations』, New York: Wellness Central, 2010, xvi.

17. 위의 책, 305.

18. 케이브는 소아용 폐구균 백신 프리베나는 권장하지 않는다. 하지만 다른 성인용 백신인 뉴모박스(Pneumovax)는 접종한다. 2010년 12월에 직접 나눈 이야기이다.

19. Aviva Romm, 『백신접종: 사려 깊은 부모를 위한 안내서 Vaccinations: A Thoughtful Parent's Guide』, Rochester: Healing Arts Press, 2001, 71.

20. 위의 책, 131. 발췌부분은 2010년 12월에 롬이 이메일로 문구수정을 요청해서 고친 것이다.

21. Randall Neustaedter, 『백신 가이드: 어린이와 어른을 위한 득과 실 The Vaccine Guide: Risks and Benefits for Children and Adults』, 개정판, Berkely: North Atlantic Books, 2002.

22. 위의 책, xv.

23. 위의 책, xiii.

24. Mayer Eisenstein with Neil Z. Miller, 『백신, 잘 알고 결정하자: 백신접종 부모 안내서 Make an Informed Vaccine Decision for the Health of Your Child』, Santa Fe: New Atlantean Press, 2010, 211.

25. 위의 책, 12-13.

26. 위의 책, 13.

27. 위의 책, 115.

28. 위의 책.

29. Mendelssohn, 『병원에 의지하지 않고 아이 키우기 How to Raise a Healthy Child… In Spite of Your Doctor』, 9.

30. 위의 책, 231.

31. 위의 책, 230.

32. 위의 책, 231-232.

33. 위의 책, 247.

34. 위의 책, 246.

35. 위의 책, 233.

36. 위의 책.

37. 위의 책, 231.

38. 위의 책, 242–243.

39. "국가 간 비교: 유아사망률" The World Factbook, Central Intelligence Agency, 2012est, www.cia.gov/library/publications/the-world-factbook/rankorder/2091rank.html.

〈부록〉 백신 용량과 복합 백신

1. 복합 백신 권장사항 수정안. Pediatric Supersite, 2010년 11월 20일, www.pediatricsupersite.com/view.aspx?rid=77904.

2. 이것은 2010–2011년 독감시즌에 특정한 아이들에게 권장된 추가 접종이 포함된 횟수는 아니다. "6개월부터 8세까지의 모든 어린이는 첫 접종 4주 후에 추가접종을 해야 한다. 여기에는 2009년에 신종플루 백신을 접종한 아이들과 한 번도 독감 백신을 접종하지 않은 아이들도 포함된다." 질병관리본부, 2010–2011 독감시즌에 독감 백신에 대한 새로운 지식, 최종 업데이트 2010년 10월 25일, www.cdc.gov/flu/protect/vaccine/fluvax_whatsnew.htm.

3. 어떤 아이들은 5번 접종해야 한다. 프리베나는 원래 7개에서 현재 13개로 항원이 늘었다. 7개 항원으로 접종한 아이들은 13개 항원으로 바뀐 프리베나를 한 번 더 접종해야 한다. 식품의약국은 2010년 2월 24일 화이자의 자회사 와이어스의 새로운 폐구균 접합백신인 프리베나13을 승인했다. 이 제품은 생후 6주부터 71개월 사이의 나이에 사용이 허가됐다. 허가된 바로 그날, 질병관리본부 백신접종 자문위원회는 프리베나7로 접종한 건강한 14개월부터 59개월 사이 아이들에게 항원이 6개 추가된 프리베나13를 추가접종하라고 권장하는 안을 의결했다. 의사 Mimi Glode는 "새롭게 허가된 프리베나13은 유아에 대한 공격적인 폐구균 질환에 대해 확대된 보호를 제공하게 됐다."고 말했다. www.thechildrenshospital.org/pdf/Contagious-Comments-April2010-NewPneumococcalConjugateVaccineLicensed.pdf.; "13가 폐구균 백신과 아동에 대한 권장사항" 질병관리본부, MMWR, 2010년 3월 10일, www.cdc.gov/mmwr/preview/mmwrhtml/mm5909a2.htm.

4. 수막구균은 최근에 추가접종이 포함됐다. 2010년 10월 24일, 질병관리본부 자문위원회는 10~16세에게 수막구균 백신에 대한 추가접종을 권장했다. 2011년 1월 질병 및 사망 주간보고서에 수정안이 실렸다. "질병관리본부는 2011년 백신접종 스케줄을 수정했다." Medscape Today, 2010년 10월 30일, www.

medscape.com/viewarticle/731667.

5. 복합 백신 권장사항 수정안. Pediatric Supersite, 2010년 11월 20일, www.pediatricsupersite.com/view.aspx?rid=77904.

6. David Mitchell, "새로운 소아과학회의 잠정적인 권장사항은 복합 백신접종을 포함한다—복합 백신이나 다중 백신을 일반적으로 권장한다." America Academy of Family Physicians, AAFP News Now, 2009년 7월 8일, www.aafp.org/online/en/home/publications/new-now/clinical-care-research/20090708acip-rndup.html.

7. 위의 글.

8. Ronald W. Ellis, 『복합 백신: 개발, 임상연구, 승인 Combination Vaccines: Development, Clinical Research, and Approval』, Totowa: Humana Press, Inc., 1999, ix.

9. Dennis M. Katkocin and Chia-Lung Hsieh, "복합 백신에 대한 약물학적 관점 Pharmaceutical Aspects of Combination Vaccines," in Ellis, Combination Vaccines, 위의 글; 56, 62.

10. Emmanuel Vidor, Agnes Hoffenbach, and Stanley Plotkin, "소아용 복합 백신 Pediatric Combination Vaccines," in Ellis, Combination Vaccines: Development, Clinical Research, and Approval, (Totowa: Humana Press, Inc., 1999), 1.

11. Katkocin and Hsieh, 57.

12. 위의 글, 56.

13. 복합 백신은 작용하는 경로와 메커니즘이 다르기 때문에 더 큰 손상을 입힐 수 있다. 특정 박테리아가 독소를 내뱉고, 늘어난 내독소의 양이 늘어나면 건강문제를 일으킬 수 있다. 톡소이드는 독소를 줄인 형태이지만 여전히 면역반응을 일으키는 능력이 있다. 톡소이드가 접합백신에서 운반용 단백질로 사용되면 독소들의 흔적이 남고, 이것들이 결합하면 톡소이드의 총량이 넘치게 된다. 백신에 보조제가 투여되면 더 큰 면역반응을 일으키게 된다. 보조제가 항원과 결합하면 위험할 수 있다. 보존제, 완충제, 안정제 등을 결합해서 사용하면 상해를 유발할 수 있다. Col SK Jatana and Brig MNG Nair, "복합 백신 Combination Vaccines," MJAFI 2007; 63 : 167-168.; Boaventura Antonio dos Santos et al., "홍역, 볼거리, 풍진 백신의 잠재적 부작용 평가 An evaluation of the adverse reaction potential of three measles-mumps-rubella vaccines," Rev Panam Salud Publica/Pan Am J Public Health 12 (4), 2002, 240-247.

14. Kathryn M. Edwards and Michael D. Decker, "복합 백신을 사용하는 의사 Practitioners in the Use of Combination Vaccines," Combination Vaccines,

note 8, 254.

15. Peter R. Paradiso and Rober Kohberger, "소아용 복합 백신: 임상적 주제 Pediatric Combination Vaccines: Clinical Issues," 위의 글, 96.

16. Laurie Barclay, "MMRV 복합 백신의 관리에 대한 최신 가이드라인" Medscape Medical News, 2008년 3월 18일, http://cme.medscape.com/viewarticle/571595.

17. Mitchell, AAFP News Now.

18. "복합 백신 권장사항 수정안" Pediatric Supersite.

19. Katkocin and Hsieh, 58.

20. Ellis, ix; Jatana and Nair, 167–168.

21. Vidor et al., 1.

22. Paradiso and Kohberger, 96.

23. 식품의약국이 승인한 모든 백신에 들어있는 제품설명서는 다음 사이트에 있다. www.immunize.org/fda/.

28. 현대의학의 갈릴레이, 앤드류 웨이크필드

1. Journal of Medical Virology 39 (1993), 345?53.

2. The Lancet 345 (1995): 1071–74.

3. William R. Long, "역사적 관점: 다시 보는 웨이크필드 사건 Historical Perspective: On Second Looking into the Case of Dr. Andrew J. Wakefield," The Autism File 31 (2009): 66–88, n. 14.

4. 위의 글, 68–73.

5. 위의 글, 73.

6. 1973년부터 현재까지 워커스미스 교수는 소아위장병학의 유일한 세계 1인자는 아니더라도 1인자 중 한 사람이었다. 의사로서, 임상연구자로서, 강의를 하는 교육자로서, 동료검토자로서, 책을 쓰는 사람으로서 그의 능력은 전 세계의 소아과 의사, 교수들, 동료들이 그를 따르게 했다. Allan W. Walker, M.D., "존 워커스미스 교수에 대한 헌사 A Tribute to Professor John Walker-Smith," Journal of Pediatric Gastroenterology & Nutrition 29:5 (1999), 14A, http://journals.lww.com/jpgn/fulltext/1999/11000/a_tribute_to_professor_john_walker_smith,_espghan.6.aspx.

7. Andrew J. Wakefield and James Moody, "윤리, 증거, 의학의 죽음 Ethics, Evidence and the Death of Medicine," The Autism File 34 (2010); Andrew J.

Wakefield, 『비정한 외면: 자폐증과 백신—비극 뒤의 진실 Callous Disregard: Autism and Vaccines—The Truth Behind a Tragedy』(New York: Skyhorse Publishing, 2010), 233–46, "진단검사는 각 아이의 진료기록과 임상상태를 봤을 때 정당했다. 그런 진단검사는 임상적으로 필요하기 때문이다. 윤리위원회의 승인이 필요한 것이 아니다. 왜냐하면 진단을 확정하고, 직접적으로 치료해달라는 부모의 요구사항에 맞기 때문이다." (236쪽)

8. A. J. Wakefield et al., "회장 림프 결절성 과증식, 비특이성 대장염과 아동의 전반적 발달장애 Ileal—lymphoid—nodular hyperplasia, non specific colitis, and pervasive developmental disorder in children," The Lancet 351 (Feb. 28, 1998) 637–41, http://briandeer.com/mmr/lancet—paper.htm.

9. 위 3번 Long, "Historical Perspective." 74–75; 위 7번 Wakefield, Callous Disregard, 83–100.

10. 위의 글 76, n.31.

11. 예를 들어 Paul A. Offit, M.D, 『자폐증의 거짓 선지자: 나쁜 과학, 위험한 의학, 치료를 찾아서 Autism's False Prophets: Bad Science, Risky Medicine, and the Search for a Cure』, New York: Columbia University Press, 2008, 22, 여기서 저자는 "어린이 복합 백신에 대한 경고", "의료진, 복합 백신 금지 촉구"와 같은 1998년 3월 1일자 영국 신문들의 헤드라인을 인용한다. 웨이크필드에 대한 비난에 관한 내용은 위 3번 Long의 75–76 참조.

12. 위 3번 Long, "Historical Perspective." 78–80.

13. General Medical Council, "의사 앤드류 제레미 웨이크필드: 심각한 직무위반 결정과 제재 Dr. Andrew Jeremy Wakefield: Determination on Serious Professional Misconduct (SPM) and sanction," 2010년 5월 24일, 2010, www.gmc-uk.org/Wakefield_SPM_and_SANCTION.pdf_32595267.pdf.

14. 알림: "회장 림프 결절성 과증식, 비특이성 대장염과 아동의 전반적 발달장애" Lancet, 2010년 2월 2일, http://download.thelancet.com/flatcontentassets/pdfs/S0140673610601754.pdf.

15. General Medical Council, "의사 웨이크필드, 교수 워커스미스, 교수 머치에 대한 실행패널 청문회에 적합함 Fitness to Practice Panel Hearing on Dr. Wakefield, Professor Walker—Smith, and Professor Murch," 2010년 1월 28일, www.gmcuk.org/static/documents/content/Wakefield__Smith_Murch.pdf.

16. General Medical Council, 위 13번.

17. Polly Tommey, "불명예스런 모략: 의사 웨이크필드에 대한 허위 사례 Discredited Defamation: The Fallacious Case against Dr. Andrew Wakefield,"

The Autism File 34 (2010): 8-10; 위 3번 Long; 위 7번 Wakefield.

18. John Stone, "연기와 거울: 의사 리차드 호튼과 웨이크필드 사건 Smoke and Mirrors: Dr. Richard Horton and the Wakefield Affair," 2008년 12월 22일, Age of Autism, www.ageofautism.com/2008/12/smoke-and-mirrors-dr-richard-horton-and-the-wakefield.affair.html.

19. 위 3번 Long, "Historical Perspective," 70-73; 위 7번 Wakefield, Callous Disregard, 25-46.

20. 위 13번 General Medical Council, "Determination".
웨이크필드는 생일파티에서 연구목적으로 아이들로부터 채혈했는데, 심의위원들은 이것이 적절하지 못한 환경이었다고 생각한다. 이것은 윤리위원회의 승인도 없는 비윤리적 행동이다. 아이들이 겪을 지도 모를 괴로움과 고통을 비정하게 외면했다. 그리고 채혈의 대가로 5파운드를 줬다.…심의위원회는 이런 행동이 의료인의 품위를 훼손한 것이라고 결론 지었다.

21. 존 워커스미스 교수 대 영국의학협회 직무위법위원회, The High Court of Justice, Queen's Bench Division, Administrative Court. Case No: CO/7039/2010. 2012년 3월 3일.

22. 란셋 편집장 호튼으로부터 웨이크필드에게 온 이메일 2012년 3월.

23. 위 3번 Long, "Historical Perspective,"

24. 위의 글.

25. 브라이언 디어는 2009년 2월 8일 선데이 타임즈에 다음과 같은 시리즈 기사를 실었다. "MMR의사 앤드류 웨이크필드는 자폐증에 대한 자료를 조작했다." www.thesundaytimes.co.uk/sto/public/news/article148992.ece; "숨겨진 기록이 MMR의 진실을 보여준다." www.thesundaytimes.co.uk/sto/public/news/article148983.ece; and "MMR공포가 홍역의 귀환을 이끈 방법" www.thesundaytimes. co.uk/sto/public/news/article149001.ece.

26. 백신이 자폐증을 유발하는지의 여부를 놓고 벌어진 미국 연방청구법원 자폐증 집단소송은 웨이크필드와 직접적인 연관이 없는 소송이었다. 이 소송에 웨이크필드 실험실 소속 의사 채드윅의 증언이 허가됐다. 정부측 수석변호사는 최종변론에서 이렇게 말했다. "이 소송은 모두 웨이크필드에서 기인한 것입니다. 그는 나쁜 과학을 발표했습니다." Transcript of Cedillo v. Sec'y of HHS, June 26, 2007, 2898-99. 위 7번 Wakefield, Callous Disregard, 181-222.

27. 위 7번, Wakefield, Callous Disregard, 181-222.

28. P. D'Eufemia, M. Celli, et al, "자폐증 아동에 대한 비정상적 장 투과성 Abnormal intestinal permeability in children with autism," Acta Paediatrica, 85 (1996):

1076–9; R. Furlano, A. Anthony et al, Colonic CD8 and $\gamma\delta$ "자폐아동의 상피세포 손상에 따른 T세포 여과 Tcell filtration with epithelial damage in children with autism," J. Pediatrics, 138 (2001): 366–372; "자폐아동 말초 혈액의 면역활동과 점막 CD3+ 림프구 사이토카인 프로파일과 위장관 증상 Immune activation of peripheral blood and mucosal CD3+ lymphocyte cytokine profiles in children with autism and gastrointestinal symptoms," J. Neuroimmunology 173:1–2 (2006): 126–34; "자폐스펙트럼장애 아동에 있어 회장 림프 결절성 과증식의 중요성 The significance of ileo–colonic lymphoid nodular hyperplasia in children with autistic spectrum disorder," European Journal of Gastroenterological Hepatology, 17:8 (2005): 827–36; "자폐성 전장염: 조직병리학적 사실일까?–대답 Autistic enterocolitis: Is it a histopathological entity?–reply," Histopathology 50 (2007), 380–84; Lenny Gonzalez, "자폐스펙트럼장애의 위장관 병리: 베네주엘라의 경험 Gastrointestinal Pathology in Autism Spectrum Disorders: the Venezuelan Experience," The Autism File 32 (2009), 74–79.

29. 위 14번 The Lancet, "Comment: Retraction," 아이들이 '지속적으로 참조'됐다는 주장과 연구가 윤리위원회 승인을 받았다는 논문의 주장은 거짓으로 판명됐다. 따라서 우리는 출판된 논문을 철회한다.

30. Mark Blaxill, "로마에서부터 웨이크필드 종교재판까지 From the Roman to the Wakefield Inquisition," www.ageofautism.com/2010/01/from–the–roman–to–the–wakefield–inquisition.html.

31. James Moody, "후기 Postscript," 위 7번 Wakefield, Callous Disregard, 269에서 재인용.

32. Thomas S. Kuhn, 『과학혁명의 구조』 1962.

29. 영국 법원이 인정한 『란셋』 백신–자폐증 논문의 진실

1. Vaccine Safety: Evaluating the Science, Jamaica, West Indies, (2011 January 3–8), http://www.vaccinesafetyconference.com/index.html.

2. AJ Wakefield, SH Murch, A Anthony, J Linnell, DM Casson, M Malik, M Berelowitz, AP Dhillon, MA Thomson, P Harvey, A Valentine, SE Davies, JA Walker–Smith. (1998) "회장 림프 결절성 과증식, 비특이성 대장염과 아동의 전반적 발달장애 Ileal lymphoid nodular hyperplasia, non–specific colitis and

pervasive developmental disorder in children," Lancet, 351(9713):637-641.[철회]

3. B Deer, "돈벌이 때문에 벌어진 백신위기" BMJ, 2011;342:c5258; B Deer, "MMR 백신 반대 사례는 조작됐다." BMJ, 2011;342:c5347; B Deer, "나쁜 뉴스를 묻은 란셋의 이틀" BMJ, 2011;342:c7001.

4. DL Lewis (2011), "데이비드 루이스가 BMJ에게 보내는 편지" Rapid response, www.bmj.com/rapidresponse/2011/11/09/re-how-case-against-mmr-vaccine-was-fixed; F Godlee, "기관연구 위법행위 Institutional research misconduct," 2011;Nov 9;343:d7284, www.bmj.com/content/343/bmj.d7284?tab=full; B Deer, "병리학 보고서가 새로운 장 질환의 수수께끼를 풀다." BMJ 2011;343:d6823, www.bmj.com/content/343/bmj.d6823; K Geboes, "나는 전장염, 대장염이나 특별한 질병과정의 유력한 증거를 발견하지 못했다." BMJ 2011;343:d6985, www.bmj.com/content/343/bmj.d6985; and I Bjarnason, "우리는 이 보고서들이 대장염을 나타내는 것이 아니라는 강력하고도 한결같은 의견을 가지고 있다." www.bmj.com/content/343/bmj.d6979.

5. ES Reich, "MMR '사기'에 대한 신선한 논쟁 Fresh dispute about MMR 'fraud,'" Nature 2011;479:157-158.

6. DL Lewis (2012년 1월 8일), "영국의학저널과 브라이언 디어가 저지른 명백하고도 확실한 윤리적 위법행위 Apparent egregious ethical misconduct by British Medical Journal, Brian Deer," UK Research Integrity Office (UKRIO), Reference No. 2011-060, www.hallmanwingate.com/fullpanel/uploads/files/david-lewis-bmj.pdf.

7. R Horton (2004년 2월 20일), "란셋 편집자의 글 A statement by the editors of The Lancet," http://image.thelancet.com/extras/statement20Feb2004web.pdf; B Deer (2004년 2월 22일), "폭로: MMR연구 스캔들." The Sunday Times (London).

8. TA Reed & Co., Ltd. 속기록 (2010), Day 17-14; JP Heptonstall (2004년 4월 13일), "회신: 의회보호와 열린 과학, MP가 제기한 새로운 웨이크필드의 혐의에 대한 빠른 대응 Re: Parliamentary Protection and Open Science, Rapid response to 'MP raises new allegations against Andrew Wakefield,'" BMJ, http://www.bmj.com/rapid-response/2011/10/30/re-parliamentaryprotection-and-open-science.

9. 위 7번 R Horton.

10. "소아위장병학의 아버지가 고등법원에 항소하다." Top News, 2012년 2월 12일, http://topnews.us/content/246249-father-paediatric-gastroenterology-

appealing-high-court-justice.

11. H Hodgson (2004년 2월 20일), "로얄프리병원과 런던 의과대학의 진술" http://
image.thelancet.com/extras/statement20Feb2004web.pdf.

12. U.K. Parliament (2004 March 15) "MMR 백신접종과 자폐증 MMR Vaccinations
and Autism," Dr. Evan Harris (Oxford, West and Abingdon) at 128, 10. 2 pm,
http://www.publications.parliament.uk/pa/cm200304/cmhansrd/vo040315/
debtext/40315-34.htm.

13. R. Barr가 R. Horton에게 (1997년 4월 3일), 21; R. Horton이 R. Barr에게 (1997
년 4월 8일).

14. 위 3번 B. Deer.

15. CA. Tarhan이 AR. Zuckerman에게 (1997년 5월 20일).

16. K. Emmerson, M. Lohn (2006년 8월 7일), Field, Fisher, Waterhouse, LLP,
General Medical Counsel meeting with A. Zuckerman.

17. S. Kraus, London Strategic Health Authority, National Health Services (NHS) to
CG Miller, (2007 January 15), DL. Lewis(2012)는 10개의 서류에 대해 다음과 같
이 설명한다.

(1) [편지] 존 워커스미스가 로얄프리병원 윤리위원회 마우린 캐롤에게 1997년
2월 27일 쓴 편지는 이렇게 쓰여 있다. "우리는 최근에 대장내시경을 하는 동
안 연구용 생체검사를 하기 위한 공식적인 승인을 얻었습니다(code 162-95).
상부 생체검사를 위한 연구용 생체검사에 대한 공식적인 승인을 위해 이 글을
씁니다."

(2) [편지] AD 필립스가 M 페그에게, 2000년 3월 15일 로얄프리병원과 의과대
학 윤리위원회에서 필립스는 162-95(대장내시경)와 70-97(상부내시경)연구에
필요한 생체검사를 계속하기 위해 '승인 갱신'을 요구했다.

(3) 위 2번과 마찬가지로 손으로 쓴 노트로 페그는 캐롤에게 승인 상태를 질문
했다.

(4) [메모] 2000년 4월 7일, 캐롤이 페그에게 쓴 '162-95와 70-97 연장'에 대한
답장에서 캐롤은 "이 연구를 계속하기 위한 어떤 요청도 접수되지 않았습니
다. 병원장의 승인을 받고 저에게 다시 알려주세요."라고 썼다.

(5) [편지] 2000년 4월 28일, 페그는 필립의 3월15일자 편지을 보고, 162-95과
70-97 연구를 위한 간단한 연간보고서를 요구한다.

(6) [편지] 2000년 5월 17일, 필립이 페그에게 전달한 윤리위원회 제출을 위한
1999년 연간보고서 커버 레터

(7) [보고서] 2000년 5월 17일, 필립에 페크에게 보낸 162-95와 70-97에 대한

윤리위원회제출 1999년 연간보고서

(8) [메모] 페그가 캐롤에게 손으로 쓴 노트로 "갱신 서류를 만들었으며, 사인을 해야 한다."고 썼다.

(9) [편지] 2000년 5월 25일, 페그 필립에게 생체검사 연구에 대한 연간보고서를 받았으며, 워커스미스팀은 162-95, 70-97에 대한 생체검사 연구를 계속하는 것이 윤리위원회에서 승인되었다는 것을 알렸다.

(10) 갱신된 부모동의서 양식 '생체검사 연구를 위한 동의서'

18. J. Walker-Smith가 M. Carrol에게, Ethical Practices Subcommittee (1997년 2월 27일).

19. AD. Phillips가 MS. Pegg에게, Royal Free Hospital Medical School Ethics Committee (2000년 5월 17일).

20. J Walker-Smith, S Murch, AJ Wakefield (1996년 8월 6일), Ethical Practices Subcommittee Protocol and Pro Forma, "새로운 소아증후군: 홍역과 풍진 백신접종에 따르는 장염과 퇴행성 장애 A new pediatric syndrome: Enteritis and degenerative disorder following measles/rubella vaccination."

21. MS. Pegg가 J. Walker-Smith에게 (1997년 1월 7일).

22. GMC 증거물86(a)(TA Reed & Company, 위 8번, Day 8-54)
86(a)는 워커스미스가 로얄프리병원 배로너스 가드너 윤리위원장에게 1995년 8월 24일 보낸 편지이다. "부모들은 첨부된 승인양식과 같은 양식에 서명했습니다. 이 생체검사들은 다양한 연구조사를 위해 사용될 것입니다. 예를 들어 사이토킨 생성은, 경우에 따라 연구적 중요성과 함께 어린이 질병과 직접적이고 관련된 정보이므로 조사될 것입니다. 우리가 로얄프리병원으로 옮겨간 후에도 이 연구를 계속할 수 있도록 승인을 해주시면 감사하겠습니다." GMC증거물 86(b)(TA Reed & Company, 위 8번, Day 8-55)
86(b)는 86(a)에 첨부된 사용 안 된 부모동의서 양식, GMC 증거물 86(c)(TA Reed & Company, 위 8번, Day 8-54 and 55), TA Reed & Company, Day 12-24, 위 8번.

23. TA Reed & Company, Day 9-25, 위 8번.

24. TA Reed & Company, Day 8-54 and Day 73-22, 위 8번.

25. G Null, Progressive Radio Network (2011년 1월 25일), 브라이언 디어와의 인터뷰.

26. Andrew Wakefield v. Channel Four Television Corporation, Twenty Twenty Productions, Ltd. and Brian Deer, High Court of Justice, Queen's Bench Division, Case No. HQ05X00900.

27. TA Reed & Company, Day 68-57 thru 59, 위 8번.

28. TA Reed & Company, Day 197-2 and 3, 위 8번; General Medical Council, Committee and Professional Conduct Committee (UK) (2010년 5월 24일), "의사 앤드류 웨이크필드에 대한 심각한 직무적 위법행위와 제재 결정" www.gmc-uk.org/Wakefield_SPM_and_SANCTION.pdf_32595267.pdf; and General Medical Council, Committee and Professional Conduct Committee (UK), (2010년 5월 24일), "교수 존 워커스미스에 대한 심각한 직무적 위법행위와 제재 결정" www.gmc-uk.org/Professor_Walker_Smith_SPM.pdf_32595970.pdf.

29. TA Reed & Company, Day 147-62, 위 8번.

30. TA Reed & Company, Day 136-33, 위 8번.

31. Minutes of the Joint Committee on Vaccination and Immunization (JCVI 1991-2000) (1992년 5월 1일), Section 7.4, "노스 허츠의 면역원성 연구보고서 Report of North Herts Immunogenicity Study (Dr Elizabeth Miller)," www.dh.gov.uk/ab/JCVI/DH_095050.

32. 영국 의회(2004년 3월 15일), "MMR 백신접종과 자폐증" Dr. Evan Harris at Column 128, 10.2 pm., www.publications.parliament.uk/pa/cm200304/cmhansrd/vo040315/debtext/40315-35.htm.

33. General Medical Council, 위 27번.

34. briandeer.com, "브라이언 디어: MMR 수수께끼를 풀다." http://briandeer.com/solved/solved.htm, "확신성(sureness) 범죄 기준에 준하여 판단하자면, 그는 4번의 정직하지 않은 사례가 있었고, 자폐 어린이들 학대와 관련한 12번의 권한남용 사례가 있으므로 유죄이다." F. Godlee, 위 4번.

35. CNN, Anderson Cooper 360° (2011년 1월 6일), 디어와의 인터뷰, http://edition.cnn.com/2011/HEALTH/01/06/autism.vaccines/index.html.

36. F. Godlee, J. Smith, H. Marcovitch, "웨이크필드의 MMR 백신과 자폐증 연결은 사기다." BMJ 2011:342:7452.

37. CNN, Anderson Cooper 360° (2011년 1월 5일), 웨이크필드와의 인터뷰, www.cnn.com/2011/HEALTH/01/05/autism.vaccines/index.html.

38. CNN (2011년 2월 4일), "빌 게이츠: 백신-자폐증 관계는 완벽한 거짓말" www.cnn.com/2011/HEALTH/02/03/gupta.gates.vaccines.world.health/index.html.

39. 위 3번 B Deer; Godlee et al., 위 35번; and DJ Opel, DS Diekema, EK Marcuse, "웨이크필드 후의 연구진실성 확보 Assuring research integrity in the wake of Wakefield," BMJ 2011; 342:d2.

40. General Medical Council, 위 27번.

41. B Deer, 위 3번.

42. L Striukova (2009), "기술이전의 결정요인으로서 대학 특허권의 가치" International Journal of Technology Transfer and Commercialization, 8, 379.

43. U.K. Intellectual Property Office (1997년 6월 5일), Patent Application 9711663.6, "IBD와 RBD의 치료제의 약 성분 Pharmaceutical composition for treatment of IBD and RBD." Royal Free Hospital School of Medicine, London, Neuroimmuno Therapeutics Research Foundation, Spartanburg, SC USA [undisclosed inventors].

44. U.K. Intellectual Property Office (1998년 9월 12일), Patent Application GB 2325856 A, "바이러스 특이성 림프구 투석으로부터 얻어진 전달인자로 만들어진 MMR 바이러스에서 매개된 질병치료를 위한 약 성분 Pharmaceutical composition for treatment of MMR virus mediated disease comprising a transfer factor obtained from the dialysis of virus-specific lymphocytes." Royal Free Hospital School of Medicine, London, Neuroimmuno Therapeutics Research Foundation, Andrew Jeremy Wakefield and Hugh Fundenberg, Inventors (1998년 4월 6일 신청).

45. U.K. Intellectual Property Office (2002년 3월 2일), "Legal status of GB2325856 (A) 1998-12-09:GB, F9812056 A (Patent of invention) PRS Date: 2002/03/06. PRS Code: WAP Code...Application withdrawn, taken to be withdrawn or refused after publication under Section 16(1)."

46. SH. Polmar (1973), "면역결핍의 전달인자 치료 Transfer-Factor Therapy of Immunodeficiencies. New Eng. J. Med., 289(26):1420-1421.

47. B. Deer, "현미경으로 본 웨이크필드의 자폐성 전장염 Wakefield's 'Autistic Enterocolitis' under the microscope." BMJ 2010;340:c1127.

48. 위의 글.

49. AP. Dhillon (1998), "BMJ에서 출판된 생체검사자료 Biopsy score sheets published by the BMJ." 2011년 11월 9일, www.bmj.com/highwire/filestream/536428/field_highwire_adjunct_files/0.

50. DL. Lewis, Photomicrographs, 위 6번.

51. DL. Lewis, A. Anthony's PowerPoint presentation, 위 6번.

52. Godlee et al., 위 35번; Deer, 위 46번.

53. I. Booth (2006년 11월 8일), General Medical Council, Fitness To Practice Panel (Misconduct). Wakefield, Walker-Smith, Murch. Second Addendum to Overview Statement.

54. I. Booth (2011년 8월 10일)이 DL Lewis에게 보낸 이메일.

55. Godlee et al., 위 35번.

56. B. Deer to S Kohn, June 2, 2011, 위 6번.

57. 위의 글.

58. T. Delamothe to DL. Lewis, cc: F. Godlee. 2011년 10월 27일, 위 6번.

59. DL. Lewis, 위 4번.

60. 위 5번, ES Reich, "Fresh dispute about MMR 'fraud.'" Nature 2011;479:157–158.

61. F. Godlee, 위 4번.

62. 위의 글.

63. 영국 의회 2011년 11월 10일, "UCL and the work of Dr Andrew Wakefield," www.parliament.uk/business/committees/committees–a–z/commons–select/science–and–technology–committee/news/111110–ucl––wakefield/

64. DL. Lewis, Attachment 4, 위 6번.

65. 위의 글.

66. 위의 글.

67. DL. Lewis, Attachment 1, p.63, 위 6번.

68. 위의 글, p.70.

69. 위의 글, p.49–50.

70. F. Godlee, 위 4번.

71. B. Deer, 위 4번.

72. DL. Lewis (2011), "Response to Brian Deer...," 위 57번.

73. C. Laine, Editor, Annals of Internal Medicine, to DL. Lewis. 2010년 5월 15일.

74. Andrew Wakefield v. Channel Four Television, et al., 위 25번.

75. Andrew Wakefield v. Channel Four Television, et al., Judgment (2005년 11월 4일), http://www.bailii.org/ew/cases/EWHC/QB/2005/2410.html, 위 25번.

76. L. Hewitson, LA. Houser, C. Stott, G. Sackett, JL. Tomko, D. Atwood, L. Blue, ER. White, AJ. Wakefield. (2009) "티메로살 함유 B형간염 백신을 접종한 유인원 신생아의 반사작용 습득 지연: 임신기간과 출생 몸무게 Delayed acquisition of neonatal reflexes in newborn primates receiving a thimerosal–containing Hepatitis B vaccine: Influence of gestational age and birth weight," Neurotoxicology doi:10.1016/j. neuro.2009.09.008, www.whale.to/vaccine/primates_hep_b–1.pdf.

77. "철회: 회장 림프 결절성 과증식, 비특이성 대장염과 아동의 전반적 발달장애 Retraction Ileal–lymphoid–nodular hyperplasia, non–specific colitis, and pervasive developmental disorder in children," Lancet 375:445. doi:10.1016/

S0140−6736(10)60175−4.

78. L Hewitson, et al. (2009), http://www.ncbi.nlm.nih.gov/pubmed/19800915, note 74 above.

79. Dr. Andrew J. Wakefield v. The British Medical Journal, Brian Deer and Fiona Godlee, District Court for the 250th District, Travis, TX, Case No. D−1−GN−12−000003, January 3, 2012.

80. Professor John Walker−Smith v. General Medical Council, Committee and Professional Conduct Committee, The High Court of Justice, Queen's Bench Division, Administrative Court. Case No: CO/7039/2010. March 3, 2012.

81. 위의 글 20.

82. 위의 글 24−49.

83. 위의 글 50.

84. 위의 글 85, 186.

85. 위의 글 148,186.

86. 위의 글 70.

87. 위의 글 72, 170.

88. 위의 글 77, 183.

89. 위의 글 85, 185.

90. 위의 글 18.

91. 위의 글 63, 150.

92. 위의 글 15, 23.

93. 위의 글 16.

94. TGD França, LLW Ishikawa, SFGZ Pezavento, FC Minicucci, MLRS Cunha, A Sartori. "면역과 감염에 있어 영양부족의 영향 Impact of malnutrition on immunity and infection," J Venom Anim Toxins incl Trop Dis. 2009;15(3):374−90.

95. DL Lewis (2012)와 웨이크필드 간의 개인적인 의사소통.

96. CNN. Anderson Cooper 360, 위 36번.

97. F. Godlee, 위 4번.

98. F. Godlee (2012), "MMR 백신과 자폐증에 대한 웨이크필드 논문은 사기이다." 에 대해 정정합니다. BMJ 2011;342:d1678. www.bmj.com/content/342/bmj.d1678.

99. F. Godlee (2012), www.bmj.com/content/342/bmj.d1335?tab=responses.

100. CNN. Anderson Cooper 360, 위 36번.

101. Professor John Walker−Smith v. General Medical Council, 위 78번.

102. PR Ziring, "선천성 풍진: 10대 Congenital rubella: the teenage years," Pediatr Ann. 1997, 6:762–770; S Chess; "선천성 풍진에 의한 자폐증의 후속보고서 Follow-up report on autism in congenital rubella," J Autism Child Schizophr, 1977,7:69–81; S Chess, "선천성 풍진을 가진 자폐아동 Autism in children with congenital rubella," J Autism Child Schizophr 1971, 1(1):33–47.

103. JS. Brown, BP. Kotler, RJ. Smith, WO. Wirtz II, "쥐의 먹이찾기에 있어 올빼미의 포식행동의 영향 The effects of owl predation on the foraging behavior of heteromyid rodents," Oecologia, 1988; 76:408–415.

104. 구두 증언, House of Commons Science and Technology Committee, Peer Review, 2011년 5월 11일, www.publications.parliament.uk/pa/cm201012/cmselect/cmsctech/uc856-ii/uc85601.htm.

105. briandeer.com. "브라이언 디어는 두 번째 영국언론상을 수상했다."; "선데이 타임즈에서 저널리즘 상을 수상했다." http://briandeer.com/brian/press-awards-2011-win.htm.

106. 위의 글.

107. BL. Williams, M. Hornig, T. Buie, ML. Bauman, M. Cho Paik, I. Wick, A. Bennett, O. Jabado, DL. Hirschberg, WI. Lipkin. "탄수화물 소화와 장 세균총 이상을 보이는 자폐 아동과 위장관 장해 Impaired carbohydrate digestion and transport and mucosal dysbiosis in the intestines of children with autism and gastrointestinal disturbances," PLoS One. 2011년 9월; 6(9): e24585.

108. 미국 질병관리본부, 자폐스펙트럼장애, 자폐증, 발달장애 모니터링 네트워크, 14개소, 주간 질병과 사망보고서, 2012;61(3):1–19; YS Kim, BL Leventhal, YJ Koh, E Fombonne, E Laska, EC Lim, KA Cheon, SJ Kim; and YK Kim, H Lee, DH Song, RRGrinker, "전체 인구집단 샘플에 대한 자폐스펙트럼장애 유병률 Prevalence of autism spectrum disorders in a total population sample," Am J Psychiatry, 2011년 9월, 168(9):904–12.

109. DL. Lewis, "기관연구 위법행위: 정직한 연구자의 처참한 비극 Institutional Research Misconduct: An Honest Researcher's Worst Nightmare," Autism SciDigest, 2012(4):31–40.

〈부록〉 거짓 혐의로 과학연구를 탄압한 실례

1. DL. Lewis, M. Arens, S. Appleton, "치과 기구의 상호 잠재적 오염 Cross-

contamination potential with dental equipment," Lancet 1992, 340:1252-4.

2. DL Lewis, M Arens, "치과와 의료기기 소독에 있어 미생물 생존력 Resistance of microorganism to disinfection in dental and medical devices," Nature Med, 1995, 1:956-8.

3. SE. Mills, JC. Kuehne, DV. Bradley, Jr., "고속 핸드피스 터빈의 세균분석 Bacterial analysis of high-speed handpiece turbines," JADA, 1993, 124:59-62.

4. DL Lewis, DK Gattie, ME Novak, S Sanchez, C Pumphrey, "하수오물(바이오솔리드)이 사용된 땅에서 화학적 지극과 병원균 간의 상호작용 Interactions of pathogens and irritant chemicals in land-applies sewage sludges (biosolids)," BMC Public Health 2002, 2:11, www.biomedcentral.com/1471-2458/2/11.

5. 미국 하원 과학위원회(2000년 3월 22일), "환경청의 쓰레기 규칙: 과학논쟁에 있어서 열린 자세와 폐쇄적인 자세" 106회 의회, 두 번째 회기, Serial No. 106-95, U.S. Government Printing Office.

6. 미국 하원 과학위원회(2000년 10월 4일), "환경청의 편협: 과학과 인간에게 해로운 일" 106회 의회, 두 번째 회기, Serial No. 106-103, U.S. Government Printing Office.

7. DL. Lewis, "환경청 과학: 선거제도의 피해자" Nature 1996, 381:731-2.

8. DL. Lewis (2011) "왜 환경청은 만의 기름 재앙에 준비하지 못했나?" National Whistleblowers Center Washington, DC, www.researchmisconduct.org.

9. National Academy of Sciences, National Research Council (2002), "땅에 적용된 바이오솔리드: 개선된 기준과 실행법" www.nap.edu/books/0309084865/html.

10. DL. Lewis, W. Garrison, KE. Wommack, A. Whittemore, P. Steudler, J. Melillo, "흙에 키랄 오염물에 의한 저하에 있어 환경적 변화의 영향 Influence of environmental changes on degradation of chiral pollutants in soils," Nature 1999, 401, 898-901.

11. DL. Lewis v. EPA, U.S. Department of Labor, Case Nos. 2033-CAA-6, 003-CAA-5, Joint stipulations, 2003년 3월 4일.

12. United States of America, ex rel. David L. Lewis, Ph.D., et al. v John Walker, Ph.D., et al., US District Court, Middle District of Georgia, Athens Division, Case No. 3:06-CV-16, Deposition of Regina Smith, Ph.D. April 27, 2009, p.73, 81-82.

13. RA McElmurray 3 et al. v. USDA, U.S. District Court, Southern District of Georgia, Case No. CV105-159, Order issued February 25, 2008, p.35.

14. J Tollesfon (2008), "쓰레기에 대한 폭로가 큰 물의를 일으키다." Nature 453,

262; Editorial (2008), "진흙 속에 있는 것-환경청은 하수오물에 대한 독성 자료를 모아야 한다." Nature 453, 258.

15. United States of America, ex rel. David L. Lewis, Ph.D., et al. v. John Walker, Ph.D., et al., US District Court, Middle District of Georgia, Athens Division, Case No. 3:06-CV-16, Deposition transcript of J Gaskin, January 20, 2009, p.269, 293-294.

16. 위의 글, 명령 날짜 2012년 5월 14일; DL. Lewis (2012), "어떤 것은 절대 바뀌지 않는다," www.researchmisconduct.org.

30. 과학을 탄압하는 의료 권력

1. Brian Martin, "과학이론이 공격받고 없어지는 과정(일반적으로): 파괴의 시도와 에이즈 원인 가설 How to Attack a Scientific Theory and Get Away with it (Usually): The Attempt to Destroy and Origin-of-AIDS Hypothesis," Science as Culture, 19:2 (June 2010):215-239, www.bmartin.cc/pubs/10sac.html.

2. Colville A and Pugh S, Lancet 340 (1992): 786. Farrington P et al., Lancet 345 (1995): 567-569; "어린이들은 뇌막염을 무릅쓰고 백신을 접종했다." Independent Newspaper, 1992년 9월 15일.

3. MSNBC, "4명 중 1명의 부모가 백신이 자폐증을 일으킨다고 생각한다." 2010년 3월 1일, www.msnbc.msn.com/id/35638229/ns/health-kids_and_parenting/.

4. 개인인권센터, "다수의 부모가 백신접종 선택을 지지한다." PRNewswire, 2010년 5월 24일, www.prnewswire.com/news-releases/majority-support-parental-vaccination-choice-according-to-new-harris-poll-94723629.html.

【 옮긴이의 글 】

이 책을 처음 알게 된 것은 동료 한의사 선생님을 통해서였습니다. 한
의사 이전에 아이를 키우는 아빠 입장이다 보니 예방접종에 대해서 관
심이 있었고, 미국처럼 우리나라도 예방접종을 획일적으로 시행하는
측면이 많아서 짚고 넘어갈 필요가 있다고 생각했습니다. 또 아이들
진료를 많이 하는 한의원 원장이라서 더 관심을 가질 수밖에 없었습니
다. 혼자 번역하기에는 분량이 방대하여, 비슷한 생각을 가진 한의사
들이 힘을 모아 번역을 시작했습니다.

  옮긴이들이 이 책에서 주장하는 모든 이야기를 전적으로 동의할 수
는 없을 겁니다. 하지만, 예방접종을 하고 나서 각종 좋지 않은 증상들
이 심심치 않게 발생하는 현상은 진료실에서 어렵지 않게 볼 수 있습
니다. 예를 들어, 발진이나 가려움, 습진, 아토피, 두드러기 등의 피부
증상이 더 심해지는 아이도 있고, 기침, 가래, 고열과 같은 호흡기 증
상이 심해지는 경우도 있으며, 변 상태와 소화기능이 갑자기 안 좋아
지는 일도 있습니다. 고열이 나기도 합니다.

실제 우리나라 질병관리본부에서 제시하는 예방접종 후 이상반응들에는 국소적으로는 접종부위의 농양, 림프선염과 신경계 반응으로 급성 마비, 뇌증, 뇌염, 경련 등이 있으며 전신의 이상반응으로 알레르기, 아나필락시스, 아나필락시스양 쇼크, 관절염, 발열, 골염, 골수염, 혈소판 감소 자반증 등이 있습니다. 즉, 예방접종 후에 이런 이상반응이 발생한다는 것을 이미 인정하고 있는 것입니다.

모든 아이들에게 일률적인 방식으로 예방접종이 되는 것도 문제가 됩니다. 일견 사소해 보일지라도, 아이마다 체질적 특성이 있고, 나타나는 증상도 다르기 때문에 현재 건강상태를 면밀하게 살피는 것이 중요합니다. 예를 들어 감기로 인한 고열, 기침, 가래 등은 없어도, 며칠 전부터 단순 콧물이 나는 경우, 설사나 복통 등의 소화기 증상은 없지만 간담 기능이 약해진 경우, 야경증이나 야제증이 심해진 아이들의 경우에도 주의할 필요가 있다고 봅니다. 이외에도 개별 아이의 체질은 모두 다르기 때문에 더 조심하는 것이 좋습니다.

예방접종이 위험하다는 측면만 강조하는 것도 일정 부분의 순기능을 무시하는 것이 되지만, 아이들에게 보이는 이상반응을 예외로 취급하는 것도 무책임합니다. 예방접종에는 순기능과 역기능이 있기 때문에 신중한 접근이 필요합니다.

번역을 시작하고 끝내기까지 1년 6개월 이상이 흘렀습니다. 바쁜 진료와중에도 저의 번역 제안을 흔쾌히 받아들이고 솔선수범하여 번역에 나서주신 한의사 선생님들께 감사드립니다. 옮긴이들은 이번 번역을 계기로 안전한 예방접종과 백신 부작용 치료법에 대한 연구를 계속해나가려 안전한 예방접종을 위한 한의사 모임을 만들었습니다. 미력하나마 안전하고 건강한 사회를 만드는 데 기여하려고 합니다.

이 책이 나올 수 있도록 아이디어를 주시고 소개해주신 신윤상 원장님, 바쁜 와중에도 번역을 감수해주신 조기호 기자님, 김성준 교수님, 박민철 박사님과 출판사 운영에는 도움이 되지 않겠지만 책임감으로 출판을 맡아주신 바람출판사 대표님께 감사의 말씀을 전합니다. 이 책을 밑거름으로 무차별적인 예방접종의 폐해에 대해 경종이 울리고, 바람직한 예방접종에 대한 활발한 의견개진과 관찰 및 토론이 이루어지길 기대합니다.

옮긴이 대표 한의사 황지모 드림

한국의 상황 - 가만히 있으면 안 되는 바다

안전한 예방접종을 위한 모임 ᅵ 사무국장 김인순

이 책은 남의 나라 이야기가 아니다. 어쩌면 미국보다 우리에게 더 시급한 문제 제기일 수 있다. 본문에도 언급되고 있는 것과 같이 우리나라의 자폐증 발생비율은 어린이 38명당 1명이다. 이 수치는 전 세계에서 비교 대상 자체가 없을 정도로 높은 수치이다. 이 책의 논거에 기대면 우리나라가 전 세계 자폐증 1위가 된 이유는 무분별한 접종 때문일 수 있다.

우리나라 예방접종률 현황(단위: %)

BCG	B형간염			DTaP			
1차	1차	2차	3차	1차	2차	3차	4차
99.0	98.9	99.3	98.6	99.6	99.6	99.2	93.7

소아마비			MMR	일본뇌염			수두
1차	2차	3차	1차	1차	2차	3차	1회
99.4	99.2	98.4	99.2	98.0	95.9	91.0	97.0

위 표는 질병관리본부의 2011년 자료이다. 우리나라는 자폐증과 더불어 세계에서 유래가 없을 정도로 높은 예방접종률을 보이고 있다. 백신이 자폐증과 발달장애라는 엄청난 재앙을 일으켰다는 추측이 황당한 음모론이 아니라는 증거는 생각보다 많다. 이 책에서 제시한 아래 증거들은 모두 유력 학술지에 발표된 내용이다.

(1) 미국의 경우 백신접종이 1% 증가할 때마다 언어장애가 680명 늘었다.

(2) 일란성 쌍둥이와 이란성 쌍둥이를 비교한 연구를 보면, 자폐증이 유전이라는 주장은 틀렸다. 자폐증은 다른 질병과 마찬가지로 일반적인 유전 확률을 보인다.

(3) B형간염 백신을 접종하지 않은 아이와 접종한 아이의 연구를 보면, 접종한 아이들이 특수교육을 9배나 더 받았다.

(4) 백신에 첨가되는 알루미늄과 자폐증 증가와는 통계적으로 유의미한 관련이 있다.

(5) 원숭이 실험에서 백신은 발달지체를 일으켰다. 특히 출생 몸무게가 적을 경우 심했다.

(6) 자폐증의 폭발적 증가는 진단방법의 변화나 조기 진단과는 상관없다.

(7) DTP 백신을 2개월 늦게 맞으면 천식에 걸릴 확률이 반으로 준다.

DTP 백신을 안 맞는 것도 아니고 단지 두 달 늦게 접종한 아이들이 의사들이 권장하는 일정대로 맞은 아이들보다 천식이 반으로 준다는 캐나다의 연구결과는 이 문제가 단지 자폐증에 국한된 것이 아니라는 것을 암시한다. 미국의 경우 10명 중 1명이 ADHD 증상을 보인다고 한다. 우리나라도 아토피, 천식, 각종 면역장애, ADHD 등이 이제 아이들에게 일상적인 질병이 되어가고 있다. 우리 부모들이 어렸을 때는 거의 겪지 못했거나, 있어도 한두 명에게 있던 이런 면역장애와 발달장애들은 이제는 너무나 쉽게 주위에서 볼 수 있는 질환이 되어가고 있다.

MMR 백신과 자폐증과의 연관성을 처음 폭로한 영국의 웨이크필드 박사와 같이 가혹한 탄압에 의사면허를 박탈당하고, 조국을 잃은 사람이 있음에도 불구하고, 많은 과학자와 연구자들이 양심을 걸고 위와 같은 연구들을 발표하고 있는 것이다. 양심적인 과학자들을 사기꾼으로 몰아넣는 제약권력과 의료권력에 대해서 서술하고 있는 본문 '28, 29, 30'을 보면, 백신이 자폐증을 일으킨다는 진실을 가리기 위해 얼마나 많은 수단이 동원되고 있는지 적나라하게 알 수 있다.

시간이 걸릴 뿐, 손바닥으로 하늘을 가릴 수는 없는 법인가보다. 웨이크필드 박사를 사기꾼으로 몰아간 영국의학저널은 MMR 백신을 만드는 머크와 GSK의 돈을 받았다고 고백했고, 자폐증-백신 논문을 철회했던 란셋은 논문철회 취소를 고려하고 있다고 한다.

우리나라의 예방접종률이 높은 이유는 아직 백신의 안전문제가 소비자의 관심을 크게 받지 못한 이유도 있지만, 교묘한 광고 홍보 정책 탓이기도 하다. 몇 년 전까지 학교에 입학하기 위해 제출해야 했던 백신접종 증명서는 MMR 백신 하나였다. 하지만 근래에 보건 당국은 DTaP, 일본뇌염, 소아마비 백신을 추가적으로 증명하라고 요구하고 있다.

여기서 하나 오해할 수 있는 것이 있는데, 우리나라에서 예방접종은 의무가 아니다. 미국의 경우 학교 등교를 못하게 한다거나 하는 '강제적인' 방법을 쓰지만, 우리나라는 그런 일은 없다. 하지만, 우리나라 보건당국은 꼭 그러는 것처럼 안내문을 교묘하게 발송한다. 또한 홍역을 앓았어도 홍역 백신을 맞아야 한다는 등 전혀 과학적이지 않은 태도를 보이고 있다. 근래에는 어린이집을 평가할 때 아이들로부터 예방접종 증명서를 제출하도록 하여, 어린이집에 들어갈 때조차 증명서를 받는 시스템을 만들어나가고 있다.

부모들은 우리나라에서 예방접종이 의무가 아님에도 불구하고, 의무인 것처럼 교묘하게 한쪽 정보만을 이야기하는 보건당국에게 속고 있는 것이다. 미국은 비록 우리나라보다 강제적인 방법을 쓰지만, 그런 대신 면제 권한이 법적으로 정의되어 있다.

일본은 자율적 백신접종 정책을 가지고 있고 세계에서 가장 건강한 어른과 어린이를 자랑하는 나라이다. 권장 접종도 우리나라보다 적고, MMR(홍역, 볼거리, 풍진)처럼 복합 백신도 단독 백신으로 접종할 수 있으며, 강제적인 방법을 쓰지 않는다. 하지만 우리나라는 이런 일본을 따라가기 보다는 산업화된 국가 중 가장 아기들이 불건강하고 많이 죽는 나라, 미국을 따라가고 있다.

예방접종의 효과도 의문이다. 백신으로 예방하려는 질병은 질병 자체가 발생하지 않기 때문에 통계 자체가 의미가 없다. 이런 병들이 백신 때문에 없어졌다고 홍보되지만, 이 책에서 이야기하는 것과 같이 백신으로 예방하려는 병은 백신이 만들어지기 전에 벌써 없어졌다. 이 내용은 본문 전반에 걸쳐 언급된다.

특이하게 몇몇 질병은 백신을 접종하면서 늘어간다. 본문에서 한 의사는 이것이 모든 백신의 특징이라고 말하고 있다. 우리나라에서도 이런 증거가 있다. 수두 백신을 무료로 대량접종하기 시작한 것은 2005년이다. 수두는 백신을 대량 접종한 이후에 급격히 증가했다. 국정감사 자료를 보면 2005년 49만 명이던 수두환자는 2007년 57만 명으로 늘었다.

부작용은 무시된다

예방접종 부작용이 나타나서 겪는 일은 미국과 한국이 같다. 아래는 본문에서 어떤 미국 부모가 한 말이다.

> 정부는 당신이 겪은 일을 부정할 겁니다. 그들은 당신의 말
> 을 무시할 겁니다. 그들은 당신이 거짓말을 하고 있다고 할
> 겁니다.… 엄청난 권력과 맞서게 될 겁니다. 무한자금을 지
> 원받는 전문가 증인들은 당신 아이의 질병이 "유전이다, 유
> 전이다, 유전이다."라고 말할 것입니다. 정부는 당신 앞을 막
> 아서고, 당신은 사무치는 경멸을 느끼게 될 겁니다.

백신을 접종하고 그 자리에서 부작용이 일어나도 부작용이 아니
라는 이야기를 들어야 한다. 부작용으로 아픈 아이를 데리고 병원
에 가도 아무런 근거도 없이 부작용이 아니라는 얘기만 듣게 된다.
예방접종 부작용 신고를 하려거나, 보상신청을 하려고 해도 절차
는 엄청나게 까다롭다. 보상을 받는 것 자체도 쉽지 않지만, 부작
용으로 보상을 받아도 부작용에 대한 서류 한 장, 전화 한 통 받지
못한다. 평생토록 장애를 가지고 살아야 하는데도, 보상금은 겨우
몇백만 원을 넘지 않는다.
　이 모든 것은 이 글을 쓰고 있는 내가 직접 겪은 일이다. 우리 작
은아들은 DTaP와 소아마비 백신접종 이후 몸이 마비되었고, 보상
을 위해 수십 장의 서류를 내야 했고, 정부 돈이나 뜯어내려는 엄
마 취급을 받으면서 겨우 삼백만 원의 보상금을 받았다. 아들의
부작용이후 나와 내 가족의 삶은 송두리째 바뀌었고, 현재도 그

부작용은 진행형이다. 하지만, DTaP 백신으로 아기를 잃은 한 아빠의 아래와 같은 외침은 내가 겪은 일을 운이 좋았다고 느끼게 한다.

오전 10시 30분경에 소아마비와 DTaP 1차 백신을 맞은 후 다음날 오전 11시 30분경에 사망했습니다. 접종 당일 아기가 좀 보챘고 미열이 있었지만, 다음날 아침까지는 잘 먹고 잘 놀았습니다. 사고발생시 아기의 입 주변에 분비물과 함께 약간의 피가 보였고 부검상에도 기도나 다른 신체상 아무런 문제점이 없다고 합니다.

우리 아이 너무나 불쌍하고 너무 억울합니다. 하나님 곁으로 보낸 지 열흘이 지났건만 아직도 귓가에 아이의 울음소리가 들립니다. 어떻게 하루를 보내고 있는지 모르겠습니다. 우리나라 정부가 너무나 두렵고 무섭습니다. 백신 때문이 아니라고 하는 우리나라 대한민국이 이 정도로 몰상식한 나라구나 하는 생각이 드네요. 누구한테 억울함을 호소할 수도 없고, 누구하나 들어주는 이도 없습니다. 가슴속에 응어리를 짊어지며 살아가겠지요. 우리 아기 그저 좋은 곳에 가 있기를, 먼 훗날에 아빠가 많이 놀아줄게.

－널 지키지 못한 나쁜 아빠가

2013년 가을, 아이가 백신 때문에 난치성 간질과 발달장애를 겪고 있는 한 가족이 고등법원에서 질병관리본부에 승소했다. 하지만, 반강제적인 방법으로 주사를 맞으라고 독려하는 질병관리본부는 최소한의 책임조차 지지 않고 또 대법원에 항고했다. 피해자와 가족들은 생존을 위협 받을 정도의 부작용에 시달리면서 법정에서까지 싸워야 하는 이중고를 겪어야 했다. 다행히 우리나라 대법원은 2014년 9월, 대한민국이 선량한 국민을 지켜야 한다는 쪽의 손을 들었다.

여기서 미국과 우리가 다른 점이 있다. 책을 보니 미국은 승소와 패소와는 상관없이 백신 부작용 소송비용을 나라가 부담한다고 한다. 강제적인 방법을 쓰는 만큼, 보완책이 있는 셈이다. 우리나라는 강제적인 방법은 거의 미국에 근접해가고 있으면서도 부작용에 대한 대책은 거의 전무하다.

백신 부작용 피해사례

이 책에는 여러 백신 부작용 피해자들의 증언이 실려 있다. 이것도 미국만의 이야기는 아니다. 〈안전한 예방접종을 위한 모임〉 홈페이지에 많은 사람들이 아토피부터 자폐증까지 수많은 부작용 경험담을 올렸다. 몇몇 사례를 소개하면 다음과 같다. 더 많은 부작용 사례는 우리 모임 홈페이지(www.selfcare.or.kr)와 모임에서 발간하는 계간지 〈부모가 최고의 의사〉에서 찾아볼 수 있다.

:: 처음 DTaP, 뇌수막염 접종 후 열꽃이 피었고, DTaP, 소아마비, 폐구균, 뇌수막염 접종 후에는 목둘레가 짓무르고 온몸에 발진이 돋고 시원하게 해줘도 별 차도가 없어 방문한 소아과에선 아토피라고 하더라구요.

:: MMR 접종하고 다음날 온몸에 두드러기처럼 발진이 생기더니 지금은 점점 더 퍼지고 긁고 상처가 나 있습니다. 양볼에만 침독처럼 벌겋게 되었었는데, 주사맞은 후 온몸에 퍼졌어요. 아토피라고 하더군요.

:: BCG를 맞았는데 이때 아토피 증상을 보였습니다. 일주일 후 B형간염 접종 2차를 맞고 아토피가 엄청 심해졌는데요. 그때부터 귀에 진물이 나고 얼굴과 온몸에 심한 아토피가 나타났어요.

:: 피부가 예민한 편이긴 했지만, 태열이나 아토피 증상은 없었어요. 6개월 때 DTaP, 소아마비, 폐구균, Hib, B형간염, 독감, 이렇게 여섯 개를 하루에 두 개씩 일주일 간격으로 맞췄습니다. 앞의 4개까지는 괜찮았는데, 지난 수요일 B형간염과 독감을 맞은 날 이후로 뺨이 빨개지더니, 지금은 이마 조금 빼고는 얼굴이 완전히 뒤집어졌답니다. 배고플 때 빼고는 보채는 적이 없던 순둥이 우리 아가가 잠도 잘 못자고 얼굴을 부비고 엄청 보채네요. 이틀 뒤에 병원에 갔더니 아토피라고 진단을 하더군요.

:: 수두와 MMR 주사를 맞고 4일 후에 아무 이유없이 열도 없는 경기를 하루 종일 했습니다. 멍한 상태로 있다가 침도 잘 안 흘리던 아기가 침을 흘리고는 씩 웃다가 팔다리에 경미한 경련을 해서 놀란 마음으로 병원으로 가는 중에 괜찮아졌습니다. 병원에서 집에 와서 한숨 재우고, 젖을 물렸는데 아가가 젖도 제대로 못 물더니, 팔다리가 앞전보다 더 심하게 뻣뻣해지고 입도 돌아가고, 손발이 뒤틀린 상태로 굳어져서 병원 응급실로 뛰어가 주사를 맞고 정신 돌아오더니 다시 팔다리 경미한 경련을 해서 주사를 또 맞고.

:: 큰애가 중2 때 학교에서 접종하라는 Td 맞고 1주일 후 이유 없이 열이 나고 경련을 시작해서, 지금까지 간질로 고생하고 있어요.

:: DTaP와 소아마비 2차를 접종했습니다. 오후 4시쯤 접종하고 2시간 후부터 열이 37.8도로 나기 시작해서 다음날 오전 9시쯤 37.4도로 내려가면서 서서히 없어졌습니다. 변도 묽고. 우유를 먹는데 갑자기 경련을 짧은 시간 4초 정도 일으키더군요. 다음에 먹을 때 우유를 먹으면서 머리를 마구 흔들어요. 너무 놀라서 우유꼭지를 뺐더니 서서히 멈추더라구요. 다음에 경련이 일어났을 때는 손과 발까지 떨더군요. 머리는 마구 흔들고.

:: 2개월에 다른 사람처럼 DTaP와 소아마비 접종을 했죠. 그 이후에 아이의 입가에 오돌토돌한 빨간 물집이 사라지지 않고 계

속 커져만 갔습니다. 아토피가 있는 것과 상관없이 4개월 때에도 DTaP와 소아마비 2차접종을 하고 아토피는 점점 더 심해져 얼굴 전체가 빨갛고 오돌토돌해졌으며 진물이 철철 넘치기 시작했습니다. 그리고 경련이 시작됐습니다. 경련은 점점 심해져 하루에도 몇 번씩 넘어가고, 결국 전신대발작을 하기 시작했습니다. 몇 달을 악몽과 같은 경련과 함께 했던 시간은 단식과 자연치유법으로 고치게 됐습니다. 경련을 고치고 룰루랄라 살고 있다가 다시 백신이라는 함정에 빠졌습니다.

그 후 MMR을 맞고 많이 보챘어요. MMR접종 후 얼마 되지 않아, 일본뇌염 접종을 일주일 간격으로 두 번이나 했죠. 어느 정도 회복되었던 아이의 면역체계는 다시 손상되었고 3개월이 넘는 동안 내내 아주 발작적인 기침을 했습니다. 기침억제제와 항생제 등을 먹여보아도 낫지를 않았고 한약을 먹여도 기침은 가라앉지 않았죠. 밤에 잘 때도 기침 때문에 계속 깨서 울고, 거의 발작적인 기침은 아이를 토하게도 만들고, 숨을 못 쉬어 눈물을 그렁그렁 하며 얼굴이 빨개지도록 만들었죠.

그때부터 아이는 걷지 않기 시작했습니다. 말도 없어졌습니다. 할머니, 할아버지는 이구동성으로 이상하다고 하셨죠. 한 번 걷던 애가 안 걷는 이유를 모르겠다고. 그 후로 아이가 다시 걸은 것은 1년 반이라는 세월을 기다린 후였습니다. 우리 아이는 여섯 살이 되어서야 말을 시작했고, 열두 살인 지금도 여전히 발달문제를 안고 살고 있습니다.

황금알을 낳는 백신시장

전 세계 백신시장 규모는 2011년도 기준으로 약 35조 원이다. 또한 성장률도 높아 다른 제약시장의 2배인 11%가 넘어, 2017년에는 무려 65조 원으로 성장할 것으로 보인다. 폐구균 백신이나 자궁경부암 백신과 같이 고가의 백신과 각종 백신을 섞은 복합 백신의 성장률이 특히 높을 것으로 예상된다고 한다.

우리나라의 시장규모도 큰 폭으로 성장하고 있다. 1998년 기준 1,165억 원에서 2011년 7,100억 원으로 늘었다. 우리나라는 백신의 원천기술이 거의 없어서 한두 개를 제외하고 모든 백신을 외국에서 수입하고 있다. 국내 회사가 차지하는 비율은 전체의 약 2% 정도로 예상된다고 한다. 엄청난 나라의 재산이 외국 제약회사로 들어가는 것이다. 백신시장은 세계 경기하락에도 불구하고 높은 성장세를 나타내고 있고, 제약산업 중 유일하게 성장하는 시장이 되고 있기 때문에 현재 제약시장은 백신기술을 가지고 있는 회사와 없는 회사로 양극화되고 있다고 한다. 투자전략회사를 운영하는 '본문 18'의 저자는 다국적 제약회사의 공격적 백신마케팅에 각국 정부가 당하지 않도록 조심해야 한다고 경고하고 있다. 저자는 부동산 투기 열풍이나 주식시장의 과열처럼 언젠가는 백신거품이 터질 것이라고 예측한다.

필요하지도 않고 효과나 안전성이 증명되지도 않은 백신이 1년이 멀다하고 신상품으로 나오고, 그 신상품이 바로 필수접종으로 바꿔는 상황은 각국 정부의 보건재정에도 큰 구멍을 내고 있다. 우리나라도 수많은 연구에서 오히려 폐렴 발생을 늘리는 것으로 밝혀진 폐구균 백신을 무료화하기로 했는데, 1년에 1천억 원이 넘는 돈을 추가로 써야 한다. 이 돈은 고스란히 다국적 제약회사 한두 곳의 호주머니로 들어가게 된다. 현재 이런 시스템을 감시하는 사람은 아무도 없다. 보건당국도, 국회의원도, 시민단체조차도 이 일을 하지 못하고 있다.

감시하는 사람이 없는 상황에서 매년 엄청난 돈이 몇 곳의 다국적 제약회사로 들어간다. 정부는 이런 역할을 하겠다고 나선 우리 〈안전한 예방접종을 위한 모임〉의 민간단체 등록을 거부했다. 단체등록 거부에 대한 아무런 법적 근거가 없기 때문에, 당연히 바로 잡히겠지만, 국민의 감시는 그만큼 미뤄지게 됐다.

"가만히 있으라!"는 정부

지금 이 시간에도 국가가 권장하는 예방접종으로 인한 부작용은 꾸준히 발생하고 있다. 예방접종 부작용 피해자는 분명 존재하지만 보건당국은 예방접종 때문이 아니라는 억지를 쓰고 있다. 오히려 국가정책에 혼선을 줄 수 있다는 논리로 예방접종 부작용 피해자들을 몰아세우고 있다. 예방접종이 전염병 발생을 줄여 국민의 건강을 도모하기 위한 정책이라면 접종의 혜택만을 논할 것이 아니라 부작용을 줄일 수 있는 안전장치가 도입되어야 한다. 보건당국이 주장하는 대로 정말 예방접종이 안전하다면 부작용에 대해 하나의 의혹도 없이 공개해도 무방할 것이다.

요즘 엄마들은 과자 하나를 살 때도, 깨알같이 적혀 있는 포장지의 재료를 확인하고 산다. 백신에는 수은, 페놀, 알루미늄, 염산 등 독성 금속과 화학물질이 다량 들어있다. 성분표를 살펴보면 이것은 '조금' 첨가되는 것이 아니다. 특정 폐구균 백신에는 음용 가능한 물 안전기준의 수천 배 이상의 페놀이 들어간다.

진정으로 국민의 건강을 위하는 예방접종 정책이라고 한다면 접종률 등의 실적에만 급급할 것이 아니라 진정 '안전제일주의'를 실천해야 할 것이다. 우리는 세월호 참사를 겪으며 안전이라는 것이 얼마나 엉터리 시스템에 의해 망가질 수 있는지 눈물로 새겼다. 이 책에는 미국의 백신 허가과정이 얼마나 민관유착에 의해 돌아가는지 깊이 설명하고 있다. 우리나라는 안 그럴 것이라고 믿고 싶지만, 근거가 없다. 미국은 민관유착에 대해 최소한 시민들이 그 근거라도 들여다볼 수 있지만, 우리는 없다. 폐구균 백신 무료사업처럼 매년 1천억 원이 너무나 쉽게 들어오는 사업에 대해 제조사들이 '아무 일도 하지 않았다'고 믿으려면 유리창처럼 맑은 정보공개가 선행되어야 할 것이다.

제대로 된 정보가 제공되어야 한다. 모든 의료에 먼저 정보를 제공하는 것은 의료진의 의무이며, 의료를 받는 사람에게는 절대 양도할 수 없는 인권이다. 전문가가 다 알아서 하니까 "가만히 있으라!"고 외쳐서는 안 된다. 우리는 세월호 참사를 겪으면서 안전을 무시한 정부와 사회가 얼마나 큰 참사를 일으키는지 뼛속 깊이 눈물을 흘리며 지켜보아 왔다. 이 과정에서 우리는 무능한 정부와 오로지 돈만 쫓았던 회사와 꼬리에 꼬리를 물고 있는 민관유착을 목격했다. 이것이 우리나라의 현재 모습일지는 몰라도 미래의 모습이 되어서는 안 된다.

그래서, 안전제일주의가 실천되지 않고, 수많은 독성물질에 대한 정보 제공도 없고, 최소한의 의료 정보도 알려주지 않고, 접종 하고 몇 시간 있다 사망해도 부작용이 아니라고 처리하고, 감시하려는 시민단체도 거부하는 예방접종 시스템은 더 이상 '가만히 있으면 안 되는 바다'이다.

문 결국 백신을 맞지 말라는 말인가?

답 우리는 그동안 너무 한쪽 이야기만 들어왔다. 다른 쪽에는 다른 자료가 존재한다. 백신은 제품설명서에도 적혀있듯이 심각한 뇌 손상을 유발할 수도 있는 의약품이다. 우리는 지금까지 이런 사실에 대해 충분히 설명 받지 못했다. 이 외에도 많은 정보가 있지만, 우리는 일방적으로 "좋으니까 맞아라!"는 이야기만 들었다. 백신에 대해서 공부하고, 결정하는 몫은 그 결정으로 인해 인생 전체가 바뀔 수 있는 각자에게 있다.

문 안전한 예방접종을 위한 모임은 백신을 반대하는 단체인가?

답 안전한 예방접종을 위한 모임은 백신을 반대하는 단체가 아니다. 질병관리본부나 일부 의사들이 우리에게 그런 '색깔'을 칠하고 싶은 것이다. 실제로 얼마 전 우리 모임 정회원을 상대로 한 설문조사에서도 많은 부모들이 아이들에게 백신을 접종하고 있었다.

우리 모임은 일방적으로 백신의 좋은 면만을 부각시키고, 수많은 부작용이 발생하고 있음에도 불구하고 그것을 무시하는 태도로 일관하는 정책을 비판하는 것이다. 백신이 우리 공동체를 지키는 파수꾼이라면 그것으로 피해를 입은 부작용 피해자는 전쟁에서 나라를 지키다가 죽거나 다친 용사들과 같은 위치에 있는 것이다. 하지만, 우리나라는 대부분 부작용을 백신과 상관없다고 '처리'하고, 보상을 하더라도 평생 심각한 장애로 살아야 하는 부작용 환자들에게 병원비도 감당할 수 없는 적은 액수를 지급하고 있다.

또한, 효과가 없다고 스스로 증명한 수두 백신을 계속 접종하는 것과 같이 부당한 정책도 이어지고 있다. 우리나라는 백신의 원천기술이 거의 없어 백신접종이 곧 국부의 유출로 이어지는 것도 큰 문제 중 하나이다.

시민이 감시하지 않는 국가정책은 언제든 정경유착이나 부패로 이어질 수 있다. 우리는 잘못된 정책을 감시하고, 그것을 시정하기 위해 노력하는 모임이다.

問 백신을 안 맞은 사람이 백신을 맞은 사람에게 병을 옮길 수 있지 않나?

答 백신을 맞은 사람이 왜 그 병에 대해서 고민해야 할까? 백신이 효과가 있다면 이런 걱정은 쓸데없는 일이다. 만약 백신이 효과가 없다면 비난은 누가 받아야 할까? 효과 없는 제품을 만들고 팔아서 돈을 버는 제조회사, 그런 제품을 허가한 정부, 그런 제품을 주사하고 돈을 버는 의사가 먼저 책임을 져야하는 일 아닌가?

왜 효과 없는 약을 판 사람들이 아니라, 그 약을 안 맞은 사람이 비난 받아야 하는가? 불량식품을 판 사람이 아니라, 불량식품을 안 샀다고 비난 받는 것을 상상할 수 있는가? 백신을 안 맞는 사람들은 효과가 별로일 뿐 아니라, 부작용이 더 많다는 사실을 '알기' 때문에 안 맞는 것이다. 효과 좋고 부작용이 없다면 안 맞을 이유가 없는 사람들이기도 하다.

실제 현실에서는 백신을 맞은 사람이 백신을 맞지 않은 사람에게 병을 옮기는 일이 일어난다. 오랫동안 소아마비는 소아마비 백신 때문에 발생했다. 홍역과 수두 백신을 접종한 아이도 다른 사람에게 병을 옮길 수 있다. 아래는 홍역 백신을 맞고 형에게 홍역을 옮긴 아이의 엄마 이야기이다.

작은아이가 37개월에 MMR 1차 접종을 했습니다. 정확히 일주일 후 열이 나기 시작했는데, 3일간 39.5정도의 고열에 지금은 열이 내렸지만, 배와 등 허벅지 쪽으로 발진이 생겼습니다. 그런데 이틀 전부터 6살 큰애가 똑같은 고열에 시달리고 있습니다. 열이 많이 날 때는 기침도 무지 심하게 하고, 해열제를 먹여도 열이 잘 떨어지지 않고 있습니다. 병원에서는 증상이 똑같다며 작은아이한테 옮은 것 같답니다.

위의 6살 아이는 예전에 백신을 접종했지만, 동생이 맞은 MMR접종 때문에 홍역에 걸렸다. 이 사례는 상황에 따라 백신이 효과도 없고 다른 아이들에게 바이러스를 옮길 수도 있는 현실을 보여준다. 이 아이가 유치원에 가서 다른 아이들에게 홍역을 옮겼다면, 이 책임은 누가 져야 하는 것인가? 이와 같은 일 때문에 MMR이나 수두 백신을 접종하고 나서는 다른 아이들이나 임신부 등과의 접촉을 조심해야 한다. 하지만, 이런 설명을 들어본 사람은 거의 없을 것이다. 실제 '위험한 사람'은 백신을 접종하지 않은 사람이 아니라 백신을 '이제 막' 접종하고 온 사람들이다. 왜냐하면 그 백신 안에는 '살아있는 병원체'가 들어있기 때문이다.

이렇듯 다른 관점에서는 다른 자료가 존재한다. 그래서 자기와 다른 선택을 한 사람을 존중할 수 있어야 한다. 다른 사람의 선택으로 자기가 피해를 입는다는 식의 '두려움'과 '미움'은 개인과 공동체의 행복에 전혀 도움이 되지 않는다. 공부하고 선택했다면 그걸 인정하는 사회가 성숙한 사회이다.

자기가 걸린 병에 대해 남탓을 하는 것은 백신을 파는 사람들의 노림수이기도 하다. 병이 항상 외부요인 때문에 생기는 것은 아니다. 피할 수 없는 사실 하나가 있다. 건강하면 병에 걸리지 않는다는 것이다. 다른 사람, 어떤 물질, 특정 질병 등을 '괴물'로 보이게 하려는 것은 의약분야의 고전적인 '두려움 마케팅'이다. 지난 2009년 세계적인 신종플루 대유행 소동도 제약회사가 벌인 엄청난 마케팅이었다는 것이 유럽의회 조사에서 밝혀졌다.

"대중이 두려워하면 누군가는 웃는다."

問 집단면역이라는 말을 들었다. 많은 사람이 접종하지 않으면 병이 유행할 수 있지 않은가?

答 집단면역이라는 이론은 제약회사가 성배처럼 떠받드는 증명되지 않은 이론이다. 현실에서는 백신접종률이 100%에 가까운 집단에서도 끊임없이 질병이 유행하고 있다. 또, 백일해, 홍역, 소아마비, 디프테리아 등 대부분의 질병은 아이들에게만 발생하는 질병이 아

니다. 만약 집단면역 이론이 맞다면 아이들뿐 아니라 성인들에게도 끊임없이 추가접종을 해야 한다. 왜냐하면 백신으로 생긴 인공면역은 시간이 지나면 없어지기 때문이다. 전체 인구에서 아이들이 차지하는 인구는 적기 때문에 전체 인구의 면역을 따진다면 '집단면역 상태'를 예방접종으로 만들 수 있는 현실 사회는 없다.

다른 가능성에 대해서도 생각해볼 필요가 있다. 많은 통계자료가 백신을 접종한 이후에 그 질병이 광범위하게 유행했다는 것을 보여준다. 우리나라 통계도 2005년 수두백신을 무료 접종한 이후 환자가 7만 명이나 늘었다. 이것은 국정감사 자료였다. 오히려 백신이 가만 놔두면 없어져갈 전염병을 퍼뜨리는 것은 아닌지 연구해볼 가치가 있지만, 이 연구는 돈이 되지 않고, 백신사업에는 치명적이다.

문 백신 부작용은 극소수에게 일어난 일이 아닌가?

답 백신 제품설명서를 살펴보면 부작용이 극소수에게 일어나는 일이 아니라는 것을 알 수 있다. 특정 백신은 10명 중 1명에게 부작용이 일어날 수 있다고 적혀 있다.

문 백신의 혜택을 생각하면 부작용은 어쩔 수 없는 일 아닌가?

답 모든 약에는 부작용이 있다. 아파서 어쩔 수 없이 약을 쓸 때는 그 부작용을 어쩔 수 없이 감당할 수밖에 없을 것이다. 백신은 다른 종류의 약이다. 백신은 건강한 사람에게 주사하는 전문의약품이다. 부작용이 있다고 대충 넘어갈 수 있는 의약품이 아니다. 왜냐하면 백신을 접종하지 않았다면 부작용을 겪을 이유가 전혀 없기 때문이다. 특히 그 백신이 별로 효과가 없는 백신이라면 더욱 그렇다. 그래서 우리는 꼭 장단점을 살펴보고 결정해야 한다.

문 백신을 접종하지 않으면 병에 걸릴까 두렵다

답 백신을 접종하지 않으면 병에 걸린다는 '인식'은 누구로부터 온 것인가? 직접 공부하고 사색하여 결론 내린 것인가? 예방접종은 인생이 걸린 일이다. 처음엔 '부작용이 무서워서 접종은 못하겠고, 안 하려니까 병이 무서운' 상태일 것이다. 하지만 공부해보면 생각보다 '긴 공부'가 필요하지 않다. 하늘이 우리에게 준 능력을 사용하자. 공부하고 사색하자.

문 모든 백신이 효과가 없다는 말인가?

답 어떤 백신은 효과가 있고, 어떤 백신은 효과가 없다. 어떤 백신은 부작용이 강하고, 어떤 백신은 약하다. 어떤 사람에게는 효과가 있고, 어떤 사람에게는 없다. 어떤 사람은 부작용이 있고, 어떤 사람은 없다. 효과가 있는 백신도 평생 면역을 제공하지는 않는다. 첫 접종에서 부작용이 없었다고 두 번째 접종에서도 그럴 것이라고 단정할 수도 없다.

결정을 위해서는 공부해야 한다. 공부해보면 본인과 자녀들에게 필요한 백신이 있다고 결정할 수도 있을 것이다. 그렇게 공부해서 한 결정이라면 옳은 결정이다.

문 백신 때문에 병이 없어졌다는 말은 진실이 아닌가?

답 유럽사람 3명 중 1명을 죽였다는 흑사병은 백신도 없었는데 왜 없어졌을까? 백신으로 예방하려는 모든 병은 백신이 개발되기 이전에 이미 없어졌거나 위험성이 거의 사라졌다. 이것은 수많은 통계가 증명하고 있다. 백신으로 예방하려는 질병뿐 아니라 수많은 전염성 질병이 없어졌다. 그것은 상하수도 시설의 개선, 위생개념의 향상, 영양상태의 개선 등의 이유 때문이다. 이 모든 것을 백신 한가지의 이유로 돌리는 것은 아무리 좋게 보아도 상업적이다.

문 백신과 자폐증은 관계가 없다고 결론 난 것 아닌가?

답 먼저 "관계가 없다!"고 외치는 사람들이 누구인가 보자. 그들은 만들어서 팔고 주사하여 이득을 얻는 사람들이다. 백신과 자폐증이 관계있다는 유력 학술지 연구는 지금도 계속 되고 있다. 피할 수 없는 증거들이 계속 나오고 있는데, "관계가 없다!"고 외친다고 사실이 없어질까? 미국 정부는 2008년, 공식적으로 백신이 자폐증을 일으켰다고 확인된 아이에게 부작용 보상금을 지급했고, 백신이 일으킨 발달장애에 대해서도 그동안 계속 보상해왔다는 것이 밝혀졌다. 우리나라 대법원도 2014년 9월에 백신으로 난치성 간질과 발달장애를 겪고 있는 아이에 대해 정부가 보상해야 한다고 결정했다.

문 학교입학 시 요구되는 백신접종은 의무가 아닌가?

답 예방접종을 하지 않는 부모를 가장 쉽게 설득하는 방법은 아이들 교육과 관련된 일이다. 접종을 하지 않으면 학교나 어린이집에 못 간다는 식으로 이야기를 한다. 교육은 아이들의 기본권이며 부모의 권리이다. 예방접종은 우리나라에서 의무사항이 아닌 권유사항으로 학교나 어린이집 입학 전에 반드시 해야 하는 의무조항이 아니다. 예방접종을 하지 않았다고 입학이 허가되지 않는 교육기관은 없지만, 이런 인권 침해 시도는 계속되고 있으며, 더 교묘해지고 있다. 이런 강제성 있는 정책, 인권을 침해하는 집단접종, 불투명한 정책 결정과정은 궁극적으로 민주사회를 병들게 한다. 우리 모임은 이런 문제를 고치고자 노력하고 있다. 혼자서 고칠 수 있는 정책은 없다. 관심 있는 시민들의 적극적 참여를 부탁드린다.

❖ 알림 – 안전한 예방접종을 위한 모임 홈페이지 www.selfcare.or.kr에서는 안전한 백신을 위한 발표 및 토론 자료를 제공하고 있습니다. 홈페이지 공지사항에서 누구나 다운로드하여 이용할 수 있습니다.

【 찾아보기 】

안전한 예방접종을 위하여 – 인권에 길을 묻다

초판 1쇄 발행 2014년 12월 15일

엮은이   미국 개인인권센터(Center for Personal Rights)
옮긴이   안전한 예방접종을 위한 한의사 모임
발행인   류재천
디자인   류정미

발행처   바람출판사
출판등록 2004년 7월 19일
주소   대전 유성구 유성대로 736번길 19 넥스투빌 308호
전화   0505-301-3133
팩스   0505-302-3133
이메일   barambook@daum.net
ISBN   978-89-92382-14-4   03510